新世纪全国高等中医药院校规划教材

工业药剂学

（供药学类专业用）

主　编　胡容峰（安徽中医学院）
副主编　夏新华（湖南中医药大学）
　　　　狄留庆（南京中医药大学）
　　　　韩立炜（北京中医药大学）
　　　　吴正红（中国药科大学）
　　　　张永萍（贵阳中医学院）
　　　　郭慧玲（江西中医学院）

中国中医药出版社
·北京·

图书在版编目(CIP)数据

工业药剂学/胡容峰主编.—北京：中国中医药出版社,2010.8（2018.9 重印）
新世纪全国高等中医药院校规划教材
ISBN 978-7-80231-854-0

Ⅰ.①工… Ⅱ.①胡… Ⅲ.①制药工业-药剂学-中医学院-教材 Ⅳ.①TQ460.1

中国版本图书馆 CIP 数据核字（2009）第 240840 号

中国中医药出版社出版
北京市朝阳区北三环东路 28 号易亨大厦 16 层
邮政编码 100013
传真 010 64405750
山东百润本色印刷有限公司印刷
各地新华书店经销

*

开本 850×1168 1/16 印张 32.5 字数 765 千字
2010 年 8 月第 1 版 2018 年 9 月第 6 次印刷
书 号 ISBN 978-7-80231-854-0

*

定价 98.00 元
网址 www.cptcm.com

如有质量问题请与本社出版部调换（010 64405510）
版权专有 侵权必究
社长热线 010 64405720
读者服务部电话 010 64065415 010 84042153
书店网址 csln.net/qksd/

全国高等中医药教材建设
专家指导委员会

名誉主任委员　李振吉（世界中医药学会联合会副主席兼秘书长）
　　　　　　　邓铁涛（广州中医药大学　教授）
主 任 委 员　于文明（国家中医药管理局副局长）
副主任委员　王永炎（中国中医科学院名誉院长　教授　中国工程院院士）
　　　　　　　姜在旸（国家中医药管理局人事教育司司长）
委　　　员　（按姓氏笔画排列）
　　　　　　　马　骥（辽宁中医药大学校长　教授）
　　　　　　　王　华（湖北中医药大学校长　教授）
　　　　　　　王　键（安徽中医学院院长　教授）
　　　　　　　王乃平（广西中医学院院长　教授）
　　　　　　　王之虹（长春中医药大学校长　教授）
　　　　　　　王北婴（国家中医药管理局中医师资格认证中心主任）
　　　　　　　王绵之（北京中医药大学　教授）
　　　　　　　王新陆（山东中医药大学校长　教授）
　　　　　　　尤昭玲（湖南中医药大学校长　教授）
　　　　　　　石学敏（天津中医药大学教授　中国工程院院士）
　　　　　　　龙致贤（北京中医药大学　教授）
　　　　　　　尼玛次仁（西藏藏医学院院长　教授）
　　　　　　　匡海学（黑龙江中医药大学校长　教授）
　　　　　　　任继学（长春中医药大学　教授）
　　　　　　　刘红宁（江西中医学院院长　教授）
　　　　　　　刘振民（北京中医药大学　教授）
　　　　　　　刘延祯（甘肃中医学院院长　教授）
　　　　　　　齐　昉（首都医科大学中医药学院院长　教授）
　　　　　　　严世芸（上海中医药大学　教授）
　　　　　　　李庆生（云南中医学院院长　教授）
　　　　　　　李连达（中国中医科学院研究员　中国工程院院士）
　　　　　　　李佃贵（河北医科大学副校长　教授）

　　　　　　肖培根（中国医学科学院研究员　中国工程院院士）
　　　　　　吴咸中（天津中西医结合医院主任医师　中国工程院院士）
　　　　　　吴勉华（南京中医药大学校长　教授）
　　　　　　张伯礼（天津中医药大学校长　教授　中国工程院院士）
　　　　　　陈可冀（中国中医科学院研究员　中国科学院院士）
　　　　　　陈立典（福建中医药大学校长　教授）
　　　　　　范永升（浙江中医药大学校长　教授）
　　　　　　范昕建（成都中医药大学校长　教授）
　　　　　　周　然（山西中医学院院长　教授）
　　　　　　周永学（陕西中医学院院长　教授）
　　　　　　周仲瑛（南京中医药大学　教授）
　　　　　　郑玉玲（河南中医学院院长　教授）
　　　　　　胡之璧（上海中医药大学教授　中国工程院院士）
　　　　　　洪　净（国家中医药管理局人事教育司副司长）
　　　　　　贺兴东（世界中医药学会联合会　副秘书长）
　　　　　　耿　直（新疆医科大学副校长　教授）
　　　　　　徐志伟（广州中医药大学校长　教授）
　　　　　　高思华（北京中医药大学校长　教授）
　　　　　　曹洪欣（中国中医科学院院长　教授）
　　　　　　梁光义（贵阳中医学院院长　教授）
　　　　　　程莘农（中国中医科学院研究员　中国工程院院士）
　　　　　　谢建群（上海中医药大学常务副校长　教授）
　　　　　　路志正（中国中医科学院　研究员）
　　　　　　颜德馨（上海铁路医院　主任医师）
秘　书　长　王　键（安徽中医学院院长　教授）
　　　　　　洪　净（国家中医药管理局人事教育司副司长）
办公室主任　王国辰（中国中医药出版社社长）
办公室副主任　林超岱（中国中医药出版社副社长）

新世纪全国高等中医药院校规划教材

《工业药剂学》编委会

主　编	胡容峰（安徽中医学院）	
主　审	屠锡德　倪　健	
副主编	夏新华（湖南中医药大学）	
	狄留庆（南京中医药大学）	
	韩立炜（北京中医药大学）	
	吴正红（中国药科大学）	
	张永萍（贵阳中医学院）	
	郭慧玲（江西中医学院）	
编　委	（以姓氏笔画为序）	
	刁　勇（华侨大学）	
	卫世杰（广东药学院）	
	王玉梅（天津医科大学）	
	王志萍（广西中医学院）	
	王艳宏（黑龙江中医药大学）	
	戈文兰（南京工业大学）	
	尹正龙（安徽山河药用辅料有限公司）	
	刘　晓（徐州医学院）	
	刘晓红（沈阳药科大学）	
	汤继辉（安徽医科大学）	
	杨光义（湖北医药学院）	
	李锡文（长春中医药大学）	
	谷仿丽（皖西学院）	
	宋　煜（福建中医学院）	
	陈　琰（第二军医大学）	
	陈凌云（云南中医学院）	
	陈新梅（山东中医药大学）	
	金　方（上海医药工业研究院）	
	周金彩（湖南永州职业技术学院）	

郑杭生（上海中医药大学）
赵　红（安徽理工大学）
俞　浩（安徽科技学院）
袁子民（辽宁中医药大学）
聂诗明（湖北中医学院）
贾永艳（河南中医学院）
唐志书（陕西中医学院）
黄绳武（浙江中医药大学）
崔名全（成都中医药大学）
谢冬梅（安徽中医学院）

前　言

"新世纪全国高等中医药院校规划教材"是依据国家教育部有关普通高等教育教材建设与改革的文件精神，在国家中医药管理局宏观指导下，由全国中医药高等教育学会、全国高等中医药教材建设研究会组织，全国高等中医药院校学科专家联合编写，中国中医药出版社出版的高等中医药院校本科规划教材。

自2001年以来，全国高等中医药教材建设研究会组织编写、出版了一批中药学类专业的中医药行业规划教材，这些教材在全国各高等中医药院校教学中广泛使用，产生了良好的影响。随着学科的发展，目前各院校的中药学院大部分都已改为药学院，所设专业大大增加，这些专业除部分课程与中药专业相同外，还有许多具有专业特色的课程，由于这些课程多采用自编教材或综合性院校编写的教材，所以一直没有统一的教学计划，在教学上难以体现高等中医药教育的特色。基于以上现状，全国高等中医药教材建设研究会在进行充分调研的基础上，应各高等中医药院校一线教师以及教学主管部门的呼吁，于2006年开始了编写全国中医药院校药学类专业规划教材的准备工作。

按照国家中医药管理局关于行业规划教材建设的精神，本套教材的编写组织工作采用了"政府指导，学会主办，院校联办，出版社协办"的运作机制。全国高等中医药教材建设研究会于2007年5月在北京召开了"全国高等中医药院校药学类专业教材建设研讨会"，会前共收到23所院校提供的药学类相关专业教学计划，全国高等中医药教材建设研究会秘书处对这些材料进行了分析汇总，并将专业和课程设置情况汇总表提交会议讨论。会上来自20所院校的专家对药学类专业的教学情况进行了交流，并对需编写教材的专业、课程名称进行了讨论。从研讨会专家讨论情况和分析汇总各院校调研情况来看，目前高等中医药院校所开设的药学类专业和专业方向已达12个以上，其中"制药工程专业"、"中药学专业"、"药物制剂专业"、"药学专业"开设的院校达75%以上，其余专业和方向较为分散。上述四个专业除中药学专业已出版规划教材外，制药工程专业、药物制剂专业、药学专业尚无规划教材，故全国高等中医药教材建设研究会决定先期启动这三个专业规划教材的编写工作，并按照各院校申报的专业（除外中药学专业）课程设置情况，汇总后再次征求各院校药学院的意见，根据各院校的反馈意见，除外与中药学专业相同课程、合并上述三个专业的相同课程，初步提出22门课程的教材目录。全国高等中医药教材建设研究会于2007年9月发出"关于申报、推荐全国高等中医药院校药学类专业规划教材主编、副主编、编委的通知"，共有24所院校踊跃参加申报推荐工作。之后全国高等中医药教材建设研究会又组织有关专家对申报情况进行全面分析，最终确定首先编写13门全国高等中医药院校药学类专业规划教材，具体书目为《分子生物学》《工业药剂学》《生物药剂学与药物动力学》《生药学》《天然药物化学》《物理药剂学》《药剂学》《药物分析学》《药物合成》《药学文献检索》《药学专业英语》《制药工艺学》《中成药学》。

  本套教材在组织编写过程中，严格贯彻国家中医药管理局提出的"精品战略"精神，从教材规划到教材编写、专家论证、编辑加工、出版，都有计划、有步骤地实施，层层把关，步步强化，使"精品意识"、"质量意识"贯彻全过程。每种教材均经历了编写会、审稿会、定稿会的反复论证，不断完善，重在提高内在质量。注意体现素质教育和创新能力、实践能力的培养，为学生知识、能力、素质协调发展创造条件；同时在编写过程中始终强调突出中医药人才的培养目标，在教材中尽量体现中医药特色。

  本套教材从开始论证到最后编写工作的完成，始终得到了全国各高等中医药院校各级领导和教学管理部门的高度重视，各校在人力、物力和财力上均给予了大力支持。广大从事药学类专业教学的一线教师在这套教材的编写工作中倾注了大量心血，充分体现了扎实的工作作风和严谨的治学态度。在此一并致以诚挚的谢意！

  新世纪全国高等中医药院校规划教材的编写是一项全新的工作，所有参与工作的教师都充分发挥了智慧和能力，通过教材建设工作对教学水平进行总结和提高，并进行了积极的探索。但是，一项创新性的工作难免存在不足之处，希望各位教学人员在使用过程中及时发现问题并提出宝贵意见，以便我们重印或再版时予以修改和提高，使教材质量不断提高，逐步完善，更好地适应新世纪中医药人才培养的需要。

全国中医药高等教育学会

全国高等中医药教材建设研究会

2009年7月

编写说明

新世纪全国高等中医药院校药学类专业规划教材（第一版）系国家级规划教材，是由国家中医药管理局统一规划、宏观指导，全国中医药高等教育学会、全国高等中医药教材建设研究会具体负责，全国高等中医药院校联合编写的本科教材。

《工业药剂学》是根据教育部关于普通高等教育教材建设与改革意见的精神，为适应我国高等中医药院校药学类专业教育发展的需要，全面推进素质教育，培养21世纪高素质创新人才而编写的。本教材总结了现有教材的使用经验，重组了教材的编写体系，力求充分反映出新世纪教学内容与课程体系改革的成果。全书分为三大部分：

第一篇为基础知识。主要内容有绪论、药物制剂的设计（处方前研究）、制剂车间设计、药物制剂的稳定性、药品包装等。

第二篇为常规剂型及其技术。将各种剂型按形态和制备方法相结合分类为液体制剂、灭菌与无菌制剂、浸出药剂、散剂与颗粒剂、胶囊剂、片剂、丸剂、膜剂与栓剂、软膏剂、眼膏剂与凝胶剂、气雾剂、喷雾剂与吸入粉雾剂，主要介绍各种剂型的定义、分类、特点、质量要求；制备的工艺流程图、制法（制备的要点、关键及注意事项）、常用设备、典型处方与分析、质量评价；生产中存在的问题与分析等。

第三篇为新型剂型及其技术。主要内容有制剂新技术（包括固体分散技术、包合技术、微球与微囊的制备技术、脂质体的制备技术、纳米粒的制备技术、纳米乳与亚纳米乳的制备技术）、新剂型（包括缓控释制剂、靶向制剂、经皮吸收制剂和生物技术制剂）等。

本教材的特点是：

1. 将制剂配制理论与普通剂型的制备紧密结合，按药物的物态分类系统对教材进行编排；使用流程图与案例教学相结合的形式，以提高学生的学习兴趣，并突出了药剂学内容的科学性，使之更直观、更系统，易于学习与掌握。

2. 内容更加丰富，以统编教材《工业药剂学》、《药剂学》为主，《现代药剂学》为参考教材，突出了药物新剂型和新制剂，结合《中药药剂学》部分章节如中药制药工程（单元操作）、浸出药剂、丸剂等传统与现代中药剂型，以突出中医药院校药学教材的特点，拓宽了中药剂型的窗口，以适应多层次教学工作的顺利展开，实现不同的教学目标。

3. 本书对制剂生产的工艺过程统一采用工艺流程图的形式表达，以突显对药剂生产全过程的重视与监控的理念。通过制法（制备的要点、关键及注意事项）、常用设备、典型处方与分析、质量评价等有关内容，更注重知识的实用性与技能性。并增加每种剂型在生产中存在的问题进行了分析，以区别于传统的药剂学教材，强化知识的实践运用，引导学生应用知识解决实际问题，提高学生分析问题、解决问题的能力，符合新时代专业人才培养的需要。

4. 本版《工业药剂学》更多的关注新辅料、新设备、新技术在新剂型中的应用，书后附有新辅料、新设备、药剂学专业英语词汇、中英文索引，便于学生检索与学习。

　　本教材本着由浅入深，从理论到实践的原则，经与同行专家反复深入的探讨，在内容体系上进行了新的探索。参加编写的同志都是多年从事药剂学教学与科研工作、具有丰富教学经验的中青年专家、教授或教育工作者。编写采用主编、副主编负责制，夏新华负责，夏新华、贾永艳、俞浩、谷仿丽等共同编写第 2、6、7 章；狄留庆负责，狄留庆、唐志书、袁子民等共同编写第 12、14、19 章；吴正红负责，吴正红、崔名全、刘晓等共同编写第 3、5、8 章；韩立炜负责，韩立炜、郑杭生、宋煜、王艳宏等共同编写第 16、18 章；张永萍负责，张永萍、聂诗明、陈凌云、周金彩等共同编写第 4、13 章，郭慧玲负责，郭慧玲、王志萍、李锡文等共同编写第 9、10 章，金方负责第 15 章；刁勇负责第 20 章的编写工作；胡容峰负责，胡容峰、汤继辉、赵红等共同编写第 1、11、17 章及附录三的整理；谢冬梅、尹正龙共同编写附录一、二的编写工作；陈新梅、卫世杰、陈琰、黄绳武、刘晓红、王玉梅、戈文兰、吕立华等协助完成全书的修订。在教材编写过程中得到了安徽中医学院院长王键、副院长彭代银及教务处领导的关心与支持，得到了中国药科大学朱家璧教授、沈阳药科大学崔福德教授的鼓励和帮助，安徽丰原药业股份有限公司盛太奎、马鞍山丰原制药有限公司尹双青、安徽双鹤药业有限责任公司曹宗培、合肥立方药业高美华等高级工程师，也结合企业的生产实际，为本书的修订提出了很多宝贵的意见与建议，在此表示衷心感谢。并感谢支持本教材编写的安徽中医学院药剂教研室的全体老师及药剂专业研究生尹辉、徐亚静、高宇、车富强、高松、杨静、杨敏、朱金燕等。本书中图的制作过程得到了陆文捷同学的支持与帮助，在此也表示感谢。

　　本教材适用于医药院校药学相关的本科专业教学，也可作为从事药物制剂开发与研制的科技人员的参考书。如果经实践检验，本教材能对工业药剂学与药剂学教学内容与课程体系的改革起到抛砖引玉的作用，为 21 世纪药学人才的培养作出贡献，编者就感到欣慰了。工业药剂学涉及的知识及技术领域非常广泛，专业性与实用性很强，限于编者的水平和时间所限，错误之处在所难免，恳请读者多提宝贵意见。

编　者
2010 年 7 月

目 录

第一篇 基础知识

第一章 绪论 … 1
第一节 工业药剂学的概念与任务 … 1
  一、工业药剂学的概念 … 1
  二、工业药剂学的主要任务及研究内容 … 1
  三、与工业药剂学相关的学科 … 3
第二节 药物剂型的重要性与分类 … 4
  一、药物剂型的重要性 … 4
  二、药物剂型的分类 … 5
第三节 工业药剂学的发展与药物传递系统 … 7
  一、工业药剂学的发展 … 7
  二、药物传递系统 … 8
第四节 药典与药品标准简介 … 9
  一、药典 … 9
  二、药品标准 … 10
  三、处方药与非处方药 … 10
第五节 药品生产质量管理规范与制剂车间设计 … 11
  一、药品生产质量管理规范 … 11
  二、制剂车间设计 … 11

第二章 药物制剂的设计 … 13
第一节 概述 … 13
第二节 制剂设计的基本要求 … 13
  一、安全性 … 14
  二、有效性 … 14
  三、稳定性 … 14
  四、可控性 … 14
  五、顺应性 … 14
  六、可行性 … 14
第三节 药物制剂处方设计前工作 … 15
  一、文献检索 … 15
  二、药物理化性质测定 … 16
  三、药物体内动力学参数的测定 … 18
  四、药物稳定性考察 … 19
  五、中药制剂的处方前工作 … 20
第四节 药物给药途径与剂型的选择 … 20
  一、给药途径、剂型与药物疗效的关系 … 20
  二、药物给药途径与剂型选择的基本原则 … 21
第五节 药物制剂处方与工艺的优化设计 … 21
  一、处方与工艺优化设计的思路 … 21
  二、常用优化方法 … 22
第六节 药物制剂的评价 … 23
  一、制剂学评价 … 23
  二、药物动力学与生物利用度评价 … 23
  三、药效学评价 … 23
  四、毒理学评价 … 24
  五、临床评价 … 24

第三章 制剂车间设计 … 25
第一节 概述 … 25
  一、建设程序与基本建设程序 … 25
  二、设计阶段 … 26
  三、制剂厂房和设施的验证 … 27
第二节 厂区总体布置 … 27
  一、厂址的选择 … 27

二、厂区总体规划 …………… 28
三、交通运输布置 …………… 29
四、管线综合布置 …………… 29
第三节 制剂车间设计要求 …………… 30
一、口服固体制剂车间设计原则与要求 …………… 30
二、注射制剂车间设计 …………… 30
三、液体制剂车间设计原则与要求 …………… 32
四、其他常用制剂车间设计 …………… 33

第四章 药物制剂的稳定性 …………… 35
第一节 概述 …………… 35
一、药物制剂稳定性研究的目的、意义和任务 …………… 35
二、药物制剂稳定性变化分类 …………… 35
第二节 药物稳定性的化学动力学基础 …………… 36
一、反应级数和反应速度常数 …………… 36
二、温度对反应速率的影响与药物稳定性预测 …………… 37
第三节 药物制剂的降解途径、影响因素及稳定化方法 …………… 38
一、药物的降解途径 …………… 38
二、影响药物制剂稳定性的因素 …………… 40
三、药物制剂稳定化方法 …………… 44
第四节 药物稳定性试验方法 …………… 46
一、留样观察法 …………… 46
二、加速试验法 …………… 47
第五节 新药开发过程中药物稳定性的研究 …………… 49
一、新药稳定性研究设计的要点 …………… 50
二、新药稳定性研究内容 …………… 51

第五章 药品包装 …………… 53
第一节 药品包装的基本概念 …………… 53
一、概述 …………… 53
二、药品包装的分类 …………… 53
三、药品包装的作用 …………… 54

第二节 药品包装材料及容器的性能要求 …………… 55
一、药品包装材料、容器的定义及分类 …………… 55
二、药品包装材料及容器的性能要求 …………… 55
三、典型药品包装材料 …………… 57
四、药用包装材料、容器的适用范围 …………… 60
第三节 药品包装材料的选择 …………… 61
一、药品包装材料的选择原则 …………… 61
二、药品包装材料与药物相容性试验 …………… 63
三、常见药物剂型对包装材料和容器的选择 …………… 64

第二篇 常规剂型及其技术

第六章 液体制剂 …………… 67
第一节 概述 …………… 67
一、液体制剂的含义、分类、特点 …………… 67
二、液体制剂的溶剂 …………… 69
三、液体药剂常用的附加剂 …………… 70
第二节 表面活性剂 …………… 72
一、概述 …………… 72
二、表面活性剂的分类 …………… 73
三、表面活性剂的基本性质和应用 …………… 76
第三节 药物的溶解度 …………… 79
一、药物溶解度的表示方法 …………… 79
二、影响溶解度的因素 …………… 80
三、增加药物溶解度的方法 …………… 81
第四节 流变学基本知识 …………… 82
一、概述 …………… 82
二、牛顿流动 …………… 82

三、非牛顿流动 …………… 82
　四、触变流动 ……………… 84
　五、黏弹性 ………………… 84
　六、流变学在药剂学中的应用和
　　　发展 ………………… 85
第五节　低分子溶液剂 ………… 85
　一、溶液剂 ………………… 85
　二、芳香水剂 ……………… 86
　三、醑剂 …………………… 87
　四、甘油剂 ………………… 87
　五、低分子溶液剂的质量评价 … 87
第六节　高分子溶液剂 ………… 87
　一、概述 …………………… 87
　二、高分子溶液剂的性质 …… 87
　三、高分子溶液剂的制备 …… 88
　四、高分子溶液剂的质量评价 … 89
第七节　溶胶剂 ………………… 89
　一、概述 …………………… 89
　二、溶胶的性质 …………… 89
　三、溶胶的稳定性 ………… 90
　四、溶胶剂的制备 ………… 90
第八节　混悬剂 ………………… 91
　一、概述 …………………… 91
　二、混悬剂常用附加剂 …… 91
　三、混悬剂的制备 ………… 92
　四、影响混悬剂稳定性的因素 … 95
　五、混悬剂的质量评价 …… 96
第九节　乳剂 …………………… 97
　一、概述 …………………… 97
　二、乳化剂 ………………… 99
　三、乳剂形成与稳定的理论 … 100
　四、乳剂的处方设计 ……… 101
　五、乳剂的制备 …………… 103
　六、乳剂的稳定性 ………… 105
　七、乳剂的质量评价 ……… 107
第十节　不同给药途径用液体
　　　　药剂 ………………… 108

　一、滴鼻剂 ………………… 108
　二、滴耳剂 ………………… 108
　三、滴牙剂 ………………… 108
　四、含漱剂 ………………… 109
　五、洗剂 …………………… 109
　六、搽剂 …………………… 109
　七、涂膜剂 ………………… 109
　八、灌肠剂与灌洗剂 ……… 110
第十一节　液体药剂的包装
　　　　　与贮存 …………… 110
　一、液体药剂的包装 ……… 110
　二、液体药剂的贮存 ……… 110
第十二节　液体药剂的生产 …… 111
　一、液体药剂中药物的分散 … 111
　二、生产工艺因素与液体药剂的
　　　稳定性 ……………… 112

第七章　浸出药剂 ……………… 114
第一节　概述 …………………… 114
　一、浸出药剂的含义与特点 … 114
　二、浸出药剂的分类 ……… 115
　三、浸出药剂与药材成分的
　　　关系 ………………… 115
　四、浸出药剂的制备工艺 … 115
第二节　中药制药工程
　　　　（单元操作）………… 116
　一、浸提 …………………… 116
　二、分离与精制 …………… 122
　三、浓缩与干燥 …………… 126
第三节　常用的浸出制剂 ……… 131
　一、汤剂 …………………… 131
　二、合剂（含口服液）…… 134
　三、糖浆剂 ………………… 136
　四、煎膏剂 ………………… 139
　五、酒剂与酊剂 …………… 141
　六、流浸膏剂与浸膏剂 …… 143
第四节　浸出制剂常见的质量
　　　　问题与质量控制 …… 145

一、液体浸出制剂常见的质量问题
　　　　及对策 …………………………… 145
　　二、固体浸出制剂常见的质量问题
　　　　及对策 …………………………… 146
　　三、浸出药剂的质量控制 …………… 147
第八章　灭菌制剂与无菌制剂 …………… 149
　第一节　概述 ………………………… 149
　　一、灭菌制剂与无菌制剂的含义
　　　　与分类 …………………………… 149
　　二、有关基本概念 ………………… 149
　第二节　空气净化技术 ……………… 150
　　一、概述 …………………………… 150
　　二、空气净化方法与标准 ………… 150
　　三、浮尘浓度测定方法 …………… 151
　　四、空气滤过技术 ………………… 152
　　五、洁净室的设计 ………………… 154
　第三节　灭菌与无菌技术 …………… 154
　　一、物理灭菌技术 ………………… 155
　　二、化学灭菌法 …………………… 157
　　三、无菌操作法 …………………… 157
　　四、灭菌参数 ……………………… 158
　　五、无菌检查法 …………………… 158
　第四节　注射剂 ……………………… 159
　　一、概述 …………………………… 159
　　二、热原 …………………………… 160
　　三、注射剂的处方组分 …………… 161
　　四、注射剂的制备 ………………… 167
　　五、注射剂的质量检查 …………… 172
　　六、注射剂生产过程中常见问题及
　　　　解决方法 ………………………… 172
　　七、注射剂典型处方与分析 ……… 173
　第五节　输液 ………………………… 174
　　一、概述 …………………………… 174
　　二、输液的制备 …………………… 174
　　三、输液生产中存在的主要问题及
　　　　解决措施 ………………………… 177
　　四、输液典型处方及分析 ………… 178

　第六节　注射用无菌粉末 …………… 180
　　一、概述 …………………………… 180
　　二、粉针的制备 …………………… 180
　第七节　眼用液体制剂 ……………… 184
　　一、概述 …………………………… 184
　　二、眼用液体制剂的质量要求 …… 184
　　三、眼用药物的吸收途径及影响
　　　　吸收的因素 ……………………… 185
　　四、眼用液体制剂的制备 ………… 186
　　五、滴眼剂处方及制备工艺
　　　　分析 ……………………………… 187
　第八节　其他灭菌与无菌制剂 ……… 188
　　一、体内植入制剂 ………………… 188
　　二、创面用制剂 …………………… 188
　　三、手术用制剂 …………………… 188
　第九节　中药注射剂和中药
　　　　　　眼用制剂 …………………… 189
　　一、中药注射剂 …………………… 189
　　二、中药眼用制剂 ………………… 191
第九章　散剂与颗粒剂 …………………… 192
　第一节　概述 ………………………… 192
　　一、固体剂型的制备工艺 ………… 192
　　二、固体剂型的体内吸收过程 …… 192
　　三、Noyes-Whitney 方程 ………… 193
　第二节　粉体学基础 ………………… 194
　　一、概述 …………………………… 194
　　二、粉体粒子的性质 ……………… 195
　第三节　粉碎、过筛与混合 ………… 202
　　一、粉碎 …………………………… 202
　　二、过筛 …………………………… 205
　　三、混合 …………………………… 207
　第四节　散剂 ………………………… 211
　　一、概述 …………………………… 211
　　二、散剂的制备 …………………… 211
　　三、散剂的质量评价 ……………… 213
　第五节　颗粒剂 ……………………… 214
　　一、概述 …………………………… 214

二、颗粒剂的制备 …………… 215
三、颗粒剂的质量评价 ………… 220
第六节 颗粒剂生产中存在的问题
　　　　与分析 …………………… 221
一、摇摆式颗粒机所制颗粒常
　　出现的问题 ………………… 221
二、高速搅拌制粒易出现的
　　问题 ………………………… 221
三、流化床制粒中常见问题 …… 222
四、颗粒剂的流动性 …………… 222
五、软材 ………………………… 223
六、颗粒剂的溶化性 …………… 223
七、颗粒剂的吸潮与结块 ……… 223
八、颗粒剂的贮存 ……………… 223
九、颗粒剂的分装 ……………… 224

第十章　胶囊剂 …………………… 225
第一节　概述 ……………………… 225
一、胶囊剂的概念与分类 ……… 225
二、胶囊剂的特点 ……………… 226
三、胶囊剂的质量要求 ………… 226
第二节　胶囊剂的制备 …………… 226
一、硬胶囊剂的制备 …………… 226
二、软胶囊剂的制备 …………… 230
三、肠溶胶囊剂的制备 ………… 233
第三节　胶囊剂的质量评定
　　　　与包装 …………………… 233
一、胶囊剂的质量评定 ………… 233
二、胶囊剂的包装 ……………… 234

第十一章　片剂 …………………… 235
第一节　概述 ……………………… 235
一、片剂的概念 ………………… 235
二、片剂的发展简史 …………… 235
三、片剂的特点 ………………… 235
四、片剂的分类 ………………… 236
第二节　片剂的常用辅料 ………… 237
一、填充剂 ……………………… 237
二、崩解剂 ……………………… 238

三、润湿剂、黏合剂 …………… 240
四、润滑剂 ……………………… 241
五、色、香、味调节剂 ………… 243
六、预混辅料 …………………… 243
第三节　片剂的制备 ……………… 245
一、工艺流程图 ………………… 245
二、制法 ………………………… 246
三、主要仪器与设备 …………… 247
四、典型处方与分析 …………… 249
第四节　片剂的包衣 ……………… 250
一、包衣工艺流程 ……………… 251
二、包衣材料 …………………… 252
三、包衣的方法与设备 ………… 253
第五节　片剂的质量评价及
　　　　影响因素 ………………… 256
一、片剂的质量评价项目 ……… 256
二、片剂成形的影响因素 ……… 257
第六节　片剂在工业化生产中存在的
　　　　问题与解决措施 ………… 258
一、片剂生产工艺中的问题与解决
　　措施 ………………………… 258
二、包衣工艺中的问题与解决
　　措施 ………………………… 261

第十二章　丸剂 …………………… 263
第一节　概述 ……………………… 263
一、丸剂的特点 ………………… 263
二、丸剂的分类 ………………… 263
第二节　中药丸剂 ………………… 264
一、常用辅料 …………………… 264
二、丸剂的制备 ………………… 265
三、丸剂的质量评价与包装
　　贮藏 ………………………… 269
四、丸剂生产中可能出现的问题与
　　分析 ………………………… 271
第三节　滴丸 ……………………… 274
一、概述 ………………………… 274
二、滴丸的制备 ………………… 274

三、滴丸剂的质量评价 ……… 277
四、滴丸剂生产中可能出现的
问题与分析 ……… 277
第四节 微丸 ……… 279
一、概述 ……… 279
二、微丸的制备 ……… 280
三、微丸的质量评价 ……… 286
四、微丸生产中存在的问题
与分析 ……… 286

第十三章 膜剂与栓剂 ……… 288
第一节 膜剂 ……… 288
一、概述 ……… 288
二、常用成膜材料与附加剂 ……… 289
三、膜剂的制备 ……… 290
第二节 栓剂 ……… 293
一、概述 ……… 293
二、栓剂的基质 ……… 296
三、栓剂的制备 ……… 299
四、栓剂的质量评价 ……… 303
五、栓剂生产中存在的问题与
分析 ……… 303

第十四章 软膏剂、眼膏剂与
凝胶剂 ……… 305
第一节 软膏剂 ……… 305
一、概述 ……… 305
二、软膏剂的基质 ……… 305
三、软膏剂的制备 ……… 310
四、软膏剂的质量评价 ……… 312
五、软膏剂的包装与贮存 ……… 313
六、软膏剂生产中存在的问题
与分析 ……… 313
第二节 眼膏剂 ……… 313
一、概述 ……… 313
二、眼膏剂的制备 ……… 314
三、眼膏剂的质量评价 ……… 314
第三节 凝胶剂 ……… 314
一、概述 ……… 314
二、水性凝胶基质 ……… 315
三、水凝胶剂的制备 ……… 316
四、凝胶剂的典型处方与分析 ……… 316
五、凝胶剂的质量评价 ……… 316

第十五章 气雾剂、粉雾剂和
喷雾剂 ……… 318
第一节 概述 ……… 318
一、气、粉雾剂和喷雾剂的概念
……… 318
二、吸入制剂和非吸入制剂的
区别 ……… 318
第二节 气雾剂与喷雾剂 ……… 319
一、概述 ……… 319
二、气雾剂的制备 ……… 320
三、气雾剂的质量评价 ……… 322
四、喷雾剂的概况 ……… 325
第三节 粉雾剂 ……… 326
一、概述 ……… 326
二、粉雾剂的制备 ……… 326
三、粉雾剂的质量评价 ……… 328

第三篇 新型剂型及其技术

第十六章 制剂新技术 ……… 329
第一节 固体分散技术 ……… 329
一、概述 ……… 329
二、常用的载体材料 ……… 330
三、制备方法 ……… 332
四、质量评价 ……… 334
五、固体分散技术在生产中存在的
问题与分析 ……… 335
第二节 包合技术 ……… 335
一、概述 ……… 335
二、包合材料 ……… 336
三、影响CD包合作用的因素 ……… 338
四、常用的包合技术 ……… 338

五、包合物的验证 …………… 340
六、包合技术在工业化生产中存在的问题及分析 …………… 340
第三节 微囊与微球的制备技术 …… 341
一、概述 …………… 341
二、微球与微囊制剂的辅料 …… 342
三、微囊的制备 …………… 343
四、微球的制备 …………… 348
五、微球、微囊的质量评价 …… 349
六、微囊、微球在生产中存在的问题与分析 …………… 350
第四节 脂质体的制备技术 …………… 351
一、概述 …………… 351
二、制备方法 …………… 354
三、质量评价 …………… 358
四、脂质体在工业化生产中存在的问题与分析 …………… 359
第五节 纳米乳与亚微乳的制备技术 …………… 360
一、概述 …………… 360
二、常用的辅料 …………… 362
三、制备 …………… 363
四、质量评价 …………… 364
五、纳米乳与亚微乳技术在工业化生产中存在的问题与分析 …… 365
第六节 纳米粒制备技术 …………… 365
一、概述 …………… 365
二、纳米粒的制备 …………… 366
三、固体脂质纳米球的制备 …… 368
四、质量评价 …………… 368
五、纳米粒制备技术在工业化生产中存在的问题与分析 …… 369

第十七章 缓释、控释制剂 …………… 370
第一节 概述 …………… 370
一、缓释、控释制剂的概念 …… 370
二、缓释、控释制剂的特点 …… 370
三、缓释、控释制剂的适用范围 …………… 371
四、缓释、控释制剂类型 …… 371
第二节 缓控释制剂的设计 …………… 372
一、缓释、控释制剂的设计原则 …………… 372
二、缓释、控释制剂的剂量计算 …………… 372
三、缓释、控释制剂设计的原理与方法 …………… 373
四、影响口服缓释、控释制剂设计的因素 …………… 376
第三节 缓释、控释制剂的制备 …… 378
一、缓释、控释制剂的常用辅料 …………… 378
二、亲水凝胶骨架片 …………… 378
三、膜控型缓释片的制备 …… 380
四、渗透泵型控释片的制备 …… 382
五、缓释、控释制剂技术在工业化生产中存在的问题与分析 …… 384
第四节 口服定时和定位释药系统 …………… 387
一、口服定时释药系统 …… 387
二、口服定位释药系统 …… 387
第五节 缓释、控释制剂的评价 …… 389
一、体外药物释放度试验 …… 389
二、缓释、控释、迟释制剂体内试验 …………… 389
三、体内-体外相关性 …… 391

第十八章 靶向制剂 …………… 393
第一节 概述 …………… 393
一、靶向制剂的含义 …… 393
二、靶向制剂的分类 …… 393
三、靶向性评价 …………… 395
第二节 被动靶向制剂 …………… 395
一、脂质体 …………… 395

二、微球 …………………… 396
　三、乳剂 …………………… 397
　四、纳米粒 ………………… 398
第三节　主动靶向制剂 ………… 398
　一、修饰的药物载体 ………… 398
　二、前体药物 ………………… 400
第四节　物理化学靶向制剂 …… 401
　一、磁性靶向制剂 …………… 401
　二、栓塞靶向制剂 …………… 402
　三、热敏靶向制剂 …………… 402
　四、pH 敏感靶向制剂 ……… 403

第十九章　经皮给药制剂 404
第一节　概述 …………………… 404
　一、透皮给药系统特点 ……… 404
　二、经皮给药制剂的类型及其组成 …………………………… 405
第二节　经皮给药制剂的设计 … 405
　一、TDDS 设计的原则 ……… 406
　二、TDDS 设计的原理与方法 …… 406
　三、影响 TDDS 设计的因素 … 417
第三节　经皮吸收制剂的制备 … 420
　一、常用高分子材料 ………… 420
　二、经皮给药系统的制备 …… 421
第四节　经皮给药制剂的质量评价 …………………………… 425
　一、释放度的测定 …………… 425
　二、黏附力测定法 …………… 425
　三、经皮吸收制剂生物利用度的测定 ………………………… 426
第五节　经皮给药制剂生产中存在的问题与分析 ………………… 427
　一、制膜方法不够完善 ……… 427
　二、涂膜均匀度较难保证 …… 428

第二十章　生物技术药物制剂 429
第一节　概述 …………………… 429
　一、生物技术药物的定义 …… 429
　二、生物技术药物的分类 …… 429
　三、生物技术药物的特点 …… 429
　四、生物技术药物的质量要求 …… 430
　五、生物技术药物制剂的现状 …… 430
第二节　多肽/蛋白类药物注射给药系统 ……………………… 433
　一、普通注射给药系统 ……… 433
　二、注射用缓释微球 ………… 435
　三、其他注射给药系统 ……… 438
　四、生物技术药物制剂在工业化生产中存在的问题与分析 …… 438
第三节　多肽/蛋白类药物非注射给药系统 …………………… 439
　一、鼻腔给药系统 …………… 439
　二、肺部给药系统 …………… 441
第四节　核酸类药物给药系统 … 444
　一、反义核酸药物 …………… 444
　二、RNAi 药物 ……………… 445
　三、适体药物 ………………… 446
　四、基因药物 ………………… 446

参考文献 …………………………… 454
附录一　常见药用辅料 …………… 457
附录二　国内常用的制药设备选录 … 470
附录三　英汉名词对照表索引 …… 477

第一篇 基础知识

第一章 绪论

本章要求
1. 掌握 工业药剂学与药物传递系统的概念；药物剂型的重要性与分类。
2. 熟悉 工业药剂学的任务与相关学科分支；《药典》与药品标准。
3. 了解 工业药剂学的发展；药品生产质量管理规范；制剂车间设计。

第一节 工业药剂学的概念与任务

一、工业药剂学的概念

工业药剂学（industrial pharmaceutics）是研究药物制剂工业化生产的理论与实践的一门药剂学的分支学科。主要研究药物制剂工业化的处方与工艺设计理论、制剂生产单元操作的基本理论和方法、生产技术和设备、质量控制等有关问题的一门重要的专业课。本课程除阐述药剂学的基本内容外，还强化了制剂加工技术，如粉碎、分级、混合、制粒、压片、过滤、灭菌、空气净化等制剂单元操作及设备的研究，吸收融合了材料科学、机械科学、粉体工程学、化学工程学的理论和实践，在新剂型的研究与开发、处方设计、生产工艺技术的研究与改进及提高质量方面发挥着关键作用，是药物制剂专业与制药工程等专业一门重要的专业课。

药剂学（pharmaceutics）是研究药物制剂的基本理论、处方设计、制备工艺、质量控制和合理使用等内容的综合性应用技术科学。

药物供临床使用时，制成的适合于疾病的诊断、治疗或预防需要的不同给药形式，称药物剂型，简称剂型（dosage form），如片剂、胶囊剂、注射剂等。同一种药物，根据药物的性质和治疗目的的不同，可制备不同的剂型。各种剂型中的具体药物品种，称药物制剂（pharmaceutical preparations），简称制剂，如阿司匹林片、胰岛素注射剂、红霉素眼膏剂等。研究药物制剂的配制理论和制备工艺的科学通常又简称为制剂学。

二、工业药剂学的主要任务及研究内容

工业药剂学的基本任务是将药物制成适宜的剂型，并能批量生产出便于临床使用且安

全、有效、稳定的优质药品。除继承药剂学的基本内容外，还加强了制剂单元操作及设备的研究，并要求其生产过程必须遵循药品生产质量管理规范（Good Manufacture Practice，GMP）。工业药剂学的主要任务及研究内容可概述如下：

（一）基本理论的深入研究与探讨

工业药剂学的基本理论系指药物制剂的配制理论，包括处方设计、制备、质量控制等方面的基本理论。如粉体性质对固体物料的处理过程和对制剂质量的影响；片剂的压缩成形理论的研究；流变学性质对乳剂、混悬剂、软膏剂质量的影响；微粒分散理论在非均相液体制剂中的应用研究；表面活性剂对开发新剂型、新技术、新产品，提高产品质量的研究。

（二）制剂技术的创新、新剂型的研究与开发

主要包括化学药、中药、生物技术药物三个方面的研究内容。

1. 药物制剂技术的创新和新剂型的研究与开发 剂型是药物给药的具体形式，也直接影响着药物的疗效。新剂型的开发离不开新技术的应用，新技术为新剂型的开发奠定了基础，例如用固体分散技术不仅提高了许多难溶性药物的溶出度和吸收率，而且将这一技术与控释技术结合也已成功用于制备一些难溶性药物的缓控释制剂，既保证其溶解性能又保证其缓慢释放。新剂型为新技术的发展提供了广阔的空间。与片剂、胶囊、溶液剂、注射剂等普通制剂相比，缓释、控释和靶向制剂等新剂型可以更有效地提高疗效，降低副作用，近年来上市的口腔速溶片，可以不用水送服药，给患者带来极大的方便；长效缓释微球注射剂，一次注射缓慢释放1个月或3个月，克服了每天注射的缺点，是目前新剂型研究的热点。本部分研究通常以化学药为主要研究对象。

2. 中药前处理技术的应用和中药新剂型的研究与开发 中医药是中华民族的宝贵遗产，在继承和发扬中医中药理论和中药传统制剂的同时，运用现代科学技术和方法实现中药制剂现代化，是中药制剂走向世界所必经的道路。有效成分的萃取分离技术，如超声萃取、逆流萃取、超临界萃取、膜分离技术、絮凝分离等；特殊成分的处理技术，如固体分散技术、包合技术、微型包囊技术等，可提高中药的生物利用度。近年来中药缓释制剂和中药靶向给药的微球制剂也在开发和研究中，丰富和发展了中药的新剂型和新品种。

3. 生物技术药物新剂型的研究与开发 21世纪生物技术的发展，正在改变医药科技的面貌，生物技术药物是人类攻克疑难病症最有希望的途径之一。如预防乙肝的基因重组疫苗、治疗严重贫血症的红细胞生长素、治疗糖尿病的人胰岛素、治疗侏儒症的人生长激素、治疗血友病的凝血因子等都是现代生物技术药物的新产品，基因、核糖核酸、酶、蛋白质、多肽、多糖等生物技术药物普遍具有活性强、剂量小，但同时具有分子量大、稳定性差、吸收性差、半衰期短等问题。寻找和发现适合于这类药物的长效、安全、稳定、使用方便的新剂型是摆在药剂工作者面前的艰巨任务。

（三）新辅料的研究与开发

药物制剂由活性成分的原料和辅料所组成，辅料是制剂生产中必不可少的重要组成部分，也可以说"没有辅料就没有制剂"。辅料的应用不仅仅是制剂成型以及工艺过程顺利进行的需要，它对提高药物的稳定性、调节有效成分的作用或改善生理要求，都具有重要的作

用。新型药用辅料对于制剂性能的改良、生物利用度的提高及药物的缓、控释等都有非常显著的作用。因此，药用辅料的更新换代越来越成为药剂工作者关注的热点。

新型、优质、高效、多功能的药用辅料的发展，使药物新剂型与新技术也得到进一步的开发与应用。①液体药剂中，表面活性剂以及乳化剂的作用早已为人们所共知，泊洛沙姆、磷脂等乳化剂的出现为静脉乳的制备提供了更好的选择。②固体药物制剂中，羧甲基淀粉钠（CMS－Na）、交联聚维酮（PVPP）、交联羧甲基纤维素钠（cross－linked CMC－Na）、低取代羟丙基纤维素（L－HPC）等崩解剂的应用，推动了口腔速溶片剂的发展；微晶纤维素（MCC）、可压性淀粉等辅料的开发使粉末直接压片技术实现了工业化。③皮肤给药制剂中，月桂氮卓酮（Azone）的问世使药物透皮吸收制剂的研究更加活跃，有不少产品上市。④注射剂中，聚乳酸（PLA）、聚乳酸聚乙醇酸共聚物（PLGA）等体内可降解辅料的出现，使每1~3个月用药一次的新型长效注射剂的应用成为可能。

（四）新机械和新设备的研究与开发

自从药品生产实施GMP管理以来，制剂机械和设备的发展遇到了前所未有的机遇。为了保证药品的质量，制剂生产应向封闭、高效、多功能、连续化和自动化的方向发展。如固体制剂生产中使用的流化床制粒机在一个机器内可完成混合、制粒、干燥，甚至包衣，与传统的摇摆式制粒机相比，大大缩短了工艺过程，减少了与人接触的机会。最近又开发出挤出滚圆制粒机、离心制粒机等使制粒物更加致密、球形化的机械设备，在制剂生产得到广泛应用。高效全自动压片机的问世，使片剂的产量和质量大大提高。

无论是化学药、中药还是生物技术药物，先进的制剂技术、优质的药用辅料、精密的生产设备已成为优质制剂生产不可或缺的三大支柱。

三、与工业药剂学相关的学科

工业药剂学是药剂学重要的分支学科，与工业药剂学相关的药剂学的主要分支学科有物理药剂学、药用高分子材料学、生物药剂学、药物动力学等。这些学科相互渗透、相互促进，对工业药剂学的整体发展具有重大影响。

（一）物理药剂学

物理药剂学（physical pharmaceutics）是以物理化学原理与实验方法为主导，揭示药物及其制剂的物化性质变化规律和机理，研究药物制剂形成的理论与作用特点、药物制剂的设计、制备工艺和质量评价的一门药剂学分支学科。

自从20世纪50年代物理药剂学问世以来，化学动力学、界面化学、胶体化学、流变学、结晶化学、粉体学等学科的理论和实践，对物理药剂学的发展起到了很大的促进作用，使药剂学的剂型设计、制备、质量控制等迈向了科学化和理论化阶段。国内已有物理药剂学的专著和教材。

（二）药用高分子材料学

药用高分子材料学（polymers in pharmaceutics）主要介绍药剂学的剂型设计和制剂处方中常用的合成和天然高分子材料的结构、制备、物理化学特征及其功能与应用。高分子物理、高分子化学、高分子材料工艺学是该学科的基础。

(三) 生物药剂学

生物药剂学（biopharmaceutics）是研究药物及其剂型在体内的吸收、分布、代谢与排泄过程，阐明药物的剂型因素、机体生物因素与药物疗效（包括疗效、副作用和毒性）之间相互关系的科学。主要是研究药物在体内的量变规律及影响这种量变规律的因素，为正确评估剂型设计、制备工艺与临床合理用药提供依据，以保证用药有效与安全。

(四) 药物动力学

药物动力学（pharmacokinetics）是应用动力学原理与数学处理方法，定量描述药物在体内动态变化规律的学科。药物通过各种途径进入体内，其吸收、分布、代谢和排泄过程均存在"量时"变化，对这一动态变化过程规律进行定量描述即为药物动力学的基本任务。

药物动力学自从20世纪70年代发展为一门独立的学科以来发展十分迅速，目前新兴的时辰药物动力学、手性药物动力学、群体药物动力学、药物动力学与药效学结合链式模型等，已成为药剂学的重要基础学科和边缘学科。

(五) 临床药剂学

临床药剂学（clinical pharmaceutics）是以患者为对象，研究合理、有效、安全用药的新学科，广义上亦称临床药学。其主要内容包括：提供特定患者所需药品的情报（药效、毒性等）；进行临床用制剂和处方的研究；药物制剂的临床研究和评价；药物制剂生物利用度研究；药物剂量的临床监控；药物配伍变化及相互作用的研究等。临床药剂学使药剂工作者直接参与对患者的药物治疗活动，有利于提高临床治疗水平。

第二节 药物剂型的重要性与分类

一、药物剂型的重要性

剂型是药物的传递体，是为适应预防、诊断或治疗疾病的需要而制备的一种给药形式，也是临床用药的最终形式与必要方式。一般来说一种药物可以制备多种剂型，但给药途径不同可能产生不同的疗效。选择适宜的药物剂型，往往更有利于药效的发挥。剂型的重要性主要体现在以下几方面：

(一) 剂型与药理作用

剂型可改变药物的作用性质。多数药物改变剂型后作用的性质不变，但有些药物改变剂型，药理作用的性质发生了改变。如硫酸镁口服剂型用做泻下药，但5%注射液静脉滴注，能抑制大脑中枢神经，有镇静、镇痉作用；又如依沙吖啶（Ethacridine，即利凡诺）1%注射液用于中期引产，但0.1%～0.2%溶液局部涂抹有杀菌作用。

(二) 剂型与药物的作用速度

剂型可调节药物的作用速度。例如，注射剂、吸入气雾剂等，起效快，常用于急救；丸剂、缓控释制剂、植入剂等作用缓慢，属长效制剂。

（三）剂型与药物的毒副作用

剂型可降低药物的毒副作用。氨茶碱治疗哮喘病效果很好，但有引起心跳加快的毒副作用，若制成栓剂则可消除这种毒副作用；缓、控释制剂能保持血药浓度平稳，避免血药浓度的峰谷现象，从而降低药物的毒副作用。

（四）剂型与疗效

剂型可提高药物治疗效果。含微粒结构的静脉注射剂，如脂质体进入血液循环系统后，被网状内皮系统的巨噬细胞所吞噬，从而使药物浓集于肝、脾等器官，起到肝、脾的被动靶向作用，相对于普通制剂，药物的生物利用度显著提高，疗效也得以提高。有些固体剂型，如片剂、颗粒剂、丸剂的制备工艺不同会对药效产生显著的影响，特别是药物的晶型、粒子的大小发生变化时会直接影响药物的释放，从而影响药物的治疗效果。

二、药物剂型的分类

目前常用的药物剂型有40余种，其分类方法有多种：

（一）按给药途径分类

该分类法将给药途径相同的剂型作为一类，与临床用药结合紧密，能反映给药途径对剂型制备的特殊要求。但分类重复、复杂，不能反映剂型的内在特性。

表1-1　　　　　　　　　　剂型按给药途径分类一览表

给药体系		常用剂型
经胃肠道给药体系	口服给药	散剂、片剂、颗粒剂、胶囊剂、口服溶液剂、乳剂、混悬剂
非胃肠道给药体系	注射给药	静脉注射、肌内注射、皮下注射、皮内注射及腔内注射等
	呼吸道给药	喷雾剂、气雾剂、粉雾剂
	皮肤给药	外用溶液剂、洗剂、搽剂、软膏剂、硬膏剂、糊剂、贴剂等
	黏膜给药	滴眼剂、滴鼻剂、眼用软膏剂、含漱剂、舌下片剂、粘贴片及贴膜剂等
	腔道给药	栓剂、气雾剂、泡腾片、滴剂及滴丸剂等

注：经胃肠道给药剂型是指经口服进入胃肠道后，起局部或全身作用的剂型。口腔黏膜吸收的剂型不属于该剂型；容易受胃肠道中的酸或酶破坏的药物不适用该剂型。非经胃肠道给药剂型是指除口服给药途径以外的所有其他剂型。

（二）按分散系统分类

此分类法，便于应用物理化学的原理来阐明各类制剂特征，但不能反映用药部位与用药方法对剂型的要求。

表 1-2　剂型按分散系统分类一览表

给药体系	药物分散状态	常用剂型
溶液型	药物以分子或离子状态（质点的直径小于1nm）分散于分散介质中所形成的均匀分散体系，也称为低分子溶液	芳香水剂、溶液剂、糖浆剂甘油剂、醑剂、注射剂等
胶体溶液型	主要以高分子（质点的直径在 1～100nm）分散在分散介质中所形成的均匀分散体系，也称高分子溶液	胶浆剂、涂膜剂
乳剂型	油类药物或药物油溶液以液滴状态分散在分散介质中所形成的非均匀分散体系	口服乳剂、静脉注射乳剂、部分搽剂等
混悬型	固体药物以微粒状态分散在分散介质中所形成的非均匀分散体系	合剂、洗剂、混悬剂等
气体分散型	液体或固体药物以微粒状态分散在气体分散介质中所形成的分散体系	气雾剂
微粒分散型	药物以不同大小微粒呈液体或固体状态分散	微球制剂、微囊制剂、纳米囊制剂等
固体分散型	固体药物以聚集体状态存在的分散体系	片剂、散剂、颗粒剂、胶囊剂、丸剂等

（三）按制法分类

这种分类法便于研究制备的共同规律，但有其局限性，不能包含全部剂型。

1. 浸出制剂　是用浸出方法制成的剂型（流浸膏剂、酊剂等）。

2. 无菌制剂　是用灭菌方法或无菌技术制成的剂型（注射剂等）。

（四）按物态分类

此分类中，形态相同的剂型，其制备工艺也比较相近，例如，制备液体剂型时多采用溶解、分散等方法；制备固体剂型多采用粉碎、混合等方法；半固体剂型多采用熔化、研和等方法。

表 1-3　剂型按物态分类一览表

物态	剂型
液体剂型	芳香水剂、溶液剂、注射剂、合剂、洗剂、搽剂等
气体剂型	气雾剂等
固体剂型	散剂、丸剂、片剂、膜剂等
半固体剂型	软膏剂、栓剂、糊剂等

剂型分类方法各有特点。因此，本书根据医疗、生产实践、教学等方面的长期沿用习惯，采用综合分类的方法。

第三节　工业药剂学的发展与药物传递系统

一、工业药剂学的发展

我国自有文字之后就有了将中草药加工成丸、散、膏、丹的记载。由于历史的原因，我国古代药剂学仅局限于医者、病者和民间的个人摸索，带有明显的经验色彩，生产技术也十分落后。

18世纪西方的工业革命极大地推动了科学技术的发展和进步。在工业革命的浪潮中，各种植物药、浸出制剂终于走出了小诊所或小作坊，进入机械化生产的大工厂，制药机械的发明使药剂生产的机械化、自动化得到了迅猛发展。片剂、注射剂、胶囊剂、橡胶硬膏剂等近代制剂的相继出现是药剂学发展的一个重要标志。随着科学技术的发展，学科的分工越来越细，从而以剂型和制备为中心的工业药剂学也逐渐成为一门独立学科。

新中国成立后，确立了在自力更生的基础上，有计划、有步骤地发展医药生产的方针。为了适应医药工业的发展，药学院校加紧了人才的培养，设立药剂专业、制药专业及药物分析专业等，并多次召开全国性的注射剂和片剂等生产经验交流会，促进了我国制剂工业（包括工业药剂）的迅速发展。

改革开放为工业药剂学及制剂工业的迅速发展带来了契机。在此期间，一大批制剂企业或车间实现了GMP的技术改造，出现了一批具有先进生产设备和设施的新建制剂生产厂。新剂型的研究和开发已逐步引起了人们的高度重视，已充分认识到将药物制成适宜的制剂，是一种高技术含量、高附加值的对原料的深加工过程，发展有特色的制剂品种，以高技术含量代替高产量的指导思想正逐渐得到落实。为了促进制剂工业的发展，在药学院校中恢复并加强了药物制剂专业，并以工业药剂学为主要专业课。药剂学领域内的研究也十分活跃，研究内容已经涵盖了几乎所有国际药剂学界正在研究和发展的领域，药物新剂型的研究也取得了一系列重要成果，脂质体、微球和微囊、经皮给药系统、纳米粒等靶向、定位给药系统等的研究都达到了较高的水平，多肽类、蛋白质等生物技术制剂的不同给药剂型的研究正在深入，也取得很大进展。新制剂不断被批准生产，许多口服缓释和控释制剂已经投入批量生产。

在药用辅料的研究方面，先后开发出粉末直接压片用辅料如微晶纤维素、可压性淀粉；黏合剂如聚维酮；崩解剂如羧甲基淀粉钠、低取代羟丙基纤维素；薄膜包衣材料如丙烯酸树脂系列产品；优良的表面活性剂如泊洛沙姆、蔗糖脂肪酸酯等。

在生产技术及设备方面，流化制粒、高速搅拌制粒、喷雾制粒等技术的应用提高了固体制剂的产量和质量；采用薄膜包衣技术，既节约工时、材料，又提高产品质量；空气净化技术与GMP的实施使注射剂的质量大大提高。另外，还研制成功了多种具有先进水平的制药设备，如高速自动压片机等。

我国制剂工业的发展，虽然取得了令人瞩目的成绩，但与先进国家的研究能力及生产水平相比，仍然存在着不小的差距。我国制剂生产厂的总体实力较弱，生产设备多处于一般水平，与国际生产水平相比，无论在品种特色或是品种质量方面都缺少竞争力。自主开发新剂型和新制剂的能力较差，创新创高意识不强。虽然每年有不少新制剂上市，但科技含量不高。另一方面，外资或合资制剂企业的成立以及制剂进口药品的大量增加，既给我国制剂工业带来了很大的压力，也给我们带来了先进品种、先进技术以及先进的生产管理模式，使我们从中学习到了丰富的经验。总之，面向未来，工业药剂学既获得了迅速发展的重要机遇，也面临着严峻的挑战。

二、药物传递系统

药物传递系统（drug delivery system，DDS）是指按预期方式和速率释出药物并输送至特定部位的现代药物制剂，以疗效高、毒副作用小、患者顺应性好为特点。药物剂型的发展初期是为了适应给药途径进行的给药形式设计，新剂型与新技术的发展赋予剂型新的内含与意义，从而促进了DDS的发展。

药物制剂的发展，通常可分为四个时代，虽然不能截然分开，但反映了制剂发展的阶段性和特点：

第一代：传统的片剂、胶囊、注射剂等，约在1960年前建立。

第二代：缓释制剂、肠溶制剂等，为第一代DDS。

第三代：控释制剂、利用单克隆抗体、脂质体、微球等药物载体制备的靶向给药制剂，为第二代DDS。

第四代：自调式释药系统与自调式给药系统，为第三代DDS。

药剂学的发展使药物制剂在临床中向高效、速效、长效和副作用小的方向发展，并且使制备过程更加顺利、方便。

1. 缓、控释给药系统 药物在体内的血药浓度与药理作用有密切关系，通常决定药效起始时间、强弱或作用持续时间，因此，必须选择适宜的剂量与剂型，使药物以适宜的速度将需要量的药物分布到作用部位，使药物达到理想的血药浓度，避免过高的浓度产生中毒，过低的浓度无治疗效果等，其相应的产物是缓、控释制剂，使血药浓度保持平缓，这是DDS的初期发展阶段。

2. 靶向给药系统 本系统使药物浓集于病灶部位（器官、组织，也可能是细胞或细菌等），尽量减少其他部位的药物浓度，不仅能有效地提高药物的治疗效果，而且可以减少毒副作用。这对癌症、炎症等局部疾病的治疗具有重要意义。脂质体、微囊、微球、微乳、纳米囊、纳米球等作为药物载体进行靶向性修饰是目前DDS研究的热点。

3. 自调式释药系统（self-adjusted system） 这是一种依赖于生物体信息反馈，自动调节药物释放量的给药系统。有节律性变化的疾病，如血压、激素的分泌、胃酸等方面的疾病，可根据生物节律的变化调整给药，如脉冲给药系统、择时给药系统，已取得了较好效果。对于胰岛素依赖的糖尿病患者来说，根据血糖浓度的变化控制胰岛素释放的DDS的研究备受关注。

4. 透皮给药系统（transdermal drug delivery system，TDDS） 系指经皮给药的新制剂。经皮给药制剂经皮肤敷贴方式用药，药物透过皮肤由毛细血管吸收进入全身血液循环达到有效血药浓度，并转移至各组织或病变部位起治疗或预防作用。透皮给药有比较安全、没有肝脏首过作用等特点，但透皮吸收量有限，因此应选择适宜的药物、适宜的透皮吸收促进剂和适宜的制备技术等。

5. 黏膜给药系统 黏膜存在于人体各腔道内，除局部用药的黏膜制剂外，黏膜作为全身吸收药物的途径日益受到重视。特别是口腔、鼻腔和肺部三种途径的给药，对避免药物的首过效应，避免胃肠道对药物的破坏，避免某些药物对胃肠道的刺激具有重要意义。

综上，DDS 的研究目的：以适宜的剂型和给药方式，用最小的剂量达到最好的治疗效果。

第四节 药典与药品标准简介

一、药典

（一）概述

药典（pharmacopoeia）是一个国家记载药品标准、规格的法典，一般由国家药典委员会组织编纂、出版，并由政府颁布、执行，具有法律约束力。药典收载的品种是那些疗效确切、副作用小、质量稳定的常用药品及其制剂，并明确规定了这些品种的质量标准，例如：含量、熔点、鉴别、杂质的含量限度以及试验方法和所用试剂等；在制剂通则中还规定了各种剂型的有关标准、检查方法等。一个国家的药典反映了这个国家的药品生产、医疗和科学技术的水平。药典在保证人民用药安全有效，促进药物研究和生产上起到重要作用。

（二）《中华人民共和国药典》

《中华人民共和国药典》，简称《中国药典》，其中收载的品种是：医疗必需、临床常用、疗效肯定、质量稳定、副作用小、我国能工业化生产并能有效控制（或检验）其质量的品种。

新中国成立后，1953 年颁布了第一部《中华人民共和国药典》（1953 年版），其后分别在相应的时间颁布了《中华人民共和国药典》1963 年版、1977 年版、1985 年版、1990 年版、1995 年版、2000 年版、2005 年版、2010 年版。

现行药典是 2010 年版，分为一部、二部、三部，首次将《中国生物制品规程》并入药典。本版药典收载的品种有较大幅度的增加。共收载 3214 种，其中新增 525 种，本版药典对附录进行了较大的增修订工作，为适应我国药品监督管理的需要，制剂通则中增加了植入剂、冲洗剂、灌肠剂、涂剂等；制剂通则项下还增加了多种亚剂型类，如片剂项下增加了可溶片、阴道泡腾片，胶囊剂项下增加了缓释胶囊和控释胶囊等。指导原则中修订了原料药与药物制剂稳定性试验指导原则，缓释、控释和迟释制剂指导原则等，使之与实际的研究和生

(三) 国外药典

目前世界上已有近40个国家编制了国家药典，另外还有3种区域性药典，例如，《美国药典》(The United States Pharmacopoeia, USP)，现行版为第31版（2008年）；《英国药典》(British Pharmacopoeia, BP)，现行版为2008年版，共5卷；大约有3100专论；《日本药局方》(Pharmacopoeia of Japan, JP)，现行版为第15版。《国际药典》(Pharmacopoeia International, Ph. Int.)，它是世界卫生组织（WHO）为了统一世界各国药品的质量标准和质量控制的方法而编纂的，但它对各国无法律约束力，仅作为各国编纂药典时的参考标准。这些药典无疑对世界医药科技交流和国际医药贸易具有极大的促进作用。

二、药品标准

药品标准是国家对药品的质量、规格和检验方法所作的技术规定，是保证药品质量，进行药品生产、经营、使用、管理及监督检验的法定依据。

我国药品的国家标准是指《中华人民共和国药典》和国家食品药品监督管理局（State Food and Drug Administration, SFDA）颁布的药品标准。

我国约有9000个药品的质量标准，过去由省、自治区和直辖市的卫生部门批准和颁发的，称之为地方性药品标准。SFDA已经对其中临床常用、疗效确切、生产地区较多的品种进行了质量标准的修订、统一、整理和提高，编入SFDA颁布的药品标准，取消了地方标准。

三、处方药与非处方药

(一) 处方

处方系指医疗和生产部门用于药剂调制的一种重要书面文件，有以下几种：

1. 法定处方 药典、国家药品标准收载的处方。它具有法律的约束力，在制备或医师开写法定制剂时，均需遵照其规定。

2. 医师处方 是医师对患者进行诊断后，对特定患者的特定疾病而开写给药局的有关药品、给药量、给药方式、给药天数以及制备等的书面凭证。该处方具有法律、技术和经济的意义。

(二) 处方药与非处方药

《中华人民共和国药品管理法》规定了"国家对药品实行处方药与非处方药的分类管理制度"，这也是国际上通用的药品管理模式。

1. 处方药（prescription drug 或 ethical drug） 必须凭执业医师或执业助理医师的处方才可调配、购买，并在医生指导下使用的药品。处方药可以在国务院卫生行政部门和药品监督管理部门共同指定的医学、药学专业刊物上介绍，但不得在大众传播媒介发布广告宣传。

2. 非处方药（nonprescription drug） 不需凭执业医师或执业助理医师的处方，消费者可以自行判断购买和使用的药品。经遴选，由国家药品监督管理局批准并公布。在非处方药的包装上，必须印有国家指定的非处方药专有标识。非处方药在国外又称之为"可在柜台上买到的药品"（over the counter，OTC）。目前，OTC已成为全球通用的非处方药的简称。

处方药和非处方药不是药品本质的属性，而是管理上的界定。无论是处方药，还是非处方药都是经过国家药品监督管理部门批准，其安全性和有效性是有保障的。其中非处方药主要是用于治疗各种消费者容易自我诊断、自我治疗的常见轻微疾病。

第五节 药品生产质量管理规范与制剂车间设计

一、药品生产质量管理规范

药品生产质量管理规范（Good Manufacturing Practice，GMP）是药品生产过程中，用科学、合理、规范化的条件和方法来保证生产优良药品的一整套系统的、科学的管理规范，是药品生产和管理的基本准则，也是新建、改建和扩建医药企业的依据。我国的制剂生产过程是在GMP规则的指导下各操作单元有机联合作业的过程。药品是特殊的商品，推行和实施GMP认证制度的目的是确保药品的质量。

我国GMP明确规定，生产厂房必须有整洁的环境，厂区要做到人流、物流分行，要减少露土面积。根据药品的质量要求和生产工艺而将厂区划分为生产区、控制区、洁净区，对此三个区的洁净级别各有具体规定，并均应符合要求。药厂必须采取有效措施，使各生产厂区有良好的排气系统，保持正压，进行密闭式生产，有良好的捕尘、吸收装置，严防交叉污染。GMP的三大要素是：①人为产生的错误减小到最低；②防止对医药品的污染和低质量医药品的产生；③保证产品高质量的系统设计。

GMP的主要内容是：任何药品的生产都要具有合适的厂房设施，良好的技术装备和贮运条件；具有与所生产药品相适应的技术人员及技术工人，利用合格的原辅材料，在符合要求的卫生环境中，采用先进的工艺方法，实行严格的质量监控，生产出优质的医药产品。GMP的检查内容主要有：①人；②生产环境；③制剂生产的全过程。"人"是实行GMP管理的软件，也是关键管理对象，而"物"是GMP管理的硬件，是必要条件，缺一不可。

二、制剂车间设计

制剂车间合理的设计与布局对实现企业的最佳经济效益，生产出质优的产品具有十分重要的意义。作为制剂工作者应明确各制剂车间的基本要求与布局，协同设计单位完成符合标准规范要求并满足药品生产要求的设计工作，设计质量关系到项目投资、建设速度和使用效果。在进行设计时，应力求能够反映时代的进步，在设备选型问题上应坚持按GMP的要求，力求先进、质量可靠、运行平稳、符合国情和实际情况。

不同的制剂车间设计有所不同，如固体制剂车间可在仓库布置备料中心，车间内不加备料工序，可减少生产中的交叉污染。固体制剂剂型包括片剂、胶囊剂和颗粒剂，它们的生产前段工序相似，将这三种剂型的生产布置在同一洁净区内，可提高设备的利用率，减少洁净区面积，从而节省建设资金。再如冻干粉针剂 GMP 车间设计应遵循人、物流分开的原则，不交叉返流。进入车间的人员必须经过不同程度的净化程序分别进入 10 万级、1 万级和 100 级洁净区，无菌作业区的气压要高于其他区域，应尽量把无菌作业区布置在车间的中心区域，这样有利于气压从较高的房间流向较低的房间。遵照 GMP 对冻干粉针剂的要求，结合生产设备及生产工序（洗瓶及干燥灭菌、胶塞处理及灭菌、铝盖洗涤及灭菌、分装加半塞、冻干、轧盖、包装）进行布局，按 GMP 规定其生产区域空气洁净度级别，按照生产要求，进行合理的物料衡算，确定主要工艺设备选型及生产洁净区域划分，依据工艺流程图设计工艺平面布局图，从而完成工艺设计的主体框架工作。

制药设备是实施药物制剂生产操作的关键因素，制药设备的密闭性、先进性、自动化程度的高低直接影响药品质量及 GMP 制度的执行。不同剂型制剂的生产操作及制药设备大多不同，同一操作单元的设备选择也往往是多类型多规格的。按照不同的剂型及其工艺流程掌握各种相应类型制药设备的工作原理和结构特点，是确保生产优质药品的重要条件。

思考题

1. 试述工业药剂学的性质与任务。
2. 在新形势下进行药物新剂型与新制剂研究的作用与意义有哪些？
3. 试述工业药剂学与其他学科分支的联系与区别。
4. 试述什么是药物传递系统，你所了解的药物传递系统有哪些？

第二章 药物制剂的设计

本章要求
1. 掌握 药物制剂设计的基本原则、文献检索方法。
2. 熟悉 药物制剂设计的基本研究内容和方法。
3. 了解 药物制剂处方的优化设计。

第一节 概述

药物制剂的设计是新药研究和开发的起点,是决定药品的安全性、有效性、可控性、稳定性和顺应性的重要环节。在新制剂的研究与开发过程中,首先应根据药物本身的理化性质及临床用药的要求对制剂进行设计。根据临床用药的需要及药物的理化性质进行充分调查和研究,选择合适的给药途径、药物剂型,确定工艺设计中应该重点解决的问题或应该达到的目标,研究药物与辅料的相互作用,采用适宜的测试手段进行初步的质量考察,并根据考察结果修改、优化或完善设计,筛选制剂的最佳处方和工艺条件,确定包装,最终形成适合于生产和临床应用的制剂产品。

认真、周密和科学合理的设计工作是获得优质制剂的重要保证。药物制剂的设计贯穿于制剂研发的整个过程,主要包括以下几方面的内容:①对处方(包括理化性质、药理学、药动学)形成较全面的认识。对于剂型设计所必须的,而又尚未确定的参数,应先进行试验,获得足够的数据以后,再进行处方设计;②根据药物的理化性质和治疗需要,结合各项临床前研究工作,确定最佳给药途径,并综合各方面因素,选择合适的剂型;③根据剂型特点,选择适合于该剂型的辅料或添加剂,考察制剂的各项指标。采用实验设计优化法对处方和制备工艺进行优选。

第二节 制剂设计的基本要求

药物制剂是应用于人体前的最后形式,其质量直接关系到疗效的发挥。完善的制剂设计可提高药物的药理活性,减少药物的刺激性、毒副作用或其他不良反应。一般在给药途径和剂型确定后,应针对药物的基本性质和制剂的基本要求,选择适宜辅料和制备工艺,将其制成质量可靠、使用方便、成本低廉的药物制剂。药物制剂设计的基本要求主要包括以下 6 个方面:

一、安全性

药物制剂的设计应能提高药物治疗的安全性（safety），降低其刺激性或毒副作用。药物的毒副反应主要来源于化学结构药物本身，也与药物制剂的设计密切相关。

二、有效性

有效性（effectiveness）是药品使用的前提，化学原料药物的作用往往受到剂型因素的限制。很多生理活性很高的药物，如果制剂设计不当，有可能在体内无效。药物的有效性不仅与给药途径有关，也与剂型及剂量等有关。

药物制剂的设计应增强药物治疗的有效性，至少不能减弱药物疗效。增强药物治疗作用可从药物本身特点或治疗目的出发，采用制剂手段克服其弱点，充分发挥其作用。如对于在水中难溶的药物制备口服制剂时，可采用处方中加入增溶剂或助溶剂、制成固体分散体、微粉化、制成乳剂或微乳剂等方法增加其溶解度和溶解速度，促进吸收，提高其生物利用度。

三、稳定性

稳定性（stability）也是有效性和安全性的重要保证。在处方设计的开始就要将稳定性纳入考虑范围，在组方时不可选择有处方配伍禁忌或在制备过程中对药物稳定性有影响的工艺。药物制剂的设计应使药物具有足够的稳定性。药物的不稳定性可能导致药物含量降低，产生具有毒副作用的物质，液体制剂产生沉淀、分层等，固体制剂发生形变、破裂等现象，有时还会发生霉变、染菌等问题。出现上述问题时，可采用调整处方，优化制备工艺，或改变包装等方法来解决。

四、可控性

可控性（controllability）主要体现在制剂质量的可预知性与重现性。药品的质量是决定其有效性与安全性的重要保证，因此制剂设计必须做到质量可控。按已建立的工艺技术制备的合格制剂，应完全符合质量标准的要求。重现性是指质量的稳定性，即不同批次生产的制剂均应达到质量标准的要求，不会出现大的波动。质量可控要求在制剂设计时应选择较成熟的剂型、给药途径与制备工艺，以确保制剂质量符合标准的规定。

五、顺应性

顺应性（compliance）指病人或医护人员对所用药物的接受程度。难以被病人所接受的给药方式或剂型不利于治疗。顺应性的范畴包括制剂的使用方法、外观、大小、形状、色泽、嗅味等多个方面。若处方中含有刺激性成分，注射时会产生强烈疼痛感，病人难以接受；体积过大的口服固体制剂对于老人、儿童及有吞咽困难的病人是不利的。

六、可行性

可行性（feasibility）是指制剂设计时还应结合现有仪器设备条件，简化制备工艺，降低成本，考虑制剂的可行性。

第三节 药物制剂处方设计前工作

药物制剂从研制到应用于临床要进行大量的工作，主要包括：①处方前工作；②处方与制备工艺研究；③制剂药理毒理研究；④申报工作。其中处方前工作（preformulation）在整个研制过程中占有重要地位。设计制备一个安全、有效、稳定的药物制剂，必须对药物的理化性质进行了解、测定和评价，同时还必须测定药物与各种有关辅料之间可能发生的相互作用和配伍变化，并以此作为选择最佳剂型、工艺和质量控制的依据，使得最终制成的药物不但能保持其理化性质和生物学性质的稳定性，而且使药物制剂作用于人体时，能获得较高的生物利用度和最佳药效。所有这些有关的工作即为药物制剂处方设计前工作，简称处方前工作。

由于处方前工作将为该药物制剂的开发提供决定性的参考价值，这就要求尽可能通过多种途径获取处方前信息。处方前工作一般通过实验研究或查阅文献资料获得所需科学情报资料，如药物的物理性状、熔点、沸点、溶解度、溶出速度、多晶型、pK_a、分配系数、物理化学性质等。这些可作为研究人员在处方设计和生产开发中选择最佳剂型、工艺和质量控制的依据，使药物不但能保持物理化学和生物学的稳定性，而且使药物制剂用于人体时，能获得较高的生物利用度和最佳药效。处方前工作关系到药物制剂的安全性、有效性、稳定性和可控性。

处方前工作的主要任务是：①获取药物的相关理化参数；②测定其动力学特征；③测定与处方有关的物理性质；④测定新药物与辅料间的相互作用。

一、文献检索

文献检索是处方前工作首先面临的重要内容之一。随着医药科学的迅猛发展，医药文献的类型与数量与日俱增。21世纪新发展的网络信息检索更是一种方便、简捷、经济的文献检索方式，其网络信息更新速度之快是以往检索工具所不及的。互联网已成为获取信息的最主要途径之一，现将一些与药学有关的检索工具简介如下：

（一）检索引擎

1. 通用检索引擎 Internet蕴含着丰富的信息，Web空间日益庞大，可帮助用户快捷地获取所需信息。

2. 医学检索引擎 医学检索引擎（medical search engine）：医学世界检索（Medical World Search，MWS）http://www.mwssearch.com 由 The Polytechnic Research Institute 创建。MWS采用美国国立医学图书馆的 Unified Medical Language System 词表，该表融合了30余种生物医学词表和分类法（包括MeSH词表），约540 000个医学主题词，几乎能提供每个医学述评的信息。

医学目录（medical directory）：医源（Medical Matrix）http://www.medmatrix.org 由

Healthtel Corporation 创建，是一种由概念驱动的智能检索工具，包括 4000 多个分类排列的医学网址。

（二）光盘检索

1. IPA 光盘检索　IPA（International Pharmaceutical Abstracts）是由 ASHP（美国医院药剂师学会）1970 年推出的药学专业核心期刊，收录了世界 750 多种杂志的文献，在药理学、药物评价和药剂学等方面有独特优势。

2. Drugs & Pharmacology 光盘数据库　Drugs & Pharmacology 光盘数据库（以下称 D&P）是荷兰 Elsevier 出版社建立的 EMBASE 系统中的药物和药理学数据库，收录了荷兰医学文摘以及其他医学领域中有关药物和药理方面的文摘几百万条，每季度更新约三万条记录以反映新进展。内容涉及：药物及潜在药物的作用和用途以及药理学、药物动力学和药效学的临床和实验研究，如副作用和不良反应等内容。

3. MEDLINE 光盘数据库　MEDLINE 是美国国立医学图书馆建立的 MEDLARS 系统中最大和使用频率最高的生物医学数据库，收录了 1966 年以来世界上 70 个国家和地区已出版的生物医学及其相关学科期刊约 4000 种。

4. 中国生物医学文献光盘数据库　中国生物医学文献光盘数据库（CBMDISC）是中国医学科学院医学信息研究所研制的综合性医学文献数据库。收录了 1983 年以来《中文科技资料目录（医药卫生）》收录的 900 多种中国期刊，以及汇编、会议论文的文献题录，总计 96 万多条，内容涉及基础医学、临床医学、预防医学、药学、中医学及中药学等生物医学的各个领域。

5. 中国科技期刊光盘数据库　中国科技期刊光盘数据库于 1989 年由中国科学情报所重庆分所建立，收录 5000 余种期刊，其中医药期刊 800 余种，对核心期刊做有文摘题录。

（三）网络检索

1. Rxlist – The Internet Drug Index（http：//www.rxlist.com）　Rxlist 是 Internet 网上一项免费的服务。它收录了美国 4000 多种新上市或即将上市的药物、产品。该药物数据库包括药物的商品名称、普通名称和类目等信息。

（1）药物数据检索　通过 keyword（关键词）检索和 Rxlist – ID（特征编号）检索即可获得所查药的商品名、普通药物名、适应证、副作用和使用方法等信息。

（2）The Top 200（美国排名前 200 名的药）　依次列出美国排名前 200 位的药物处方（按使用频率）。分三栏，分别为 brand name（商品名）、manufacturer（制造商）和 generic name（仿制药品名称）。单击所要查找的 generic name，既可得到该药的名称目录、治疗类型、临床药理、适应证及用法、禁忌证、参考文献等各种信息。

2. parmacokinetics, pharmacodynamics, and biopharmaceutics homepage　药物动力学、药效学、生物药剂学主页，http：//griffin.vcu.edu/~gkrishna/PK/pk.html

二、药物理化性质测定

理化性质研究主要包括解离常数（pK_a）、溶解度、熔点、多晶型、分配系数、表面特性以及吸湿性等的测定。

(一) 溶解度和 pK_a

无论何种性质的药物,无论通过何种途径给药,都必须具有一定的溶解度,因为药物必须处于溶解状态才能被吸收。解离常数对药物的溶解性和吸收性也同样重要,大多数药物是有机弱酸或弱碱,在不同 pH 值介质中的溶解度不同,药物溶解后存在的形式也不同,主要以解离型和非解离型存在,对药物的吸收可能会有很大影响。一般解离型药物不能很好地通过生物膜被吸收,而非解离型药物可有效地通过类脂性的生物膜。

由于溶解度和 pK_a 的测定在很大程度上决定以后许多研究工作,所以进行处方前工作时,必须首先测定溶解度和 pK_a。溶解度在一定程度上决定药物能否成功制成注射剂或溶液剂。药物的 pK_a 值可使研究人员应用已知的 pH 值变化解决溶解度问题或选用合适的盐,以提高制剂稳定性。

(二) 油/水分配系数

药效的产生首先要求药物分子通过生物膜。生物膜相当于类脂屏障,这种屏障作用与被转运分子的亲脂性有关。油/水分配系数是分子亲脂特性的度量。

油/水分配系数(partition coefficient,P)是指当药物在水相和油相(非水相)达到平衡时,药物在非水相中的浓度和在水相中的浓度之比。

油/水分配系数的测定有多种用途,如测定药物在水和混合溶剂中的溶解度,可预测同系列药物的体内吸收,有助于药物从样品中特别是生物样品(血、尿)中的提取,在分配色谱法中有助于选择 HPLC 的色谱柱、TLC 薄层板和流动相等。

测定油/水分配系数最简单的方法是用 V_2 ml 有机溶剂提取 V_1 ml 的药物饱和水溶液,测得平衡时 V_2 的浓度为 C_2,水相中的剩余药量 $M = C_1V_1 - C_2V_2$,则分配系数可用下式求得:$P = C_2V_2/M$。

如果药物在两相中都是以单体存在,则分配系数为药物在两相中的溶解度之比,只要测定两个溶剂中药物的溶解度即可求得分配系数。

测定油/水分配系数时,有很多有机溶剂可用,其中 N-辛醇最为常用。其主要原因是由于辛醇的极性和溶解性能比其他惰性溶剂好,药物分配进入辛醇比进入惰性溶剂(如烃类)容易,因此也更容易测得结果。

(三) 熔点和多晶型

多晶型(polymorphism)是药物的重要物理性质之一。药物存在有一种以上的晶型,称为多晶型。多晶型物的化学成分相同,晶型结构不同,某些物理性质,如密度、熔点、溶解度、溶出速度等不同。如果一个化合物具有多晶型,其中只有一种晶型是稳定的,其他的晶型都不太稳定,为亚稳型或不稳定型。亚稳型最终都会转变成稳定型,转变过程可能需要几分钟到几年的时间。亚稳型实际上是药物存在的一种高能状态,通常熔点低,溶解度大,因此,药物的晶型往往可以决定其吸收速度和临床药效。其制剂学的意义在于转变到稳定型的快慢及转变后的物理性质。因此,处方前工作需研究药物是否存在多晶型,有多少种晶型,稳定性如何,能否存在无定型,每一种晶型的溶解度如何等。当一种药物有几种晶型存在时，必须仔细研究生成每一种晶型的条件。如果一个药物的某一种晶型物显示出所需的药学与生理学特征，应集中在这一种晶型上进行进一步的开发工作。如果对药物的多晶型研究不充分，在制剂工作中可能引起的问题有：结晶析出，晶型转变，稳定性差，生物利用度低等。

研究药物多晶型最广泛的方法有：溶出速度法、X 射线衍射法、红外分析法、差示扫描量热法和差示热分析法、热显微镜法等。

（四）吸湿性

药物能从周围环境空气中吸收水分的性质称为吸湿性（hygroscopicity）。吸湿程度取决于周围空气中的相对湿度（relative humidity, RH）。空气的相对湿度越大，露置于空气中的物料越易吸湿。药物的水溶性不同，有不同的吸湿规律。水溶性药物在大于其临界相对湿度的环境中吸湿量突然增加，而水不溶性药物随空气中 RH 的增加缓缓吸湿。

绝大多数药物在 RH 30%~45%（室温）时与空气中水分子达平衡状态，此时水分含量很低，在此条件下贮存较稳定，因此，药物最好置于 RH 50% 以下的环境中。此外，采用合适的包装也可在一定程度上防止水分造成的影响。测定吸湿性时可将药物置于已知相对湿度的环境中（贮于具有饱和盐溶液的干燥器中）进行吸湿性实验。以一定的时间间隔称重，测定吸水量（增重）。

（五）粉体学性质

药物的粉体学性质主要包括粒子形状、大小、粒度分布、粉体密度、附着性、流动性、润湿性和吸湿性等。粉体学性质会对药物制剂的处方设计、制剂工艺和制剂产品产生很大影响。用于固体制剂的辅料如填充剂、崩解剂、润滑剂等的粉体性质也可改变或改善主药的粉体性质，以提高药物制剂的质量。

三、药物体内动力学参数的测定

机体对药物的吸收（absorption）、分布（distribution）、代谢（metabolism）和排泄（excretion）过程称为药物的体内过程（即 ADME 过程）。药物的效应及血药浓度随时间而变化的规律，称为药物代谢动力学，简称药动学（pharmacokinetics）。对新药开发，在临床前进行的药代动力学研究非常重要。药代动力学的研究对指导新药研究设计，改进药物剂型和给药方案，评选高效、速效、长效、低毒副作用的药物，指导临床用药等方面都能发挥较大的作用。

对于口服缓控释剂型的设计，可适当进行小肠吸收动力学等研究内容，以作为缓控释的设计依据。小肠吸收动力学研究为深入研究药物体内过程及新的给药系统提供了研究思路。研究方法有外翻肠囊法、在体肠灌流法、$Caco_2$ 细胞模型法等。

外翻肠囊法是一种简便有效的初步研究肠吸收的方法，并且可同时观察多个样本，该方法可很快得出药物吸收的方式，如主动转运、被动扩散转运。该方法本身也有一定的局限性，只能观察药物透过肠壁的浓度，无法计算较详尽的吸收动力学参数，并且肠囊在体外环境与体内环境中有较大的差异，因此不能仅以该方法判断药物的吸收情况。

在体肠灌流法是一种较好的研究小肠吸收的方法。利用该方法不仅可以判断药物吸收的方式，还可以求出药物吸收的动力学参数。该方法也是目前运用最为广泛的方法，国外采用最多的是"单向灌流法"，国内比较倾向于使用"循环灌流法"，从理论上讲，"单向灌流法"较"循环灌流法"更接近生物体对药物吸收的生理模式，目前尚无人对这两种方法做对比研究。

Caco$_{-2}$细胞模型法也是一种较好的研究肠吸收的方法。利用该方法可以判断药物吸收的方式，求出药物吸收的动力学参数。

在研究药物吸收的方法中，随着多学科的发展，涌现出了一些新的方法，目前研究药物吸收的模型包括：理化模型、计算机模型、体外模型（包括细胞基础和组织基础）、在体肠灌注模型、动物体内模型等。

在处方前工作中，对于大多数药物的体内动力学性质和参数，可通过检索相关文献获得；而对于全新的化合物，则需通过实验测定。主要的药物体内动力学参数包括：①血药浓度—时间曲线下面积（AUC）、峰浓度（C_{max}）、达峰时间（T_{max}）；②表观分布容积（V_d）；③吸收速率常数（K_a）与吸收半衰期（$t_{1/2,\alpha}$）；④消除速率常数（K_e）与消除半衰期（$t_{1/2,\beta}$）；⑤生物利用度（绝对生物利用度与相对生物利用度）；⑥血浆蛋白结合率，等等。

四、药物稳定性考察

处方设计前工作的一个重要内容是对药物的理化稳定性和影响药物稳定性的因素进行测定。对处方组成、制备工艺、辅料和稳定性附加剂的选用和合适的包装设计起重要的指导作用。可为制剂处方设计、工艺筛选、包装材料和容器的选择、贮存条件的确定、有关物质的控制提供依据，并为加速试验和长期试验应采用的温度和湿度等条件提供参考。对于药物制剂处方前设计，稳定性研究应重点进行以下试验：

（一）固体制剂中药物与辅料的配伍试验

通常将少量药物和辅料混合，放入小瓶中，胶塞封蜡密闭（可阻止水气进入），贮存于室温以及55℃（硬脂酸、磷酸二氢钙一般用40℃）环境下，然后于一定时间检查其物理性质，如结块、液化、变色、嗅味等，同时用 DSC、DTA、TLC 或 HPLC 技术进行分析。除了以上样品外，还需对药物和辅料在相同条件下单独进行对比实验。磷酸二氢钙常应用于直接压片，因为它在温度较高时（超过70℃）会自动转化成无水物，其配伍试验的温度一般不超过40℃。

目前主要用热分析方法研究和预测药物与辅料之间物理化学方面的相互作用，比较药物与辅料的混合物、药物、辅料的热分析曲线，可通过熔点的改变、峰形和峰面积、峰位移等变化了解药物与辅料间的理化性质的变化。

（二）液体制剂的配伍研究

1. pH – 反应速度图 对液体进行配伍研究最重要的是建立 pH – 反应速度关系图，以便在配置注射液或口服液体制剂时，选择其最稳定的 pH 值和缓冲液。

2. 附加剂的影响 注射剂的配伍一般是将药物置于含有附加剂的溶液中进行研究，通常是含重金属（同时含有或不含螯合剂）或抗氧剂（在含氧或氮的环境中）的条件下研究，目的是了解药物和辅料对氧化、暴光和接触重金属时的稳定性，为注射剂处方的初步设计提供依据。口服药物制剂，常研究药物与乙醇、甘油、糖浆、防腐剂和缓冲液的配伍。通过这类研究可测得溶液中主药降解反应的活化能。

五、中药制剂的处方前工作

中药制剂的处方系在中医药理论的指导下，针对具体的病症选择多味中药组方而成，其药物一般为中药材。为设计合理的中药剂型与制备工艺，保证制剂的安全有效与质量可控，在中药制剂处方前工作中，一般需要进行以下几个方面的工作：①药材的鉴定与前处理（如净制、切制、炮炙、粉碎等）；②处方中各味中药的性质、剂量及其在处方中作用的分析，如对"君、臣、佐、使"的分析；③各味中药相关研究文献的检索，尤其是与中药成分与药理作用有关的研究文献，以了解中药材所含有效成分或有效部位的理化性质；④预试验，如对中药材进行初步提取与精制，测定浸膏得率及浸膏粉的理化性质（如吸湿性、溶化性、流动性等），为设计剂型或选择制剂辅料提供参考。

第四节　药物给药途径与剂型的选择

一、给药途径、剂型与药物疗效的关系

药物制剂种类繁多，组成各异，给药途径多种多样。剂型不同，给药途径不同，给药后药物溶出、吸收不同，则各自的起效时间、达峰时间、作用强度也随之各异。

由于给药途径不同、载药形式不同、释放药物的方式与速度不同，它们在体内运转过程及其血药浓度与时间关系明显不同。如口服的汤、散、丸、片剂药物有效成分经过肝脏进行代谢，有一部分会损失掉；而栓剂可从直肠下静脉进入血液，不经过肝脏；外用膏剂有效成分经透皮吸收进入组织；而静脉注射的药物则直接进入血液。

不同给药途径的吸收速度、起效时间等的快慢一般按下列顺序：静脉＞吸入＞肌肉＞皮下＞直肠或舌下＞口服＞皮肤。但也有例外，某些药舌下或直肠给药时，吸收速度仅次于静脉注射和吸入给药。

从剂型来看，不同的剂型其药物显效速度差异很大。一般认为，同一处方以几种不同方法制成不同的剂型后，其血药浓度与时间关系差别明显。药物制剂的剂型因素可大大影响药物的吸收，从而影响到药效。有些药物即使是同一药物、同一剂量、不同剂型，药效也不一定相同。剂型筛选是研究中药新制剂的重要内容之一，因为药物制剂的剂型是影响中药制剂质量稳定性、给药途径、有效成分溶出和吸收、药物显效快慢、强弱的主要因素，即它与制剂疗效直接相关。在新剂型、新制剂的设计过程中，都必须进行生物利用度和体内动力学的研究，研究其在动物体内的吸收、分布、代谢及排泄，并计算各项参数，以保证用药的安全性和有效性。

二、药物给药途径与剂型选择的基本原则

(一) 根据防病治病的需要选择

病有缓急,人有老幼,不同情况对剂型的要求亦各不相同。急症用药宜速,可采用注射剂、汤剂、气雾剂、栓剂、微型灌肠剂等,如出血、休克、中毒等急救治疗用药,通常应选择注射剂型。慢性病用药宜和缓、持久,常用丸剂、片剂、内服膏剂、混悬剂或其他长效制剂;皮肤病多用软膏、硬膏、糊剂、涂膜剂、洗剂等外用;某些腔道疾病,如痔疮、瘘管、阴道炎等可以用栓剂、条剂、酊剂等局部给药。

剂型不同,其载药量、释放药物成分的条件、数量、方式皆不一致,在体内运转过程亦不同。制剂加工,应根据临床需要,选择合适的制剂形式。

(二) 根据药物本身的理化性质与稳定性选择

药物制剂一般由多种成分组成,每种成分性质各异,尤其是溶解性、化学稳定性,在体内运转过程及其吸收、代谢、分布、排泄情况皆不相同。而制剂的剂型对复方制剂稳定性、溶解性、体内运转过程及吸收、代谢、分布、排泄又有直接的影响。所以不同处方、不同药物、不同的有效成分应做成各自相宜的剂型。剂型对药物成分的稳定影响很大。在研制新制剂或改变剂型时,首先应分析处方,查阅每种成分的理化性质,选择可能的剂型,拟定设计方案,再进行预实验,最后确定适宜的剂型。切忌先主观决定剂型,后进行工艺研究。

(三) 根据生产条件与"五方便"的要求选择

剂型选择还要充分考虑制剂工业化生产的可行性及难易性。剂型不同,所采取工艺路线及条件、所用设备和所处生产环境皆不相同。其配制方法、辅料的加入程序都十分重要。方法应尽量简便,辅料应尽可能少加(包括加入的种类和用量)。制备过程中的每一步都应综合考虑生产厂房、设备、技术、工人素质等条件。

此外,药物制剂设计还应综合考虑生产、应用、携带、贮存、运输"五方便"的原则。

第五节 药物制剂处方与工艺的优化设计

一、处方与工艺优化设计的思路

确定药物制剂的给药途径与剂型后,接下来的工作便是处方与工艺的优化设计。优化技术可对处方和工艺因素提供更为深入的了解,并确定其最佳范围。一般先通过适当的预试验方法选择一定的辅料和制备工艺,然后采用优化技术对处方和工艺进行优化设计。

优化过程包括:①选择可靠的优化设计方案以适应线性或非线性模型拟合;②建立效应与因素之间的数学关系式,并通过统计学检验确保模型的可信度;③优选最佳工艺条件。

二、常用优化方法

（一）单纯形优化法

单纯形优化法（simplex method）是近年来应用较多的一种多因素优化方法。它是一种动态调优的方法，方法易懂，计算简便，不需要建立数学模型，并且不受因素个数的限制。其基本原理是：若有 n 个需要优化设计的因素，单纯形则由 $n+1$ 维空间多面体所构成，空间多面体的各顶点就是试验点。比较各试验点的结果，去掉最坏的试验点，取其对称点作为新的试验点，该点称为"反射点"。新试验点与剩下的几个试验点又构成新的单纯形，新单纯形向最佳目标点更靠近。如此不断地向最优方向调整，最后找出最佳目标点。

（二）拉氏优化法

拉氏优化法（Lagrangian method）是一种数学技术。适用于条件限制的优化问题，其函数关系必须在服从对自变量的约束条件下进行优化。此法是把约束不等式转化为等式，具有以下特点：①直接确定最佳值，不需要搜索不可行的实验点；②只产生可行的可控变量值；③能有效地处理等式和不等式表示的限制条件；④可处理线形和非线形关系。

（三）效应面优化法

效应面优化法（response surface method）是通过一定的实验设计考察自变量，即影响因素对效应的作用并对其进行优化的方法。效应面优化法的基本原理就是通过描绘效应对考察因素的效应面，从效应面上选择较佳的效应区，从而回推出自变量取值范围即最佳实验条件的优化法。这是一种新的集数学与统计学于一体，利用计算机技术进行数据处理的优化方法。

（四）实验设计

1. 析因设计（factorial design） 又称析因试验，是一种多因素的交叉分组试验。它不仅可以检验每个因素各水平间的差异，更主要的是可以检验各因素之间有无交互作用的一种有效手段。如果两个或多个因素之间有交互作用，表示这些因素不是各自独立发挥作用，而是互相影响，即一个因素的水平改变时，另一个或几个因素的效应也随之发生改变。反之，如果无交互作用，表示各因素具有独立性，即一个因素的水平改变时不影响其他因素的效应。在析因设计中，研究各因素的所有组合下的实验结果（效应），由此判断哪个因素对结果的影响最大，以及哪些因素之间有交互作用。

2. 正交设计（orthogonal design） 是一种用正交表安排多因素多水平的试验，并用普通的统计分析方法分析实验结果，推断各因素的最佳水平（最优方案）的科学方法。用正交表安排多因素多水平的实验，因素间搭配均匀，不仅能把每个因素的作用分清，找出最优水平搭配，而且还可考虑到因素的联合作用，并可大大减少试验次数。

3. 均匀设计法（uniform design） 也是一种多因素试验设计方法，它具有比正交试验设计法试验次数更少的优点。进行均匀设计必须采用均匀设计表和均匀设计使用表。每个均匀设计表都配有一个使用表，指出不同因素数应选择哪几列以保证试验点分布均匀。其试验结果采用多元回归分析、逐步回归分析法得多元回归方程。通过求出多元回归方程的极值即可求得多因素的优化条件。目前已有均匀设计程序，用程序进行试验设计和计算更快捷和方便。

4. 星点设计（central composite design，CCD） 又称多因素五水平的实验设计，是在二水平析因设计的基础上加上星点和中心点构成的。星点设计的操作方法参见相关文献。

第六节 药物制剂的评价

根据药物制剂的设计原则，一个成功的制剂应能保证药物的安全、有效、稳定、质量可控及良好的顺应性，且成本低廉，适于大批量生产。在制剂的制造过程中，必须对制剂的质量进行评价，以确保应用于临床后尽可能地发挥疗效，降低毒性。

一、制剂学评价

制剂学评价一般通过中试进行。中试研究是对实验室工艺合理性研究的验证与完善，是保证制剂制法达到生产可操作性的必经环节。供质量标准、稳定性、药理与毒理、临床研究用样品应是经中试研究验证的工艺制备成熟的产品。中试规模应为制剂处方量的10倍以上。中试过程中应考察工艺、设备及其性能的适应性；加强制备工艺关键技术参数考核，修订、完善适合生产的制备工艺。应提供至少三批中试生产数据，包括投料量、半成品量、质量指标、辅料用量、成品量及成品率等。提供制剂通则要求的一般质量检查、微生物限度检查和含量测定结果。

二、药物动力学与生物利用度评价

药物动力学与生物利用度研究是药物制剂评价的一个重要方面。一般单纯改变剂型的制剂不要求进行临床实验，但要求进行新制剂与参比制剂之间的生物等效性试验。在取得临床研究批文后，在18~24名健康志愿者中进行生物利用度的研究，求得各药动学参数，进行生物等效性比较。

药物动力学评价包括：通过生物利用度的比较说明药物的晶型、粒子大小、多型性、pK_a 和脂水分配系数对生物利用度的影响；长效剂型的设计和评价。

生物利用度是衡量药物制剂中主药进入血液循环中速率与程度的一种量度。充分了解药物制剂的生物利用度，有助于指导药物制剂的研制与生产，指导临床医生合理用药，为评价药物处方设计的合理性提供依据。

三、药效学评价

根据新制剂的适应证进行相应的药理学评价，以证明该制剂有效，临床前研究要求在动物体内进行，已上市的原料药可用资料替代。

四、毒理学评价

新制剂应进行毒理学研究，包括急、慢性毒性，有时还要进行致癌、致畸、致突变等实验。单纯改变剂型的新制剂，如果可检索到原料药的毒理学资料，可免做部分实验，但对于局部用药的制剂必须进行刺激性试验。对于全身用药的大输液，除进行刺激性试验外，还要进行过敏试验、溶血试验及热原检查。

五、临床评价

药物研发者最终需要根据临床研究结果，对处方作出最终评价。临床研究也是制剂处方筛选和优化的重要环节。例如，对于水难溶性药物口服固体制剂而言，药物粒度改变对生物利用度可能有较大影响，处方药物粒度范围的最终确定主要是依据有关临床研究的结果。而对于缓释、控释制剂，透皮给药制剂等特殊制剂，临床药代动力学研究结果是处方研究的重要依据。当然，处方研究中需密切注意临床前（动物试验）信息的采集和分析。在植入剂、透皮贴剂等制剂处方研究工作中，动物试验结果是进行处方筛选和评价的重要手段。

思 考 题

1. 如何在制剂工艺中体现药物制剂设计的基本要求？
2. 如何正确选择和处理给药途径、剂型与药物疗效的关系？
3. 药物制剂处方前设计工作包括哪些内容？
4. 药物制剂处方的优化设计包括哪些过程？

第三章 制剂车间设计

本章要求
1. 掌握 制剂车间设计原则与要求。
2. 熟悉 制剂车间的组成及工艺布置。
3. 了解 制剂车间总体布置及基本建设程序。

第一节 概 述

车间设计（workshop design）是一项政策性强、技术性强、多目标的综合性工作，由工艺设计和非工艺设计所组成。其具体目标是设计一个新的制药工厂、生产与辅助车间与设施；或对已有的工厂、生产与辅助车间进行扩建或技术改造。设计工作应委托经过资格认证并有由主管部门颁发的设计证书从事医药专业设计的设计单位进行。从事该项专业的技术人员需要了解设计程序和标准规范，并具有丰富的生产实践和相关专业知识，才能提供必要的设计条件和设计基础资料，协同设计单位完成符合标准规范要求并满足药品生产要求的设计工作，设计质量关系到项目投资、建设速度和使用效果。在进行设计时，应力求能够反映时代的进步，尽量采用先进的工艺技术、装备，以合理的布置、最佳经济效益、优质的产品为目标，设计出先进合理、优秀的制药车间。

一、建设程序与基本建设程序

建设程序是指建设项目从设想、选择、评估、决策、设计、施工到竣工验收、投入生产整个建设过程中，各项工作必须遵循的先后次序的法则。工程项目从设想、提出、建设直到建成投产这个全过程，国际上称之为项目发展周期。项目发展周期被分为设计前期、设计时期和生产时期，每个时期又分成若干阶段，在不同的阶段中，进行不同的工作，而这些阶段是相互联系的，工作是步步深入的。

在我国，设计前期的工作包括项目建议书、可行性研究和设计任务书等；设计时期的工作包括谈判与订立合同、初步设计、施工图设计、施工和调试验收等。

基本建设是指固定资产扩大再生产的新建、扩建、改建、恢复和迁建工程及与之连带的工作，是形成新的整体性固定资产的经济活动。基建项目按照项目性质可划分为新建、扩建、改建、恢复和迁建项目。所有的基建项目都应按照基建程序进行。

按现行规定，基本建设项目从建设前期工作到建设、投产一般要经历以下几个阶段的工作程序：

1. 根据国民经济长远规划和布局要求，提出项目建议书；
2. 对建设项目进行可行性研究；
3. 提出建设项目计划任务书；
4. 选定建设地点；
5. 待计划任务书批准后，勘察设计，购置设备；
6. 组织施工，并根据工程进度，做好生产准备；
7. 项目按批准的设计内容建成并经竣工验收合格后，正式投产，交付生产使用；
8. 生产运营一段时间后（一般为两年），进行项目后评价。

以上程序可由项目审批主管部门视项目建设条件、投资规模作适当合并。

二、设计阶段

制剂工程设计的全过程一般包括设计任务书、厂址选择、初步设计、施工图设计等各个阶段。

（一）设计任务书

任务书包括项目建议书、可行性报告及项目报批，其实质是对项目进行可行性研究。

（二）厂址选择

厂址选择是指在工程项目拟建地区范围内明确建设厂址坐落的具体位置，这是建设项目进行设计的前提。

（三）初步设计

初步设计是对设计对象在技术、经济等方面进行具体策划并计算、绘图，实现工程设计目标的初始过程。主要包括如下内容：①设计依据和设计范围；②设计原则；③建设规模和产品方案；④生产方法和工艺流程；⑤工作制度；⑥原料及中间产品的技术规格；⑦物料衡算和热量衡算；⑧主要工艺设备选择说明；⑨工艺主要原材料及公用系统消耗；⑩生产分析控制；⑪车间（装置）布置；⑫设备；⑬仪表及自动控制；⑭土建；⑮采暖通风及空调；⑯公用工程；⑰原、辅材料及成品储运；⑱车间维修；⑲职业安全卫生；⑳环境保护；㉑消防；㉒节能；㉓车间定员；㉔概算；㉕工程技术经济。

（四）施工图设计

根据已核准同意的初步设计，对设备制造及安装，管路布置、预制及安装，以及电气、土建、给排水等项目涉及的所有专业，绘制施工图样，以作为施工生产的论据。还需要编制施工说明书、材料汇总表和预算书；必要时尚需编制生产操作规程、开工报告等技术资料。在施工图设计阶段，各专业必须以工艺为中心密切配合，协调工作。对一些工艺成熟、规模小的项目或扩建装置、翻版设计等，只进行施工图设计。

1. 主要任务 施工图设计要解决初步设计阶段待定的各项问题；完成工艺及各非工艺专业的施工图；编制施工预算和施工要求。施工图设计的深度，要满足施工、安装和非标准设备的制作要求，拟建工厂、车间、生产装置在现场的施工是对施工图的体现，一根管线、一个阀门都应当相当吻合。

2. 必要条件 ①已批准的初步设计；②勘察设计单位提供的地形图、工程地质、水文地质勘察报告；③落实施工单位和设备订货合同及其他外部的协作条件。

3. 主要内容 完善初步设计阶段的主要内容。如总平面布置、流程图设计、车间布置设计、复核物料衡算、热量衡算、设备计算、管道布置设计及非工艺专业的设计等。

4. 基本程序 施工图设计大体分为施工设计前准备、开工报告、签订协作表、开展施工图文件编制、组织施工图校审、会签、用于现场施工、归档等程序。

三、制剂厂房和设施的验证

世界卫生组织对"验证（validation）"定义如下：能证实任何程序、生产过程、设备、物料、活动或系统确实能导致预期结果的有文件证明的一系列活动。验证是一个系统工程，是药厂将 GMP 原则切实具体地运用到生产过程中的重要科学手段和必由之路。GMP 验证的内容包括：厂房与设施的验证、检验与计量的验证、生产过程的验证和产品的验证等。

厂房应严格按 GMP 要求进行设计与施工，其验证范围包括车间装修工程、门窗安装、缝隙密封以及各种管线、照明工具、净化空调设施、工艺设备等与建筑结合部位缝隙的密封性。厂房密封及过滤器安装渗漏试验可采用 DOP（邻苯二甲酸二辛酯，dioctyl phthalate）测试法。

公用工程的验证范围包括供制备工艺用水的原水、注射用水、压缩空气、空调净化系统、蒸汽、供电电源及照明等。其中以工艺用水系统和空调净化系统的验证为重点，内容包括对原水水质、纯水与注射用水的制备过程、贮存及输送系统；净化空调系统及其送风口、回风口的布置、风量、风压、换气次数等。对工艺用水系统的验证还包括对制造规程、贮存方法、清洗规程、检验规程和控制标准等项目的确认。

设备及其安装的验证是指对选型、安装位置、设备的基本功能及管道敷设的正确与否，有无死角，测试仪表是否齐全、准确等作出评价，并逐项做好记录。

通过这些验证要确认厂房是否达到设计的净化空调的要求；各个机器设备和系统的安装是否能够在规定限度的偏差范围内稳定操作；设备运行是否达到规定的技术指标；各个系统的运行是否达到了事先设定的技术标准，为成品生产做好准备。

第二节 厂区总体布置

一、厂址的选择

厂址选择是建设项目进行设计的前提。厂址选择得当，有利于建设，有利于生产和使用，还有利于促进所在地区的经济繁荣和城镇面貌的改善；选择不当，就会增加建设投资、影响建设速度，给生产留下后患，影响投资的经济效益，甚至造成严重损失。

（一）厂址选择的基本原则

1. 正确处理各种关系 从全局出发，对城市与乡村、生产与生态、工业与农业、生产与生活、需要与可能、近期与远期等关系要统筹兼顾。应当最大程度地利用好城镇已有的设施，一般不再提倡大量建设生活设施，增加企业的不必要负担。

2. 注意药厂对厂址选择的专门要求 工业区一般设在城市的下风位置，而药厂因要求洁净的环境，应当放在工业区的上风位置，应当不受产尘区的影响，也要远离车站、码头等城市高人流（personnel flow）、物流（material flow）的区域。

3. 综合考虑各种因素 充分考虑环境保护和综合利用，注意节约用地，注意交通、能源供应等基本的生产条件是否具备；要保护自然风景区及历史文化遗产等；要以批准的城镇总体规划为依据。

（二）厂址选择的步骤和内容

厂址选择工作大致可以分为五个步骤：取得原始依据→成立厂址选择工作组→了解与选址有关的各项参数→实际勘察、收集资料→编制选址工作报告。

二、厂区总体规划

现行 GMP 规定，"药品生产企业必须有整洁的生产环境；厂区的地面、路面及运输等不应对药品的生产造成污染；生产、行政、生活和辅助区的总体布局应合理，不得互相妨碍。""厂房应按生产工艺流程及所要求的空气洁净级别进行合理布局。同一厂房内以及相邻厂房之间的生产操作不得相互妨碍。"

根据上述规定有必要对药厂进行厂区区域划分并在总图上布局。一般厂区区域划分是以主体车间为中心，分别对生产、公用系统、生产辅助、管理及生活设施划区布局。

药厂的各区域在总图上的相对位置（布置）应根据以下一些原则来确定。①厂区规划要符合本地总体规划要求。②厂区进出口及主要道路应贯彻人流与物流分开的原则。选用整体性好，发尘少的材料。③厂区按行政、生产、辅助和生活等划区布局。④行政、生活区应位于厂前区，并处于夏季最小频率风向的下风侧。⑤厂区中心布置主要生产区，而将辅助车间布置在它的附近。生产性质相类似或工艺流程相联系的车间要靠近或集中布置。⑥洁净厂房应布置在厂区内环境清洁，人物流交叉少的地方，并位于最大频率风向的上风侧，与市政主干道不宜少于 50m。原料药生产区应置于制剂生产区的下风侧，青霉素类生产厂房的设置应考虑防止与其他产品的交叉污染。⑦运输量大的车间、仓库、堆场等布置在货运出入口及主干道附近，避免人、货流交叉污染。⑧动力设施应接近负荷量大的车间，三废处理、锅炉房等严重污染的区域应置于厂区的最大频率风向的下风侧。变电所的位置应考虑电力线引入厂区的便利。⑨危险品库应设于厂安全位置，并有防冻、降温、消防措施。麻醉药品和剧毒药品应设专用仓库，并有防盗措施。⑩动物房应设于僻静处，并有专用的排污与空调设施。⑪洁净厂房周围应绿化，尽量减少厂区的露土面积，一般制剂厂的绿化面积在 30% 以上，铺植草坪，不宜种花。⑫厂区应设消防通道，医药洁净厂房宜设置环形消防车道。如有困难可沿厂房的两个长边设置消防车道。

三、交通运输布置

（一）运输方式的选择

运输方式包括公路、水运、铁路、航空，或是它们中某几项以上的联运。运输方式的选择应以运价低、服务优、快捷方便为基本原则，同时根据工厂的货运数量、货物流向、货物性质、货物（包括超限、超重的设备）的单件重量和尺寸，以及工厂所在地区的交通运输条件等因素决定。

（二）厂内道路

厂内道路一般设计车速为15km/h。路面宽度一般主干道为7~9m，次于干道为3.4m~4.5m，厂内道路最小曲率半径为15m。厂内道路最大纵坡一般主干道6%，次干道8%，支道及车间引道9%；如有大量自行车通行，厂内道路纵坡一般应小于2%，最大纵坡不应大于4%，厂内沿主干道设置的人行道宽度一般为1.5m。

四、管线综合布置

药厂的厂区中，除生产上所需各种主辅物流、能量流管线外，厂区还有给排水管线、电力电缆线等工程管线，由此构成了厂内庞大复杂的管网系统。合理的管线布置，有利于企业的正常生产与管理。

厂区内各建、构筑物内所需要的各种工程管线应在总体布置时综合考虑。应尽量使管线间与建筑物之间在平面和立面上相互协调。要考虑方便使用、施工、检修及安全生产要求。埋设于地下的管线，成本较高，但有利于药厂的环境，特别是洁净生产区；布置于地面上的管线成本较低，便于施工和检修，对多数场合比较合适。

（一）管路布置一般原则

1. 管线宜直线敷设，宜与道路、建筑物的轴线相平行或垂直，干管应布置在主要用户及支管较多的一边。

2. 多种管道可集中布置，水平或垂直排列；要注意各种管路的相对位置安排，如蒸汽与冷冻盐水，不应紧挨，且蒸汽管应在上面。

3. 地下管线的布置原则是根据各种管线不同地埋深度，由建筑物基础外缘至道路中心由浅入深地依次布置。一般情况下按照弱电电缆、管沟、给水管、雨水管、污水管的顺序布置。将检修次数较小的雨水管、污水管埋设在道路下面。小管让大管，压力管让重力管，软管让硬管，短时管让永久管。电力电缆不应与直埋的热力管道平行，遇交叉时，电缆应在下方穿过或采取保护措施。能散发可燃气体的管线，应避免靠近通行客沟和地下室。大管径压力较高的给水管应避免靠近建筑物。地下管线埋设应留有适当余地，以备工厂发展需要。

（二）管线种类及敷设方式

厂区的主要管线有：①上下水道：生产和生活用上水、回水及回收蒸汽冷凝水，污水和雨水用下水；②电缆、电线：动力、照明、通讯、广播线路等；③热力管道：蒸汽、热水等管路；④燃气管道：生产、生活用燃气输送管道；⑤动力管道：真空、压缩等管道；⑥物料管道：主辅料流通管道。

根据各种管线的性质，按照管线敷设原则，选用适当的管线敷设方式：①直接埋入地下；②设置在地下综合管沟内；③管线架空。

第三节　制剂车间设计要求

一、口服固体制剂车间设计原则与要求

1. 固体制剂车间设计的依据是《药品生产质量管理规范》及其附录、《洁净厂房设计规范》（GB 50073—2001）和国家关于建筑、消防、环保、能源等方面的规范。

2. 固体制剂车间在厂区中布置应合理，应使车间人流、物流出入口尽量与厂区人流、物流道路相吻合，交通运输方便。由于固体制剂发尘量较大，其总图位置应不影响洁净级别较高的生产车间如大输液车间等。

3. 车间平面布置在满足工艺生产、GMP 规范、安全、防火等方面的有关标准和规范条件下尽可能做到人、物流分开，工艺路线通顺，物流路线短捷、不反流。

4. 若无特殊工艺要求，一般固体制剂车间生产类别为丙类，耐火等级为二级。洁净区洁净级别为 30 万级，温度 18℃～26℃，相对湿度 45%～65%。洁净区设紫外灯，内设置火灾报警系统及应急照明设施。级别不同的区域之间保持 5～10Pa 的压差并设测压装置。

5. 操作人员和物料进入洁净区应设置各自的净化用室或采用相应的净化措施。如操作人员可经过淋浴、穿洁净工作服（包括工作帽、工作鞋、手套、口罩）、风淋、洗手、手消毒等经气闸室进入洁净生产区。物料可经脱外包、外表清洁、消毒等经缓冲室或传递窗（柜）进入洁净区。若用缓冲间，则缓冲间应是双门联锁，空调送洁净风。洁净区内应设置在生产过程中产生的容易污染环境的废弃物的专用出口，避免对原辅料和内包材造成污染。

6. 充分利用建设单位现有的技术、装备、场地、设施。要根据生产和投资规模合理选用生产工艺设备，提高产品质量和生产效率。设备布置便于操作，辅助区布置适宜。为避免外来因素对药品生产污染，洁净生产区只设置与生产有关的设备、设施和物料存放间。空压站、除尘间、空调系统、配电等公用辅助设施，均应布置在一般生产区。

7. 粉碎机、旋振筛、整粒机、压片机、混合制粒机需设置除尘装置。热风循环烘箱、高效包衣机的配液需排热排湿。各工具清洗间墙壁、地面、吊顶要求防霉且耐清洗。

二、注射制剂车间设计

（一）最终灭菌小容量注射剂（水针）车间设计要点与洁净区域划分

1. 最终灭菌小容量注射剂生产过程包括原辅料的准备、配制、灌封、灭菌、质检、包装等步骤，按工艺设备的不同形式可分为单机生产工艺和联动机组生产工艺两种，以下主要介绍联动机组。

2. 主要设计思路与步骤：水针剂 GMP 车间设计应遵照 GMP 对水针剂的要求，结合生

产设备及工艺路线进行布局,按照生产纲领及班制要求,进行合理的物料衡算,确定主要工艺设备选型,绘制工艺设备一览表(含技术要求),依据工艺流程图设计工艺平面布局图,从而完成工艺设计的主体框架工作。工艺设计施工图还包括设备定位图、设备安装图、工艺管道布置图、主要设备进场路线图等。

3. 水针剂生产洁净区域划分示意图(见图3-1)。

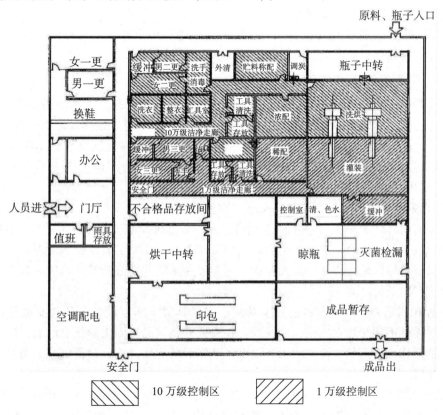

图3-1 水针(联动机图)车间工艺布置图

(二)大容量注射剂车间设计要点

1. 掌握大容量注射剂(大输液)的生产工艺是车间设计的关键,输液剂为灭菌注射剂,每瓶规格多为250ml、500ml。输液容器有玻璃瓶、聚乙烯塑料瓶、复合膜等,包装容器不同其生产工艺也有差异,无论何种包装容器其生产过程一般包括原辅料的准备、浓配、稀配、包材处理(瓶外洗、粗洗、精洗等)、灌封、灭菌、灯检、包装等工序。

2. 主要设计思路与步骤:同小容量注射剂。

(三)无菌分装粉针剂生产特点与设计要点

1. 粉针剂的车间设计要依据人、物流分开的原则,按照工艺流向及生产工序的相关性,有机地将不同洁净要求的功能区布置在一起,使物流短捷、顺畅。粉针剂车间的物流基本上有以下几种:原辅料、西林瓶、胶塞、铝盖、外包材及成品出车间。进入车间的人员必须经过不同程度的更衣分别进入10万级和1万级洁净区。

2. 车间设置净化空调和舒适性空调系统能有效控制温、湿度，并符合净化室的温、湿度要求；若无特殊工艺要求，控制区温度为18℃～26℃，相对湿度为45%～65%。各工序需安装紫外线灯灭菌。

3. 车间内需要排热、排湿的工序，一般有洗瓶区隧道烘箱灭菌间、洗胶塞铝盖间、胶塞灭菌间、工具清洗间、洁具室等。

4. 级别不同的洁净区之间保持5～10Pa的正压差，每个房间应有测压装置。如果是生产青霉素或其他高致敏性药品，分装室应保持相对负压。

（四）冻干粉针剂车间设计要点

1. 冻干粉针剂的生产工序包括：洗瓶及干燥灭菌、胶塞处理及灭菌、铝盖洗涤及灭菌、分装加半塞、冻干、轧盖、包装等。按GMP规定其生产区域空气洁净度级别分为100级、1万级和10万级。其中药液的无菌过滤、分装加半塞、冻干、净瓶塞存放为100级或1万级环境下的局部100级即为无菌作业区，配料、瓶塞精洗、瓶塞干燥灭菌为1万级，瓶塞粗洗、轧盖为10万级环境。

2. 车间设计力求布局合理，遵循人流、物流分开的原则，不交叉反流。进入车间的人员必须经过不同程度的净化程序分别进入10万级、1万级和100级洁净区。进入100级区的人员必须穿戴无菌工作服，洗涤灭菌后的无菌工作服在100级层流保护下整理。无菌作业区的气压要高于其他区域，应尽量把无菌作业区布置在车间的中心区域，这样有利于气压从较高的房间流向较低的房间。

3. 辅助用房的布置要合理，清洁工具间、容器具清洗间宜设在无菌作业区外，非无菌工艺作业的岗位不能布置在无菌作业区内。物料或其他物品进入无菌作业区时，应设置供物料、物品消毒或灭菌用的灭菌室或灭菌设备。洗涤后的容器具应经过消毒或灭菌处理方能进入无菌作业区。

4. 车间设置净化空调和舒适性空调系统可有效控制温、湿度；并能确保培养室的温、湿度要求；控制区温度为18℃～26℃，相对湿度为45%～65%。各工序需安装紫外线灯。

5. 若有活菌培养如生物疫苗制品冻干车间，则要求将洁净区严格区分为活菌区与死菌区，并控制、处理好活菌区的空气排放及带有活菌的污水。

6. 按照GMP的规则要求布置纯水及注射用水的管道。

三、液体制剂车间设计原则与要求

液体制剂主要有口服液剂、糖浆剂、滴剂、芳香水剂等，其中口服液剂、糖浆剂在临床上有广泛使用。下面从几个方面简单介绍液体制剂车间设计时应注意的问题。

1. 口服液体制剂药厂周围的大气条件良好，水源要充足且清洁。生产厂房应远离发尘量大的交通频繁的公路、烟囱和其他污染源，并位于主导风向的上风侧。洁净厂房周围应绿化，尽量减少厂区内有害气体和提供氧气的作用。

2. 生产厂房应根据工艺要求合理布局，人、物流分开。人流与物流的方向最好相反进行布置，并将货运出入口与工厂主要出入口分开，以消除彼此的交叉。生产车间上下工序的连接要方便。

3. 能热压灭菌的口服液体制剂的生产按 GMP 要求，药液的配制、瓶子清洗和干燥与冷却、灌封或分装及封口加塞等工序应使洁净度控制在 30 万级，可根据周围环境空气中含尘浓度及制剂要求，采用初、中、中或初、中、亚高或初、中、高三级洁净空调。

4. 不能热压的口服液体制剂的配制、滤过、灌封的洁净度控制在 10 万级，可采用初、中、高三级洁净空调。其他工序为"一般生产区"，无洁净级别要求。有洁净度要求的洁净区域的天花板、墙壁及地面应平整光滑、无缝隙，不脱落、散发或吸附尘粒，并能耐受清洗或消毒。洁净厂房的墙壁与天花板、地面的交界处宜成弧形。控制区还应有防蚊蝇、防鼠等设施。

四、其他常用制剂车间设计

（一）软膏剂车间设计

1. 软膏剂药品生产车间应按工艺流程合理布局，人流、物流要分开。上下工序的联系、交接要方便，尽量避免生产过程中原辅包装材料及半成品的重复往返，防止交叉污染。

2. 无菌外用软膏剂的配制、分装以及原料药生产的"精、干、包"工序应在 100 级（或局部 100 级）的洁净室内，可采用层流室或在 1 万级的环境中设置局部 100 级的层流装置，并严格无菌操作要求。眼膏剂的软管的清洗、配制、灌装等工序应为 1 万级的洁净室，可以采用初效、中效、高效三级洁净空调。换气次数可为 50~80 次/小时。用于深部组织创伤和大面积体表创面用的软膏剂的暴露工序应在 10 万级的洁净室操作，采用初效、中效或初效、中效、亚高效等三级洁净空调，换气次数可为 20~50 次/小时。一般表皮用软膏剂其暴露工序为 30 万级，可采用两个中效净化系统，室内换气次数可为 10 次以上。

3. 有洁净度要求的净化车间的结构主体应在温度变化和震动情况下，不易产生裂纹和缝隙，门窗结构应简单而密闭，并与室内墙面齐平，防止尘埃小粒子从外部渗入和方便清洗。无菌洁净区的门窗不应木制，窗台应陡峭向下倾斜，窗台应内高外低，且外窗台应有不低于 30℃ 的角度向下倾斜，并且避免向内渗水。窗户尽量采用大玻璃窗，不仅为操作人员提供敞亮愉快的环境，也便于管理人员通过窗户观察操作情况。目前常用钢窗和铝合金窗，门应朝洁净度高的方向开启。钢板门强度高、光滑、易清洁，造型简单，且面材耐腐蚀。传递窗宜采用双斗式，密闭性较好。车间的墙面、地面、天花板，应采用表面光滑易于清洗的材料，应平整光滑，无死角，无颗粒性物质脱落，无霉斑，易清洗，易消毒，并有防尘、防蚊蝇、防虫鼠等措施。一般可以使用红钢瓷砖和水磨石地面等耐酸耐碱材料，墙面与地面接缝处应呈圆弧形，并应嵌入墙角。内墙和平顶可采用苯丙涂料或瓷釉涂料。湿度较大的工序的内墙也可以用部分或全部瓷砖做墙面，施工时砂浆必须饱满，以减少缝隙。

（二）软胶囊剂车间设计

1. 生产厂房的要求 必须符合 GMP 总的要求。厂房的环境及其设施，对保证软胶囊质量有着重要作用。软胶囊制剂厂房应远离发尘量大的道路、烟囱及其他污染源，并位于主导风向的上风侧。软胶囊剂车间内部的工艺布局合理，物流与人流要分开。

2. 根据工艺流程和生产要求合理分区 制备各种囊材、药液及药粉，配制明胶液、油液，制软胶囊，制丸、整粒、干燥及软囊剂的包装等工序的区域为"控制区"，其他工序的为"一般生产区"。"控制区"一般控制在30万级以下。洁净室内空气定向流动，即从较高级洁净区域流向较低级的洁净区域。

3. 空气净化 为了发展国际贸易和确保产品质量，软胶囊剂生产厂房的空气净化级别应当采用国际GMP要求，生产工序若控制在30万级，则通入的空气应经初、中、中或初、中、亚高三效过滤器除尘，在发尘量大的地区的企业，也可以采用初效、中效、高效三级过滤器除尘，局部发尘量大的工序还应安装吸尘设施。进入"控制区"的原辅料必须去除外包装，操作人员应根据规定穿戴工作服、鞋、帽，头发不得外露。患有传染病、皮肤病、隐性传染病及外部感染的人员不得在直接接触药品的岗位工作。

4. 温、湿度 为了保证药厂工作人员的安全与舒适，软胶囊剂车间应保持一定的温度和湿度，一般来说温度为18℃~26℃，相对湿度为45%~65%。

5. 设置中间站 生产车间应设置中间站，并有专人负责，设置中间站的主要目的是处理原辅料及各工序半成品的入站、验收、移交和贮存发放，应有相应的制度，并根据品种、规格、批号加盖区别存放，明显标志；对各工序的容器保管、发放等也要有严格要求。

思考题

1. 基建项目设计包括哪几部分？它们各自的内容是什么？
2. 为什么说车间工艺设计是一项综合性的工作？
3. 车间由哪几部分组成？每一部分包括哪些内容？
4. 制剂车间布置时有哪些具体要求？
5. 厂房平面布置时有哪些常用形式？

第四章 药物制剂的稳定性

本章要求

1. 掌握 药物制剂稳定性研究的意义；影响药物制剂稳定性的因素和稳定方法；常用稳定性试验方法。
2. 熟悉 制剂中药物化学降解的主要途径；新药开发过程中药物稳定性研究的内容。
3. 了解 固体药物制剂稳定性的特点及其降解动力学有关理论。

第一节 概 述

一、药物制剂稳定性研究的目的、意义和任务

药物制剂的稳定性是指原料药及制剂保持其物理、化学、生物学和微生物学性质的能力。通过稳定性试验，考察药物不同环境条件（如温度、湿度、光线等）下制剂特性随时间变化的规律，以认识和预测制剂的稳定趋势，为制剂生产、包装、贮存、运输条件的确定和有效期的建立提供科学依据。稳定性研究是评价药品质量的主要内容之一，在药品的研究、开发和注册管理中占有重要地位。对保证用药的安全性、有效性，避免药品变质，减少损失，合理组方、设计工艺及推动中药制剂的整体提高有重要意义。

揭示稳定性变化的实质，探讨其影响因素，并采取相应措施避免或延缓制剂的稳定性变化，确定其有效期，是药物制剂稳定性研究的基本任务。

二、药物制剂稳定性变化分类

药物制剂稳定性变化一般包括化学、物理和生物学三个方面。

1. 化学不稳定性 是指药物由于水解、氧化、还原、光解、异构化、聚合、脱羧，以及药物相互作用产生的化学反应，使药物含量（或效价）、色泽产生变化。

2. 物理不稳定性 是指制剂的物理性能发生变化，如混悬剂中药物颗粒结块、结晶生长，乳剂的分层、破裂，胶体制剂的老化，片剂崩解度、溶出速度的改变等。制剂物理性能的变化，不仅使制剂质量下降，还可以引起化学变化和生物学变化。

3. 生物不稳定性 由于微生物污染，引起药物的酶败分解变质。可由内在和外部两方面的因素引起。内在因素主要指某些活性酶的作用，使某些成分酶解。其外部因素一般是指制剂由于受微生物污染，引起发霉、腐败和分解，其结果可能产生有毒物质，降低疗效或增加毒副作用，使服用剂量不准确，甚至不能供药用，危害性极大。

第二节 药物稳定性的化学动力学基础

化学动力学是研究化学反应速度与反应机理的学科,在物理化学中已做详细论述,本书中主要应用其原理与方法来评价药物的稳定性。测定药物的降解速度,预测药品的有效期,了解反应速度的影响因素,从而采取有效措施,防止和延缓药物的降解变质。本节只将与药物制剂稳定性有关的某些内容简要的加以介绍。

一、反应级数和反应速度常数

反应级数是用来阐明反应物浓度对反应速度影响的大小,药物的降解速度与浓度的关系可用式 4 – 1 表示。

$$-\frac{dC}{dt} = KC^n \tag{4-1}$$

式中,C 为 t 时反应物浓度;t 为反应时间;$-dC/dt$ 为反应瞬时速度,其中"–"表示反应速度随着反应物浓度的减小而减慢;K 为反应速度常数;n 为反应级数。

反应速度常数 K 表示药物反应速度的快慢,K 值越大,反应速度就越快。K 值与反应物的浓度无关,而与温度、溶剂、反应物的性质等有关,不同的化学反应具有不同的 K 值,同一反应也因温度不同而有不同的 K 值。

反应级数 n 可以用来阐明药物浓度对反应速度的影响,$n=0$ 为零级反应;$n=1$ 为一级反应;$n=2$ 为二级反应,以此类推。此外,尚有伪一级反应或分数级反应。在药物制剂的各类降解反应中,尽管有些药物的降解反应机制十分复杂,但多数药物及其制剂可按零级、一级、伪一级反应处理。零级、一级、二级反应的反应速度方程的积分式分别表示为:

$$C = -Kt + C_0 \quad (\text{零级反应}) \tag{4-2}$$

$$\lg C = -\frac{Kt}{2.303} + \lg C_0 \quad (\text{一级反应}) \tag{4-3}$$

$$\frac{1}{C} = Kt + \frac{1}{C_0} \quad (\text{二级反应}) \tag{4-4}$$

式中,C_0 为 $t=0$ 时反应物的浓度即初始浓度;C 为 t 时反应物的浓度;t 为反应时间;K 为反应速度常数。

在药物降解反应中,药物在室温下降解 10% 所需的时间作为有效期($t_{0.9}$),可以从反应速度方程推导出它们的计算公式:

零级反应:
$$t_{0.9} = \frac{0.1 C_0}{K} \tag{4-5}$$

一级反应:
$$t_{0.9} = \frac{0.1054}{K} \tag{4-6}$$

从式 4 – 6 可知,一级反应的有效期与制剂中药物的初浓度无关,而与速度常数 K 值成反比,即 K 值愈大,$t_{0.9}$ 愈小,制剂的稳定性愈差。

二、温度对反应速率的影响与药物稳定性预测

（一）阿仑尼乌斯（Arrhenius）方程

大多数反应温度对反应速率的影响比浓度更为显著，温度升高时，绝大多数化学反应速率增大。Arrhenius 根据大量的实验数据，提出了著名的 Arrhenius 经验公式，即速率常数与温度之间的关系式为：

$$K = Ae^{-\frac{E}{RT}} \qquad (4-7)$$

式中，A 为频率因子；E 为活化能；R 为气体常数；T 为绝对温度值。上式取对数形式为：

$$\lg K = \frac{-E}{2.303RT} + \lg A \qquad (4-8)$$

一般说来，温度升高，导致反应的活化分子分数明显增加，从而反应的速率加快。对不同的反应，温度升高，活化能越大的反应，其反应速率增加得越多。

（二）药物稳定性预测

Arrhenius 方程可用于药品有效期的预测。实验时，将样品放入各种不同温度的恒温水浴中，定时取样测定其浓度（或含量），求出各温度下不同时间药物的浓度。以药物浓度或浓度的其他函数对时间作图，以判断反应级数，若以 C 对 t 作图得一直线，则为零级反应，若以 $\lg C$ 对 t 作图得一直线，则为一级反应。由所得直线斜率可求出各温度下的反应速度常数 K 值，再根据 Arrhenius 方程，以不同温度的 $\lg K$ 对 $1/T$ 作图得一直线（此图称 Arrhenius 图，如图 4-1），直线斜率为 $-E/(2.303R)$，截距为 $\lg A$，并由此可计算出活化能 E 及频率因子 A。若将直线外推至室温，就可求出室温时的反应速度常数（K_{25}）。由 K_{25} 可求出 $t_{0.9}$、$t_{1/2}$ 或室温贮藏若干时间以后残余的药物浓度。

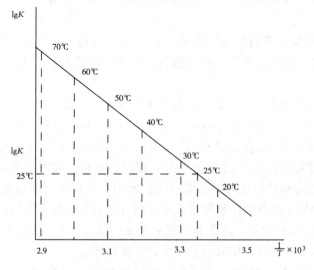

图 4-1 Arrhenius 图

第三节 药物制剂的降解途径、影响因素及稳定化方法

一、药物的降解途径

药物由于化学结构的不同,外界环境不同,可发生不同类型的降解反应,水解和氧化是药物降解的两个主要途径。其他如异构化、聚合、脱羧等反应,在某些药物中也有发生。药物的降解过程比较复杂,有时一种药物可能同时或相继产生两种或两种以上的降解反应。

(一) 水解

水解是药物降解的主要途径,属于这类降解的药物主要有酯类(包括内酯)、酰胺类(包括内酰胺)等。

1. 酯类药物的水解 含有酯键的药物在水溶液中或吸收水分后,易发水解反应,在 H^+ 或 OH^- 或广义酸碱的催化下,反应还可加速。

盐酸普鲁卡因的水解可作为这类药物的代表。水解时,盐酸普鲁卡因在酯键处断开,分解成对氨基苯甲酸与二乙胺基乙醇,此分解产物无明显的麻醉作用;对氨基苯甲酸还可继续发生氧化,生成有色物质,同时在一定条件下又能发生脱羧反应,生成有毒的苯胺,苯胺又可继续被氧化,这是盐酸普鲁卡因注射液变黄的主要原因。普鲁卡因的水解与溶液的 pH 值有关,其最稳定的 pH 值为 3.5 左右。

属于这类水解的药物还有盐酸丁卡因、盐酸可卡因、普鲁本辛、硫酸阿托品、氢溴酸后马托品等。羧苯甲酯类也有水解的可能,在制备时应引起注意。酯类水解,往往使溶液的 pH 值下降,有些酯类药物灭菌后 pH 值下降,即提示有水解可能。

内酯在碱性条件下易水解开环。硝酸毛果芸香碱、华法林钠均有内酯结构,可以产生水解。

2. 酰胺药物的水解 酰胺类药物水解以后生成酸与胺。属于这类的药物有青霉素类、头孢菌素类、氯霉素、巴比妥类等。此外如利多卡因、对乙酰氨基酚(扑热息痛)等也属于此类药物。

(1) 青霉素和头孢菌素类 这类药物的分子中存在着不稳定的 β-内酰胺环,在 H^+ 或 OH^- 影响下,易裂环失效。氨苄青霉素在中性和酸性溶液中的水解产物为 α-氨苄青霉酰胺酸。氨苄青霉素在水溶液中最稳定的 pH 值为 5.8, pH 值 6.6 时,$t_{1/2}$ 为 39 天。本品只宜制成固体剂型(注射用无菌粉末)。注射用氨苄青霉素钠在临用前可用 0.9% 氯化钠注射液溶解后输液,但 10% 葡萄糖注射液对本品有一定的影响,最好不要配合使用,若两者配合使用,也不宜超过 1 小时。乳酸钠注射液对本品水解具有显著的催化作用,二者不能配合。青霉素 V 由于将青霉素 C_6 位侧链上的苄基甲酰胺基变为苯氧乙酰胺基,增加了稳定性,不易被胃酸破坏,可供口服,且在血中有效浓度维持时间也较长。

头孢菌素类药物应用日益广泛,由于分子中同样含有 β-内酰胺环,易于水解。如头孢唑啉钠(头孢菌素 V, cefazolin)在酸与碱中都易水解失效,在 pH 值 4~7 的水溶液中较稳

定，在 pH 值 4.6 的缓冲溶液中 $t_{0.9}$ 约为 90 小时。本品在生理盐水和 5% 葡萄糖注射液中，室温放置 5 天仍然符合要求，pH 值略有上升，但仍在稳定 pH 值范围内。庆大霉素、维生素 C 注射液对本品稳定性无显著影响，故头孢唑啉钠可与这些药物配合使用。

（2）氯霉素　氯霉素比青霉素类抗生素稳定，但其水溶液仍很易分解，在 pH 值 7 以下，主要是酰胺水解，生成氨基物与二氯乙酸。

$$O_2N-C_6H_4-\underset{OH}{\underset{|}{C}}H-\underset{H}{\underset{|}{C}}(NHCOCHCl_2)-CH_2OH + H_2O \longrightarrow O_2N-C_6H_4-\underset{OH}{\underset{|}{C}}H-\underset{H}{\underset{|}{C}}(NH_2)-CH_2OH + CHCl_2COOH$$

在 pH 值 2~7 范围内，pH 值对水解速度影响不大。在 pH 值 6 时最稳定，在 pH 值 2 以下 pH 值 8 以上水解作用加速，而且在 pH 值 >8 时还有脱氯的水解作用。氯霉素水溶液 120℃ 加热，氨基物可进一步发生分解生成对硝基苯甲醇。水溶液对光敏感，在 pH 值 5.4 暴露于日光下，变成黄色沉淀。对分解产物进行分析，结果表明可能是由于进一步发生氧化、还原和缩合反应所致。

目前常用的氯霉素制剂主要是氯霉素滴眼液，处方有多种，其中氯霉素的硼酸－硼砂缓冲液的 pH 值为 6.4，其有效期为 9 个月，如调整缓冲剂用量，使 pH 值由原来的 6.4 降到 5.8，可使本制剂稳定性提高。氯霉素溶液可用 100℃、30 分钟灭菌，水解约 3%~4%，以同样时间 115℃ 热压灭菌，水解达 15%，故不宜采用。

（3）巴比妥类　也是酰胺类药物，在碱性溶液中容易水解。有些酰胺类药物，如利多卡因，邻近酰胺基有较大的基团，由于空间效应，故不易水解。

3. 其他药物的水解　阿糖胞苷在酸性溶液中，脱氨水解为阿糖脲苷。在碱性溶液中，嘧啶环破裂，水解速度加速。本品在 pH 值 6.9 时最稳定，水溶液经稳定性预测 $t_{0.9}$ 约为 11 个月左右，常制成注射粉针剂使用。

另外，如维生素 B、安定、碘苷等药物的降解，也主要是水解作用。

（二）氧化

氧化也是药物降解的主要途径之一。失去电子为氧化，脱氢也为氧化。药物氧化分解常是自氧化过程，即在大气中氧的影响下进行缓慢的氧化。药物的氧化过程与化学结构有关，如酚类、烯醇类、芳胺类、吡唑酮类、噻嗪类药物较易氧化。药物氧化后，不仅效价损失，而且可能产生颜色或沉淀。有些药物即使被氧化极少量，亦会色泽变深或产生不良气味，严重影响药品的质量。

1. 酚类药物　这类药物分子中具有酚羟基，如肾上腺素、左旋多巴、吗啡、水杨酸钠等。

2. 烯醇类　维生素 C 是这类药物的代表，分子中含有烯醇基，极易氧化，氧化过程较为复杂。在有氧条件下，先氧化成去氢抗坏血酸，然后经水解为 2,3-二酮古罗糖酸，此化合物进一步氧化为草酸与 L-丁糖酸。在无氧条件下，发生脱水作用和水解作用生成呋喃甲醛和二氧化碳，由于 H^+ 的催化作用，在酸性介质中脱水作用比在碱性介质中快，实验证实有二氧化碳气体产生。

3. 其他类药物 芳胺类如磺胺嘧啶钠，吡唑酮类如氨基比林、安乃近，噻嗪类如盐酸氯丙嗪、盐酸异丙嗪等，这些药物都易氧化，其中有些药物氧化过程极为复杂，常生成有色物质。含有碳碳双键的药物，如维生素 A 或维生素 D 的氧化是典型的游离基链式反应。易氧化药物要特别注意光、氧、金属离子对他们的影响，以保证产品质量。

（三）其他反应

1. 异构化 异构化分为光学异构和几何异构两种。通常药物的异构化使生理活性降低甚至没有活性，所在制备和贮存中应注意防止。

光学异构化可分为外消旋化作用和差向异构作用。如左旋肾上腺素具有生理活性，外消旋以后只有 50% 的活性，本品水溶液在 pH 值 4 左右产生外消旋化作用。差向异构化是指具有多个不对称碳原子的基团发生异构化的现象，如毛果芸香碱在碱性 pH 值时，α-碳原子差向异构化后生成异毛果芸香碱。

有些药物其反式与顺式几何异构体的生理活性有差别，如维生素 A 除了易氧化外，还可能发生几何异构化，其活性形式是全反式，若转化为 2，6 位顺式异构体，其生理活性会降低。

2. 聚合 是两个或多个分子结合在一起形成复杂分子的过程。如氨苄青霉素浓的水溶液在贮存过程中能发生聚合反应，一个分子的 β-内酰胺环裂开与另一个分子反应形成二聚物，此过程可继续下去形成高聚物。这种高聚物可诱发和导致过敏反应。塞替派在水溶液中易聚合失效，以聚乙二醇 400 为溶剂制成注射液，可避免聚合。

3. 脱羧 对氨基水杨酸钠在光、热、水分存在的条件下很易脱羧，生成间氨基酚，后者还可进一步氧化变色。前面提到的普鲁卡因水解产物对氨基苯甲酸的脱羧也属于此类反应。

二、影响药物制剂稳定性的因素

影响药物制剂稳定性的因素包括处方因素和外界因素。处方因素主要有化学结构、溶液 pH 值、广义的酸碱催化、溶剂、离子强度、药物间相互影响、赋形剂与附加剂等；外界因素包括温度、空气（氧）、湿度和水分、金属离子、光线、制备工艺、包装材料等。外界因素中的温度对各种降解途径（如水解、氧化等）均有较大影响，而光线、空气（氧）、金属离子对易氧化药物影响较大，湿度、水分主要影响固体药物的稳定性，制备工艺和包装材料是各种产品都必须考虑的问题。

处方因素考察的意义在于设计合理的处方，选择适宜剂型和生产工艺。外界因素考察的意义在于可决定该制剂的包装和贮藏条件。

（一）处方因素对药物制剂稳定性的影响

1. pH 值的影响 许多酯类、酰胺类药物常受 H^+ 或 OH^- 催化水解，这种催化作用也叫专属酸碱催化或特殊酸碱催化，此类药物的水解速度，主要由 pH 值决定。pH 值对速度常数 K 的影响可用下式表示：

$$K = K_0 + K_{H^+}[H^+] + K_{OH^-}[OH^-] \tag{4-9}$$

式中，K_0、K_{H^+}、K_{OH^-}分别表示参与反应的水分子、H^+、OH^-的催化速度常数。

在 pH 值很低时主要是酸催化，则上式可表示为：

$$\lg K = \lg K_{H^+} - pH \tag{4-10}$$

以 $\lg K$ 对 pH 值作图得一直线，斜率为 -1。在 pH 值较高时主要是碱催化，若以 K_w 表示水的离子积，即 $K_w = [H^+][OH^-]$，则：

$$\lg K = \lg K_{OH^-} + \lg K_w + pH \tag{4-11}$$

以 $\lg K$ 对 pH 值作图得一直线，斜率为 $+1$。这样，根据上述动力学方程可以得到反应速度常数与 pH 值关系的图形，如图 4-2。这样的图形叫 pH-速度图。在 pH-速度曲线图最低点对应的横坐标，即为最稳定 pH 值，以 pH_m 表示。pH-速度图有各种形状，如硫酸阿托品、青霉素 G 在一定 pH 值范围内呈 V 型图，而乙酰水杨酸水解则呈 S 型。

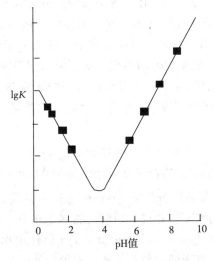

图 4-2 pH-速度图（V形图）

确定最稳定的 pH 值是溶液型制剂的处方设计中首先要解决的问题。pH_m 一般是通过实验求得，方法如下：保持处方中其他成分不变，配制一系列不同 pH 值的溶液，在较高温度（恒温，例如 60℃）下进行加速实验。求出各种 pH 值溶液的速度常数（K），然后以 $\lg K$ 对 pH 值作图，就可求出最稳定的 pH 值。在较高恒温下所得到的 pH_m 一般可适用于室温，不致产生很大误差。三磷酸腺苷注射液最稳定的 pH 值为 9，就是用这种方法确定的。

2. 广义酸碱催化的影响 按照 Brensted-Lowry 酸碱理论，给出质子的物质叫广义的酸，接受质子的物质叫广义的碱。有些药物也可被广义的酸碱催化水解，这种催化作用叫广义的酸碱催化或一般酸碱催化。许多药物处方中，往往需要加入缓冲剂。常用的缓冲剂如醋酸盐、磷酸盐、枸橼酸盐、硼酸盐等，均为广义的酸碱，对某些药物的水解有催化作用。如磷酸盐、醋酸盐缓冲剂对青霉素 G 水解的影响比枸橼酸盐大。一般缓冲剂的浓度越大，催化速度也越快。

为了观察缓冲液对药物的催化作用，可用增加缓冲剂的浓度，但保持盐与酸的比例不变（pH 值恒定）的方法，配制一系列的缓冲溶液，然后观察药物在这一系列缓冲溶液中的分解情况，如果分解速度随缓冲剂浓度的增加而增加，则可确定该缓冲剂对药物有广义的酸碱催化作用。为了减少这种催化作用的影响，在实际生产处方中，缓冲剂应用尽可能低的浓度或选用没有催化作用的缓冲系统。

3. 溶剂的影响　溶剂对药物稳定性的影响比较复杂，对药物的水解影响较大。溶剂的介电常数对离子与带电荷的药物间反应的影响可用式 4 - 12 表示。

$$\lg K = \lg K\infty - \frac{KZ_AZ_B}{\varepsilon} \quad (4-12)$$

式中，K 为速度常数；ε 为介电常数；K_∞ 为溶剂 ε 趋向 ∞ 时的速度常数，Z_AZ_B 为离子或药物所带的电荷。对于一个给定系统在固定温度下 K 是常数。因此，以 $\lg K$ 对 $1/\varepsilon$ 作图得一直线。如果药物离子与攻击的离子的电荷相同，如 OH^- 催化水解苯巴比妥阴离子，则 $\lg K$ 对 $1/\varepsilon$ 作图所得直线的斜率将是负的。在处方中采用介电常数低的溶剂将降低药物分解的速度，故苯巴比妥钠注射液用介电常数低的溶剂，例如丙二醇（60%）可使注射液稳定性提高。25℃时的 $t_{0.9}$ 可达 1 年左右。相反，若药物离子与进攻离子的电荷相反，如专属碱对带正电荷的药物催化。则采取介电常数低的溶剂，就不能达到稳定药物制剂的目的。

4. 离子强度的影响　制剂处方中往往需要加入一些无机盐，如电解质调节等渗，抗氧剂防止药物的氧化，缓冲剂调节溶液 pH 值等，因此存在溶液的离子强度对降解速度的影响，这种影响可用下式说明：

$$\lg K = \lg K_0 + 1.02 Z_A Z_B \sqrt{\mu} \quad (4-13)$$

式中，K 为降解速度常数；K_0 为溶液无限稀（$\mu = 0$）时的速度常数；μ 为离子强度；Z_AZ_B 为溶液中药物所带的电荷。以 $\lg K$ 对 $\sqrt{\mu}$ 作图可得一直线，其斜率为 $1.02Z_AZ_B$，外推到 $\mu = 0$ 可求得 K_0，若药物与离子带相同电荷时，斜率为正值，则降解速度随离子强度增加而增加，若药物与离子带相反电荷，斜率为负值，离子强度增加，则降解速度降低，若药物为中性分子，斜率为 0，此时离子强度与降解速度无关。如图 4 - 3。

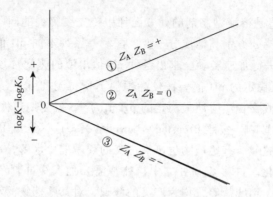

图 4 - 3　离子强度对反应速度的影响

5. 表面活性剂的影响　一些容易水解的药物，加入表面活性剂可使稳定性增加，如苯佐卡因易受碱催化水解，在 5% 的十二烷基硫酸钠溶液中，30℃时的 $t_{1/2}$ 为 1150 分钟，不加十二烷基硫酸钠时则为 64 分钟。这是因为表面活性剂在溶液中形成胶束，苯佐卡因增溶，在胶束周围形成一层所谓"屏障",阻碍 OH^- 进入胶束,而减少其对酯键的攻击,因而增加了苯佐卡因的稳定性。但要注意,加入表面活性剂的浓度必须在临界胶团浓度以上,否则起不到增加稳定性的作用。此外,表面活性剂有时反而使某些药物分解速度加快,如聚山梨酯 80 使维生素 D 稳定性下降。故须通过实验,正确选用表面活性剂。

6. 处方中基质或赋形剂的影响　一些半固体制剂,如软膏剂、霜剂中药物的稳定性与制剂处方的基质有关。有人考察了一系列商品基质对氢化可的松稳定性的影响,结果聚乙二醇能促进该药物的分解,有效期只有 6 个月。栓剂基质聚乙二醇也可使乙酰水杨酸分解,产生水杨酸和乙酰聚乙二醇。维生素 C 片采用糖粉和淀粉为赋形剂,则产品变色,若应用磷酸氢钙,再辅以其他措施,产品质量则有所提高。一些片剂的润滑剂对乙酰水杨酸的稳定性有一定影响。硬脂酸钙、硬脂酸镁可能与乙酰水杨酸反应形成相应的乙酰水杨酸钙及乙酰水杨酸镁,提高了系统的 pH 值,使乙酰水杨酸溶解度增加,分解速度加快。因此生产乙酰水杨酸片时不应使用硬脂酸镁这类润滑剂,而须用影响较小的滑石粉或硬脂酸。

(二) 外界因素对药物制剂稳定性的影响

1. 温度的影响　一般来说,温度升高,反应速度加快。根据 Van't Hoff 规则,温度每升高 10℃,反应速度约增加 2~4 倍。然而不同反应增加的倍数可能不同,故上述规则只是一个粗略的估计。温度对于反应速度常数的影响,Arrhenius 方程描述了温度与反应速度之间的定量关系,反应速度常数的对数与热力学温度的倒数呈线性关系(斜率为负值),即随着温度升高,反应速度常数增大。它是药物稳定性预测的主要理论依据。

2. 光线的影响　光是一种辐射能,光线的波长越短,能量越大,光线提供的能量可激发氧化反应,加速药物的降解。许多酚类药物在光线作用下易氧化,如肾上腺素、吗啡、苯酚、可待因等。有些药物分子受辐射(光线)作用使分子活化而产生分解,此种反应叫光化降解,其速度与系统的温度无关。这种易被光降解的物质叫光敏感物质。药物结构与光敏感性有一定的关系,如酚类和分子中有双键的药物,一般对光敏感。常见的对光敏感的药物有氯丙嗪、异丙嗪、核黄素、氢化可的松、强的松、叶酸、维生素 A、维生素 B、辅酶 Q10、硝苯吡啶等。其中硝普钠是一种强效、速效降压药,临床效果肯定。本品对热稳定,但对光极不稳定,临床上用 5% 的葡萄糖配制成 0.05% 的硝普钠溶液静脉滴注,在阳光下照射 10 分钟就分解 13.5%,颜色也开始变化,同时 pH 值下降。室内光线条件下,本品半衰期为 4 小时。

3. 空气(氧)的影响　大气中的氧是引起药物氧化变质的重要因素。大多数药物的氧化反应往往是含自由基的自氧化反应,少量的氧就能引发反应的开始,一旦反应开始,氧含量就不再是重要因素了。因此易氧化的药物在开始配制制剂时,就应控制氧含量。大气中的氧约占总体积的 21.0%,氧进入制剂主要有两条途径:一是由水带入,氧在水中有一定的溶解度。在平衡时,0℃ 为 10.19ml/L,25℃ 为 5.75 ml/L,50℃ 为 3.85 ml/L,100℃ 几乎为 0。二是制剂的容器空间内留存的空气中的氧。因此,对于易氧化的品种,除去氧气是防止氧化的根本措施。

4. 金属离子的影响　微量金属离子对自动氧化反应有明显的催化作用,如 0.0002mol/L 的铜能使维生素 C 氧化速度增大 1 万倍。铜、铁、钴、镍、锌、铅等离子都有促进氧化的作用，它们主要是缩短氧化作用的诱导期，增加游离基生成的速度。制剂中微量金属离子主要来自原辅料、溶剂、容器以及操作过程中使用的工具等。

5. 湿度和水分的影响 空气湿度与物料含水量对固体药物制剂的稳定性有较大影响。水是化学反应的媒介，固体药物吸附了水分以后，在表面形成一层液膜，分解反应就在液膜中进行。无论是水解反应，还是氧化反应，微量的水均能加速乙酰水杨酸、青霉素 G 钠盐、氨苄青霉素钠、对氨基水杨酸钠、硫酸亚铁等的分解。药物是否容易吸湿，取决于其临界相对湿度（CRH）的大小。氨苄青霉素极易吸湿，经实验测定其临界相对湿度仅为 47%，如果在相对湿度（RH）75% 的条件下，放置 24 小时，可吸收水分约 20%，同时粉末溶解。这些原料药物的水分含量必须特别注意，一般水分含量在 1% 左右比较稳定，水分含量越高分解越快。

6. 包装材料的影响 药物贮藏于室温环境中，主要受热、光、湿及空气（氧）的影响。包装材料与制剂稳定性的关系十分密切。特别是直接接触药品的包装材料。玻璃、塑料、金属和橡胶均是药剂上常用的包装材料。包装设计既要考虑外界环境因素也要考虑包装材料与制剂成分的相互作用对制剂稳定性的影响，否则最稳定的处方、剂型也得不到安全有效的产品。

三、药物制剂稳定化方法

（一）控制温度

药物制剂在制备过程中，往往需要加热溶解、干燥、灭菌等操作，此时应考虑温度对药物稳定性的影响，制订合理的工艺条件。如对对热不稳定的药物灭菌时，一般应选择高温短时间灭菌，灭菌后迅速冷却，效果较佳。那些对热特别敏感的药物，如某些抗生素、生物制品，则采用无菌操作及冷冻干燥。在药品贮存过程中，也要根据温度对药物稳定性的影响来选择贮存条件。

（二）调节 pH 值

pH 值对药物的水解有较大影响。对于液体药物，根据实验结果或文献报道，可知药物的最稳定 pH 值，然后用适当的酸、碱或缓冲剂调节溶液 pH 值至 pH_m 范围。如果存在广义酸碱催化的情况，调节 pH 值的同时，还应选择适宜的缓冲剂。固体制剂和半固体制剂中的药物若对 pH 值较敏感，在选择赋形剂或基质时应注意。

药物的氧化作用也受 H^+ 或 OH^- 的催化，一般药物在 pH 值较低时比较稳定。对于易氧化分解的药物一定要用酸（碱）或适当的缓冲剂调节，使药液保持在最稳定的 pH 值范围。

调节 pH 值时，应兼顾药物的稳定性、刺激性与疗效的要求。例如大部分生物碱类药物，尽管在偏酸性条件下稳定，但在近中性或偏碱性条件下疗效好，故这类药物在配制滴眼剂时，虽然在偏酸性条件下较稳定，但疗效低且对眼睛有刺激性，一般应调节至近中性为宜。

（三）改变溶剂或控制水分及湿度

在水中很不稳定的药物，可采用乙醇、丙二醇、甘油等极性较小的溶剂，或在水溶液中加入适量的非水溶剂可延缓药物的水解，减少药物的降解速度。固体制剂应控制水分含量，生产时应控制空气相对湿度，还可通过改进工艺，减少与水分的接触时间。如采用干法制粒、流化喷雾制粒代替湿法制粒，可提高易水解药物片剂的稳定性。

（四）避光

光敏感的药物制剂，制备过程中要避光操作，并采用遮光包装材料及在避光条件下保存。如采用棕色玻璃瓶包装或在包装容器内衬垫黑纸等。

（五）驱逐氧气

将蒸馏水煮沸 5 分钟，可完全除去溶解的氧，但冷却后空气中的氧仍可溶入，应立即使用，或贮存于密闭的容器中。

生产上一般在溶液中和容器空间内通入惰性气体，如二氧化碳或氮气，置换其中的氧。在水中通 CO_2 至饱和时，残存氧气为 $0.05ml/L$，通氮至饱和时约为 $0.36ml/L$。CO_2 的相对密度及其在水中的溶解度均大于氮气，驱氧效果比氮气好。但 CO_2 溶解于水中可降低药液的 pH 值，并可使某些钙盐产生沉淀，应注意选择使用。另外，惰性气体的通入充分与否，对成品的质量影响很大，有时同一批号的注射液，色泽深浅不一，可能与通入气体的多少不同有关。

对于固体制剂，为避免空气中氧的影响，也可以采用真空包装。

（六）加入抗氧剂或金属离子络合剂

抗氧剂本身是强还原剂，遇氧后首先被氧化，消耗周围环境中的氧，从而保护药物免受氧化。抗氧剂根据其溶解性能可分为水溶性和油溶性两种。常用的水溶性抗氧剂有亚硫酸钠、亚硫酸氢钠、焦亚硫酸钠、硫代硫酸钠、硫脲、维生素 C、半胱氨酸等，常用的油溶性抗氧剂有叔丁基对羟基茴香醚（BHA）、二丁甲苯酚（BHT）、维生素 E 等。选用抗氧剂时应考虑药物溶液的 pH 值及其与药物的相互作用等。焦亚硫酸钠和亚硫酸氢钠适用于弱酸性溶液；亚硫酸钠常用于偏碱性药物溶液；硫代硫酸钠在酸性药物溶液中可析出硫细颗粒沉淀，故只能用于碱性药物溶液。亚硫酸氢钠可与肾上腺素在水溶液中形成无生理活性的硫酸盐化合物；亚硫酸钠可使盐酸硫胺分解失效，亚硫酸氢盐能使氯霉素失去活性。氨基酸类抗氧剂无毒性，作为注射剂的抗氧剂尤为合适。油溶性抗氧剂适用于油溶性药物如维生素 A、维生素 D 制剂的抗氧化。

由于金属离子能催化氧化反应，因此易氧化药物在制剂过程中所用的原料、辅料及器具均应考虑金属离子的影响，应选用纯度较高的原辅料，操作过程避免使用金属器皿，必要时还要加入金属离子络合剂。常用的金属离子络合剂有依地酸二钠、枸橼酸、酒石酸等，依地酸二钠最为常用，其浓度一般为 $0.005\% \sim 0.05\%$。金属离子络合剂与抗氧剂联合使用效果更佳。

（七）稳定化的其他方法

1. 改进剂型或生产工艺

（1）制成固体制剂　凡在水溶液中不稳定的药物，制成固体剂型可显著改善其稳定性。供口服的有片剂、胶囊剂、颗粒剂等；供注射的主要是灭菌粉针剂，是目前青霉素类、头孢菌素类抗生素的基本剂型。还可制成膜剂，如硝酸甘油制成片剂的过程中，药物的含量和均匀度均降低，国内一些单位将其制成膜剂，由于成膜材料聚乙烯醇对硝酸甘油的物理包覆作用使其稳定性提高。

（2）制成微囊或包合物　采用微囊化和 β-环糊精包合技术，可防止药物因受环境中的氧气、湿气、光线的影响而降解，或因挥发性药物挥发而造成损失，从而增加药物的稳定性，如维生素 A 制成微囊后稳定性提高，维生素 C、硫酸亚铁制成微囊，可防止氧化。包合物也可增加药物的稳定性，防止易挥发成分的挥发，如易氧化药物盐酸异丙嗪制成 β-环糊精包合物，稳定性较原药提高；苯佐卡因制成 β-环糊精包合物后，减小了其水解速度，提高了稳定性。

（3）采用直接压片或包衣工艺　对一些遇湿热不稳定的药物压片时，可采用粉末直接压片、结晶药物压片或干法制粒压片等工艺。包衣也可改善药物对光、湿、热的稳定性，如氯丙嗪、异丙嗪、对氨基水杨酸钠等，均制成包衣片；维生素 C 用微晶纤维素和乳糖直接压片并包衣，其稳定性提高。

2. 制备稳定的衍生物　药物的化学结构是决定制剂稳定性的内因，不同的化学结构具有不同的稳定性。对不稳定的成分进行结构改造，如制成盐类、酯类、酰胺类或高熔点衍生物，可以提高制剂的稳定性。将有效成分制成前体药物，也是提高其稳定性的一种方法。尤其在混悬剂中，药物降解只决定于其在溶液中的浓度，而不是产品中的总浓度，所以将容易水解的药物制成难溶性盐或难溶性酯类衍生物，可增加其稳定性。如青霉素 G 钾盐，衍生为溶解度较小的普鲁卡因青霉素 G（水中溶解度为 1:250），制成混悬液，稳定性显著提高，同时又减少了注射部位的疼痛感；青霉素 G 还可与 N,N-双苄乙二胺生成苄星青霉素 G（长效西林），溶解度降低为 1:6000，稳定性更好，可口服。红霉素与乙基琥珀酸形成红霉素乙基琥珀酸酯（乙琥红霉素），稳定性增加，耐酸性增强，可口服。

3. 加入干燥剂及改善包装　易水解的药物可与某些吸水性较强的物质混合压片，这些物质起到干燥剂的作用，吸收药物所吸附的水分，从而提高了药物的稳定性。如用 3% 二氧化硅作干燥剂可提高阿司匹林的稳定性。

包装材料尤其是内包材料对药物稳定性的影响较大，在包装设计过程中，要进行"装样试验"，对各种不同的包装材料进行室温留样观察和加速试验，选择稳定性好的包装材料。

第四节　药物稳定性试验方法

一、留样观察法

将样品在室温条件下贮藏，每隔一定时间取样，按规定的考察项目，观察测试外观质量和内在质量，根据考察结果，确定样品贮存期和有效期。鉴于包装容器、密封、贮存条件对制剂稳定性有影响，样品留样观察试验的条件应与商品包装、密封、贮存条件一致。这种方法符合实际，结果可靠，简单易行，但费时较长，不能及时掌握制剂质量变化的速度和规律，不利于产品开发，同时也不易及时发现和纠正影响制剂质量稳定性的条件和因素。

二、加速试验法

为了能在较短时间内预测产品在常温条件下的质量稳定情况，或需要通过改进处方、生产工艺和包装条件来提高药品质量稳定性，以及预测产品的有效期等，均可考虑采用加速试验法。

加速试验法即在较高温度、较高湿度、较强光照或强氧化剂下进行试验，以预测药品在常温条件下的稳定性。加速试验是以化学动力学理论为依据的，即认为制剂内成分的含量降低与该成分的分解速度有关，分解的速度愈快，则在一定的时间内该成分的浓度下降愈多，因此可以用该成分的分解速度来推算该成分的浓度降低到某一程度所需时间。

1. 常规试验法　本法为低温加速试验法。将样品以原包装形式于温度 37℃ ~ 40℃，相对湿度 75% 的条件下贮存 3 个月，生产当月（0 月）考察一次外，以后每月再考察一次，连续 3 个月，如样品外观质量无变化，含量下降在 10% 以内，则此产品的有效期可暂定为 2 年。此法由美国食品药品监督管理局提出，现我国也已采用。有些国家规定在温度 40℃，相对湿度 75% 条件下加速实验 6 个月，若质量符合要求，则认为与室温 3 年有效期相当。如果供试品在上述条件下不稳定，则应改进制剂处方、改良包装或在包装内加放一小包干燥剂等。

2. 经典恒温法　进行经典恒温法试验，首先要确定含量测定方法，还要进行预试，以便对该制剂的稳定性有一个基本的了解，然后按以下步骤进行实验，即可求出有效期。

（1）预试验　确定含量或效价测定方法即稳定性指示法，基本了解该制剂的稳定性情况。

（2）实验设计　选定试验条件、实验温度和取样间隔时间。一般做 4 ~ 5 个加速温度，每个加速温度需做 5 次以上的取样分析。

（3）进行加速试验　将样品放入各设定不同温度的恒温水浴中，定时取样，迅速冷却，终止反应，室温测其浓度或含量，记录试验数据。

（4）确定反应级数　从直线或直线方程中得出斜率 b。

（5）确定反应速度常数　由斜率 b 求得不同温度的 K 值。

（6）求 $K_{25℃}$ 以各温度的 $\lg K$ 对 $1/T$ 作图，将直线外推到室温，求出 $K_{25℃}$。

（7）计算有效期 $t_{0.9}$。

举例：银黄注射液稳定性预测。

银黄注射液系金银花、黄芩提取物的灭菌水溶液，其主要成分为绿原酸与黄芩苷，二者皆具邻二酚羟基，久置易氧化降解。现采用经典恒温法预测黄芩苷的室温有效期。

含量测定方法：将银黄注射液加速破坏后，取样稀释制成供试品溶液，吸取供试品溶液与黄芩苷标准品对照溶液，点样，薄层分离后，应用 CS - 930 双波长薄层扫描仪，直接扫描，测定黄芩苷的含量。

稳定性试验设计：试验选定 4 个加速度温度（100℃、90℃、80℃、70℃），每个温度取样 5 次（包括 $t=0$ 时的初浓度）。取样间隔时间随温度而异，温度高，间隔时间短；温度低，间隔时间长。取样后，立即将瓶内溶液冷却终止反应。稀释点样，薄层分离后，测定含量。黄芩苷的加速试验测定数据及整理结果，见表 4-1、表 4-2。

根据 Arrhenius 定律以 $\lg K$ 对 $1/T$ 作线性回归，得直线方程

$$\lg K = -6403 \times \frac{1}{T} + 16.02, (r = 0.9942)$$

将室温 25℃（$T=298K$）代入回归方程或由 Arrhenius 图直线外推至 298K，得室温反应速度常数 $K_{25℃} = 3.4075 \times 10^{-6}/h$，代入公式（8-12）得 $t_{0.9} = \dfrac{0.1054}{K_{25℃}} = 3.5$ 年

表 4-1　　　　　　　　　银黄注射液中黄芩苷加速实验结果

实验温度（℃）	取样时间（小时）	原含量的百分数（C%）	lgC	回归结果
100	0	100.00	2.0000	
	3	82.50	1.9165	
	6	71.90	1.8567	$K = 6.384 \times 10^{-2}/h$
	9	60.00	1.7782	
	12	45.00	1.6533	
90	0	100.00	2.0000	
	6	84.09	1.9247	
	12	68.00	1.8325	$K = 2.989 \times 10^{-2}/h$
	18	58.10	1.7642	
	24	49.09	1.6910	
80	0	100.00	2.0000	
	12	92.30	1.9652	
	24	80.01	1.9031	$K = 6.708 \times 10^{-3}/h$
	36	76.40	1.8831	
	48	73.50	1.8663	
70	0	100.00	2.0000	
	24	95.86	1.9816	
	48	92.06	1.9641	$K = 2.989 \times 10^{-3}/h$
	72	89.06	1.9497	
	96	78.91	1.8971	

表4-2		各实验温度下的反应速度常数 K 值	
T (K)	$\frac{1}{T}$ (K^{-1})	K (h^{-1})	lg$K$
100+273	2.681×10^{-3}	2.384×10^{-2}	-1.1949
90+273	2.755×10^{-3}	2.989×10^{-2}	-1.5244
80+273	2.833×10^{-3}	6.708×10^{-3}	-2.1734
70+273	2.915×10^{-3}	2.281×10^{-3}	-2.6419

即银黄注射液以黄芩苷为含量测定指标，加速试验研究确定其室温有效期为3.5年。

由直线方程斜率可计算黄芩苷的分解活化能 E：

$E = -2.303Rb = (-2.303) \times 8.314 \times (-6403) = 12.6 \text{kJ/mol}$

以上是按统计学方法，预测中药制剂的有效期。在实际工作中回归方程可以用于预测。但回归预测不能用于任意外推。因此在实际问题中仅知道预测值是不够的，还需知道预测值的变动范围，用统计分析的方法作出一个区间估计，在核定有效期时更有参考价值。为了判定测定结果的精确度，应该在一定的置信水平上，算出预测结果的置信区间。在一元线性回归中，一般用剩余标准差 s 来描述回归直线的精度，并由此算出有效期 $t_{0.9}$ 的置信区间。《中华人民共和国药典》2010年版二部附录 XC 药物稳定性试验指导原则中，收载了关于有效期确定的统计分析方法，实际应用中可参考。加速试验测定的有效期为预测的有效期，应与留样观察的结果对照，才能确定药品的实际有效期。

经典恒温法应用于均相系统（如溶液），效果较好。而对非均相系统（如混悬液、乳浊液等）通常不适用。另外，在加速试验过程中，如反应级数或反应机制发生改变，也不能采用经典恒温法。

除经验法和经典恒温法外，温度加速试验法还有简便法（活化能估算法）、初均速法、Q_{10}法及线性变温法等。

第五节 新药开发过程中药物稳定性的研究

自1985年卫生部颁布《新药审批办法》，到国家食品药品监督管理局2007年10月1日颁布实施的《药品注册管理办法》以来，都把药物稳定性试验作为新药申报资料项目之一。《中华人民共和国药典》2010年版二部附录收载了药物稳定性试验指导原则。2005年国家食品药品监督管理局颁布实施的《药物研究技术指导原则》中制订了化学药物以及中药、天然药物稳定性研究技术指导原则。对药物制剂稳定性研究起到了极大的促进作用。

稳定性研究是药品质量控制研究的主要内容之一，与药品质量研究和质量标准的建立紧密相关。稳定性研究具有阶段性特点，贯穿药品研究与开发的全过程，一般始于药品的临床前研究，在药品临床研究期间和上市后还应继续进行稳定性研究。根据研究目的不同，其研究内容包括影响因素试验、加速试验、长期试验、药品上市后的稳定性研究等。

一、新药稳定性研究设计的要点

稳定性研究的设计应根据不同的研究目的,结合原料药的理化性质、剂型的特点和具体的处方及工艺条件进行。

(一) 样品的批次和规模

一般的,影响因素试验采用一批样品进行,加速试验和长期试验采用三批样品进行。稳定性研究应采用一定规模生产的样品,以能够代表规模生产条件下的产品质量。原料药的合成工艺路线、方法、步骤应与生产规模一致;药物制剂的处方、制备工艺也应与生产规模一致。

稳定性研究中,原料药的批量应达到中试规模的要求。口服固体制剂如片剂、胶囊应为10000个制剂单位左右。大体积包装的制剂(如静脉输液等)的批量至少应为稳定性试验所需总量的10倍。特殊品种、特殊剂型所需数量,视具体情况而定。

(二) 包装及放置条件

稳定性试验要求在一定的温度、湿度、光照条件下进行,这些放置条件的设置应充分考虑到药品在贮存、运输及使用过程中可能遇到的环境因素。

原料药和药物制剂应在影响因素试验结果基础上选择合适的包装,加速试验和长期试验中的包装应与拟上市包装一致。原料药可采用模拟小包装,所用材料和封装条件应与大包装一致。

稳定性研究中应对各项试验条件要求的环境参数进行控制和监测。

(三) 考察时间点

由于稳定性研究目的是考察药品质量随时间变化的规律,因此研究中一般需要设置多个时间点考察样品的质量变化。考察时间点应基于对药品性质的认识、稳定性趋势评价的要求而设置。如长期试验中,总体考察时间应涵盖所预期的有效期,中间取样点的设置要考虑药品的稳定性特点和剂型特点。对某些环境因素敏感的药品,应适当增加考察时间点。

(四) 考察项目

稳定性研究考察项目可分为物理、化学、生物学和微生物学等几个方面。考察项目应选择在药品保存期间易于变化,并可能会影响到药品的质量、安全性和有效性的项目,以便客观、全面地反映药品的稳定性。根据药品特点和质量控制的要求,尽量选取能灵敏反映药品稳定性的指标。具体品种的考察项目设置应参考《中华人民共和国药典》现行版有关规定。

(五) 分析方法

评价指标所采用的分析方法应经过充分的验证,能满足研究的要求,具有一定的专属性、准确度、精密度等。

二、新药稳定性研究内容

(一) 影响因素试验

影响因素试验是在剧烈条件（高温、高湿、光照）下进行的，目的是了解影响稳定性的因素及可能的降解途径和降解产物，为制剂工艺筛选、包装材料和容器的选择、贮存条件的确定等提供依据。同时为加速试验和长期试验应采用的温度和湿度等条件提供依据，还可为分析方法的选择提供依据。

将原料药供试品置于适宜的容器（如称量瓶或培养皿）中，摊成≤5mm厚的薄层，疏松原料药摊成≤10mm厚的薄层进行试验。对于口服固体制剂产品，一般采用除去内包装的最小制剂单位，分散为单层置于适宜的条件下进行。如试验结果不明确，应加试两个批号的样品。

1. 高温试验 供试品置密封洁净容器中，在60℃条件下放置10天，于第5天和第10天取样，检测有关指标。如供试品发生显著变化，则在40℃下同法进行试验。如60℃无显著变化，则不必进行40℃试验。

2. 高湿试验 供试品置恒湿密闭容器中，于25℃、$RH\ 90\%\ \pm 5\%$条件下放置10天，在第5天和第10天取样检测。检测项目应包括吸湿增重项。若吸湿增重5%以上，则应在25℃、$RH\ 75\%\ \pm 5\%$下同法进行试验；若吸湿增重5%以下，且其他考察项目符合要求，则不再进行此项试验。液体制剂可不进行此项试验。

恒湿条件可采用恒温恒湿箱或通过在密闭容器下部放置饱和盐溶液来实现。根据不同的湿度要求，选择NaCl饱和溶液（15.5℃~60℃，$RH\ 75\%\ \pm 1\%$）或KNO_3饱和溶液（25℃，$RH\ 92.5\%$）。

3. 光照试验 供试品置光照箱或其他适宜的光照容器内，于照度4500lx±500lx条件下放置10天，在第5天和第10天取样检测。

以上为影响因素稳定性研究的一般要求。根据药品的性质必要时可以设计其他试验，如考察pH值、氧、低温、冻融等因素对药品稳定性的影响。对于需要溶解或者稀释后使用的药品，如注射用无菌粉末、溶液片剂等，还应考察临床使用条件下的稳定性。

(二) 加速试验

加速试验一般取拟上市包装的三批样品进行，在比长期试验放置温度至少高15℃的条件下进行。一般可选择40℃±2℃、$RH\ 75\%\ \pm 5\%$条件下进行6个月试验。在试验期间第0、1、2、3、6个月末取样检测考察指标。如在6个月内供试品经检测不符合质量标准要求或发生显著变化，则应在中间条件30℃±2℃、$RH\ 65\%\ \pm 5\%$同法进行6个月试验。

在对采用不可透过性包装的含有水性介质的制剂，如溶液剂、混悬剂、乳剂、注射液等的稳定性研究中可不要求相对湿度。对采用半通透性的容器包装的药物制剂，如塑料软袋装注射液、塑料瓶装滴眼液、滴鼻液等，加速试验应在40℃±2℃、$RH\ 20\%\ \pm 5\%$的条件下进行。

乳剂、混悬剂、软膏剂、糊剂、凝胶剂、眼膏剂、栓剂、气雾剂、泡腾片及泡腾颗粒等制剂宜直接采用30℃±2℃、RH 65%±5%的条件进行试验。

对温度敏感药物（需在冰箱中4℃~8℃冷藏保存）的加速试验可在25℃±2℃、RH 60%±5%条件下同法进行。需要冷冻保存的药品可不进行加速试验。

（三）长期试验

长期试验是在接近药品的实际贮存条件下进行的稳定性试验，取三批样品在25℃±2℃、RH 60%±10%条件下，分别于0、3、6、9、12、18个月取样检测，也可在常温条件下进行。对温度敏感药物的长期试验可在6℃±2℃条件下进行试验；对采用半通透性的容器包装的药物制剂，长期试验应在25℃±2℃、RH 40%±10%的条件下进行，取样时间同上。

（四）药品上市后的稳定性研究

药品在注册阶段进行的稳定性研究，一般并不是实际生产产品的稳定性，具有一定的局限性。采用实际条件下生产的产品进行的稳定性考察的结果，是确认上市药品稳定性的最终依据。

在药品获准生产上市后，应采用实际生产规模的药品继续进行长期试验。根据继续进行的稳定性研究的结果，对包装、贮存条件和有效期进行进一步的确认。

药品在获得上市批准后，可能会因各种原因而申请对制备工艺、处方组成、规格、包装材料等进行变更，一般应进行相应的稳定性研究，以考察变更后药品的稳定性趋势，并与变更前的稳定性研究资料进行对比，以评价变更的合理性。

思考题

1. 简述影响中药制剂稳定性的因素和稳定方法。
2. 分述药物稳定性试验的方法有哪些？
3. 药物固体制剂稳定性变化有哪些特殊性？
4. 简述新药稳定性研究设计的要点。

第五章 药品包装

本章要求

1. 掌握 药品包装材料、容器与药物相容性试验的概念、目的。
2. 熟悉 常用药用包装材料及容器的适用范围；药用包装材料及容器的选择原则；常见药包材、包装形式及常见剂型的重点考察项目。
3. 了解 典型药用包装材料及容器的性能特点。

第一节 药品包装的基本概念

一、概述

药品包装（package／packing）有两个方面：一是指包装药品所用的物料、容器及辅助物；二是指包装药品时的操作过程，即包装药品，它包括包装方法和包装技术。本章主要讨论包装药品所用的物料、容器及辅助物。

药品无论在贮存、运输和销售环节，还是在分发、使用过程中，都必须有适当而完好的包装，这是保证药品安全、有效的重要条件。《中华人民共和国药品管理法实施条例》明确规定直接接触药品的包装材料和容器必须符合药用要求，符合保障人体健康的安全标准，并由药品监督管理部门在审批药品时一并审批。药品生产企业不得使用未经批准的直接接触药品的包装材料和容器。

随着科学技术的发展，新型包装材料不断涌现，极大地促进了药品包装的创新和发展，药品包装已不再单纯地被认为是盛装药品的附属工序和辅助项目，而是成为药品的一部分，成为保证药品质量和安全用药，为消费者提供方便，为生产者创造价值的重要手段，出现了为方便临床使用而设计的单剂量包装、疗程包装，按给药途径要求的一次性使用包装等多种新型包装形式。

二、药品包装的分类

按药品包装在流通领域中的作用，可分为内包装和外包装两类。

（一）内包装

内包装系指直接与药品接触的包装材料和容器（如安瓿、输液瓶、泡罩等）。内包装必须能保证药品在生产、运输、贮存及使用过程中的质量，且便于临床应用。因此，应根据药品的性质、贮存及运输条件、使用方法等选择合适的包装材料，并进行药品的相容性试验及稳定性试验。

有时将直接接触药品并随药品进入零售网点和消费者或用户直接见面的包装称为销售包装（sale package）。

（二）外包装

外包装系指内包装以外的包装，进行外包装的目的是将小包装的药品进一步集中于较大的容器内，以便药品的贮存和运输。按由里向外，分为中包装和大包装。外包装应根据内包装形式，材料特性，选用不易破损的包装。

有时将满足运输贮存要求为主要目的的包装称为运输包装（transport package），它具有保护产品安全，方便储运装卸，加速点验、交接等作用。

三、药品包装的作用

包装是药品不可缺少的组成部分，药品从原料、中间体、成品、制剂、包装到使用，一般要经过生产、贮运、销售和使用等环节，只有选择恰当的包装材料和包装方式，才能保证药品在各个环节所受影响在可控的范围内，真正有效地保证药品质量和用药安全。因此，药品包装是连接药品生产到使用各个环节的桥梁。

（一）保护作用

1. 对药品质量的保护作用　药品生产出来后，经各种流通渠道到患者手中，一般需要几个月，甚至更长时间。贮运条件的变化，如温度、湿度等都对药品质量产生影响，而药品包装可以避免空气、光线、水分、异物、微生物等与药品接触，可延缓药品变质，提高药品的稳定性，保持药品的良好状况。如选择复合膜容器、玻璃容器、金属容器或陶瓷容器进行药品包装，还可以防止药物活性成分挥发、逸出及泄漏；棕色瓶、铝塑复合膜材料包装或在包装材料中加遮光剂等，可以达到遮光的目的。此外，对于某些药物制剂如栓剂、软膏剂、颗粒剂和含有脂质体的药物制剂，对温度较为敏感，可以选择有隔热防寒作用的包装材料，降低温度变化对药品稳定性的影响。因此，在选择药品包装时，不管装潢设计如何，都应当将包装材料的保护功能作为首要因素考虑。

2. 防止药品运输、贮存过程中受到破坏　药品的外包装应当有一定的机械强度，能耐受运输过程中的堆码、撞击、震动，还应具备一定的防潮功能，以确保药品在搬运、运输过程中完好无损。药品包装的尺寸、规格、形态等设计，需考虑方便流通过程中的仓储、货架摆放、陈列，适应临床过程中的摆设、室内的保管等。

（二）方便使用

药品包装有多种形式，选择合适的包装材料和形式，可以达到与各类药物剂型的临床应用要求和方法相适应的目的。如设计程序单元规格包装与用药疗程相配合，设计单剂量包装、计划生育用药的计日、计数包装等，便于患者按剂量准确使用，方便药店销售。小儿用安全包装经过特殊设计，既方便给药，又可阻止儿童轻易打开而误食。输液药物配带输液管和针头的配套包装不但方便使用，还能有效防止交叉污染。

（三）识别作用

1. 包装标志 包装标志是为了药品的分类、运输、贮存和临床使用时便于识别和防止用错。

药品外包装应当印有品名、装量等；剧毒、易燃、易爆等药品的包装材料上还应当加特殊鲜明的安全警示标志，如在剧毒药品的标签上用黑色标示"毒"，在外用药品标签上标示"外用"等，以防止不当处理和使用。

运输包装应明确标示装卸、搬运操作的要求和贮存条件，如"冷藏"、"防湿"、"防晒"、"向上"、"小心轻放"等；同时，还要标出品名、规格、数量、批号、出厂日期、有效期、体积、重量、生产单位等信息。

2. 差异化设计，促进销售 药品包装是传达产品信息的重要渠道，是消费者购买的最好媒介。药品包装后，首先被消费者感知的不是药品本身，而是药品的包装。低劣的包装会引起患者对药品质量的疑虑，而设计优秀的包装则会提升消费者对药品质量的认可。在药店琳琅满目的药品中，差异化的包装可以使产品易于辨认，提高产品的吸引力，促进销售。

第二节　药品包装材料及容器的性能要求

一、药品包装材料、容器的定义及分类

《直接接触药品的包装材料和容器管理办法》第六十八条规定：直接接触药品的包装材料和容器（简称药包材）是指药品生产企业生产的药品和医疗机构配制的制剂所使用的直接接触药品的包装材料和容器。药包材也就是日常所说的药品内包装。国家食品药品监督管理局制定注册药包材产品目录，并对目录中的产品实行注册管理。

目前实施注册管理的药包材产品有输液瓶（袋、膜及配件）、安瓿、药用（注射剂、口服或者外用剂型）瓶（管、盖）、药用胶塞、药用预灌封注射器、药用滴眼（鼻、耳）剂瓶（管）、药用硬片（膜）、药用铝箔、药用软膏管（盒）、药用喷（气）雾剂泵（阀门、罐、筒）、药用干燥剂等共 11 类。

药包材按其所使用的材料组成可分为：塑料、玻璃、金属、橡胶（或弹性体）、复合材料及其他类（如布类、陶瓷类、纸类、干燥剂类）等。

按所使用的形状可分为：容器（如口服固体药用高密度聚乙烯瓶等），片、膜、袋（如聚氯乙烯固体药用硬片、药用复合膜、袋等），塞（如药用氯化丁基橡胶塞），盖（如口服液瓶撕拉铝盖）等。

二、药品包装材料及容器的性能要求

不同药品对药包材的性能要求不同，药品包装必须达到与被包装药品相适应的性能要求。药包材的性能主要包括力学性能、物理性能、化学稳定性、加工成型性及生物安全性等，药包材还应无污染、能自然分解和易于回收利用。

（一）力学性能

药包材的力学性能主要包括弹性、强度、塑性、韧性和脆性等。弹性决定了材料的缓冲防震性能，弹性越好，缓冲性能愈强。药包材的强度包括抗压性、抗拉性、抗跌落性、抗撕裂性等。

（二）物理性能

药品包装材料的物理性能主要包括密度、吸湿性、阻隔性、导热性、耐热性和耐寒性等。

密度与药包材的紧密度、多孔性、渗透性相关，并且影响药包材生产时的投料量、价格性能比等。药包材的吸湿性和含水量对控制水分，保障药物的质量具有重要的意义。药包材的阻隔性主要包括透气性和透水性，对于药包材的防湿、隔氧、保香性能十分重要。药包材有时又需在低温或冷冻条件下使用，则要求其具有较好的耐寒性，在低温下能保持韧性，脆化倾向小。

（三）化学稳定性

药包材的组成材料不同，化学稳定性不同，如金属材料易氧化锈蚀，塑料和橡胶制品易老化等。

药用金属包装材料应具备耐酸、耐碱、耐水、耐腐蚀性气体等性能，使用金属合金、电镀、涂防锈油、采用气相防锈或表面涂保护剂等方法，可提高金属药品包装材料的抗锈蚀的性能。

在光照、空气及高温等因素作用下，高分子材料易老化。塑料的老化会造成高分子结构的主链断裂，分子量降低，材料变软、发黏、机械性能降低。一般是在材料的制造过程中添加防老剂，可以加强防老化的性能。

（四）加工成型性

药包材一般需要加工成一定的形状。不同的药品包装材料和不同的加工成型工艺有不同的加工性能要求，因此，药包材加工成型性的好坏，对其应用范围有较大的影响。

（五）生物安全性

药包材的生物安全性即卫生性。药包材是保护药品的最后一道防线，因此，必须保证其无毒、无菌（可灭菌）、无放射性等，能够阻隔微生物对药品的污染，从而保证药包材对人体不产生伤害，对药品无污染，并能保证药品的稳定性。

（六）环保性能

药包材应尽可能无污染、能自然分解或易于回收利用，减少诸如"白色污染"、"包装垃圾"等对环境的破坏。

三、典型药品包装材料

（一）玻璃

玻璃是硅酸盐混合物，药用玻璃 SiO_2 含量 70%～81%，其他成分包括酸性氧化物（如 Al_2O_3、B_2O_3）、碱金属氧化物（如 Na_2O、K_2O）和碱土金属氧化物（如 CaO、MgO、BaO、PbO、ZnO）等。

玻璃具有优越的阻隔性和良好的化学稳定性，价廉、美观、成本低、可回收利用，易于制成不同形状及规格。常用于注射剂、口服溶液剂、片剂、胶囊剂等剂型的包装。玻璃包装材料的自重与容量比大，质脆易碎、能耗大，对水、碱性物质的耐腐蚀能力相对较低。

水是侵蚀玻璃最具活性的物质之一，水与玻璃长期接触，尤其是反复洗涤或热压灭菌，不仅能使其表面（内壁）发毛或透明性降低，并且还能使玻璃水解，释放出碱性物质和不溶性闪烁物、粒状脱落物。碱性阳离子的释出与玻璃中钠、钾等离子相关，改变玻璃的组成可以减少碱性阳离子的释出。表面处理也可以有效防止玻璃释放出碱性阳离子。在有水蒸气和加热的条件下，用二氧化硫处理玻璃的表面，可使玻璃表面的碱性物质与二氧化硫反应，玻璃就具有良好的阻止释放碱性物质的性能，这种方法称为硫霜化。对于钠钙玻璃，用火焰直接加热玻璃制品的表面，生成一层火抛光的氧化硅层，此表面层具有比内层玻璃更好的不释放碱性物质的性能。

玻璃的耐碱性一般较差。含有二氧化锆、氧化锌、氧化铝、氧化钡等的玻璃具有较高的耐碱性。将玻璃容器充满水或稀盐酸后，蒸煮适当时间，可改善玻璃的表面性质，减少脱落物及碱性成分的溶出。但蒸煮温度和酸性不宜太高、时间不宜过久，否则会破坏玻璃表面原有的致密结构保护层。质量较差的安瓿玻璃也可按上法灌入蒸馏水或盐酸溶液，浸泡 24 小时或在 100℃ 下加热 30 分钟，以除去玻璃表面的碱性物质，提高注射剂的稳定性和澄明度。

贮存在玻璃容器中的溶液，有时可能发现有不溶性的脱片。所用玻璃的类型对脱片的产生与否起重要作用。例如，非硼硅酸盐玻璃容器，热压灭菌以后，可能立刻产生脱片，而硼硅酸盐玻璃容器却要在比正常热压灭菌高得多的温度时，才会出现脱片。磷酸盐、枸橼酸盐稀释溶液处理，可以延迟脱片的形成。

常用的硅酸盐玻璃、硼硅酸盐玻璃等都有较好的耐酸性。

普通的无色玻璃具有透光性，蓝色和绿色的玻璃容器能透过很强的紫外光。琥珀色（棕色）玻璃配方中含有铁盐，能阻止波长 470nm 以下的光透过。波长 470nm 以上的光能量较低，所以棕色玻璃容器能起到避光、降低药品光化学降解作用。

ISO 12775:1995《正常大规模生产的玻璃按成分分类及其试验方法》规定了 3 种药用玻璃成分：一种钠钙玻璃和两种硼硅玻璃（3.3 硼硅玻璃和中性玻璃）。ISO 12775:1995 中规定的中性玻璃在我国也称国际中性玻璃或中性玻璃 1。受技术水平的限制，国际中性玻璃在我国的规模生产不足，所以在国际中性玻璃配方的基础上，降低 B_2O_3 和 SiO_2 的含量，增加氧化钾、钠的含量，并将之称为中性玻璃 2。我国《药用玻璃成分分类及其试验方法》（YBB 00342003）将硼硅玻璃中的氧化硼含量确定为 8%～12%，低硼硅玻璃即中性玻璃 2

的氧化硼含量定为5%~8%。目前，我国医药行业中有关玻璃的分类和性能见表5-1。

表5-1　　　　　　　　　　　我国药用玻璃的分类和性能

性能	硼硅玻璃		低硼玻璃	钠钙玻璃
	硼硅玻璃	中性玻璃1	中性玻璃2	
耐水性能	很强	很强	强	中等或弱
耐酸性能	很强	很强	很强	很强
耐碱性能	中等	中等	中等	中等
主要应用领域	管制冻干粉针	安瓿、管制冻干粉针、管制注射剂	管制注射剂及其他管制瓶	管制注射剂、模制抗生素瓶、输液瓶、其他模制瓶

（二）塑料

塑料质轻、透明、强度和韧性好，结实耐用，成品加工成型性好，易热封和复合，包装适应性强，既可以制造刚性容器，也可以制造柔软容器，是常用的药用包装材料。但塑料容器在透气性、透湿性、化学稳定性、耐热性等方面都不如玻璃，有的还可能受溶剂的影响。塑料容器加工中的一些添加剂，如稳定剂、增塑剂、抗氧剂、润滑剂、填充剂、着色剂等，有可能迁移进入溶液，而溶液中的物质也有可能被塑料吸附。

1. 聚乙烯（polyethylene，PE）　聚乙烯包括高、低密度聚乙烯。聚乙烯价格低廉，是制药工业广泛使用的包装容器材料，抗湿性能良好，抗氧和抗其他气体性能较差。聚乙烯不受多数溶液的侵蚀，也不受强酸和强碱的影响，但对香味、气体或氧有较高的渗透率，另一个主要缺点是易产生应力破裂。

聚乙烯的相对密度一般为0.91~0.96，密度大小直接决定其吹塑制成的容器的硬度、水蒸气渗透性、应力及透明度。密度增加，硬度大，扭变性和熔融温度升高，对气体及水蒸气的渗透性下降，应力性能减弱。

2. 聚丙烯（polypropylene，PP）　聚丙烯具有与聚乙烯相似的优点，应力性能好。但低温时会发脆，须与聚乙烯或其他材料掺和，方能提高抗碰撞性。聚丙烯的透明性较低。

聚丙烯对化学物质，包括强酸、强碱和大多数有机物质的耐受性良好，但热的芳香族或卤化物溶剂能使其软化。聚丙烯的熔点高，适用作煮沸和灭菌的包装材料。聚丙烯是一种优良的气体及水蒸气阻隔材料，抗渗透性相当于或稍优于高密度聚乙烯，优于低密度聚乙烯。

3. 聚氯乙烯（polyvinylchloride，PVC）　聚氯乙烯清澈、透明，具有优良的阻隔氧气的性能，硬度较大，但是抗冲击力不佳，是一种价廉且易于加工的材料。此外，还可以加入各种增塑剂、稳定剂、抗氧剂、润滑剂、着色剂等以改变其加工成型性能及制品特性。

聚氯乙烯为油类、挥发或不挥发醇类的优良阻隔物质，可很好地保持气味和香味。硬聚氯乙烯有良好的阻水和阻氧性能，加入增塑剂后制成的PVC软袋，阻水和阻氧的性能降低。聚氯乙烯不受酸类和碱类的影响，除非是某些具有氧化作用的酸类。

聚氯乙烯加入增塑剂会变得柔软，可以制作成PVC膜材。PVC膜材透水性强，耐低温，可保存和输送血液。PVC材料制成的输液软袋可依靠自身张力压迫药液滴出,无需形成空气回路,避免了二次污染。因为水透过率高,阻氧的性能降低,使用时必须加外袋,且不宜包装小容量输液剂和氧敏感性药品的输液剂。

由于PVC存在环境污染问题,且其渗水性及渗气性高,与药物相容性差,抗拉强度较低,软化剂DEHP的安全性一直存在着争论,因此,寻找材料性能好、稳定、安全、无需空气回路,具有自身平衡压力的非PVC输液软袋一直是制药企业努力的目标。其中,复合共挤膜输液袋是输液包装未来发展的方向之一。

复合共挤膜为多层共挤出,不使用黏合剂和增塑剂,对人体安全无毒害作用。不同的品种,结构从2层到7层不等。外表层主要提供膜的印刷性能、耐摩擦性和耐热封性;中间层提供膜的柔软性能及阻隔性,按需求可以是多层分别满足不同的性能需求;内表层主要提供膜的热封性能及安全性。

复合共挤膜输液袋膜材热封性能好,适宜多种灌装设备和接口,弹性好,抗跌落,可以在121℃下灭菌,具有生物、化学性能上的惰性,对水蒸气、氧气和氮气有良好的阻隔性能,对环境污染低。

4. 聚酯(polyester) 聚酯是一类树脂的总称。药品包装行业常用的有聚对苯二甲酸乙二醇酯(polyethylene terephthalate, PET或PETP)、聚萘二甲酸乙二醇酯(polyethylene naphthalate, PEN)等。

聚酯透明、抗张强度大、耐热、耐低温性能好,无毒、质量轻、化学稳定性优良,对水蒸气和氧气的阻隔性好,对气味的阻隔性也很好,没有针孔。聚酯药用塑料瓶无论从外观、光泽、还是理化性能都有较大提高。聚酯阻隔性能高,可用于一些带油脂性,芳香性,易挥发,易氧化的固体、液体制剂药物,常用于口服糖浆剂等口服液体、固体口服制剂包装瓶、泡罩包装成型材料以及条形包装用复合膜的外层单膜等。

5. 聚碳酸酯(polycarbonate, PC) 耐热,其熔融温度为220℃~230℃,吸水作用低、不变形,透光率可达90%,具有很高的抗冲击强度、抗应变性,可制成全透明容器,能经受高温灭菌。化学稳定性好且能耐油性药物,但价格较贵,一般只用来制作特殊要求的塑料瓶。抗碰撞强度为其他一般塑料的5倍,故可设计成薄壁瓶而降低成本。

6. 其他常用药用塑料 如聚苯乙烯(polystyrene, PS)、尼龙(聚酰胺)(nylon, polyamide, PA)等。此外,药品包装还用一些具有特殊作用的塑料材料,如聚偏二氯乙烯(polyvinyldine chloride, PVDC),对水蒸气的阻隔性是聚乙烯、聚丙烯、聚氯乙烯的几倍至几十倍,对氧气的阻隔性是上述几种材料的几百倍,一般用于复合聚氯乙烯硬片(PVC/PVDC硬片)、条形包装所用复合膜中的单层和涂层,以提高PVC硬片的阻隔性。

(三)金属

金属包装材料机械性能优良,强度高、刚性大、阻隔性优良,产品货架期长,加工成型性好、制罐充填生产率高、印刷装潢美观。但金属包装材料的耐腐蚀性能低、需镀层或涂层,材料价格较高。铝为常用药用包装金属材料,如铝箔和金属软管等。铝箔常见的包装形式有铝塑泡罩包装、双铝箔包装、冷冲压成型包装等。金属软管易于控制给药剂量,具有良好的重复密闭性能,对药品有充分的保护作用,适合于糊剂、凝胶、乳膏或软膏等。

(四) 橡胶

橡胶包括天然橡胶和合成橡胶，具有很好的弹性，能耐高温灭菌。通常作为容器的塞、垫圈。

与塑料相似，橡胶也能透过氧气与水蒸气。由于橡胶塞的组成和生产过程都很复杂，其配方中的填充料，如碳酸钙、氧化锌等，可因制备橡胶工艺不当而进入溶液，从而导致橡胶的浸出物或其他不溶性成分有可能透入药液中。橡胶塞因高温灭菌过程中可能会结块、变形，在针头穿刺胶塞时会产生橡胶屑或异物。天然橡胶中由于含有异性蛋白质，可使人体产生过敏反应。

四、药用包装材料、容器的适用范围

不同的药品包装材料适用于不同的剂型，表5-2为常用药用包装材料、容器适用的制剂形式。

表5-2　　　　　　　　药用包装材料、容器适用范围*

常用药用包材名称	常用制剂形式	备注
玻璃输液瓶	注射剂≥50ml	
冻干注射剂瓶	注射剂<50ml	
模制、管制玻璃注射剂瓶	注射剂<50ml	
安瓿	注射剂<50ml	
塑料输液瓶	注射剂≥50ml	材料有聚丙烯、低密度聚乙烯
输液膜、袋	注射剂≥50ml	材料有PVC、共挤膜、袋
口服固体药用塑料瓶	片剂、胶囊剂、丸剂	
玻璃药瓶	片剂、胶囊剂、丸剂、酊剂、搽剂、洗剂	
聚氯乙烯固体药用硬片	片剂、胶囊剂	铝塑泡罩包装
聚氯乙烯/聚乙烯/聚偏二氯乙烯固体药用复合硬片	片剂、胶囊剂	铝塑泡罩包装
聚氯乙烯/聚偏二氯乙烯固体药用复合硬片	片剂、胶囊剂	铝塑泡罩包装
冷冲压成型固体药用复合硬片	片剂、胶囊剂、栓剂	材料有尼龙、铝、聚氯乙烯
双铝包装	片剂、胶囊剂	
聚氯乙烯/低密度聚乙烯硬片	片剂、胶囊剂、栓剂	
玻璃滴眼剂瓶	滴眼剂	
药用滴眼剂塑料瓶	滴眼剂	
药用滴耳剂塑料瓶	滴耳剂	

（续表）

常用药用包材名称	常用制剂形式	备注
药用滴鼻剂塑料瓶	滴鼻剂	
外用液体药用塑料瓶	酊剂、搽剂、洗剂	
口服液体药用塑料瓶	糖浆剂、口服溶液剂、混悬剂、乳剂	
玻璃管制口服液瓶	糖浆剂、口服溶液剂、混悬剂、乳剂	
药品包装用复合膜、袋	散剂、颗粒剂、片剂	
药品包装用铝箔	片剂、胶囊剂	
药用软膏铝管	软膏、眼膏剂、散剂	
药用硬型铝管	片剂（泡腾片）	
药用铝塑管	软膏、眼膏	
气雾（喷雾）罐	气雾剂、喷雾剂	材料有铝、塑料
气雾（喷雾）阀门	气雾剂、喷雾剂	
药用丁基胶塞	注射剂<50ml；注射剂≥50ml	材料有溴化、氯化丁基橡胶
合成异戊二烯垫片	注射剂≥50ml	
药用铝盖、铝塑组合盖	口服液、注射剂<50ml、注射剂≥50ml	
预灌封注射器	注射剂<50ml	
药用干燥剂	片剂、剂胶囊、丸剂	或其他需控制水分或防潮制剂
药用铝瓶	原料药	
药品包装用聚乙烯膜、袋	原料药	

* 资料来源：最新《国家药品直接接触包装材料和容器监督管理办法实施手册》。

第三节 药品包装材料的选择

一、药品包装材料的选择原则

药物在选择包装材料、容器时，应首先考虑其保护功能，所选择的药包材应具有良好的化学稳定性、较低的迁移性，并阻氧、阻水、抗冲击、无生物意义上的活性，微生物数在规定限度内，与其他包装物有良好的配合性，适合于自动化包装设备等，药品包装材料、容器应分别符合相应标准。同时,作为商品包装的一类,亦应遵循商品包装的一般原则。

（一）经济性原则

经济性原则即对等性原则,在保证药品的质量前提下,选用与药品品性或价值对等的包装。贵重药品或附加值高的药品,一般选用价格性能比较高的药品包装材料,对于中低价格的常用药品,应注重实惠,材料的选择要注意成本。

（二）适应性原则

药品包装材料的选用应与流通条件相适应。流通条件包括运输方式、流通地区气候、流通对象与流通周期等。选用的药品包装应具备与运输条件相适应的堆码、抗震、防跌及防撞击等性能。不同的地区气候条件不同,如我国南方一般气温和湿度较高,而北方冬季寒冷干燥,选用药品包装材料时,要适应流通区域的温度、湿度等条件。不同民族,文化及习俗不同,对药品包装材料的规格、包装形式会有不同的要求。药品都有一定的有效期,选用的药品包装材料应在有效期内有效保护药品。

（三）性能协调性原则

药品包装对保护药品的稳定性关系极大,因此,要根据药品的性质选择具备相应性能的材料制作包装容器。例如,液体和胶质药品宜选用不渗漏的材料,易见光分解变质的药物要选用避光材料,对于无菌制剂,药品包装容器和密封件须能经受灭菌加工处理。此外,选用的材料要有足够的强度,且与药品规格相适应的包装规格。

（四）美学原则

包装已成为商品促销的重要媒介,是商品价值的重要体现。药品包装通过装潢设计和造型设计,以合适的色彩、图案和造型表现美学原则。有了好的产品,还要有好的包装与之相配套。药品（特别是OTC药品）作为商品,应有自己独特的包装特点,能给人以信任感,才能在众多竞争产品中获得消费者的信赖。

（五）无污染原则

选择药品包装材料,应尽可能使用可降解材料,减少环境污染。如PVC垃圾燃烧会产生有毒气体和有毒灰烬,掩埋处理难以降解,且回收利用困难,带来严重的环保问题,欧洲一些国家政府采取了限制使用PVC产品的政策。

（六）与药物相容性原则

药品包装材料与药物的相容性是指药品包装材料与药物间的相互影响或迁移,包括物理相容性、化学相容性和生物相容性。药包材不应与被包装药品反应,不吸附药品,不能有包装材料进入药品。

药品包装材料和容器是药品的重要组成部分,尤其是药物制剂中,一些剂型本身就是依附包装而存在（如气雾剂等）。药包材组成配方、原辅料及生产工艺的不同,材料选择不恰当,可能会引起成分的迁移、吸附甚至发生化学反应。因此,在为特定的药物选择药品包装材料、容器、包装形式之前,必须充分评价包装材料（形式）对药物稳定性的影响,评定在长期的贮存过程中,在不同的环境条件下,包装容器对药物的保护效果,以及包装材料和容器本身的物理惰性、化学惰性和生物惰性，以保证用药的安全性、有效性。

二、药品包装材料与药物相容性试验

药品包装材料、容器与药物的相容性试验（compatibility test）是指为了考察药品包装材料、容器与药物间是否发生迁移或吸附等现象，进而是否影响药物质量而进行的一种试验。相容性试验同稳定性试验方法相似，其差别主要体现在试验目的、重点考察项目上的不同。前者为药品的包装与所包装的药物之间是否发生变化的试验，考察在长期的贮存过程中，在不同的环境条件下，药包材对药物是否具有足够的保护功能；而稳定性试验的目的是考察影响药品质量的各种因素及其变化的规律，为药物本身在不同条件下自身变化的试验。稳定性试验主要考察药物的降解产物或有关物质及其他与药物相关的一些重点考察的项目，未对药包材及其添加剂的易溶出、迁移组分进行控制。

药品包装材料与药物相容性试验按照《药品包装材料与药物相容性试验指导原则》（YBB00142002）进行。试验包括影响因素试验、加速试验和各种贮存条件下的长期试验。试验过程中，药物与药品包装材料及容器应充分接触，并模拟实际实用情况，例如考察注射剂、软膏剂和口服溶液剂时应倒置、侧放；多剂量包装应进行多次开启等。

（一）包装材料重点考察项目

不同的包装材料性质和特点不同，适用于不同的制剂类型，因而在包装材料与药物相容性试验中的考察重点也有所不同。常用的包装材料有玻璃、塑料、金属、橡胶等，其考察重点如下：

1. 玻璃 不同成分的玻璃，性能有较大差别，应重点考察碱性离子的释放性、不溶性微粒（含脱片试验）、金属离子向药物制剂的释放、药物与添加剂的被吸附性、有色玻璃的避光性等。

2. 塑料 应重点考察双向穿透性、溶出性、吸附性、化学反应性等。

3. 金属 应重点考察被腐蚀性、金属离子向药物制剂的释放性、金属覆盖层是否有足够的惰性等。

4. 橡胶 应重点考察溶出性、吸附性、化学反应性、不溶性微粒等。

（二）不同包装形式重点考察项目

常见药品的包装形式有瓶、袋、泡罩、管等，适用于不同的剂型。

1. 瓶 根据其所包装的药品性质，主要考察项目应包括密封性、避光性、化学反应性、吸附性等。

2. 袋 主要考察项目应包括密封性、避光性、化学反应性、吸附性、微粒（输液适用）、拉伸强度试验（输液适用）等。

3. 泡罩 主要考察项目应包括密封性、避光性、化学反应性等。

4. 管 主要考察项目应包括密封性、可卷折性、避光性、化学反应性（含涂层的惰性）、反弹力（复合管适用）等。

（三）不同药物剂型的考察项目

不同的药物剂型对包装有不同的要求，因而须根据药物的剂型特点确定相应的考察项目。常用药物制剂相容性试验重点考察项目见表 5 – 3。

表 5 – 3　　　　　　　　　原料药及药物制剂相容性试验重点考察项目*

剂　型	重点考察项目
原料药	性状、熔点、含量、有关物质、水分
片剂	性状、含量、有关物质、崩解时限或溶出度、脆碎度、水分、颜色
胶囊剂	外观、内容物色泽、含量、有关物质、崩解时限或溶出度、水分（含囊材）、粘连
注射剂	外观色泽、含量、pH 值、澄明度、有关物质、不溶性微粒、紫外线吸收、胶塞的外观
栓剂	性状、含量、融变时限、有关物质、包装物内表面性状
软膏剂	性状、结皮、失重、水分、均匀性、含量、有关物质（乳膏还应检查有无分层现象）、膏体易氧化值、碘值、酸败、包装物内表面性状
眼膏剂	性状、结皮、均匀性、含量、粒度、有关物质、膏体易氧化值、碘值、酸败、包装物内表面性状
滴眼剂	性状、澄明度、含量、pH 值、有关物质、失重、紫外线吸收、渗透压
丸剂	性状、含量、色泽、有关物质、溶散时限、水分
口服溶剂、糖浆剂	性状、含量、澄清度、相对密度、有关物质、失重、pH 值、紫外线吸收、包装物内表面性状
口服乳剂	性状、含量、色泽、有关物质
散剂	性状、含量、粒度、有关物质、外观均匀度、水分、包装物吸附量
吸入气（粉）雾剂	容器严密性、含量、有关物质、每揿（吸）主药含量、有效部位药物沉积量、包装物内表面性状
颗粒剂	性状、含量、粒度、有关物质、溶化性、水分、包装物吸附量
透皮贴剂	性状、含量、释放度、黏着性、包装物内表面颜色及吸附量
搽剂、洗剂	性状、含量、有关物质、包装物内表面颜色

* 资料来源：《药品包装材料与药物相容性试验指导原则（试行）》（YBB00142002）。

三、常见药物剂型对包装材料和容器的选择

药物剂型按其形态可分为固体制剂、液体制剂、半固体制剂等。药品包装材料、容器必须与药物制剂剂型特点相适应。

（一）固体制剂

一般来说，用量大的散剂等固体药品可以采用玻璃瓶、罐、塑料容器、金属罐、组合

罐、复合膜等进行包装。根据需要加聚乙烯薄膜衬垫,以提高包装的防潮性能。另外,固体制剂也大量采用单剂量包装、条式包装等。这些包装不但使用方便而且卫生安全。

粉剂药物大部分采用单剂量包装袋。如采用自动充填包装机作业,可用纸、铝箔、塑料薄膜、塑料瓶、玻璃瓶以及合适的塑料薄膜袋或复合膜袋。颗粒剂对水气非常敏感,故该包装容器必须严防吸潮。

片剂与胶囊剂的包装,除了使用传统的玻璃瓶或塑料瓶包装外,大多数采用泡罩包装、双铝箔包装、冷冲压成型包装。

软胶囊剂在高温、高湿条件下极易霉变,故需一定的防潮包装。

栓剂的熔点一般仅略高于室温,故必须考虑防热保护,可采取隔热包装或冷藏。

(二) 液体制剂

液体制剂包装必须考虑包装材料的成分、药品的特性以及使用方式,从而选择适当的包装材料。液体制剂的包装主要有玻璃瓶和塑料瓶。塑料瓶由于体轻、不易碎裂等特点,近年来的使用越来越多。其他还有喷雾罐、塑料铝箔复合袋等。

口服液体制剂为了避光,常采用琥珀色玻璃瓶或塑料瓶包装。洗剂、滴眼剂等,一般采用玻璃瓶包装,在确保药物制剂质量的前提下,滴眼剂已开始使用塑料容器包装。乳剂一般采用广口玻璃瓶包装,如采用其他材质作包装容器时,应考虑包材对油性溶剂的稳定性。

注射液分大容量($\geqslant 50$ml)和小容量(<50ml)注射剂。小容量注射剂目前大多采用安瓿,大容量(输液)包装一般采用玻璃瓶,目前已发展为聚丙烯瓶、聚乙烯瓶、PVC软袋并存的格局。

含醇制剂一般用玻璃容器或塑料容器,即可达到安全包装,但如果包装含有芳香剂以及天然活性物质时,必须选用能保持赋形剂特性的材料作包装容器,如碘酊使用塑料包装容器,因塑料具有一定的渗透性,导致碘的透损。植物油作为溶剂时,若使用低密度聚乙烯须注意薄壁透油问题,聚氯乙烯高分子材料须注意增塑剂的影响。

(三) 软膏剂

软膏剂的包装材料一般为玻璃、金属、塑料容器等,需避光的,可采用琥珀色玻璃包装较适宜。在玻璃瓶中封装乳剂时,应注意螺旋盖内衬密封材料的选用,否则易霉变。软膏剂的传统包装是铝罐、铁盒、铝管包装。随着复合软管的出现,软膏类制剂也开始采用复合软管包装。

思 考 题

1. 药品包装材料、容器与药物相容性试验的目的是什么?与稳定性试验有什么区别?
2. 选择药品包装材料、容器应考虑哪些因素?
3. 药品包装材料、容器的性能要求有哪些?
4. 试述药品包装的作用。
5. 试比较药用玻璃与药用塑料的性能特点。

第二篇 常规剂型及其技术

第六章 液体制剂

本章要求

1. 掌握 液体制剂的概念、特点、分类及质量要求；表面活性剂的分类、基本性质和应用；液体制剂常用溶剂和附加剂的种类、作用和应用；增加药物溶解度的方法；溶液型、胶体型液体制剂、混悬剂及乳剂的制备方法和质量评价。

2. 熟悉 溶解度的概念及影响溶解度的因素；流变学的基本知识；高分子溶液与溶胶剂的概念、性质及稳定性；混悬剂的概念、制备条件、常用附加剂及影响混悬剂稳定的因素；乳剂的概念、特点、类型、处方设计及稳定性。

3. 了解 乳剂形成与稳定的理论；不同给药途径用液体药剂的概念、特点与应用；液体药剂的包装与贮存；液体药剂生产中的主要问题及其解决措施。

第一节 概 述

一、液体制剂的含义、分类、特点

（一）液体制剂的含义

液体制剂（liquid pharmaceutical preparations）系指药物分散在适宜的分散介质中制成的液体形态的制剂，可以内服或外用。在液体制剂中，药物称为分散相，药物可以是固体、液体或气体，在一定条件下以分子、离子、小液滴、不溶性微粒、胶粒等形式分散于分散介质中形成液体分散体系。药物的分散程度、溶剂的性质关系着液体制剂的有效性、安全性、稳定性。一般药物在分散介质中的分散度愈大体内吸收愈快，呈现的疗效也愈高。为改善药物的分散状态、提高产品的稳定性、掩盖其不良嗅味等，液体药剂中常加入增溶剂、助悬剂、防腐剂等附加剂。

（二）液体制剂的特点

1. 液体制剂的优点 药物在分散介质中，分散程度高，吸收快，作用较迅速；给药途径广泛，可以内服、外用；易于分剂量，使用方便，尤其适用于婴幼儿和老年患者；药物分散于溶剂中，能减少某些药物的刺激性，如溴化物，通过调节液体制剂的浓度，避免药物对胃肠道的刺激性；某些固体药物制成液体制剂后，能提高药物的生物利用度等。

2. 液体制剂的不足 药物分散度较大，一方面受分散介质的影响，易引起药物的化学降解，药效降低甚至失效，另一方面药物微粒比表面积较大，容易发生物理稳定性问题，如沉淀、絮凝等；液体制剂携带、贮存、运输不便；以水为分散介质的液体制剂极易霉变，需要加入防腐剂等。

（三）液体制剂的分类

1. 按分散系统分类 在一定条件下，药物以分子、离子、胶体、微粒、小液滴分散于液体分散介质中形成分散系统。根据药物的分散状态液体制剂分为均相分散系统、非均相分散系统。在均相分散系统中药物以分子或离子状态分散，如低分子溶液剂、高分子溶液剂；在非均相分散系统中药物以微粒、小液滴、胶粒分散，如溶胶剂、乳剂、混悬剂。分散系统分类见表6-1。

表6-1　　　　　　　　　　分散系统分类

类型		分散相大小（nm）	特征
低分子溶液剂		<1	真溶液；无界面，热力学稳定体系；扩散快，能透过滤纸和某些半透膜。
胶体溶液	高分子溶液剂	1~100	真溶液；热力学稳定体系；扩散慢，能透过滤纸，不能透过半透膜。
	溶胶剂	1~100	胶态分散形成多相体系；有界面，热力学不稳定体系；扩散慢，能透过滤纸而不能透过半透膜。
混悬剂		>500	固体微粒分散形成多相体系，均为动力学和热力学不稳定体系；有界面，显微镜下可见。为非均相系统。
乳剂		>100	液体微粒分散形成多相体系，均为动力学和热力学不稳定体系；有界面，显微镜下可见。为非均相系统。

2. 按给药途径分类 按照给药途径，液体药剂可分为以下几类：

（1）内服液体制剂　经胃肠道给药，吸收发挥全身治疗作用，如合剂、糖浆剂、乳剂、混悬剂等。

（2）外用液体制剂　皮肤用液体制剂：如洗剂、搽剂等；五官科用液体制剂：如洗耳剂与滴耳剂、洗鼻剂与滴鼻剂、含漱剂、滴牙剂等；直肠、阴道、尿道用液体制剂：如灌肠剂、灌洗剂等。

（四）液体制剂的质量要求

溶液型液体制剂应澄明；混悬液型液体制剂、乳浊液型液体制剂的药物微粒应分散均匀；外用液体制剂应无刺激性；液体制剂应具有一定的防腐能力；包装适宜。

二、液体制剂的溶剂

液体制剂的溶剂，对溶液剂称为溶剂；对混悬剂、乳剂来说，由于药物并不溶解而是分散，故称为分散介质。在液体制剂中，溶剂对药物主要起溶解和分散作用，对液体制剂的药理效应、稳定性亦有重要影响。理想的溶剂应符合以下要求：毒性小、安全、不影响药物的疗效；化学性质稳定，不与药物发生化学反应、不影响药物的含量测定；价格低廉，成本低。但完全符合以上条件的溶剂很少，应根据药物的性质、制剂的要求和临床治疗需要等合理选择溶剂。液体制剂的常用溶剂按极性大小分为极性溶剂、半极性溶剂、非极性溶剂。

（一）极性溶剂

1. 水（water） 水是最常用的溶剂，本身无药理作用，能与乙醇、甘油、丙二醇等溶剂以任意比例混溶。水的极性大，能溶解大多数无机盐，极性有机药物，能溶解药材中的生物碱盐、苷类、糖类、鞣质、蛋白质、色素等，但某些药物在水中不稳定，易霉变，水性液体制剂不宜久贮。配制水性液体制剂时应使用纯化水，不宜使用常水。

2. 甘油（glycerin） 甘油为黏稠性液体，味甜，毒性小，能与水、乙醇、丙二醇混溶，而不能与氯仿、乙醚及脂肪油混溶。对苯酚、硼酸、鞣酸的溶解性大于水，因此在内服液体药剂中含甘油达12%（g/ml）以上时，不仅使制剂有甜味，而且能防止鞣质析出。甘油对皮肤黏膜有柔润和保护作用，附着于皮肤黏膜能使药物滞留患处发挥治疗作用，故常将一些外用药物制成甘油剂。30%以上的甘油具有防腐作用。

3. 二甲基亚砜（dimethyl sulfoxide，DMSO） 二甲基亚砜有万能溶媒之称，为澄明液体，密度为1.1g/ml，能与水、乙醇、丙酮混溶。本品溶解范围广，能溶解许多水溶性、脂溶性药物，一些难溶于水、甘油、乙醇、丙二醇的药物，往往可溶于本品。由于其具有强吸湿性，可大大提高角质层的水合作用；能将角质层的可溶性成分浸出形成沟隙而有利于药物的穿透；还可引起蛋白结构可逆的构型变化，使组织膨胀疏松，是一种常用的经皮吸收促进剂。

（二）半极性溶剂

1. 乙醇（ethyl alcohol） 乙醇是常用溶剂，可与水、甘油、丙二醇等溶剂以任意比例混合，可溶解大部分有机药物和药材中的有效成分，如糖类、苷类、生物碱及其盐、挥发油、树脂、鞣质、有机酸和色素等，乙醇的溶解性因乙醇的浓度而异。但乙醇有一定的生理活性，易挥发、燃烧。为防止乙醇挥发，制剂应密闭储存。20%以上的乙醇具有防腐作用。

2. 丙二醇（propylene glycol） 1,2-丙二醇，性质与甘油相似，但黏度较小，毒性小，无刺激性，可作为口服、肌肉注射的溶剂。丙二醇能与水、乙醇等以任意比例混溶，能溶解磺胺、维生素A等许多有机药物。丙二醇与水以一定比例混合的混合溶剂能延缓某些药物的水解，增加稳定性。

3. 聚乙二醇（polyethylene glycol，PEG） 低聚合度的聚乙二醇为液体，液体制剂常用的为PEG 300~400，为无色透明液体，能与水以任何比例混溶，并能溶解许多水溶性无机盐和水不溶性有机药物。本品对易水解的药物具有一定的稳定作用，并具有与甘油类似的保湿作用。

（三）非极性溶剂

1. 脂肪油（fatty oils） 本品为常用的非极性溶剂，《中华人民共和国药典》收载有茶油、麻油、花生油、豆油等。能溶解游离生物碱、挥发油及许多芳香族化合物。脂肪油易酸败，遇碱易皂化。多用于外用制剂，如洗剂、搽剂等。

2. 液状石蜡（liquid paraffin） 本品为饱和烷烃化合物，为无色透明油状液体，无味，不溶于水、乙醇，溶于醚、氯仿或挥发油中，与多数脂肪油能任意混合，能溶解挥发油、生物碱及一些非极性药物等。液体石蜡有轻质和重质两种，前者密度 $0.818\sim0.880\text{g/ml}$，多用于外用液体药剂，后者密度 $0.845\sim0.905\text{g/ml}$，多用于软膏剂。

3. 油酸乙酯 本品属脂肪油的代用品，为淡黄色或几乎无色、易流动、有似橄榄油香味的油状液体，是甾族化合物及其他油溶性药物的常用溶剂，但在空气中暴露易氧化、变色，故使用时常加入抗氧剂。

4. 醋酸乙酯（ethyl acetate） 无色油状液体，微臭，有挥发性和可燃性。本品可以溶解挥发油、甾体药物及其他油溶性药物，常作为搽剂的溶剂。

此外，因制备各种类型液体制剂的需要，需选择各类附加剂，起到增溶、助溶、乳化、助悬、润湿，以及矫味（嗅）、着色等作用。

三、液体药剂常用的附加剂

（一）增溶剂

某些难溶性药物在表面活性剂的作用下增加溶解度，形成溶液的过程称为增溶。具增溶能力的表面活性剂称为增溶剂（solubilizer），被增溶的药物称为增溶质。增溶量为每 1g 增溶剂能增溶药物的克数。以水为溶剂的液体制剂，增溶剂的最适 HLB 值为 $15\sim18$，常用增溶剂为聚山梨酯类、聚氧乙烯脂肪酸酯类等。

（二）助溶剂

助溶系指难溶性药物与加入的第三种物质在溶剂中形成可溶性分子间络合物、复盐、缔合物等，以增加难溶性药物在溶剂中的溶解度的现象。所加入的第三种物质称为助溶剂（hydrotropy agent）。助溶剂多为某些有机酸及其盐类如苯甲酸、碘化钾等，酰胺或胺类化合物如乙二胺等，一些水溶性高分子化合物如聚乙烯吡咯烷酮等。如，碘在水中的溶解度为1:2950，加入适量碘化钾，碘与碘化钾形成分子间络合物 KI_3，使碘在水中的溶解度增加到5%。再者，苯甲酸钠与咖啡因形成复盐、乙二胺与茶碱形成分子缔合物都能起到良好的助溶作用。

（三）潜溶剂

为提高难溶性药物的溶解度常使用混合溶剂。在混合溶剂中各溶剂达到一定比例时，药物的溶解度出现极大值，这种现象称为潜溶，这种混合溶剂称为潜溶剂（cosolvent）。常与水形成潜溶剂的物质有乙醇、丙二醇、甘油、聚乙二醇等。

（四）防腐剂

制剂不仅要有确切的疗效，而且必须安全可靠，便于长期保存。当药剂被微生物污染后，在适宜条件下微生物就会生长繁殖，使药剂腐败、变质、降低疗效或完全失效，甚至有可能产生一些对人体有害的物质。用药后，不仅不能起到预期的治疗作用，反而会引起机体发热、感染，甚至中毒等不良反应。因此，研究如何防止药剂被微生物污染，如何抑制微生物在药剂中的生长繁殖，如何除去或杀灭药剂中的微生物，确保药剂质量，是制药工作的重要任务。

1. 液体制剂的卫生学要求　《中华人民共和国药典》2005年版对液体制剂的卫生学要求是：口服给药制剂每1g或1ml不得检出大肠埃希菌，细菌数每1g不得超过1000个，每1ml不得超过100个，霉菌数和酵母菌数1g或1ml不得超过100个；含动物组织（包括提取液）的口服制剂每10g或10ml不得检出沙门菌；局部给药制剂每1g或1ml不得检出金黄色葡萄球菌、铜绿假单胞菌；用于手术、烧伤、严重创伤的局部给药制剂应符合无菌。

2. 防腐措施

（1）液体制剂可能被微生物污染的途径　液体制剂生产的各个环节都可能造成微生物的污染，如，药物原料，尤其是各种植物类、动物类药材，他们不仅直接带有各种微生物和螨，且有利于微生物和螨的生长繁殖；各种辅助材料，如水、蔗糖等常用辅料均存在一定数量的某种微生物；制药工具，如粉碎机、混合机及各种盛装药物的容器等均有可能带入微生物；环境空气，空气中含有许多微生物，尘埃越多微生物也越多，故需净化空气；操作人员，人体的外表皮肤、毛发及穿戴的鞋、帽和衣服上都带有微生物，可能造成污染；包装材料，包装用的玻璃瓶、塑料瓶等若不经消毒和灭菌处理，均有可能带入某些微生物。

（2）防止微生物污染的措施　防止微生物污染的措施包括，加强生产环境管理，净化空气，清除污染源，加强操作人员个人卫生管理，做好原辅料的预处理，加强清场等。但在制剂生产过程中完全避免微生物的污染非常困难，当有少量微生物污染时，可以加入防腐剂，抑制微生物的繁殖，达到防腐目的。

3. 防腐剂的质量要求　防腐剂（又称抑菌剂）系指具有抑菌作用，能抑制微生物生长繁殖的物质。防腐剂对微生物的繁殖体有杀灭作用，对芽孢则能抑制其发育成繁殖体。防腐剂的作用机理包括：使微生物蛋白质变性（如醇类）；与微生物酶系统结合，竞争其辅酶（如苯甲酸）；增加菌体细胞膜的通透性，使细胞膜破裂、溶解（如洁而灭）等。理想的防腐剂应符合以下条件：物理化学性质稳定，不与制剂成分相互作用，不受温度、pH值的影响；安全，无过敏性、刺激性，不影响药物的药效，对人体无害；在水中的溶解度可以达到最小抑菌浓度；抑菌谱广，对大多数微生物有较强的抑制作用等。

4. 常用防腐剂　各种防腐剂具有不同的性质、应用范围，下面介绍几种常用防腐剂。

（1）苯甲酸与苯甲酸钠　常用防腐剂，一般用量为0.25%~0.4%。其分子型的防腐作用大于解离型，故在pH值为4的介质中作用最好。苯甲酸在水中的溶解度为0.29%，而苯甲酸钠则可达到5%（20℃），所以常用其钠盐。本品适用于作内服和外用制剂的防腐剂。

（2）对羟基苯甲酸酯类　亦称尼泊金类，有甲、乙、丙、丁四种酯，本品无毒、无味、无臭，不挥发，性质稳定，抑菌作用强，特别对大肠杆菌有很强的抑制作用。在酸性条件下作用最强，中性条件亦可使用。几种对羟基苯甲酸酯混合使用有协同作用，防腐效果更佳，如乙酯-丙酯（1:1）、乙酯-丁酯（4:1）。常用量为0.01%~0.25%。本品在水中溶解度较小，配制时先将水加热到80℃左右，加入尼泊金搅拌溶解或取尼泊金先溶于少量乙醇中，再加入溶液中，混合均匀。本品与苯甲酸联合使用对防治霉变、发酵效果最佳。尼泊金类与聚山梨酯类配伍时，由于分子间络合作用，尼泊金类的溶解度增加，但游离型减少，防腐能力减低，因此在含聚山梨酯类的药液中不宜选用本类防腐剂。本品适用于作内服液体制剂的防腐剂。

（3）山梨酸与山梨酸钾　常用浓度为0.15%～0.25%，对细菌和霉菌均有较强抑菌效力，需在酸性溶液中使用，在pH值为4时防腐效果最好。在含有聚山梨酯的液体药剂中仍有较好的防腐效力。

（4）苯扎溴铵　又称新洁尔灭，为阳离子型表面活性剂。本品无刺激性，溶于水、乙醇。在酸性、碱性条件中稳定，能够耐受热压灭菌，常用浓度为0.02%～0.2%，多外用。

（5）其他防腐剂　乙醇、苯酚、甲酸、三氯叔丁醇、苯甲醇、硝酸苯汞、硫柳汞、脱水醋酸、甘油、氯仿、桉油、桂皮油、薄荷油等均可作防腐剂使用。

（五）矫味剂

矫味剂系指能够掩蔽药物的不良嗅味或改善药物嗅味的一类附加剂。矫味剂分为甜味剂、芳香剂、胶浆剂、泡腾剂等类型，应根据制剂的嗅味、矫味要求选择应用。

1. 甜味剂　常用甜味剂包括天然甜味剂与合成甜味剂两大类。天然甜味剂主要：有糖类，如蔗糖、糖浆等；糖醇类，如山梨醇、木糖醇等；苷类，如甜菊苷。其中蔗糖、单糖浆应用最为广泛，甜菊苷在日本应用较为广泛，而欧洲、美国则因现有资料无法证实其安全性，禁止甜菊苷作为矫味剂使用。合成甜味剂主要有糖精钠等。阿司帕坦又名蛋白糖，化学名为天门冬酰苯丙氨酸甲酯，甜度是蔗糖的150～200倍，不耐高温，甜度受pH值的影响，阿司帕坦在体内分解为相应的氨基酸，不适用于苯丙酮酸尿症患者。对于糖尿病患者可以选用的甜味剂有山梨醇、木糖醇、阿司帕坦等。

2. 芳香剂　液体制剂中常加入一些香料或香精来改善制剂的嗅味，这些香料或香精称为芳香剂。常用芳香剂分为天然香料、人工香料。天然香料是天然植物的挥发性芳香油如薄荷油、留兰香油等；人工合成香料如香蕉香精、柠檬香精等。

3. 胶浆剂　胶浆剂具有黏稠、缓和的性质，可以干扰味蕾的味觉而矫味，可以降低刺激性药物的刺激性，对涩酸味亦可以矫正。常用的胶浆剂有明胶、阿拉伯胶、羧甲基纤维素、甲基纤维素等的胶浆，胶浆剂与甜味剂合并使用可以增加矫味的效果。

4. 泡腾剂　常用的泡腾剂为有机酸与有机碱，将有机酸如枸橼酸与碳酸氢钠混合后，遇水产生大量二氧化碳，使溶液呈酸性，麻痹味蕾而矫味，常用于苦味制剂。

第二节　表面活性剂

一、概述

相是指体系中物理和化学性质均匀的部分，有固、液、气三相。物质相与相之间的交界面称为界面，液体或固体与气体间的界面通常又称为表面。微粒间、液滴间与空气三者的各相间存在着复杂的表面或界面关系，如液-气、液-液、液-固、气-固之间的接触面上会产生一定的表面张力或界面张力。凡能显著降低两相间表面张力（或界面张力）的物质，称为表面活性剂。表面活性剂之所以能降低表面（界面）张力，主要取决于其分子结构。

表面活性剂的分子是双亲分子，其分子结构中同时含有两种不同性质的基团即亲水性基团、亲油基团，如图6-1所示。亲水基团可以是羧酸、磺酸、胺基、氨基及其盐、硫酸酯及其可溶性盐等，亲油基团一般是8~20个碳原子的烃链。如肥皂，亲水基团是解离的脂肪酸根、亲油基团是脂肪酸碳链。将表面活性剂加入水中，在低浓度时，表面活性剂主要浓集在气-液界面，形成亲水基团朝向水中亲油基团朝向空气的定向排列单分子膜。此时，表面活性剂在溶液表面层的浓度大大高于其在溶液中的浓度。表面活性剂在溶液表面层聚集的现象称为分子吸附或正吸附。正吸附改变了溶液表面的性质，使表面张力降低，随之产生较好的润湿、乳化等作用。

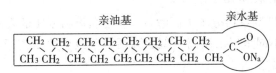

图6-1 表面活性剂的化学结构

二、表面活性剂的分类

按表面活性剂分子组成特点与解离情况，将表面活性剂分为离子型表面活性剂和非离子型表面活性剂两大类，离子型表面活性剂又按离子所带电荷不同，分为阳离子型表面活性剂、阴离子型表面活性剂和两性离子型表面活性剂。常用的表面活性剂的结构、特征和性质如下：

（一）阴离子型表面活性剂

阴离子型表面活性剂的特征是起表面活性作用的部分是阴离子部分，即带负电荷的部分，如肥皂、长链烃基的硫酸盐等。

1. 肥皂类 高级脂肪酸的盐，通式为 $(RCOO^-)_nM^{n+}$。脂肪酸烃链一般在 C_{11}~C_{17} 之间，以硬脂酸、油酸、月桂酸等较常用。根据金属离子的不同，分为碱金属皂（一价皂如钾皂又名软皂）、碱土金属皂（二价皂如钙皂、镁皂）和有机胺皂（如三乙醇胺皂）等。它们都具有良好的乳化能力，其中碱金属皂、有机胺皂作 O/W 乳化剂，碱土金属皂为 W/O 乳化剂。肥皂类易被酸所破坏，碱金属皂还可被钙盐、镁盐等破坏，电解质还可使之盐析。本品有一定的刺激性，一般只用于外用制剂。

2. 硫酸化物 主要是硫酸化油和高级脂肪醇硫酸酯类，通式为 $ROSO_3^-M^+$。其中高级醇烃链 R 在 C_{12}~C_{18} 之间。硫酸化油的代表是硫酸化蓖麻油，又称土耳其红油，为黄色或橘黄色黏稠液，微臭，可与水混合，为无刺激性的去污剂和润湿剂，可代替肥皂洗涤皮肤，亦可作挥发油或水不溶性杀菌剂的增溶剂。高级脂肪醇硫酸酯类中常用的是十二烷基硫酸钠（月桂醇硫酸钠，O/W 乳化剂）、十六烷基硫酸钠（鲸蜡醇硫酸钠）、十八烷基硫酸钠（硬脂醇硫酸钠）等，它们的乳化性很强，且较肥皂类稳定，主要用作外用软膏的乳化剂。

3. 磺酸化物　系指脂肪族磺酸化物、烷基芳基磺酸化物等，通式为 $RSO_3^- M^+$。脂肪族磺酸化物如二辛基琥珀酸磺酸钠（商品名阿洛索-OT）、二己基琥珀酸磺酸钠（商品名阿洛索-18）、十二烷基苯磺酸钠等，其中十二烷基苯磺酸钠是目前广泛应用的洗涤剂。

（二）阳离子型表面活性剂

阳离子型表面活性剂起表面活性作用的是阳离子部分。其分子结构的主要部分是一个五价氮原子，也称为季铵化合物，其特点是水溶性大，在酸性与碱性溶液中均较稳定。除具有良好的表面活性作用外，还具有很强的杀菌作用，因此主要用于杀菌与防腐。

苯扎氯铵（商品名为洁尔灭）、苯扎溴铵（商品名为新洁尔灭）具有杀菌、渗透、清洁、乳化等作用。其中新洁尔灭水溶液的杀菌力很强，穿透性强，毒性较低，主要用作杀菌防腐剂。

（三）两性离子型表面活性剂

两性离子型表面活性剂系指分子中同时具有正、负电荷基团的表面活性剂。这类表面活性剂随着介质的pH值不同呈现出阳离子型表面活性剂或阴离子离子型表面活性剂的性质。有天然、人工合成之分。

1. 卵磷脂　卵磷脂是天然的两性离子型表面活性剂，主要来源于大豆和蛋黄，根据来源不同，又称为豆磷脂、蛋磷脂。本品由磷酸型的阴离子部分和季铵盐型的阳离子部分所组成。卵磷脂不溶于水，溶于氯仿、乙醚等有机溶剂，但对油脂的乳化作用很强，作O/W型乳化剂，可制成油滴很小、不易破坏的乳剂。是目前制备注射用乳剂的主要乳化剂，也是制备脂质体的主要原料。结构式如下：

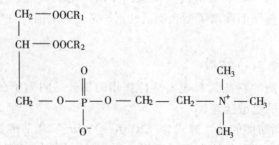

磷酸酯盐型阴离子部分　　季铵盐型阳离子部分

2. 合成的两性离子表面活性剂　两性离子表面活性剂中构成阳离子部分的是胺盐或季铵盐，阴离子部分主要有羧酸盐，还有硫酸盐、磷酸盐、磺酸盐等。羧酸盐又可分为由胺盐构成的氨基酸型和由季铵盐构成的甜菜碱型。

氨基酸型两性离子型表面活性剂在等电点（一般为微酸性）时亲水性减弱，可能产生沉淀；甜菜碱型的最大优点是无论在酸性、中性或碱性水溶液中均易溶，在等电点时也无沉淀，适用于各种pH环境。商品名为"Tego"的表面活性剂是目前常用的一类氨基酸型两性离子型表面活性剂，其杀菌力很强，且毒性小于阳离子型表面活性剂。

两性离子型表面活性剂在碱性水溶液中呈阴离子表面活性剂的性质，起泡性良好，去污力强；在酸性水溶液中则呈阳离子型表面活性剂的特性，杀菌力很强。

（四）非离子型表面活性剂

非离子型表面活性剂系指在水溶液中不解离的一类表面活性剂，分子中构成亲水基团的是甘油、聚乙二醇和山梨醇等多元醇，构成亲油基团的是长链脂肪酸或长链脂肪醇及烷基或芳基等，二者以酯键或醚键相结合，有许多品种。非离子型表面活性剂不易受电解质、溶液pH值影响，毒性、溶血性较小，能与大多数药物配伍，因而在药剂上应用较广，常用作增溶剂、分散剂、乳化剂或混悬剂。可用于内服制剂、外用制剂，个别品种还可用于注射剂。

1. 脂肪酸山梨坦类 为脱水山梨醇脂肪酸酯类，商品名为司盘（Spans）。本品为白色至黄色、黏稠油状液体或蜡状固体。不溶于水，易溶于乙醇，HLB值在1.8~8.6之间，亲油性较强，故一般用作W/O乳化剂或O/W型乳剂的辅助乳化剂。脱水山梨醇的酯类因脂肪酸种类和数量的不同而有不同产品，例如月桂山梨坦（司盘20）、棕榈山梨坦（司盘40）、硬脂山梨坦（司盘60）、三硬脂山梨坦（司盘65）、油酸山梨坦（司盘80）、三油酸山梨坦（司盘85）等。其结构如下：

式中$RCOO^-$为脂肪酸根，山梨醇为六元醇，因脱水而环合

2. 聚山梨酯（polysorbate） 为聚氧乙烯脱水山梨醇脂肪酸酯类。商品名为吐温（Tweens）。本品为黏稠的液体，易溶于水、乙醇，不溶于油，广泛用作增溶剂或O/W型乳化剂。聚氧乙烯脱水山梨醇脂肪酸酯类根据脂肪酸种类和数量的不同而有不同产品。例如聚山梨酯20（吐温20）、聚山梨酯40（吐温40）、聚山梨酯60（吐温60）、聚山梨酯65（吐温65）、聚山梨酯80（吐温80）、聚山梨酯85（吐温85）。其结构式如下：

式中——$(C_2H_4O)_nO^-$为聚氧乙烯基

3. 聚氧乙烯脂肪酸酯 系由聚乙二醇与长链脂肪酸缩合而成的酯，商品名为卖泽（Myrj）类。可用通式：$RCOOCH_2(CH_2OCH_2)_nCH_2OH$表示，根据聚乙二醇的平均分子量和脂肪酸品种不同有不同品种。本品乳化能力很强，为O/W型乳化剂，常用的为聚氧乙烯40脂肪酸酯（卖泽52或S40）。

4. 聚氧乙烯脂肪醇醚类 系由聚乙二醇与脂肪醇缩合而成的醚类，商品名为苄泽（Brij）类。可用通式：$RO(CH_2OCH_2)_nH$表示，因聚氧乙烯基聚合度和脂肪醇的不同而有不同的品种。药剂上常用作乳化剂或增溶剂。例如西土马哥（Cetomacrogol），是聚乙二醇与十六醇缩合而得；平平加O（Peregol O）则是15单位氧乙烯与油醇的缩合物，作增溶剂、

O/W型乳化剂；埃莫尔弗（Emlphor）是一类聚氧乙烯蓖麻油化合物，由20个单位以上的氧乙烯与油醇的缩合物作增溶剂、O/W型乳化剂。

5. 聚氧乙烯-聚氧丙烯共聚物 系由聚氧乙烯和聚氧丙烯聚合而成。本品又称泊洛沙姆（Poloxamer），商品名普朗尼克（Pluronic），通式为：HO（C_2H_4O）$_a$（C_3H_6O）$_b$（C_2H_4O）$_c$H。相对分子量由1000到10000以上，随着分子量的增大，本品由液体逐渐变为固体。具有乳化、润湿、分散、起泡、消泡等作用，但增溶作用较弱。Pluronic F68（Poloxamer188）为O/W型乳化剂，可作为静脉注射用的乳化剂，所制备的O/W乳剂能够耐受热压灭菌。

三、表面活性剂的基本性质和应用

（一）胶束与临界胶束浓度

表面活性剂水溶液达到一定浓度后，浓度再增大，对表面张力的降低作用不大。当表面活性剂的浓度较大时，表面活性剂分子开始聚集，表面活性剂分子的疏水部分相互吸引、缔合在一起，形成缔合体，这种缔合体称为胶团或胶束（micelle）。表面活性剂分子形成胶束的最低浓度称为临界胶束浓度（critical micelle concentration，CMC）。临界胶束浓度与表面活性剂的结构与组成有关，每一种表面活性剂均有自己的临界胶束浓度。如十二烷基硫酸钠（40℃）的临界胶束浓度为0.86%（moL/L）。临界胶束浓度越低表面活性剂效率越高，反之越小。

当表面活性剂的溶液浓度达到CMC时，胶束有相近的缔合度并呈球形、板状等，分子中亲水基排列在球壳外部形成栅状层结构，而碳氢链在中心形成内核。如图6-2所示。

（二）亲水亲油平衡值

由于表面活性剂分子是由亲水基团和亲油基团所组成的，所以它们能在油-水界面定向排列。如果分子过分亲水或过分亲油，表面活性剂就会完全溶解在水相或油相中，很少存在于界面上，就难以降低界面张力。因此，表面活性剂分子的亲水基团和亲油基团的适当平衡非常重要。

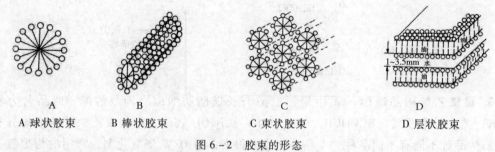

A 球状胶束　　B 棒状胶束　　C 束状胶束　　D 层状胶束

图6-2　胶束的形态

表面活性剂亲水基团和亲油基团对油或水的综合亲和力称为亲水亲油平衡值（hydrophile-lipophile balance value，HLB）。表面活性剂的 *HLB* 值愈高，其亲水性愈强；*HLB* 值越低，其亲油性愈强。不同 *HLB* 值的表面活性剂有不同的用途，如增溶剂 *HLB* 值的最适范围为15~18或以上；去污剂的 *HLB* 值为13~16；O/W乳化剂的 *HLB* 值为8~18；润湿剂与铺展剂的 *HLB* 值为7~9；W/O乳化剂的 *HLB* 值为3~6；大部分消泡剂的 *HLB* 值为0.8~3

等。常用表面活性剂的 HLB 值见表 6-2。

非离子型表面活性剂的 HLB 值具有加合性，混合后的表面活性剂的 HLB 值可按式 6-1 进行计算：

$$HLB_{AB} = \frac{HLB_A \times W_A + HLB_B \times W_B}{W_A + W_B} \quad (6-1)$$

例：用司盘 80（HLB 值 4.3）和聚山梨酯 20（HLB 值 16.7）制备 HLB 值为 9.5 的混合乳化剂 100g，问两者应各用多少克？该混合物可起什么作用？

设司盘 80 的用量为 W_A 克，聚山梨酯 20 为 $100 - W_A$ 克：

$$9.5 = \frac{4.3 \times W_A + 16.7 \times (100 - W_A)}{100}$$

$W_A = 58g \qquad 100 - W_A = 42g$

该混合乳化剂需 58g 司盘 80 和 42g 聚山梨酯 20，可用作水包油型乳化剂和润湿剂。

（三）Krafft 点

对于离子型表面活性剂，温度上升主要是增加表面活性剂的溶解度并增加溶质在胶束中的溶解度。当温度升高至某一温度时，离子型表面活性剂在水中的溶解度急剧升高，该温度称为 Krafft 点，相对应的溶解度即为该离子型表面活性剂的临界胶束浓度（CMC）。图 6-3 是十二烷基硫酸钠的溶解度随温度变化的曲线，当溶液中表面活性剂的浓度超过溶解度时（区域Ⅰ），溶液为真溶液；当继续增加表面活性剂时，有过量的表面活性剂析出（区域Ⅱ）；此时再升高温度，体系又成为澄明溶液（区域Ⅲ），该区域为胶束溶液。

表 6-2　　　　　　　　　　　常用表面活性剂的 HLB 值

品 名	HLB 值	品 名	HLB 值
阿拉伯胶	8.0	司盘-20	8.6
阿特拉斯 G-263	25~30	司盘-40	6.7
泊洛沙姆 188	16.0	司盘-60	4.7
苄泽-30	9.5	司盘-65	2.1
苄泽-35	16.9	司盘-80	4.3
二硬脂酸乙二酯	1.5	司盘-83	3.7
单油酸二甘酯	6.1	司盘-85	1.8
单硬脂酸甘油酯	3.8	吐温-20	16.7
单硬脂酸丙二酯	3.4	吐温-21	13.3
聚氧乙烯 400 单月桂酸酯	13.1	吐温-40	15.6
聚氧乙烯 400 单油酸酯	11.4	吐温-60	14.9
聚氧乙烯 400 单硬脂酸酯	11.6	吐温-61	9.6
聚氧乙烯壬烷基酚醚	15.0	吐温-65	10.5
聚氧乙烯烷基酚	12.8	吐温-80	15.0

(续表)

品 名	HLB 值	品 名	HLB 值
聚氧乙烯脂肪醇醚	13.3	吐温-81	10.0
明胶	9.8	吐温-85	11.0
卖泽-45	11.1	西黄蓍胶	13.0
卖泽-49	15.0	西士马哥	16.4
卖泽-51	16.0	油酸	1.0
卖泽-52	16.9	油酸钠	18.0
平平加 O-20	16.5	油酸钾	20.0
十二烷基硫酸钠	40	油酸三乙醇胺	12.0

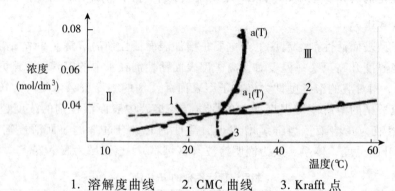

1. 溶解度曲线　　2. CMC 曲线　　3. Krafft 点

图 6-3　十二烷基硫酸钠的溶解度曲线

Krafft 点是离子型表面活性剂的特征值，Krafft 点也是离子型表面活性剂应用温度的下限，即只有高于 Krafft 点，表面活性剂才能更大地发挥作用。

（四）起昙和昙点

某些含聚氧乙烯基的非离子型表面活性剂的溶解度开始随温度上升而加大，当温度升高到某一温度时，其溶解度急剧下降，使溶液变混浊，甚至产生分层，但冷后可以恢复澄明，这种由澄明变混浊的现象称为起昙，这个转变温度称为昙点。产生这一现象的原因，主要是由于含聚氧乙烯基的表面活性剂的聚氧乙烯链与水以氢键结合，开始表面活性剂的溶解度随温度升高而增大，但当升高到某一温度时，氢键断裂，表面活性剂的溶解度急剧下降，出现混浊或沉淀。

聚氧乙烯基聚合度较低的表面活性剂与水的亲和力小，其昙点较低；反之，则昙点较高。通常昙点在 30℃～100℃，吐温 20、吐温 60、吐温 80 的昙点分别 95℃、76℃、93℃。一般，加入盐类、碱性物质能降低昙点，但有的含聚氧乙烯基的表面活性剂没有昙点，如聚氧乙烯聚氧丙烯的共聚物普朗尼克 F-68 极易溶于水，甚至达到沸点时也不产生混浊，没有起昙现象。

有起昙现象的表面活性剂，当温度达到昙点时会沉淀析出，表面活性剂的增溶性、乳化性将下降，可能使被增溶的物质析出或使相应的乳剂被破坏，其中有些可能在温度下降后恢复原状，但有些则难以恢复，因此含这类表面活性剂的制剂加热灭菌应格外注意。生产中，灭菌制剂如注射剂，应选择昙点在85℃以上的增溶剂，避免高温灭菌分层。

（五）表面活性剂的毒性

表面活性剂的毒性，一般阳离子型表面活性剂毒性最大，其次是阴离子型表面活性剂，非离子型表面活性剂毒性最小，两性离子型表面活性剂的毒性和刺激性均小于阳离子型表面活性剂。例如小鼠口服0.063%的阳离子型表面活性剂氧化烷基二甲铵，就显示了慢性毒性作用，口服1%的阴离子型表面活性剂二辛基琥珀酸磺酸钠仅有轻微的毒性，而同浓度的十二烷基硫酸钠则没有毒性反应。一般认为非离子型的表面活性剂口服没有毒性，表面活性剂用于静脉给药的毒性大于口服。动物实验表明非离子型表面活性剂的毒性较小，其中尤以静脉注射的Pluronic F68毒性更低，麻醉小鼠可耐受静脉注射10%的Pluronic F68溶液10ml。

阳离子表面活性剂和阴离子表面活性剂不仅毒性较大，而且还具有较强的溶血作用。例如0.001%的十二烷基硫酸钠溶液就有强烈的溶血作用。非离子表面活性剂也有溶血作用，但一般较轻微。聚山梨酯类的溶血作用通常比其他含聚氧乙烯基的表面活性剂为小。溶血作用的顺序为：聚氧乙烯烷基醚＞聚氧乙烯烷芳基醚＞聚氧乙烯脂肪酸酯＞聚山梨酯类。聚山梨酯类溶血作用的顺序为：聚山梨酯20＞聚山梨酯60＞聚山梨酯40＞聚山梨酯80。

外用时表面活性剂呈现较小的毒性。仍以非离子型对皮肤和黏膜的刺激性为最小。季铵盐化合物浓度大于1%就可会对皮肤产生损害作用，而阴离子表面活性剂十二烷基硫酸钠则在20%以上才产生损害作用；非离子型表面活性剂如吐温类对皮肤黏膜的刺激性很低，而聚氧乙烯醚类产品浓度高于5%时即可产生损害作用。表面活性剂有时因结构的极小差别，而呈现的作用有很大的差异，因此对于同系列表面活性剂的毒性不能完全类推，应通过动物实验来确定。

第三节　药物的溶解度

一、药物溶解度的表示方法

溶解度（solubility）系指在一定温度（气体在一定压力）下，在一定量溶剂中达饱和时溶解药物的最大量。《中华人民共和国药典》2010年版关于药品的近似溶解度有7种提法：极易溶解、易溶、溶解、略溶、微溶、极微溶解、几乎不溶或不溶。这些概念仅表示药物大致溶解性能，至于准确的溶解度，一般以一份溶质（1g或1ml）溶于若干毫升溶剂表示。药物的溶解度数据可以查阅药典、专门性理化手册等，对于查不到溶解度数据的药物，可以通过实验测定。

1. 特性溶解度（intrinsic solubility）　特性溶解度指药物不含任何杂质，在溶剂中不发生解离、缔合，不与溶剂中的其他物质发生相互作用时所形成的饱和溶液的浓度。特性溶解度是药物的重要物理参数之一，了解该参数对剂型的选择、处方及工艺的制定有一定的指导作用。很多情况下，如果药物的特性溶解度小于1mg/ml就可能出现吸收问题。

2. 表观溶解度（apparent solubility） 当弱碱性药物在酸性、中性溶剂中溶解时，药物可能部分或全部转变成盐，在此条件下测定的溶解度就不是该化合物的特性溶解度。在测定药物溶解度时不易排除溶剂、其他成分的影响，一般情况下测定的溶解度称表观溶解度或平衡溶解度。因此，广义而言，物质的溶解，不仅仅意味着溶质以分子的形式分散在溶剂中，还可以以离子的形式分散于溶剂中；溶解不仅仅由于溶剂的范德华力、氢键力、偶极力和色散力造成的，还可以由于与溶剂中的其他溶质形成可溶性盐、溶于胶团、吸附于可溶性高分子溶质、形成可溶性络合物（配合物、复合物）的形式分散于溶剂之中。

二、影响溶解度的因素

1. 温度 温度对溶解度影响很大，溶解度与温度的关系如式6-2：

$$\ln X = \frac{\Delta H_f}{R}\left(\frac{1}{T_f} - \frac{1}{T}\right) \tag{6-2}$$

式中，X为溶解度（摩尔分数），T_f为药物熔点、T为溶解时温度，ΔH_f为摩尔溶解热，R为气体常数。一般情况下，固体或液体药物溶解时ΔH_f为正值，溶解度随温度升高而增加；气体药物溶解时ΔH_f为负值，溶解度随温度升高而降低。

2. 溶剂 药物的溶解实际是溶质和溶剂分子或离子相互作用的过程，溶剂在溶解过程中起重要作用。溶解的经验规则是"相似相溶"，即极性溶剂溶解极性药物，非极性溶剂溶解非极性药物。其中，极性溶剂与极性药物之间可形成永久偶极－永久偶极结合而溶剂化；极性较弱的药物分子中有极性基团，能与水产生氢键结合而溶于水；非极性药物溶于非极性溶剂中，药物分子与溶剂分子之间形成诱导偶极－诱导偶极结合；半极性药物能溶于非极性溶剂中，两者之间可形成永久偶极－诱导偶极结合。

3. 药物的化学结构 在同一溶剂中，不同的药物具有不同的溶解度。药物的溶解度主要与药物的极性、晶型和晶格引力的大小有关。药物可分为结晶型和无定型，结晶型药物因晶格排列不同分为稳定型、亚稳定型、不稳定型。结晶型药物由于晶格能的存在，与无定型药物溶解度差别很大。多晶型药物因晶格能不同，溶解度有很大差别，稳定型药物溶解度小，亚稳定型药物溶解度大。如氯霉素棕榈酸酯有A型、B型和无定型，其中B型和无定型的溶解度大于A型，且为有效型。丁烯二酸有顺反两种结构，其晶格引力不同，溶解度相差很大，顺式溶解度为1:5；反式溶解度为1:150。

4. 粒子大小 一般药物的溶解度与药物粒子大小无关，但当药物粒子很小（$\leq 0.1 \mu m$）时，药物溶解度随粒径减小而增加。

5. 加入第三种物质 溶液中加入溶剂、药物以外的其他物质可能改变药物的溶解度，如加入助溶剂、增溶剂可以增加药物的溶解度，加入电解质可能因同离子效应而降低药物的溶解度。

三、增加药物溶解度的方法

1. 加入增溶剂 具有增溶作用的表面活性剂称为增溶剂。表面活性剂能增加难溶性药物在水中的溶解度,是表面活性剂在水中形成胶束的结果。被增溶的物质,以不同方式与胶束相互作用,使药物分散于胶束中。如非极性物质苯完全进入胶束的非极性中心区;水杨酸等带极性基团而不溶于水的药物,分子中非极性基则插入胶束的非极性中心区,极性基则伸入球形胶束外的亲水基团;对羟基苯甲酸由于分子两端都有极性基团,可完全分布在胶束的亲水基团间。影响增溶的因素主要有:

(1) *增溶剂的种类* 增溶剂的种类和同系物增溶剂的分子量对增溶效果有影响。一般,同系物的增溶剂碳链愈长,其增溶量也愈大。目前认为,对极性药物而言,非离子型增溶剂的 *HLB* 值愈大,增溶效果愈好,但对极性低的药物,则相反。增溶剂的 *HLB* 值一般应在 15~18 之间选择。

(2) *药物的性质* 当增溶剂的种类、浓度一定时,被增溶同系物药物的分子量愈大,增溶量愈小。增溶剂所形成的胶束体积是一定的,药物的分子量愈大,体积也愈大,胶束能增溶药物的量自然愈少。

(3) *加入顺序* 在实际增溶时,增溶剂加入方法不同,增溶效果也不同。一般先将药物与增溶剂混合,再加入溶剂。如用聚山梨酯类为增溶剂,对冰片的增溶实验证明,先将冰片与增溶剂混合,最好使其完全溶解,再加水稀释,冰片能很好溶解。若先将增溶剂溶于水,再加冰片,冰片几乎不溶。

2. 加入助溶剂 常用助溶剂可分为三类:①某些有机酸及其钠盐,如苯甲酸钠、水杨酸钠、对氨基苯甲酸钠等;②酰胺化合物,如乌拉坦、尿素、烟酰胺、乙酰胺等;③无机盐,如碘化钾等。助溶的机理一般为:助溶剂与难溶性药物形成可溶性络合物;形成有机分子复合物;通过复分解而形成可溶性盐类。当助溶剂的用量较大时,宜选用无生理活性的物质。

3. 制成盐类 某些难溶性弱酸、弱碱,可制成盐而增加其溶解度。弱酸性药物如苯巴比妥类、磺胺类可以用碱(氢氧化钠、碳酸氢钠、氢氧化钾等)与其作用生成溶解度较大的盐。弱碱性药物如普鲁卡因、可卡因等可以用酸(盐酸、硫酸、磷酸、氢溴酸、枸橼酸、醋酸等)制成盐类。难溶性弱酸、弱碱制成盐类时,除了考虑溶解度外,还应考虑其稳定性、毒性、刺激性、疗效等方面的变化。如乙酰水杨酸的钙盐比钠盐稳定,奎尼丁的硫酸盐刺激性小于葡萄糖酸盐等。

4. 使用潜溶剂 潜溶剂即能提高难溶性药物溶解度的混合溶剂。常与水形成潜溶剂的有乙醇、丙二醇、甘油、聚乙二醇 300、聚乙二醇 400 等。药物在混合溶剂中的溶解度,与混合溶剂的种类、混合溶剂中各溶剂的比例有关。在选择溶剂时应考虑溶剂对人体毒性、刺激性、疗效的影响。如苯巴比妥难溶于水,制成钠盐虽能溶于水,但因水解而沉淀和变色,若用聚乙二醇与水的混合溶剂,溶解度增大而且稳定,可供制成注射剂。

此外,提高温度可促进药物的溶解;应用微粉化技术可减小粒径,促进和提高药物的溶解度;包合技术等新技术的应用也可促进药物的溶解。

第四节 流变学基本知识

一、概述

在适当的外力作用下,物质所具有的流动和变形性能称为流变性,研究物体变形和流动的科学称为流变学(rheology)。1929年由Bengham和Crawford提出。

当外力作用于固体时,物体产生大小或形状的改变,即变形。引起变形的作用力除以作用面积称之为应力(stress)。给固体施加外力时,固体就变形,外力解除时,固体就恢复到原有的形状,固体的这种性质称为弹性(elasticity),这种可逆的形状变化称为弹性变形(elastic deformation)。外力作用于液体时,液体产生不可逆变形即出现流动,流动是液体、气体的主要性质之一,流动的难易程度与液体的黏度有关。药剂学中的乳剂、混悬液、软膏剂等既有黏性又有弹性,我们称之为黏弹性物体。

液体流动相邻液层间相对运动所产生的内摩擦力即黏度,黏度是流动的阻力。液层做相对运动,顶层下各液层的流动速度依次递减,形成速度梯度即剪切速度(shearing rate),单位为时间的倒数,用D(s^{-1})表示。使各液层间产生相对运动的外力称为剪切力,单位面积上的剪切力称为剪切应力(shearing force),单位为$N \cdot m^{-2}$,以S表示。剪切速度、剪切应力是表征体系流变性质的两个基本参数。

二、牛顿流动

根据流动和变形形式不同,将物质分为牛顿流体与非牛顿流体。1687年,牛顿提出了牛顿黏度定律(Newtonian equation),即纯液体和多数低分子溶液在流层条件下的剪切应力S与剪切速度D成正比,遵循该法则的液体称为牛顿流体(Newtonian fluid)。

$$S = \frac{F}{A} = \eta D \tag{6-3}$$

D为切变速度,S为剪切应力,F为A面积上施加的力,η为黏度系数,或称动力黏度,简称黏度。

牛顿液体具有以下特点:一般为低分子的纯液体或稀溶液;以剪切速度为纵坐标、剪切应力为横坐标作图,所得曲线为流变曲线,牛顿流体的流变曲线是通过原点的直线,见图6-4;在一定温度下,牛顿流体的黏度η为常数,它只是温度的函数,随温度升高而减小。

三、非牛顿流动

不符合牛顿定律的流体称为非牛顿流体(nonNewtonian fluid),如乳剂、混悬剂、高分子溶液、胶体溶液等。非牛顿流体的流动分为塑性流动、假塑性流动、胀性流动、触变流动,流动曲线见图6-4。

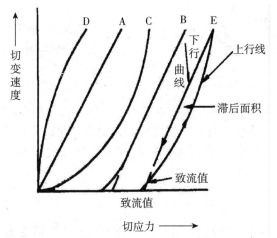

A 牛顿流体　B 塑性流体　C 假塑性流体　D 胀性流体　E 触变性流体
图 6-4　各种类型流体流动曲线

1. 塑性流动（plastic flow）　当外加剪切应力较小时，物体不流动，只发生弹性变形，当剪切应力超过某一数值时，液体开始流动，液体的这种流动称为塑性流动。引起塑性液体流动的最低切应力为屈伏值 S_0（yield value）。在制剂中表现为塑性流动的剂型有浓度较高的乳剂和混悬剂。塑性液体的流动公式（6-4）表示。塑性流体曲线不过原点；有屈伏值 S_0；当切应力 $S < S_0$ 时，形成向上弯曲的曲线；当切应力 $S > S_0$ 时，切变速度 D 和切应力呈直线关系。

$$D = \frac{S - S_0}{\eta} \tag{6-4}$$

式中，D 为剪切速度，S 为剪切应力，S_0 为屈伏值，η 为塑性黏度。

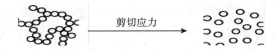

图 6-5　塑性流体的结构变化示意图

2. 假塑性流动（pseudoplastic flow）　随着剪切应力的增加黏度下降，剪切速度越来越大的流动称为假塑性流动，即流变曲线的斜率越来越大，表观黏度随搅动的激烈程度而变小，切变稀化。该流动的特点是：流变曲线过原点；无屈伏值；切应速度增大，形成向下弯的上升曲线，黏度下降，液体变稀。在制剂中表现为假塑性流动的剂型有某些亲水性高分子溶液及微粒分散体系处于絮凝状态的液体。假塑性流动的流变公式为：

$$D = \frac{S^n}{\eta_a} \tag{6-5}$$

式中，D 为剪切速度；S 为剪切应力；η_a 为表观黏度（随切变速度的不同而不同）；$n > 1$，η_a 随 S 增加而增加。

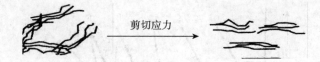

图6-6 假塑性流体的结构变化示意图

3. 胀性流动（dilatant flow） 胀性流动的流变曲线通过原点；无屈伏值；切变阻力随剪切应力的增加而增大，即搅拌时表观黏度增加，切变稠化；流动曲线向上弯曲。在制剂中表现为胀性流动的剂型为含有大量固体微粒的高浓度混悬剂如50%淀粉混悬剂、糊剂等。胀性液体的流动公式：

$$D = \frac{S^n}{\eta_a} \tag{6-6}$$

式中，D为剪切速度；S为剪切应力；η_a为表观黏度（随切变速度的不同而不同）；$n < 1$，当n接近1时，流动接近牛顿流动。

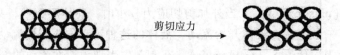

图6-7 胀性流体的结构变化示意图

四、触变流动

某些非牛顿流动，在搅拌时称为流体，停止搅动后逐渐变稠甚至胶凝，恢复至搅拌前状态需要一个时间过程，而且这一过程可以反复可逆进行，这种性质称为触变性。对于触变流动（thixotropic flow），当切变速度增加时形成向上的流动曲线，称上行线；当切变速度减少时形成向下的流动曲线，称下行线。上行线和下行线不重合而包围成一定的面积，此现象称滞后现象，所围成的面积称滞后面积（area of hysteresis），滞后面积的大小由切变时间和切变速度两因素决定。滞后面积是衡量触变性大小的定量指标。

产生触变的原因是，对流体施加切变应力后，破坏了液体内部的网状结构，当切变应力减小时，液体又重新恢复原有结构，但恢复过程所需时间较长，存在滞后时间，因而上行线和下行线就不重合。

触变流动的特点是，相同温度下的溶胶和凝胶可产生可逆转换。塑性流体、假塑性流体、胀性流体中多数具有触变性，它们分别称为触变性塑性液体、触变性假塑性液体、触变性胀性液体。

高浓度的混悬剂、乳剂、高分子水溶液，在一定条件下有可能存在触变性。如将单硬脂酸铝加入花生油中研磨混合均匀，120℃加热30分钟，冷却，即表现为触变性。

五、黏弹性

高分子物质或分散体系具有黏性（viscosity）和弹性（elasticity）双重特性，称之为黏弹性（viscoelasticity）。蠕变性（creep）即对物质附加一定的重量时，表现为一定的伸展性或形变，而且随时间变化，此现象称为蠕变性。

1. 黏弹性可用将弹性模型的弹簧和黏性模型的缓冲器加以组合的各种模型表示：①麦克斯韦（Maxwell）模型（弹簧和缓冲器为串联）；②福格特（Voigt）模型（弹簧和缓冲器为并联）；③双重黏弹性模型（几个模型的组合）。

2. 蠕变性质的测定方法有两种，一种是不随时间变化的静止测定法即用一点法（one point），只适用于牛顿流体的测定，一般用毛细管黏度计或落球黏度计。另一种是旋转或转动测定法即多点法（multipoint），适用于非牛顿流体的测定，一般用旋转式黏度计、圆锥平板黏度计、转筒黏度计。测定非牛顿流体的黏度计均可用于牛顿流体。

六、流变学在药剂学中的应用和发展

流变学在药剂学中对处方设计、制定制备工艺、质量评价具有指导意义，特别是在混悬剂、乳剂、胶体溶液、软膏剂和栓剂中广泛应用。如具有触变性的助悬剂对混悬剂的稳定性十分有利；使用混合助悬剂时应选择具有塑性和假塑性流动的高分子化合物混合使用；触变性有利于乳剂的稳定等。

第五节 低分子溶液剂

低分子溶液剂系指小分子药物分散在溶剂中形成的澄明液体制剂。包括溶液剂、芳香水剂、醑剂等。

一、溶液剂

溶液剂（solutions）一般指药物溶解于溶剂中形成的澄明液体制剂。根据需要可以加入增溶剂、助溶剂、防腐剂等附加剂。

（一）溶液剂的制备方法

1. 溶解法 溶解法系指将固体药物直接溶于溶剂的制备方法。一般适用于稳定的化学药物，例如碱金属或碱土金属的卤化物、某些生物碱盐等，该方法操作较简便，质量易控制，应用广泛。

（1）工艺流程图

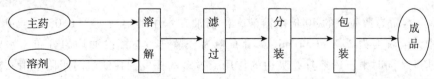

（2）制法 量取处方量1/2~3/4的溶剂，加入药物搅拌溶解，滤过，通过滤器加溶剂至全量，分装、密封，包装，即得。

2. 稀释法 稀释法系指将高浓度溶液或易溶性药物的浓贮备液稀释到治疗浓度范围内供临床应用的方法。稀释法操作时，应注意浓溶液的性质和浓度及稀释液的浓度，挥发性药物应防止挥发散失，如，浓氨溶液稀释时，操作要迅速，量取后立即倒入水中，密封、轻微振动。

（二）制备溶液剂应注意的问题

制备溶液剂时，溶解缓慢宜采用粉碎、搅拌、加热等措施；易氧化的药物宜将溶剂加热放冷后再溶解药物，并加入适宜的抗氧剂；易挥发的药物，为避免制备过程中损失，宜在最后加入；溶解度小的药物，应先将其溶解，再加入其他药物；难溶性药物宜加入适宜的增溶剂、助溶剂增加其溶解度。

（三）典型处方与分析

例 复方碘溶液

【处方】碘 50g，碘化钾 100g，蒸馏水适量，共制成 1000ml。

【制法】取碘与碘化钾，加蒸馏水 100ml 溶解后，再加适量的蒸馏水，使全量成 1000ml 即得。

【注释】本品俗称卢戈溶液，口服用于甲状腺功能亢进的辅助治疗，外用作黏膜消毒剂。碘化钾为助溶剂，溶解碘化钾时尽量少用水以使其浓度大，碘才容易形成络合物而溶解。本品内服时可用水稀释 5~10 倍，以减少其对黏膜的刺激性。

二、芳香水剂

芳香水剂系指芳香挥发性药物（多为挥发油）的饱和或近饱和水溶液，亦可用水与乙醇的混合溶剂制成浓芳香水剂。芳香性植物药材经水蒸气蒸馏法制得的内服澄明液体剂型称为露剂。芳香水剂应澄明，具有与原药物相同的气味，不得有异臭、沉淀或杂质等。芳香水剂可作矫味、矫嗅、分散剂使用。芳香水剂大多易分解、氧化甚至霉变，所以不宜大量配制、久贮。

此类制剂的制备方法因原料不同而异。以挥发油、化学药物为原料时多用溶解法和稀释法；含挥发性成分的中药材则多用水蒸气蒸馏法。

例 浓薄荷水

【处方】薄荷油 20ml，蒸馏水适量，95% 乙醇 600ml，共制成 1000ml。

【制法】先将薄荷油溶于乙醇，以小量分次加入蒸馏水至足量（每次加后用力振摇），再加滑石粉 50g，振摇，放置数小时，并经常振摇，滤过，自滤器上添加适量蒸馏水至全量，即得。

【注释】本品为薄荷水的 40 倍浓溶液，薄荷油在水中的溶解度为 0.05%（ml/ml），在 90% 乙醇中的溶解度为 25%（ml/ml）。滑石粉为分散剂，与挥发油均匀分布于水中，以增加其溶解速度，同时滑石粉还具有吸附的作用，过多的挥发油在滤过时吸附于滑石粉表面而除去，起到助滤作用。所用滑石粉表面不宜太细，否则能通过滤纸，使溶液混浊。本品临用时再稀释。

三、醑剂

醑剂系指挥发性药物的浓乙醇溶液。可以内服、外用。挥发性药物多数为挥发油。凡用以制备芳香水剂的药物一般都可以制成醑剂。醑剂中药物浓度为5%～10%，乙醇浓度一般为60%～90%。醑剂中挥发油易氧化、酯化、聚合等，久贮变成黄色或黄棕色，甚至出现黏性树脂物，故不宜长期贮存。醑剂的制备方法取决于原料的性状，目前常用溶解法、蒸馏法制备。

例　樟脑醑

【处方】樟脑100g，乙醇适量，共制成1000ml。

【制法】取樟脑溶于800ml乙醇中，再加乙醇制成全量，即得。必要时可滤过，且先应用乙醇冲洗滤器与滤材后再行滤过。

【注释】本品为无色液体，有樟脑的特臭，含醇量应为80%～87%。

四、甘油剂

甘油剂系指药物溶于甘油制成的专供外用的溶液剂。甘油剂常用于口腔、鼻腔、耳腔与咽喉患处。甘油剂的引湿性较大，故应密闭保存。甘油剂的制备方法有溶解法、化学反应法。

五、低分子溶液剂的质量评价

低分子溶液剂除含量符合要求外，必须是澄清的液体，不得有混浊、沉淀；外观良好，内服口感良好，外用无刺激性；生产及贮存过程中不得发霉、酸败、变色、产气等。酊剂、醑剂还需作含醇量检查。

第六节　高分子溶液剂

一、概述

高分子化合物（如胃蛋白酶、聚维酮、羧甲基纤维素钠等）以单分子形式分散于分散介质中形成的均相体系称为高分子溶液。因其与水的亲和力强，故又称为亲水胶体，属热力学稳定体系。分散介质大多为水，少数为非水溶剂，高分子分散在非水溶剂中时，称为高分子非水溶液，如玉米朊乙醇溶液。

二、高分子溶液剂的性质

1. 带电性　高分子溶液中高分子化合物的某些基团因解离而带电，有的带正电（如：琼脂、血红蛋白等），有的带负电（如：淀粉、阿拉伯胶等）。因为高分子化合物在溶液中荷电，所以有电泳现象，用电泳法可测得高分子化合物所带电荷的种类。

2. 渗透压 高分子溶液有较高的渗透压,渗透压的大小与高分子溶液的浓度有关。

3. 黏性 高分子溶液是黏稠性流动液体,黏稠性大小用黏度表示。测定高分子溶液的黏度,可以确定高分子化合物的分子量。

4. 高分子的聚结特性 高分子化合物含有大量亲水基,能与水形成牢固的水化膜,阻滞高分子的聚集,使高分子化合物处于稳定状态。但当向溶液中加入电解质、强亲水性的非电解质即脱水剂或加入带相反电荷的高分子溶液时,高分子的荷电、水化膜发生变化就会出现聚集沉淀。

5. 胶凝性 一些高分子水溶液,如明胶水溶液,在温热条件下呈黏稠流动的液体,当温度降低时则形成网状结构,成为半固体,成为凝胶,形成凝胶的过程称为胶凝,凝胶失去水分形成干燥固体,称为干胶。

三、高分子溶液剂的制备

1. 工艺流程图

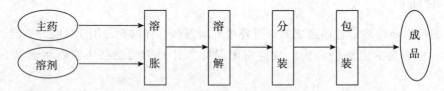

2. 制法 制备高分子溶液剂多采用溶解法。高分子溶解首先要经过溶胀过程。溶胀是指水分子渗入到高分子化合物分子间的空隙中,与高分子中的亲水基团发生水化作用而使体积膨胀,使高分子空隙间充满水分子,这一过程称为有限溶胀。由于高分子空隙间存在水分子,降低了高分子分子间的作用力(范德华力),溶胀过程继续进行,最后高分子化合物完全分散在水中而形成高分子溶液,这一过程称为无限溶胀过程。无限溶胀过程通常需要搅拌、加热等步骤才能完成。

如将明胶碎成小块,放于水中浸泡3~4小时,使其吸水膨胀,这是有限溶胀过程,然后加热、搅拌使其形成明胶溶液,这是无限溶胀过程。琼脂、阿拉伯胶、西黄蓍胶、羧甲基纤维素钠等在水中的溶解均属于这一过程。胃蛋白酶有限溶胀和无限溶胀过程都很快,将其撒于水面,待其自然溶胀后再搅拌便可形成溶液。如果将高分子药物撒于水面后立即搅拌会形成团块,这时在团块周围形成了水化层,使溶胀过程变得相当缓慢,给制备过程带来困难。另外,高分子溶液久贮易产生沉淀,故不宜大量制备。

3. 常用设备 小量制备可用烧杯等,大量生产可用配液罐等设备。

4. 典型处方与分析

例 聚维酮碘溶液

【处方】聚维酮碘100%,蒸馏水适量,共制成1000ml。

【制法】称取聚维酮碘,撒布于蒸馏水面上徐徐溶解,加蒸馏水至足量,即得。

【注释】聚维酮碘(PVP-I)含有效碘9.0%~12.0%,系无定形粉末,在水或乙醇中均溶解,无碘的挥发性,对皮肤黏膜无刺激性,不引起过敏反应,局部应用时不与蛋白结合。

本品为高分子溶液，属消毒防腐药，对细菌、病毒、真菌均有较强的杀灭作用，可用于黏膜或体腔。凡对碘过敏、甲状腺患者及肾损害的患者禁用。

四、高分子溶液剂的质量评价

1. 高分子溶液的稳定性 高分子溶液中高分子的水化和水化膜的形成，亲水胶粒带有电荷。亲水胶体的稳定性主要由于其水化作用，而在高分子周围形成较坚固的水化膜，水化膜可阻碍质点相互聚集。加入脱水剂（如乙醇）除去水化膜形成疏水胶粒后，再加入少量的电解质即发生凝结而析出沉淀。在亲水胶中，加入大量电解质时，由于电解质强烈的水化作用，夺去了高分子质点水化膜的水分而使其凝结与沉淀，这种现象通称为盐析。

电解质离子的价数对凝结作用有显著的影响。阳离子的离子价越高，凝结作用越强。阴离子引起胶体的凝结能力由强到弱排列：枸橼酸 > 酒石酸 > 硫酸 > 醋酸 > 氯化物 > 硝酸 > 溴化物 > 碘化物。

2. 高分子溶液的陈化现象 高分子溶液在放置过程中也会自发地聚集而沉淀，称为陈化现象。陈化现象受光线、空气、盐类、pH 值、絮凝剂（如枸橼酸钠）、射线等因素的影响。

第七节 溶 胶 剂

一、概述

溶胶剂是固体药物以多分子聚集体形式分散在水中形成的非均相液体制剂，也称为疏水胶体，药物微粒在 1~100nm 之间，属于热力学不稳定体系。目前临床应用较少，但溶胶性质在药剂学中非常重要。

二、溶胶的性质

1. 光学性质 当光线通过溶胶剂时，从侧面可见到混浊发亮的圆锥形光束，称为丁达尔效应（Tyndall effect）。这是由于胶粒的光散射所致，溶胶剂的混浊程度用浊度表示，浊度愈大表明光散射愈强。溶胶剂的颜色与光线的吸收和散射有密切关系，不同溶胶剂对特定波长的吸收，使溶胶剂产生不同的颜色，氯化金溶胶呈深红色，碘化银溶胶呈黄色，蛋白银溶胶呈棕色。

溶胶由于其界面能大，质点易聚集变大，以降低界面能。聚集质点的大小超出了胶体分散体系的范围，质点本身的布朗运动不足以克服重力作用，而从分散媒中析出沉淀，这个现象称为聚沉。溶胶聚沉后往往不能恢复原态。

2. 电学性质 溶胶剂的固体微粒由于本身解离或吸附溶液中的某种离子而带电荷，带电粒子吸引带相反电荷的离子，称为反离子。微粒吸附带电离子和反离子构成吸附层，少部分反离子扩散到溶液中形成扩散层。由吸附层和扩散层构成的电性相反的电层称为双电层，又称扩散双电层。溶胶剂由于双电层结构而荷电，可以荷正电，也可以荷负电。在电场的作用下胶粒或分散介质产生移动，在移动过程中产生电位差，这种现象称为界面动电现象。溶胶剂的电泳现象就是界面动电现象所引起的。动电电位愈高电泳速度就愈快。

3. 动力学性质 溶胶剂中的胶粒在分散介质中有不规则的运动，这种运动称为布朗运动。布朗运动是由于胶粒受溶剂水分子不规则地撞击产生的，由于其质点小，分散度大，存在强烈的布朗运动，能克服重力作用而不下沉，因而具有动力学稳定性。溶胶粒子的扩散速度，沉降速度及分散介质的黏度等都与溶胶的动力学性质有关。

三、溶胶的稳定性

1. 双电层结构 溶胶剂双电层之间的电位差称为 ξ 电位。溶胶剂的 ξ 电位的可以表示胶粒之间的斥力，ξ 电位愈大斥力愈大，胶粒愈不宜聚结，溶胶剂愈稳定。

2. 水化膜 由于双电层中离子的水化作用，使胶粒外形成水化膜。胶粒的电荷愈多，扩散层就愈厚，水化膜也就愈厚，溶胶愈稳定。

3. 添加剂的影响

（1）电解质的作用 电解质的加入对 ξ 电位的影响很大，如使扩散层变薄，较多的离子进入吸附层，使吸附层有较多的电荷被中和，胶粒的电荷变少，使水化膜也变薄，胶粒易合并聚集。

（2）高分子化合物对溶胶的保护作用 溶胶中加入高分子溶液达到一定浓度时，能显著提高溶胶的稳定性，使其不易发生聚集，这种现象称为保护作用，形成的溶液称为保护胶体。保护作用的原因是由于足够数量的高分子物质被吸附在溶胶粒子的表面上，形成类似高分子粒子的表面结构，因而稳定性增高。此外，被保护了的溶胶聚集后再加入介质，能重新变成溶胶。但如加入溶胶的高分子化合物的量太少，则反而降低了溶胶的稳定性，甚至引起聚集，这种现象称为敏化作用。

（3）溶胶的相互作用：胶粒带有相反电荷的溶胶互相混合，也会发生沉淀。与电解质作用的不同之处在于，两种溶胶的用量应恰使电荷相反的胶粒所带的总电荷相等时，才会完全沉淀，否则可能不完全沉淀，甚至不沉淀。

四、溶胶剂的制备

制备溶胶剂可以采用分散法和凝聚法。分散法包括机械分散法、胶溶法和超声波分散法；凝聚法分为物理凝聚法和化学凝聚法。

1. 分散法

（1）机械分散法 将药物、分散介质、稳定剂加入胶体磨中，经研磨后流出即可。

（2）胶溶法 亦称为解胶法，是使刚刚聚集起来的分散相重新分散的方法。

（3）超声波分散法 是利用超声波（频率大于20kHz）所产生的能量使粗分散相粒子分散成溶胶的方法。

2. 凝聚法

（1）物理凝聚法　改变分散介质的性质使溶解的药物凝聚成溶胶剂。

（2）化学凝聚法　是借助氧化、还原、水解等化学反应制备溶胶剂的方法。

第八节　混悬剂

一、概述

混悬剂系指难溶性固体药物以微粒状态分散于分散介质中形成的非均相的液体制剂。其中也包括干混悬剂，即难溶性固体药物与适宜辅料制成的粉状物或颗粒状物，使用时加水振摇即可分散成混悬液。混悬剂中药物微粒一般在 $0.5 \sim 10 \mu m$ 之间，根据需要药物粒径也可以小于 $0.5 \mu m$ 或大于 $10 \mu m$，甚至达 $50 \mu m$。混悬剂属于热力学、动力学均不稳定体系，所用分散介质大多为水，也可用植物油等分散介质。混悬剂可以内服、外用、注射、滴眼等。

混悬剂的制备条件：①难溶性药物需制成液体制剂供临床应用；②药物的剂量超过了溶解度而不能制成溶液剂；③两种溶液混合时药物的溶解度降低而析出固体药物；④欲使药物达到缓释、长效作用等，都可以考虑制成混悬剂。但为了安全起见，毒剧药或生物活性高、剂量小的药物不宜制成混悬剂使用。

混悬剂的质量要求：药物本身的化学性质应稳定，在使用或贮存期间含量应符合要求；混悬剂中微粒大小根据用途不同而有不同要求；粒子的沉降速度应很慢、沉降后不应有结块现象，轻摇后应迅速均匀分散；混悬剂应有一定的黏度要求；外用混悬剂应容易涂布。

二、混悬剂常用附加剂

为改善口感、减少药物的不良嗅味、提高混悬剂的物理稳定性等，在混悬剂制备时常加入附加剂，其中提高混悬剂的物理稳定性的附加剂称为稳定剂，包括润湿剂、助悬剂、絮凝剂或反絮凝剂等。

（一）润湿剂

能增加疏水性药物微粒被水润湿能力的附加剂称为润湿剂。润湿剂的作用主要是吸附于微粒表面，降低药物固体微粒与分散介质之间的界面张力，增加疏水性药物的亲水性，使之容易被润湿、分散。常用的润湿剂是 HLB 值在 $7 \sim 9$ 之间的表面活性剂，如聚山梨酯类、脂肪酸山梨坦类、磷脂类、泊洛沙姆、聚氧乙烯蓖麻油类等，此外，甘油、糖浆等也有一定的润湿作用。疏水性药物配制混悬剂时，必须加入润湿剂。

（二）助悬剂

能增加混悬剂中分散介质的黏度，降低药物微粒的沉降速度或增加微粒亲水性的附加剂称为助悬剂。有的助悬剂具有触变性，从而使混悬剂稳定性增加。助悬剂的种类很多，可以根据混悬液中药物微粒的性质、含量、用途等，选择不同的助悬剂。

1. 低分子助悬剂　如甘油、糖浆等，内服混悬剂使用糖浆兼有矫味作用，外用混悬剂常加甘油。

2. 高分子助悬剂 分天然高分子助悬剂与合成高分子助悬剂两类。常用的天然高分子助悬剂有：阿拉伯胶，使用浓度为5%~15%；西黄蓍胶，使用浓度为0.5%~1%；琼脂，使用浓度为0.35%~0.5%；海藻酸钠、白及胶或果胶等。在使用天然高分子助悬剂时应加入防腐剂（如苯甲酸类、尼泊金类或酚类）。

常用的合成或半合成高分子助悬剂有：纤维素类，如甲基纤维素、羧甲基纤维素钠、羟乙基纤维素、羟丙基甲基纤维素、聚维酮、聚乙烯醇等。一般使用浓度为0.1%~1%，性质稳定，受pH值影响小，但与某些药物、附加剂配伍时有变化。如甲基纤维素与鞣质或盐酸有配伍变化，羧甲基纤维素钠与三氯化铁或硫酸铝配伍也有变化。

3. 硅皂土 硅皂土是胶体水合硅酸铝，无臭，有泥味，在水中带负电荷，吸附大量的水形成高黏度的糊状物（高黏度、触变性和假塑性凝胶），能阻碍微粒聚集。它的配伍禁忌少，不需加防腐剂，但遇酸能降低其水化性，通常在pH值7以上黏度更高、助悬效果更佳。本品多用于外用制品。

4. 触变胶 利用触变胶的触变性提高混悬剂的稳定性。单硬脂酸铝在植物油中形成触变胶。常作混悬型注射液、滴眼剂的助悬剂。

（三）絮凝剂与反絮凝剂

混悬剂中如果加入适量的电解质，可使ξ电位降低到一定程度，即微粒间的排斥力稍低于吸引力，此时微粒成疏松的絮状聚集体，经振摇又可恢复成均匀的混悬剂，这个现象叫絮凝，所加入的电解质称为絮凝剂。为了保证混悬剂的稳定性，一般控制ξ电位在20~25mV，使其能发生絮凝。

如加入电解质后使ξ电位升高，阻碍微粒之间的碰撞聚集，这个过程称为反絮凝，能起反絮凝作用的电解质称为反絮凝剂，适宜的反絮状体系也有利于混悬剂的稳定性。

同一电解质可因用量不同，在混悬剂中可以起絮凝作用（降低ξ电位）或起反絮凝剂作用（升高ξ电位）。如枸橼酸盐、枸橼酸氢盐、酒石酸盐、酒石酸氢盐、磷酸盐和一些氯化物（如三氯化铝）等，既可作絮凝剂亦可作反絮凝剂。一般，阴离子的絮凝作用大于阳离子，离子的价数越高，絮凝、反絮凝作用越强。

三、混悬剂的制备

制备混悬剂时，应使混悬微粒有适宜的分散度，粒度均匀，以减少微粒的沉降速度，使混悬剂处于稳定状态。混悬剂的制备方法分为分散法和凝聚法。

（一）分散法

分散法是将药物粉碎成符合混悬剂粒度要求的微粒，再分散于分散介质中制成混悬剂的制备方法。

1. 工艺流程图

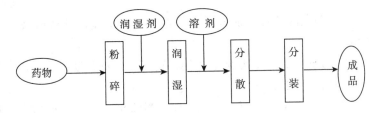

2. 制法 分散法制备混悬剂的操作与药物的亲水性关系密切。

亲水性药物，如氧化锌、炉甘石、碱式硝酸铋、碱式碳酸铋、碳酸钙、碳酸镁等，一般应先将药物粉碎到一定细度，再加处方中的液体适量，研磨到适宜的分散度，最后加入处方中的剩余液体使成全量，处方中的液体可以是水，也可是其他液体成分。

疏水性药物制备混悬剂时，药物与水的接触角>90°，加之药物表面吸附有空气，当药物细粉遇水后，不宜被水润湿，很难制成混悬剂。此时必须加一定量的润湿剂，与药物研匀，再加液体研磨混合均匀。

3. 常用设备 小量制备可用乳钵，大量生产可用乳匀机、胶体磨等机械。

4. 典型处方与分析

例1　炉甘石洗剂

【处方】炉甘石 150g，氧化锌 50g，甘油 50ml，羧甲基纤维素钠 2.5g，加蒸馏水至 1000ml。

【制法】取炉甘石、氧化锌，加甘油和适量蒸馏水共研成糊状，另取羧甲基纤维素钠加蒸馏水溶胀后，分次加入上述糊状液中，边加边搅拌，再加蒸馏水使成 1000ml，混合均匀，即得。

【注释】《中华人民共和国药典》现行版规定炉甘石按干燥品计算，含氧化锌不得少于40%。因此，洗剂中含锌化合物量以 ZnO 计应不少于 11%（15%×40%+5%）。

炉甘石与氧化锌均为水不溶的亲水性药物，能被水润湿。故先加甘油研成细糊状，再与羧甲基纤维素钠水溶液混合，使粉末周围形成水的保护膜，以阻碍颗粒的聚合，振摇时易悬浮。

本品具有保护皮肤、收敛、消炎等作用，主要用于皮肤丘疹、亚急性皮炎、湿疹、荨麻疹等。

例2　复方硫黄洗剂（lotio sulfuris composita）

【处方】沉降硫黄 30g，硫酸锌 30g，樟脑醑 250ml，甘油 100ml，羧甲基纤维素钠 5g，纯化水适量，共制成 1000ml。

【制法】取沉降硫黄置于研钵中，加甘油研磨成糊状，缓缓加入羧甲基纤维素钠的胶浆（羧甲基纤维素钠加 200ml 水制成胶浆），研匀，加入硫酸锌水溶液（硫酸锌溶于 250ml 水中），研磨均匀，然后慢慢加入樟脑醑，并急速研磨（或搅拌）至均匀混悬，添加蒸馏水至全量，摇匀，即得。

【注释】沉降硫黄为质轻的疏水性物质，加甘油可使硫黄表面亲水，且又可增加洗剂的稠度,以利于硫黄在混悬液中均匀分散。羧甲基纤维素钠为助悬剂,降低微粒的沉降速度,增加混悬液动力学稳定性。

樟脑醑是10%的樟脑乙醇溶液,加入时应缓慢加入并急速搅拌或研磨,以免樟脑因溶剂改变而析出大颗粒。

本品具有制止皮脂溢出、杀菌、收敛等作用,适用于头皮脂溢出、痤疮及酒渣鼻等。

例3 富马酸氯马斯汀干混悬剂

【处方】富马酸氯马斯汀67g,HPMC 30g,聚山梨酯80 1g,乳糖200g,蔗糖450g,甘露醇700g。

【制法】取乳糖、甘露醇、糖粉混合均匀;将羟丙基甲基纤维素、吐温-80、微粉化的富马酸氯马斯汀(1~5μm)溶于无水乙醇,加入乳糖等的混合物中,制颗粒,干燥,整粒,喷洒柠檬香精,分装。

【注释】HPMC为助悬剂,在增加介质黏度的同时,一方面减少了固体颗粒与分散介质间的密度差,另一方面由于富马酸氯马斯汀的亲水性增加,使得体系的稳定性增加。聚山梨醇酯80为润湿剂。

本品主要用于治疗荨麻疹等过敏性疾病,亦可用于支气管哮喘。

例4 阿奇霉素干混悬剂

【处方】阿奇霉素51g,糖粉645g,甘露醇272g,羧甲基纤维素钠9.5g,微粉硅胶15g,阿斯巴甜4.6g,无水碳酸钠3.1g。

【制法】将糖粉及无水碳酸钠分别粉碎成100目细粉,阿奇霉素原料药过60目振荡筛,羧甲基纤维素钠过100目振荡筛。将糖粉加入二维混合机中,再依次将阿奇霉素、甘露醇、微粉硅胶、羧甲基纤维素钠加入,将无水碳酸钠、阿斯巴甜分别与约10倍量糖粉混合并加入混合机,最后加入剩余糖粉,混合60分钟,分装即得。

【注释】本品为类白色颗粒或粉末,气芳香,味甜。本工艺操作过程极为简单,减少了制粒等很多中间处理环节,使得操作和工艺条件易于掌握和实施;解决了制粒对其原料晶型破坏而造成口感差的缺点;更重要的是避免了湿热因素造成的含量下降、杂质增加、颗粒不均匀等问题,质量更加稳定,适用于工业化的大生产。羧甲基纤维素钠作为助悬剂还有助于矫正苦味。甘露醇能掩盖阿奇霉素的苦味并具有清凉的感觉,能改善患者服药的依从性。用无水碳酸钠调节酸碱度。

(二)凝聚法

1. 物理凝聚法 物理凝聚法是将分子和离子分散状态的药物溶液,用物理方法使其在分散介质中凝聚成混悬液的方法。一般将药物制成热饱和溶液,在搅拌下加至另一种不同性质的液体中,使药物快速结晶。可制成10μm以下(占80%~90%)微粒,再将微粒分散于适宜介质中制成混悬剂。醋酸可的松滴眼剂就是用凝聚法制备的。

2. 化学凝聚法 化学凝聚法是用化学反应法使两种药物生成难溶性的药物微粒,再混悬于分散介质中制成混悬剂的方法。为使微粒细小均匀,化学反应要在稀溶液中进行并应急速搅拌。胃肠道透视用$BaSO_4$混悬剂就是用本法制成的。化学凝聚法现已少用。

四、影响混悬剂稳定性的因素

混悬剂中固体微粒具有较大的表面自由能，容易聚集，属于热力学不稳定体系。混悬剂的固体微粒大于胶粒，微粒的布朗运动不显著，易受重力作用而沉降，因而又属于动力学不稳定体系。在此主要讨论混悬剂的物理稳定性，其影响因素如下：

（一）微粒间的排斥力与吸引力

混悬液中的微粒由于离解或吸附等原因而带电，微粒与周围分散媒之间存在着电位差，微粒间因带相同电荷而存在排斥力，同时也存在吸引力（范德华力）。这两种力均与粒子间距离有关，常以位能表示，见图 6 - 8。另外，微粒间的作用力具有加和性，又都是粒子间距离的函数，所以微粒间总位能（V_T）可表示为：$V_T = V_R + V_A$。式中，V_R 为排斥力位能；V_A 为吸引力位能。

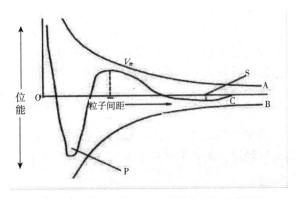

图 6 - 8 混悬剂中粒子间吸引与排斥位能曲线

由图 6 - 8 可知，当两微粒间距离为 S 点时，V_A 略大于 V_R，吸引力略大于排斥力，且吸引力很小，可形成疏松的聚集体，即粒子间虽然聚集在一起却呈絮状结构，但粒子间存在液膜不结成饼状，振摇时容易分散。当粒子间距进一步缩小，粒子间距离为 M 点时，$V_R > V_A$，斥力最明显，粒子不易聚集，但对混悬剂的稳定性并不是最佳条件。如果由于振摇或微粒的热运动等原因而使粒子间距再略微缩小，使 V_A 远大于 V_R，则微粒互相强烈吸引，会挤出其间的溶剂而结成硬块，无法再分散，如 P 点。因此，要制成稳定的混悬剂，以体系中状况处于吸引力略大于排斥力，且吸引力不太大的条件下为最好。

（二）混悬粒子的沉降

混悬剂中药物微粒由于重力作用，静置时会发生沉降。在一定条件下，沉降速度符合 Stoke's 定律。

$$V = \frac{2r^2 (\rho_1 - \rho_2) g}{9\eta} \quad (6-7)$$

式中，V 为微粒沉降速度（cm/s），r 为微粒半径（cm），ρ_1、ρ_2 分别为微粒和分散介质的密度（g/ml），η 为分散介质的黏度 [g/ (cm·s)]，g 为重力加速度常数（cm/s²）。

由 Stoke's 定律可看出，沉降速度 V 与 r^2、$(\rho_1 - \rho_2)$ 成正比，与 η 成反比。V 愈大动力

学稳定性愈小。为了增加混悬液的动力学稳定性,在药剂学中可以采取的措施有:减小粒径;增加介质黏度,加入助悬剂;调节介质密度以降低$(\rho_1 - \rho_2)$。

(三) 微粒成长与晶型的转变

难溶性药物制成混悬剂时,药物微粒大小并不相同,混悬剂放置过程中,小微粒逐渐溶解变得愈来愈小,大微粒变得愈来愈大,沉降速度加快,致使混悬剂的稳定性降低。研究表明,药物微粒的溶解度与微粒大小有关。在体系中微粒的半径相差愈多,溶解度相差愈大。药物的微粒小于 $0.1\mu m$ 时,这一规律可以用 Ostwald Freundlich 方程表示:

$$\lg \frac{S_2}{S_1} = \frac{2\sigma M}{\rho RT}\left(\frac{1}{r_2} - \frac{1}{r_1}\right) \qquad (6-8)$$

式中,S_1 和 S_2 分别是半径为 r_1、r_2 的药物的溶解度,σ 为表面张力;ρ 为固体药物的密度;M 为药物分子量;R 为气体常数;T 为绝对温度。

在制备混悬剂时,不仅要考虑微粒的粒度,而且还要考虑其大小的一致性。

许多有机药物结晶内部结构具有不同的晶型,称为多晶型。同一药物的多晶型中,只有一种晶型最稳定,其他亚稳定型都会在一定时间内转化为稳定型。但亚稳定型比稳定型的溶出速度与溶解度均大,且体内吸收也好。混悬剂中如具有多晶型药物,就可通过液体分散媒转型,使亚稳定型不断向稳定型转变产生结块、沉降,不仅破坏了混悬剂的稳定性,还可能降低药效。

许多药物的晶癖(结晶的外部形态)对混悬剂的稳定性亦有影响,如对称的圆柱状碳酸钙比不对称的针状碳酸钙稳定,前者下沉后不聚集成饼,后者下沉后结成饼。

(四) 絮凝与反絮凝

混悬剂中的微粒由于分散度大而具有很大的表面积,因而具有很高的表面自由能,这种状态的微粒就有降低表面自由能的趋势,微粒会趋向于聚集。由于微粒荷电,电荷的排斥力阻碍了微粒产生聚集。因此只有加入适当的电解质,使 ζ 电势降低,以减小微粒间电荷的排斥力。ζ 电势降低到一定程度后,混悬剂中的微粒形成疏松的絮状聚集体,使混悬剂处于稳定状态。混悬微粒形成絮状聚集体的过程称为絮凝,加入的电解质称为絮凝剂。为了得到稳定的混悬剂,一般应控制 ζ 电势在 $20\sim25mV$ 范围内,使其恰好能产生絮凝作用。反之,向絮凝状态的混悬剂中加入电解质,使絮凝状态变为非絮凝状态的这一过程称为反絮凝,所加入的电解质称为反絮凝剂。

(五) 分散相的浓度和温度

在同一分散介质中分散相的浓度增加,混悬剂的稳定性降低。温度对混悬剂的影响更大,温度变化不仅改变药物的溶解度和分解速度,还能改变微粒的沉降速度、絮凝速度、沉降容积,从而改变混悬剂的稳定性。

五、混悬剂的质量评价

1. 沉降容积比的测定　沉降容积比是指沉降物的容积与沉降前混悬液的容积之比。通过测定混悬剂的沉降容积比,可以评价混悬剂的稳定性,进而评价助悬剂及絮凝剂的效果。

测定方法：将一定量混悬剂置于刻度量筒内，混合均匀，测定混悬剂在沉降前原始度为 H_0，静置一定时间，观察沉降面不再改变时沉降物的高度 H，按下式计算沉降容积比 F：

$$F = \frac{H}{H_0} \qquad (6-9)$$

F 值在 0～1 之间，F 愈大混悬剂就愈稳定。以为纵坐标。沉降时间为横坐标作图，可得沉降曲线，根据沉降曲线的形状可以判断混悬剂处方的优劣。沉降曲线比较平和缓慢降低可以认为处方设计优良，但不适用于较浓的混悬剂。

2. 重新分散试验 优良的混悬剂在贮存后再振摇，沉降物应能很快重新分散，从而保证服用时的均匀性、分剂量的准确性。

试验方法：将混悬剂置于 100ml 量筒内，以 20r/min 的速度转动，旋转一定时间，量筒底部的沉降物应重新均匀分散，说明混悬剂再分散性良好。

3. 微粒大小的测定 混悬剂中微粒的大小，直接关系到混悬液的稳定性，还会影响混悬剂的药效及生物利用度。所以测定混悬剂中微粒大小及分布情况，是评价混悬剂稳定性的重要指标。常用的方法有显微镜法、筛分法、库尔特计数法、浊度法、光散射法、漫反射法等。

4. 絮凝度的测定 絮凝度是比较混悬剂絮凝程度的重要参数，用下式表示：

$$\beta = \frac{F}{F_\infty} = \frac{V/V_0}{V_\infty V_0} = \frac{V}{V_\infty} \qquad (6-10)$$

F 为絮凝混悬剂的沉降容积比，F_∞ 为去絮凝混悬剂的沉降容积比，β 为由絮凝所引起的沉降物容积增加的倍数。如 $\beta=5.0$，说明絮凝混悬剂的沉降容积比是无絮凝混悬剂沉降容积比的 5 倍。β 值愈大，絮凝效果愈好，混悬剂的稳定性愈高。以絮凝度评价絮凝剂的效果，对于预测混悬剂的稳定性具有重要价值。

5. 流变学测定 主要是用旋转黏度计测定混悬液的流动曲线，由流动曲线的形状，确定混悬液的流动类型，以评价混悬液的流变学性质。测定结果为触变流动、塑性触变流动和假塑性触变流动，能有效地减缓混悬剂微粒的沉降速度。

第九节 乳 剂

一、概述

乳剂（emulsions）又称乳浊液型药剂，系指两种互不相溶的液体借助乳化剂与机械搅拌等作用，一种液体以细小的液滴均匀地分散到另一种液体中而形成的非均相液体分散体系。其中一种液体通常是水或水溶液；另一种则是与水不相混溶的有机液体，统称为"油"。被分散成液滴的液体称为分散相、内相或不连续相，包在外面的液体称为分散介质（分散媒）、外相或连续相。液体分散相分散于不相混溶介质中形成乳剂的过程称为"乳化"。

(一) 乳剂的组成

油相（O）、水相（W）和乳化剂是构成乳剂的基本成分，三者缺一不可。其中乳化剂在乳剂的形成与稳定中发挥着极其重要的作用。此外，为增加乳剂的稳定性，乳剂中还可加入辅助乳化剂与防腐剂、抗氧剂等附加剂。

(二) 乳剂的分类

1. 按分散系统的组成分类　乳剂可分为单乳与复乳（multiple emulsions）二类。

(1) 单乳　又可分为水包油型乳（O/W型）与油包水型乳（W/O型）。前者指外相为"水"，内相为"油"的乳剂；后者指外相为"油"，内相为"水"的乳剂。O/W型与W/O型乳是两种基本类型的乳剂，二者的主要区别见表6-3。

(2) 复乳　系在W/O型或O/W型乳的基础上进一步乳化而形成，常以W/O/W或O/W/O表示，可通过二步法乳化完成。

表6-3　　区别乳剂类型的方法

区别的方法	O/W型乳剂	W/O型乳剂
外观颜色	通常为乳白色	接近油的颜色
皮肤上感觉	开始无油腻感	有油腻感
稀释	可用水稀释	可用油稀释
加油溶性染料	内相油滴染色	外相染色
加水溶性染料	外相染色	内相水滴染色
导电性	导电	不导电或几乎不导电

2. 按分散相粒子大小分类　乳剂可分为普通乳、亚微乳、纳米乳，其中纳米乳和亚微乳曾总称为微乳（microemulsion）。

(1) 普通乳（emulsions）　分散相粒子直径一般在 $1\sim100\mu m$ 之间，通常外观呈不透明的乳白色液体。其分散相液粒分散度很大，具有很高的比表面积和表面自由能，受热等因素的影响易出现破乳分层的现象，属于热力学不稳定系统。普通乳在临床上可供内服，也可外用。

(2) 亚微乳（submicroemulsions）　其分散相粒径在 $0.1\sim1.0\mu m$ 之间，外观不透明，呈混浊或乳状，稳定性不如纳米乳，虽可热压灭菌，但灭菌时间太长或重复灭菌，也会分层，属于热力学不稳定系统。亚微乳常作为胃肠外给药的载体，也可作为静脉注射乳剂（粒径控制在 $0.25\sim0.4\mu m$）。

(3) 纳米乳（nanoemulsions）　是粒径为 $10\sim100$ nm 的乳滴分散在另一种液体中形成的胶体分散系统，其乳滴多为球形，大小比较均匀，透明或半透明，经热压灭菌或离心也不能使之分层，通常属热力学稳定系统。纳米乳常作为脂溶性药物和对水解敏感药物的载体。

(三) 乳剂的特点

乳剂作为一种药物载体，其主要的特点包括：①乳滴分散度大，药物吸收快，作用迅速，生物利用度高；②可掩盖药物的不良气味，减少药物的刺激性及毒副作用；③可增加难溶性药物的溶解度，如纳米乳；④可提高药物的稳定性，如对水敏感的药物；⑤外用乳剂可改善药物对皮肤、黏膜的穿透性；⑥药物制成亚微乳或纳米乳静脉给药，可使药物具有靶向作用，提高疗效。

但乳剂也存在一些不足，如普通乳、亚微乳属热力学不稳定系统，在贮藏过程中易受温度、光、氧、微生物等的影响，出现分层、破乳或酸败等现象。

（四）乳剂的质量要求

乳剂的类型与给药途径不同，其质量要求各不相同。一般要求乳剂分散相液滴大小均匀，粒径符合规定；外观乳白（普通乳、亚微乳）或半透明、透明（纳米乳），无分层现象；无异嗅味，内服口感适宜，外用与注射用无刺激性；有良好的流动性，方便使用；具有一定的防腐能力，在保存与使用中不易霉变。

二、乳化剂

乳化剂（emulsifier）是指乳剂制备时，除油相与水相外，尚需要加入的能促使分散相乳化并保持稳定的物质。它是乳剂不可缺少的组成部分，在乳剂的形成、稳定及药效的发挥等方面均具有重要的作用。理想的乳化剂应具备以下条件：能显著降低界面张力（10dyne/cm 以下），具有良好的乳化能力；可迅速吸附在液滴周围形成稳定的界面膜；使液滴荷电形成双电层；能增加乳剂的黏度；无刺激性，无毒副作用。乳化剂种类很多，按其来源、性质可分为高分子化合物、表面活性剂、固体粉末三类。

（一）高分子化合物乳化剂

常见高分子化合物乳化剂有阿拉伯胶、西黄蓍胶、大豆磷脂、明胶、琼脂、海藻酸钠、白及胶、果胶等，主要作为 O/W 型乳化剂。它们的特点是表面活性都很小，亲水性很强，能形成稳定的多分子膜，使制备的乳剂稳定，但由于其降低界面张力作用很小，手工制备乳剂时做功较多，且用量大。另外，高分子化合物乳化剂易为微生物污染变质，使用时需新鲜配制或添加适当的防腐剂。

（二）表面活性剂类乳化剂

表面活性剂类乳化剂能定向排列在油-水界面，显著降低两相间的界面张力，并形成单分子膜。但用其制成乳剂的稳定性不如用高分子化物，故通常使用混合乳化剂形成复合凝聚膜，以增加乳剂的稳定性。由于表面活性剂的种类多，且具有良好的乳化能力，目前应用十分广泛。

1. 阴离子型表面活性剂 常用的有一价碱金属皂（O/W 型）、二价金属皂（W/O 型）、有机胺皂（O/W 型）、十二烷基硫酸钠及十六烷基硫酸钠等，后两者常与鲸蜡醇合用作乳化剂。

2. 阳离子型表面活性剂 这类有不少具有抗菌活性，如溴化十六烷基三甲铵或溴化十四烷基三甲铵，与鲸蜡醇合用形成阳离子型混合有效乳化剂，同时有防腐作用。但因此类乳化剂毒性大，应用较少。

3. 两性离子型表面活性剂　卵磷脂是天然的两性离子型表面活性剂，可用作注射用乳剂的乳化剂。

4. 非离子型表面活性剂　常用的有吐温类、司盘类。由于品种不同，可得到不同的 HLB 值（亲水亲油平衡值）。HLB 值可决定乳剂的类型，HLB 值为 8~16 者可形成 O/W 型乳剂，HLB 值为 3~8 者能形成 W/O 型乳剂。

（三）固体粉末乳化剂

常用的如硅皂土、氢氧化镁、氢氧化铝、二氧化硅、白陶土等，能被水更多润湿，可用于制备 O/W 型乳剂；而氢氧化钙、氢氧化锌、硬脂酸镁等，能被油更多润湿，可用于制备 W/O 型乳剂。这类乳化剂在油-水界面形成的固体微粒膜，不受电解质的影响，若与非离子型表面活性剂合用效果更好。

三、乳剂形成与稳定的理论

两种互不相溶的液体（如植物油与水）混合时，用力搅拌或研磨，可使其中一相以大小不同的液滴分散于另一相中而形成乳剂，但放置后乳滴会很快合并分成油与水两层；而上述过程中，若有乳化剂（如表面活性剂）加入，则可形成稳定的乳剂。可见，乳剂的形成与稳定需要具备两个基本的条件：一是需要通过机械力等提供足够的能量使分散相形成细小的乳滴；二是需要加入乳化剂使形成的乳剂稳定。关于乳剂的形成与稳定，目前主要的理论包括界面张力学说和界面吸附膜学说。

（一）界面张力学说

两种互不相溶的液体在形成乳剂的过程中，会产生许多新的界面。由于两相间界面张力的存在，乳滴愈细，新增加的界面愈多，乳化所做的功就愈多，乳滴的界面自由能也就越大。这时乳剂具有很大的降低界面自由能的趋势，即乳滴极易发生合并恢复成原来的油水两层。此种乳剂形成所需的功 W 可表示为：$W = r \cdot \triangle s$，其中 r 为油水界面张力，$\triangle s$ 为界面积的变化值。因此，加入任何能降低界面张力的物质（如乳化剂等）都有利于乳剂的形成和稳定。但具有表面活性的乳化剂一般仅能使界面张力降低为原来的 1/20~1/25，而乳剂形成时产生的巨大界面积可使界面自由能增加近百万倍，远远高于乳化剂所降低的界面张力。可见，界面张力学说，只能解释具有表面活性的乳化剂有助于乳剂的形成和暂时稳定，却不能说明乳剂能稳定存在的原因，更不能说明那些不具有表面活性的高分子化合物乳化剂、固体粉末乳化剂等能形成稳定乳剂的原因。

（二）界面吸附膜学说

界面吸附膜学说，即 Bancroft 规则。在液-液界面中，当液滴分散度很大时，具有很大的吸附能力，乳化剂能吸附于液滴的周围，有规律地排列在液滴的表面而形成界面吸附膜。这一界面吸附膜像屏障一样阻碍着液滴合并，因而可使乳剂形成后保持稳定。其稳定性的大小取决于所形成界面膜的附着性和牢固性，界面膜的附着性和牢固性愈大，乳剂愈稳定。

这一学说不仅可解释乳化剂使乳剂稳定的原因，还可说明乳化剂对形成乳剂类型的影响。乳化剂在液滴表面形成的界面膜存在两个界面，分别为水相和油相所吸附，所以存在着两个界面张力。而界面吸附膜向界面张力较大的一面弯曲,即内相是具有较高的界面张力的相。也就是说,亲水性的乳化剂,可更多地降低水相一侧的界面张力,使水相成为连续相,形成 O/W 型乳剂;而疏水性(亲油性)的乳化剂,可更多地降低油相一侧的界面张力,使油相成为连续相,形成 W/O 型乳剂。

在 O/W 或 W/O 乳剂中,不同种类的乳化剂可形成不同类型的界面吸附膜,一般可分为四种类型,即单分子膜、多分子膜、固体粉末膜、复合凝聚膜。

1. 单分子膜 表面活性剂类乳化剂(如聚山梨酯类)可在油-水界面有规律地定向排列形成单分子膜,防止液滴的合并。

2. 多分子膜 采用高分子溶液(如阿拉伯胶)作乳化剂,可在分散的液滴周围形成具有黏弹性的坚固的多分子膜,犹如在液滴上包了一层衣,可有效阻止液滴合并。

3. 固体粉末膜 采用能选择地润湿水相或油相,且对另一相有足够的黏附性的固体微粒(如硅皂土、氢氧化镁等)作乳化剂时,固体微粒可以吸附在油-水界面上排列成固体微粒膜,起阻止液滴合并的作用,从而增加乳剂的稳定性。

4. 复合凝聚膜 是由 O/W 型和 W/O 型乳化剂共同形成的界面膜称为复合凝聚膜。如十六烷基硫酸钠与胆固醇、脱水山梨酯与聚山梨酯等混合乳化剂,可形成稳定的完全封闭的复合凝聚膜,阻止液滴的合并。但要注意的是并非任何两种不同类型乳化剂混合使用均可形成复合凝聚膜,还与乳化剂的分子形状有关,如十六烷基硫酸钠与油醇混合使用,由于油醇双键的空间效应,不能在油-水界面有序排列,则不能形成完全封闭的稳定复合凝聚膜。

四、乳剂的处方设计

乳剂的处方设计主要包括乳剂类型、油相、分散性浓度、乳化剂及附加剂等的确定,以能制成质量稳定、有效安全的乳剂为目的。

(一)乳剂类型的确定

乳剂的类型应根据临床用药需要与药物性质等来设计。一般地,口服、外用或注射用乳剂均可考虑制成 O/W 型乳剂。但若需要延缓药物释放,水溶性药物可设计成 W/O 型或 W/O/W 型。

(二)油相的选择

在口服与注射用乳剂中,多数情况下油相本身为药物成分(如鱼肝油、鸦胆子油、蓖麻油等),一般无需另外选择;若油相只是作为药物的载体,可考虑选用花生油、大豆油、橄榄油等。在外用乳剂中,油相一般为药物的载体,选择时应考虑其黏度、释药速度及刺激性等,常选用液体石蜡、橄榄油等。

(三)分散相浓度的选择

根据经验,最稳定的乳剂分散相浓度一般为 50% 左右,25% 以下时乳滴容易分层,60% 以上时乳滴之间的距离很近,易发生合并或转相。一般分散相浓度控制在 40%~60% 时,乳剂具有较好的稳定性。

（四）乳化剂的选择

选择适宜的乳化剂是制备稳定乳剂的关键所在。一般应根据乳剂的类型、给药途径、乳化剂的性质及油相的性质等来选择。乳化剂的用量一般为 0.5%~10%，用量多时乳剂易于形成且稳定，但过多可造成外相过于黏稠而不易倾倒。

1. 根据乳剂的类型选择　一般地，O/W 型乳剂选择亲水性的 O/W 型乳化剂，W/O 型乳剂选择亲油性的 W/O 型乳化剂。乳化剂的亲水亲油性强弱可由其 HLB 值得知。

2. 根据给药途径选择　一般口服乳剂宜选用无毒、无刺激性、O/W 型的天然高分子化合物乳化剂（如阿拉伯胶、西黄蓍胶等）或聚山梨酯类乳化剂；外用乳剂可选用无刺激性的阴离子型（如软皂、有机铵皂等）及非离子型（如聚山梨酯类与脱水山梨醇酯类）的表面活性剂及固体粉末为乳化剂，但不能用高分子化合物作乳化剂。注射用乳化剂宜选择安全性好的磷脂、泊洛沙姆等乳化剂。

3. 根据乳化剂的性能选择　乳化剂种类很多，应选择乳化性能强、性质稳定、受外界因素（如酸碱、电解质等）影响小、无毒无刺激性的乳化剂。

4. 根据油相的性质选择　不同油相具有不同的介电常数，形成稳定乳剂所需乳化剂的 HLB 值亦不一样，如制备 O/W 乳剂时蓖麻油要求乳化剂的 HLB 值为 14，而液体石蜡（轻质）要求为 10.5。因此，应根据油相对乳化剂 HLB 值的要求，选择具有相等或相近 HLB 值的乳化剂。

若单一乳化剂不能满足油相对乳化剂 HLB 值的要求，可考虑将两种或两种以上的乳化剂混合使用，并通过调节它们的配比获得所需的 HLB 值。乳化剂的 HLB 值具有加和性，可根据各乳化剂的 HLB 值及用量计算混合乳化剂的 HLB 值。此外，使用混合乳化剂可形成稳定的复合凝聚膜，增加乳剂的黏度，从而提高乳剂的稳定性。例如，用十六烷基硫酸钠与胆固醇的混合乳化剂制备 O/W 型乳剂，比单用十六烷基硫酸钠制成的乳剂稳定；将阿拉伯胶与西黄蓍胶合用，增加水相黏度，可减低乳剂的分层速度。

如果不能从文献中获知所用油相对 HLB 值的要求，应进行实验测定。具体方法是：选取可混合使用的两种乳化剂按不同比例配成具有不同 HLB 值的混合乳化剂，然后将它们分别与所用油相制成一系列的乳剂，找出其中最稳定的乳剂，即可得知该油相最适宜的 HLB 值。

乳化剂混合使用时还应注意相互间的配伍关系，一般原则是：①类型相反的如 O/W 型和 W/O 型离子表面活性剂不能混合使用；②阳离子型与阴离子型表面活性剂不能混合使用；③非离子型表面活性剂可与其他乳化剂合用；④天然的乳化剂也可混合使用。

（五）辅助乳化剂的选择

辅助乳化剂是指与乳化剂合用能增加乳剂稳定性的物质。主要可分为两类：一类是能增加乳剂的黏度并增加乳化膜强度的辅助乳化剂，如西黄蓍胶、阿拉伯胶、海藻酸钠、果胶、琼脂、甲基纤维素、羧甲基纤维素钠、羟丙基纤维素等常用于增加水相黏度，鲸蜡醇、蜂蜡、单硬脂酸甘油酯、硬脂酸、硬脂醇等常用于增加油相黏度；另一类是可调节乳化剂的 HLB 值并能与乳化剂形成复合凝聚膜的助乳化剂，如正丁醇、乙二醇、乙醇、丙二醇、甘油、甘露醇、聚甘油酯等常用于增加亚微乳或纳米乳的稳定性。

（六）其他附加剂的选择

1. 防腐剂　乳剂中含大量水分，易被微生物污染而引起变质，一般应加入适量防腐剂。常用的防腐剂有苯甲酸、对羟基苯甲酸酯类、山梨酸等。但要注意某些乳化剂与防腐剂之间可相互作用，此时应酌情增加防腐剂的用量，或改用其他防腐剂。

2. 抗氧剂　乳剂中所用的油或油溶性药物及某些乳化剂（如磷脂）等易发生氧化，应考虑加入抗氧剂。用于水相的抗氧剂可选用亚硫酸盐类、抗坏血酸等；用于油相的抗氧剂可选用维生素 E、没食子酸丙酯、抗坏血酸棕榈酸酯等。

3. 甜味剂与香料　口服乳剂中常考虑加入适量甜味剂与香料，以掩盖不良气味。

五、乳剂的制备

（一）工艺流程图

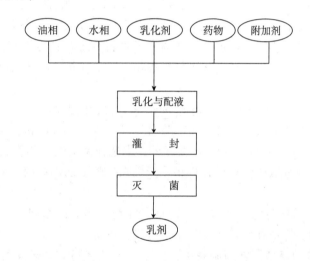

（二）制法

1. 物料准备　根据乳剂处方的要求，选择质量合格的药物原料、油相液体、乳化剂、纯化水及附加剂，必要时可对某些油或乳化剂进行精制。

2. 药物等的预处理　药物不是乳剂油相本身成分时，应根据药物的溶解性分别采用油相液体或水等来处理药物。若药物溶于油相，可于乳化前先加于油相液体中；若药物溶于水相，则将药物于乳化前先溶于水相液体中；若药物既不溶于油相也不溶于水相，则可用亲和性大的液相研磨，或将药物用已制好的少量乳剂研磨，再与乳剂混合均匀。其他附加剂亦可根据其溶解性分别溶于油相、水相液体中，或用少量适宜溶剂（如水、乙醇等）溶解备用。

3. 乳化与配液　是将油相、水相及乳化剂等混合，通过研磨、搅拌等进行乳化，并加入其他附加剂，配成规定浓度的乳剂的过程。其中，乳化操作是乳剂制备的关键。根据乳化剂、乳化器械及乳剂类型等的不同，可采用不同的方法进行乳化。下面介绍几种常用的方法：

(1) 油中乳化剂法（emulsifier in oil method） 本法又称干胶法，系先将胶粉（乳化剂）与油研磨混匀，然后加入一定量水研磨乳化成初乳，再逐渐加水稀释至全量。此法适于高分子化合物（如阿拉伯胶与西黄蓍胶等）作乳化剂制备乳剂。制备中，应注意初乳中油、水、胶的比例，若用植物油，其比例应为4:2:1；若为挥发油，其比例为2:2:1；若为液体石蜡，其比例为3:2:1。

(2) 水中乳化剂法（emulsifier in water method） 本法又称湿胶法，系先将胶粉（乳化剂）溶于适量水中制成胶浆作为水相，然后将油相分次加入水相中，用力研磨制成初乳，再加水至全量。此法适于高分子化合物作乳化剂制备黏稠树脂类药物的乳剂。湿胶法制备乳剂时，油相、水相及胶的比例与干胶法相同，但形成乳剂不如干胶法容易。

(3) 两相交替加入法（alternate addition method） 系指向乳化剂中每次少量交替地加入水或油，边加边搅拌形成乳剂的方法。此法适合于以高分子化合物或固体粉末乳化剂（尤其是乳化剂用量较多时）制备乳剂。

(4) 机械法（mechanical method） 系将油相、水相、乳化剂等混合后置于乳化器械中直接乳化成乳剂；或将油与油性成分混合，水及水溶性成分混合，然后分别加热至40℃~60℃后置于乳化器械中乳化制成乳剂。此法适合于以表面活性剂类乳化剂制备乳剂。由于表面活性剂类乳化剂的乳化力强，且乳化机械可提供强大的能量，故此法制成乳剂很容易，还不必考虑混合的顺序。

(5) 二步乳化法（two-step emulsifying method） 此法主要用于复乳的制备。第一步是将油、水、乳化剂等混合制成一级乳；第二步是以第一级乳为分散相，与含有乳化剂的水或油混合乳化制成二级乳。如制备O/W/O型复乳，先选择亲水性乳化剂制成O/W型一级乳，然后选择亲油性乳化剂分散于油相中，再将一级乳在搅拌下加于油相中使其充分分散，即得O/W/O型复乳。

4. 灌封与灭菌 为避免乳剂被微生物污染，乳剂配制后应立即在洁净区进行灌装，密封。若为注射用乳剂，还应在一定的条件下进行灭菌处理。

5. 制备中应注意的事项 乳剂制备中，除了注意选择适宜的乳化方法外，还应注意温度、乳化时间、乳化次数等因素对乳剂形成与稳定的影响。

(1) 温度 乳剂制备时需要外加能量（如加热、研磨、搅拌等），乳剂的黏度愈大，乳化过程所需做的功就越大。升高温度可降低黏度与界面张力，故有利于乳剂的形成。但温度升高的同时也增加了液滴的动能，使液滴聚集甚至破裂，所以乳化温度不宜过高，一般不宜超过70℃。若乳化过程中需要以油相中的有机酸（如硬脂酸、油酸）与水相中的碱（如氢氧化钠、氢氧化钙、三乙醇胺）相互反应产生新生皂作为乳化剂，则为加速新生皂的形成，也可视具体情况先将油、水两相分别加热至70℃以上，然后混合搅拌进行乳化。

(2) 乳化时间 乳化过程中，开始阶段的搅拌、研磨等可促使乳剂的形成；当液滴形成后继续长时间地搅拌等，则可使液滴之间的碰撞机会增多，导致液滴合并增大，甚至使乳剂破裂。因此，应控制乳化时间，避免乳剂形成后长时间的搅拌或研磨。对于具体品种，可视乳化剂的种类及乳化器械等的不同，凭经验或预试验确定适宜的乳化时间。

(3) 乳化次数 乳剂中液滴愈细、愈均匀，其稳定性愈好。因此，为获得均匀而稳定的细乳，可将经搅拌装置初步乳化制得的初乳（粗乳），再通过胶体磨、乳匀机或超声波乳化设备等反复进行乳化处理。

（三）常用乳化器械

1. 搅拌乳化装置　手工小量制备乳剂可用乳钵；大量制备可用搅拌装置，分低速搅拌装置与高速搅拌装置。低速搅拌装置常用于工业生产乳剂时初产品（粗乳）的制备，高速搅拌装置则可使初乳在很高转速下进一步细小化。工业生产中常在反应罐内使用高速螺旋搅拌桨，其反应罐为带保温的夹层构造，使蒸汽或冷媒体通过，可维持生产的恒定温度。

2. 胶体磨　是利用细齿形转子与定子间的可调节狭缝研磨面的研磨作用，将粗乳研磨成液滴均匀细小的乳剂。主要用于细乳（一般需反复研磨几次）及含不溶性固体药物乳剂的制备。

3. 乳匀机　是在很高压力下，将初乳通过匀质器的窄缝，因而产生强大的挤压与剪切作用，使初乳的液滴变成很细小的乳滴。工业生产中常用于静脉乳剂的制备。

4. 超声波乳化设备　由于超声波发生器不同而有不同的乳化器，较常用的是哨笛式乳化器。其乳化方式是将初乳细流在高压喷射状态下，冲击在金属簧片（共振刀）刀刃上，使刀刃激发而产生共振频率振动，液流也受激动而产生上下振动。当此超声波频率足够高时，液体受到激烈振荡，从而将液滴粗大些的初乳乳化成细小的乳剂。这种哨笛式乳化器的频率在30kHz左右，分散相的直径可达2μm，且比较均匀。

5. 高压射流（层流）乳化设备　其乳化方式是将初乳通过输液泵，形成初乳的高压射流，应用流体力学和传热学的有关原理，将初乳通过一组结构特殊、复杂的流道，进而产生强大的剪切力，即初乳自身产生切割，使分散相液滴破碎成极细的液滴；同时采用了以水为冷介质的急冻技术，仅数秒钟在管壁使初乳产生层流，使已产生的极细的液滴形成稳定性高的乳剂。

（四）典型处方与分析

例　鱼肝油乳

【处方】鱼肝油500ml，阿拉伯胶125g，西黄蓍胶7g，杏仁油1ml，糖精钠0.1g，羟苯乙酯0.5g，加蒸馏水至1000ml。

【制法】将阿拉伯胶与鱼肝油研匀，一次加入蒸馏水250ml，研磨制成初乳，加糖精钠水溶液、杏仁油、羟苯乙酯醇液，再缓缓加入西黄蓍胶胶浆，加蒸馏水至1000ml，搅匀，即得。

【注释】本品用于维生素A、维生素D缺乏症。处方中鱼肝油既是药物又是油相，阿拉伯胶为O/W型乳化剂，故制成的鱼肝油乳为O/W型乳剂。制法中，采用干胶法进行乳化，较易形成乳滴细小的乳剂；于初乳中加入西黄蓍胶胶浆作为辅助乳化剂，可增加水相的黏度，有利于乳剂的稳定；加入糖精钠与杏仁油，可改善鱼肝油乳的口感；羟苯乙酯为防腐剂，因其水中溶解度较小，故用少量乙醇配成醇溶液加入。

六、乳剂的稳定性

乳剂制成后，在放置过程中可因多种因素的影响，出现分层、合并、破裂、絮凝、转相、酸败等不稳定的现象。

（一）分层

分层（delamination）又称乳析（creaming），是指乳剂放置过程中出现分散相液滴上浮或下沉，形成一层较浓的乳剂的现象。乳剂分层时，由于液滴周围的乳化膜没有被破坏，轻轻振摇即可恢复成乳剂原来的状态，故分层是一个可逆过程。分层的主要原因是分散相与分散介质之间存在密度差。根据Stoke's公式，减少分散相与分散介质的密度差，减少液滴的粒径，及增加分散介质的黏度，均可减少乳剂分层的速度。此外，分层也与分散相的相容积有关，如分散相浓度为50%时，乳剂的分层速度较浓度为20%时明显降低。

（二）絮凝

絮凝（flocculation）是指乳剂中分散相液滴由于某些因素的作用使其荷电减少，ζ电位降低，彼此聚集形成疏松的聚集体，经振摇又能恢复成均匀的乳剂的现象。乳剂中电解质与离子型乳化剂的存在是絮凝的主要原因。絮凝时聚集体中液滴周围仍存在完整的乳化膜，保持液滴的完整性，故絮凝现象具有可逆性。絮凝状态中，液滴的移动受到限制并形成网状结构，可使乳剂处于高黏度状态，从而有利于乳剂的稳定。但要注意的是絮凝的出现表明乳剂的稳定性已开始降低，若絮凝状态进一步发生变化也可引起乳剂的合并或破裂。

（三）合并与破裂

合并（coalescence）是指乳剂中分散相液滴周围有乳化膜存在，但膜出现部分破裂导致液滴合并变大的现象。乳剂中液滴大小不均一时，小液滴常填充于大液滴之间，可使液滴易于聚集而引起合并。若增加分散介质的黏度，则可降低液滴的合并速度。

破裂（demulsification）是指液滴合并不断进行，最后发生油水完全分层的现象。乳剂破裂后，由于液滴周围的乳化膜被完全破坏，虽经振摇亦不能恢复成原来乳剂的状态，故破裂是一个不可逆过程。乳剂破裂的原因主要包括：①向乳剂中加入可与乳化剂发生作用的物质，如在含阴离子型乳化剂的乳剂中加入阳离子型化合物或强酸，在含高分子化合物乳化剂的乳剂中加入高浓度的电解质或大量乙醇等有机溶剂，均可引起乳化剂性质的变化而导致乳剂的破裂；②温度过高或过低，如温度高于70℃，或降至冷冻温度，许多乳剂可能会破裂；③微生物的污染，也可引起乳剂的破裂。

（四）转相

转相（phase inversion）又称为转型（type inversion），是指由于某些条件的变化，使乳剂的类型由O/W型转变成W/O型或发生相反变化的现象。转相通常是由于乳化剂的性质发生改变引起，如在油酸钠（O/W型乳化剂）制成的O/W型乳剂中，加入足量的氯化钙，可使乳剂转变成W/O型乳剂，这是由于油酸钠生成油酸钙（W/O型乳化剂）的缘故。另外，向乳剂中加入相反类型的乳化剂也可使乳剂转相。转相时两种乳化剂的量比称为转相临界点（phase inversion critical point），只有大于临界点才发生转相。

（五）酸败

酸败（rancidify）是指乳剂受光、热、空气及微生物等因素的作用，使其中的油、乳化剂等发生变质的现象。可加入抗氧剂与防腐剂等防止或延缓酸败的发生。

七、乳剂的质量评价

乳剂由于种类较多，给药途径与用途不一，目前尚无统一的质量标准。可根据具体品种的情况，选用下列考察乳剂物理稳定性的方法，对乳剂质量进行一定的评价。

（一）乳剂粒径的测定

乳剂的种类或用途不同，对其粒径的要求亦不相同。另外，乳剂在放置中其粒径的变化情况与其稳定性密切相关。因此，对乳剂的粒径大小进行测定可以评价乳剂的质量。常用的测定方法有显微镜测定法、库尔特计数器（Coulter counter）测定法、激光散射光谱（PCS）法、透射电镜（TEM）法，它们可测定的粒径范围分别为 $0.2 \sim 100\mu m$、$0.6 \sim 150\mu m$、$0.01 \sim 2\mu m$、$0.01 \sim 20\mu m$。

（二）乳析测定

乳剂放置一定时间后，测定其乳析（分层）的程度，可以评价其稳定性。乳析程度可用乳析容积比表示，即乳析那部分乳剂的容积或高度与乳剂总容积或高度之比。乳析容积比越大，说明乳剂越不稳定。乳析容积比常用于筛选处方或比较不同乳剂的稳定性。

（三）乳滴合并速度的测定

乳滴合并速度符合一级动力学规律（$\lg N = Kt/2.303 + \lg N_0$），因此可通过先测定不同时间（$t$）乳剂的乳滴数（$N$），然后将 $\lg N$ 对 t 进行线性回归，再由直线回归方程中的斜率求出合并速度常数 K。K 值愈大，表明乳滴合并速度愈快，乳剂愈不稳定，故可用 K 值大小来评估乳剂的稳定性。

（四）黏度的测定

乳剂处于稳定状态时具有相对稳定的黏度，故通过测定乳剂黏度的变化情况，可以了解乳剂的稳定性。通常乳剂属于非牛顿流体，可采用圆锥-平板（cone-plate）型黏度仪定期测定乳剂的黏度，然后以黏度的对数对时间的对数作图。如黏度不随时间变化，表示乳剂稳定；如黏度成急骤非线性增加，随后下降，提示乳剂不稳定。

（五）稳定常数的测定

乳剂离心前后光密度的变化百分率称为稳定常数，用 K_e 表示，其表达式为：$K_e = [(A_0 - A)/A] \times 100\%$。具体测定方法为：取乳剂适量置于离心管中，以一定转速离心一定时间，从离心管底部取出少量乳剂，稀释一定倍数，以蒸馏水为对照，用分光光度计在可见光某波长下测定吸光度 A，同法测定原乳剂稀释液吸光度 A_0，按上式计算，即得 K_e。K_e 值愈小，表示乳剂愈稳定。由于 K_e 值能定量地反映乳剂的稳定性，且测定方法简便，故常作为乳剂处方筛选的评价指标。

（六）加速稳定性试验

为便于在短时间内对乳剂的稳定性或乳剂不同处方的优劣作出评价，常按如下方法进行加速试验。

1. 离心法　取乳剂适量，以 4000r/min 的转速离心 15 分钟，若不出现分层，则认为乳剂的质量较稳定；也有将乳剂置于半径为 10cm 的离心机中，以 3750r/min 的转速离心 5 小时，认为其分层情况相当于在室温贮存 1 年的分层效果。

2. 高－低温循环法　将乳剂贮藏在 40℃ 1 周，然后冷至结冰，放置同样时间，如此反复直至出现不稳定现象；或将乳剂在 24 小时内由 -5℃ 上升至 40℃，反复 24 次；或从 5℃ 升至 35℃，12 小时为一个循环，共 10 个循环，观察乳剂的稳定情况。

第十节　不同给药途径用液体药剂

一、滴鼻剂

滴鼻剂（nasal drops）系指供滴入鼻腔内使用的液体药剂，可用于鼻腔消毒、消炎、收缩血管和麻醉，亦可通过鼻腔给药起全身作用。常用溶剂有水、丙二醇、液体石蜡、植物油等。药物的水溶液易与鼻黏液混合，并分散于黏膜表面，但作用时间短。油溶液无刺激性，作用持久，但不易与鼻黏液混合，穿透性差，用量过多易进入气管而引起"类脂性肺炎"，液体石蜡尤甚。

滴鼻剂多配制成溶液剂，也有配成混悬剂或乳剂，还可将药物以粉末、颗粒、块状或片状等形式包装，另备溶剂，临用前配成澄明溶液或混悬液使用。滴鼻剂应呈等渗或略高渗状态；不改变鼻黏液的正常黏度，不影响纤毛活动及分泌液的离子成分；pH 值应为 5.5～7.5，且有一定的缓冲能力，因鼻腔发炎或过敏时呈碱性，pH 值可高达 9，易使细菌增殖，并影响正常纤毛运动。另外，可加入表面活性剂，如 0.01% 月桂醇硫酸钠、烷基苯磺酸钠、丁二酸二辛酯磺酸钠等，以增加药物的穿透。

二、滴耳剂

滴耳剂（ear drops）系指供滴入耳腔内外用的液体药剂，可以是溶液型、混悬型或乳剂型。一般具有消毒、止痒、收敛、消炎或润滑局部等作用。常用溶剂为水、稀乙醇、甘油、丙二醇、聚乙二醇等。水溶液作用缓和，穿透力差；乙醇溶液穿透力和杀菌作用强，但对内耳有刺激；甘油溶液无刺激作用，局部保留时间较长，穿透力较差。几种溶剂混合使用能取长补短，有较好作用，所以滴耳剂常采用混合溶剂。患慢性中耳炎时，由于分泌物的存在，药物很难达到中耳部位。制剂中若加入溶菌酶（lysozyme）、透明质酸酶（hyaluronidase）、纤维素致活酶（fibrokinase），则能液化分泌物，促进药物分散并加速肉芽组织再生。外耳道发炎时皮肤表面的 pH 值多在 7.1～7.8 之间，如果皮肤表面抗菌性的酸性外膜变成碱性，细菌感染的可能性就增加，所以滴耳剂的 pH 值宜弱酸性。另外，供手术、耳部伤口或耳膜穿孔的滴耳剂应无菌。

三、滴牙剂

滴牙剂（drop dentifrices）系指用于局部牙孔的液体药剂。因其浓度高、刺激性与毒性大，使用时应注意不要使其与黏膜直接接触。一般应由医护人员直接用于患者的牙病治疗。

四、含漱剂

含漱剂（gargles）系指用于清洁口腔、咽喉的液体药剂。它具有清洗、防腐、杀菌、消毒及收敛等作用。多为药物的水溶液，亦有含少量乙醇、甘油者。溶液中常加适量染料着色，表示外用漱口，不可咽下。

含漱剂的pH值要求微碱性，有利于除去微酸性分泌物和溶解黏液蛋白。为了方便，有时配成浓溶液，临用时稀释，也可是固体粉末，临用时加水溶解。杀菌用含漱剂，其浓度应在杀菌浓度范围内，含漱时间适当，以保证杀菌效果。

五、洗剂

洗剂（lotions）系指专供清洗或涂敷于无破损皮肤的外用液体药剂，包括溶液型、混悬液型、乳剂型的制品。水溶液型洗剂一般具有清洁、止痒、消毒、杀灭寄生虫、收敛及保护作用，适用于糜烂型湿疹、渗出性溃疡及化脓性创面等。乙醇溶液洗剂多用于止痒、消毒、杀菌、杀灭寄生虫等。乳剂型洗剂有润湿、去污等作用，有利于药物穿透。混悬型洗剂中溶剂在皮肤上蒸发，有冷却和收缩血管的作用，有利于减轻急性炎症，而且由于含有高分子助悬剂，当溶剂蒸发后可形成一层保护膜。但混悬型洗剂忌用于糜烂面，以免结痂或引起继发性病变。

六、搽剂

搽剂（liniments）系指专供揉搽皮肤表面的液体药剂，包括溶液型、混悬液型、乳剂型和胶体溶液型。一般用于无破损的皮肤，涂后揉搽或涂于敷料上贴患处，有镇痛、保护、引赤和对抗刺激的作用。

搽剂的分散介质随其作用不同而有所区别。用于镇痛、引赤和对抗刺激的搽剂多用乙醇或二甲基亚砜稀释液为溶剂，有利于药物的穿透。保护性搽剂多用油、液体石蜡为分散介质，具有润滑作用，不使皮肤干燥，并有清除鳞屑痂皮的作用。乳剂型搽剂多用肥皂作乳化剂，有润滑作用，并能软化皮肤而有利于药物的穿透。

七、涂膜剂

涂膜剂（paints）系指用有机溶剂溶解成膜材料及药物而制成的外用液体药剂。用时涂于患处，溶剂挥发后形成薄膜以保护创面，同时逐渐释放所含药物起治疗作用，常用于无渗出液的损害性皮肤病等。

涂膜剂的成膜材料主要有聚乙烯缩甲乙醛、聚乙烯缩丁醛、聚维酮（PVP）、乙基纤维素等。增塑剂常用邻苯二甲酸二丁酯、甘油、丙二醇等。溶剂一般为乙醇、丙酮或二者的混合物。涂膜剂一般的制备方法为：药物如能溶于溶剂中，则可直接将其与成膜材料、增塑剂等一起加入溶剂中配成；如为药材，则应先制成乙醇提取液或其提取物的乙醇-丙酮溶液，再加到基质溶液中。

八、灌肠剂与灌洗剂

（一）灌肠剂

灌肠剂（enemas）系指由肛门灌注入直肠用的液体药剂。大多数以水为溶剂。按其用途分为清除灌肠剂和保留灌肠剂。清除灌肠剂用于清除粪便，减低肠压、恢复肠功能等。保留灌肠剂是将其保留于肠中，缓缓发挥局部作用和吸收后产生全身作用，主要用于在胃肠道易被破坏或不能口服的药物，也可通过灌肠作营养给药，如5%葡萄糖等。保留灌肠剂中常加入适宜助悬剂，增加黏度，以延长药液在肠中的保留时间。大剂量灌肠时，一般需要先将灌肠剂温热至体温时再使用。

（二）灌洗剂

灌洗剂系指灌洗阴道、尿道、膀胱等用的液体药剂。灌洗剂以水为溶剂，一般临用时配制或者将溶液稀释，加温至体温时使用。阴道用灌洗剂要求pH值为3.3~3.4，因正常阴道pH值在3.8~4.7，此酸度下有抵抗外来细菌的作用，但感染的阴道如患滴虫症时，pH多在5.5~7之间。阴道灌洗剂常用于降低阴道pH值、除臭、收敛、清洁及消毒杀菌等。

第十一节　液体药剂的包装与贮存

一、液体药剂的包装

液体药剂通常具有体积大、易流出、稳定性较固体制剂差、易被微生物污染等缺点，如果包装不当，则运输与贮存较为困难，而且容易引起药物的变质或损失。因此，选择适宜的包装容器（包括容器的材料、种类、形状及封闭的严密性等）极为重要。

液体药剂包装的选择，除了应符合国家药品管理法中有关包装的规定外，还应针对液体药剂的特点，特别注意所选包装的牢固性、密封性、化学稳定性、隔光性及对液体药剂运输与贮存的方便性等。用于液体药剂的包装材料主要有：容器（如玻璃瓶、塑料瓶等）、瓶塞（如软木塞、塑料塞、橡胶塞等）、瓶盖（如金属盖、塑料盖、赛璐珞瓶帽等）、硬纸盒、塑料盒、纸箱、木箱、标签、说明书等。口服液体制剂、乳剂、含醇制剂及含芳香挥发性成分制剂等，常采用琥珀色玻璃瓶包装；洗、滴眼剂等，近年较多使用塑料容器包装。另外，医院液体药剂的投药瓶上还应根据其用途贴上不同颜色的标签，习惯上内服液体药剂标签为白底蓝字或黑字，外用液体药剂标签为白底红字或黄字。

二、液体药剂的贮存

液体药剂（尤其是以水为溶剂者）在贮存中，易受外界因素（如温度、光线、空气、微生物等）的影响，发生溶解度降低、粒子聚结或水解、氧化等物理化学变化，而产生沉淀、变色、药物含量下降或酸败等现象，从而给液体药剂的质量与安全有效性带来严重的问题。因此，液体药剂在贮存中，应注意控制贮存室的温度、光线及卫生条件等。

液体药剂一般应密闭贮存于洁净、阴凉干燥的地方；一些量小且对热敏感的液体药剂，可置于冰箱冷藏；对光敏感者，则应避光贮存。液体制剂的贮存期，可根据各种制剂项下的规定实施。医院液体药剂应尽量临时配制或减少生产批量，以缩短存放时间而有利于保证液体药剂的质量。

第十二节 液体药剂的生产

液体药剂具有不同的类型（如溶液型、胶体溶液型、混悬型、乳剂型），临床用途各异，对其生产与质量要求也各不相同。但不论哪种类型的液体药剂，在生产中均要求将药物以一定的分散度分散到适宜的分散介质中，并形成质量稳定的液体药剂。因此，液体药剂生产中重点要解决好药物分散与液体药剂稳定性两个方面的问题。

一、液体药剂中药物的分散

药物粒子分散度的大小与液体药剂的理化性质、稳定性、药效等具有密切的关系，所以不同类型和品种的液体药剂要求药物具有不同的分散程度。药物的性质不同，分散难易亦不一样，因此生产中需要根据具体情况采用适宜的分散方法。

（一）溶液剂药物的分散

溶液剂要求药物以分子或离子状态分散（溶解）到适宜的溶剂中。若药物溶解性好，溶解过程较为简单。对于难溶性药物，在溶解过程中则应根据药物的性质采取不同的方法来促使药物的溶解，如药物微粉化、加热溶解、加入增溶剂或助溶剂、采用混合溶剂、调节溶液pH值等。配制高分子溶液时，还要注意药物加入水中后一般要经过一个吸水溶胀的过程，然后再通过搅拌或加热使药物尽快分散溶解于水中。

（二）混悬剂药物的分散

混悬剂要求将难溶性药物以微小的固体粒子均匀地分散到适宜的分散介质中。其制备方法有分散法和凝聚法。分散法制备混悬剂时，药物首先要经微粉化处理使其达到适宜的细度，然后通过研磨或搅拌等方法将药物粒子均匀地分散到液体介质中。若药物对液体介质的亲和性小，直接将其分散到液体介质中一般较难分散均匀，此时可将药物粒子先与适量润湿剂研匀，然后加入分散介质混匀。大量生产时采用胶体磨或乳匀机等机械，可提高药物的分散效果，而且可使固体药物粒子进一步细小化。凝聚法制备混悬剂时，一般需要在快速搅拌下使药物发生凝聚，形成细小粒子并快速地分散到整个液体介质中，以避免粒子（或微晶）的进一步长大。

（三）乳剂药物或分散相的分散

乳剂要求将液体分散相以细小的液滴均匀地分散到液体分散介质中。在乳剂中，药物可以是分散相本身，若不是分散相，可根据其溶解性将其溶于分散相中或溶于分散介质中。对于乳剂，分散相的分散（即乳化）过程尤为关键，一般通过研磨、搅拌或乳化器械进行乳化。但要使乳化过程顺利进行并形成均匀稳定的乳剂，还必须注意下列因素，即：适宜的乳化剂与辅助乳化剂及其用量、物料的加入顺序、乳化温度、乳化时间与次数等。

二、生产工艺因素与液体药剂的稳定性

液体药剂的稳定性通常不如固体制剂，生产出来后在贮存中易发生各种物理化学方面的变化或受微生物污染，出现沉淀、变色、药物含量下降或酸败等不稳定的现象。这些不稳定现象的发生除了受外界因素（如温度、光线、空气及微生物等）的影响外，还与液体药剂生产工艺因素密切相关。因此，生产中控制适宜的工艺条件对于提高液体药剂的稳定性极为重要。

根据液体药剂的类型与产生不稳定的原因，生产上主要可采取以下几个方面的工艺措施来增加液体药剂的稳定性。

（一）加入可增加液体药剂稳定性的附加剂

具有可增加液体药剂稳定性的附加剂主要包括增溶剂、润湿剂、助悬剂、絮凝剂、乳化剂与助乳化剂、抗氧剂、pH调节剂、防腐剂等。增溶剂可提高难溶性药物在溶剂中的溶解性，避免药物从溶液中析出；润湿剂有助于混悬剂中固体药物微粒在液体分散介质中的均匀分散；助悬剂与絮凝剂可减少混悬剂中固体药物微粒的沉降速度与结块；乳化剂与助乳化剂可在乳剂分散相液滴的周围形成牢固的界面吸附膜，有效地阻止液滴的合并；抗氧剂可减少药物、油相及乳化剂等的氧化分解；pH调节剂有助于提高弱酸或弱碱类药物的溶解度，还可控制药物的水解、氧化速度及调节防腐剂的抑菌效果；防腐剂可抑制微生物的生长繁殖，防止液体药剂的霉变等。实际应用中，应根据具体品种选择最适宜的附加剂种类及用量，以最大程度地增加药剂的稳定性。

（二）增加分散相的分散度及其粒子的均一性

对于液体药剂，分散相的分散度越大，即分散相粒子越小，分散系统越稳定。溶液剂中分散相（药物）以分子或离子状态存在，其粒子很小，所以是一个均匀稳定的分散系统。混悬剂与乳剂通常是热力学与动力学不稳定的分散系统，其分散相粒子相对于溶液剂大得多，粒子可出现沉降或上浮。根据Stoke's公式，减小分散相的粒径，可显著降低粒子的降沉或上浮速度，从而增加混悬剂与乳剂的稳定性。另外，分散相粒子大小的均一性也可影响分散系统的稳定性。一般分散相粒子大小越均一，分散系统越稳定。如增加混悬剂中固体微粒的均一性，可减少结晶增长的现象；增加乳剂中分散相粒子的均一性，可减少分散相粒子的聚集与合并。生产中，可采用胶体磨、乳匀机、超声波乳化器、高压射流乳化设备等来增加混悬剂或乳剂中分散相的分散度及其粒子的均一性。

（三）控制液体药剂分散相的浓度

液体药剂的分散相浓度要适当，浓度过高通常会使其稳定性下降，这种现象在混悬剂和乳剂中尤为明显。如乳剂分散相浓度一般宜控制在40%~60%以内，若在60%以上，则易发生乳滴合并或转相。

（四）其他

对易水解的药物，可采用非水溶剂；对光敏感的液体药剂，可采用隔光效果好的容器（如棕色瓶）并避光保存；易氧化的液体药剂，分装时可用氮气排去容器上部的空气；易被微生物污染或要求无菌的液体药剂，可进行灭菌处理，等等。

思 考 题

1. 简述表面活性剂的结构特点、分类及应用。
2. 简述牛顿流体、非牛顿流体的特征。
3. 试述影响混悬液稳定性的因素与增加混悬剂动力学稳定性的方法有哪些？
4. 试述乳化剂的种类及其选择的原则有哪些？乳剂形成与稳定的基本条件是什么？乳剂处方设计的主要内容有哪些？
5. 试述液体药剂生产中的主要问题及其对策。

第七章 浸出药剂

本章要求

1. 掌握 浸提过程与影响浸提的因素；常用的提取方法；常用的分离与精制方法；常用浸出制剂的制备方法与注意事项。

2. 熟悉 浸出药剂的含义、特点及其与药材成分的关系；常用的浸出溶剂；常用浓缩与干燥方法；常用浸出制剂的含义、特点及质量评价。

3. 了解 常用提取、分离、浓缩与干燥设备；浸出制剂生产中存在的主要问题与质量控制。

第一节 概 述

一、浸出药剂的含义与特点

（一）浸出药剂的含义

浸出药剂系指采用适宜的溶剂和方法，提取药材中有效部位（成分）而制成的可供内服或外用的一类制剂。

浸出药剂常以水和不同浓度的乙醇为溶剂。以水为溶剂时，多用煎煮法制备；采用其他非水溶剂时，可选用渗漉法、浸渍法、回流提取法等方法制备。

（二）浸出药剂的特点

1. 浸出药剂的优点

（1）体现方药各浸出成分的综合疗效，符合中医药理论。浸出制剂保留了所含各种成分，有利于发挥各种药材成分的生物活性，且各成分间可发挥相辅相成或相互制约的作用，或增强疗效，或降低毒性，符合中医药的用药理论。例如，四逆汤的强心升压作用强于单味附子，且毒性明显小于附子，这是因为干姜或甘草降低了附子的毒性。另外，浸出制剂与同一药材中提取的单一成分相比，也有着单一化合物所不具有的疗效。如阿片酊有镇痛和止泻两种功效，但从阿片粉中提取的单一成分——吗啡，只有镇痛作用，而无止泻作用。

（2）药效缓和、持久、副作用小。

（3）服用剂量较小。药材经过浸提后，除去了大部分药材组织和无效成分，增加了制剂中有效成分的含量，使整体服用剂量减少，患者服用方便，提高了患者的顺应性。

（4）部分浸出药剂可用作其他制剂的原料。浸出药剂在提取过程中，除汤剂、酒剂等可直接由提取液制备而成外，部分提取液需继续浓缩成流浸膏、浸膏甚至干粉等作为原料，供进一步制备其他剂型。

2. 浸出药剂的缺点 浸出药剂有着明显的优势，但其作为药物剂型具有不稳定性，例如，汤剂、流浸膏久贮后容易被细菌污染，甚至发生霉变；酒剂、酊剂等含有挥发性成分的药剂，若包装容器盖包装不严，则乙醇易挥发，导致制剂不稳定；某些浸出制剂稳定性较差；浸膏剂若存放不当，容易吸潮、结块，影响其作为原料的使用。

二、浸出药剂的分类

根据提取溶剂不同，浸出药剂可分为：①以水为溶剂的浸出药剂，如汤剂、合剂、糖浆剂、煎膏剂等；②以不同浓度的乙醇或酒为溶剂的浸出药剂，如酒剂、酊剂、大部分流浸膏和浸膏剂。

三、浸出药剂与药材成分的关系

为制成现代适宜的剂型，减少服用剂量，大多数中药材需要进行浸提，而药材浸提过程中所浸出的药材成分种类（性质）与中药制剂的疗效具有密切关系。药材成分概括说来可以分为四类，即有效成分、辅助成分、无效成分和组织成分。

（一）有效成分

有效成分（active ingredient）是起主要药效的物质，一般指化学上的单体化合物，能用分子式和结构式表示，并具有一定的理化性质，如某些生物碱、苷、挥发油、有机酸等。

大多数单味中药含有多种有效成分，例如人参的生物活性成分人参皂苷有30余种，还含有糖类成分、多肽类成分、挥发油等；中药复方的有效成分复杂，若提取每味药的单一有效成分评价中药复方的药理作用，显然是不合适的，因此，中药复方提取时常以有效部位如总黄酮、总生物碱、总苷等作为质量标准，方符合中医药用药的特点。

（二）辅助成分

辅助成分系指能增强或缓和有效成分的药效，促进有效成分的浸出、增强制剂稳定性的化学物质，但本身无特殊功效。

（三）无效成分

无效成分是指无生物活性、无药物功效的化学物质，有的甚至会影响浸出效果、制剂的稳定性以及药物的功效等。例如蛋白质、脂肪、淀粉、树脂等。

（四）组织成分

组织成分是指组织中正常存在的构成药材细胞或其他不溶性的物质，如栓皮、纤维素等。

四、浸出药剂的制备工艺

在浸出药剂的制备过程中，药材饮片可以粉碎到适宜粒度，也可以直接用药材饮片直接浸提，如果使用蒸馏酒浸提，则为酒剂（medicinal liquor）；若以水煎提，去渣取汁即可制得汤剂（decoction）；若将浸提液纯化并浓缩至适宜浓度，分装，即可制得合剂（mixture）；

若于纯化的浸提浓缩液中，加入大量的蔗糖进行混合，滤过，即可制成糖浆剂（syrups）；如果浸提药材的溶剂是乙醇，则为酊剂（tincture）；浸提液继续浓缩或干燥可制成流浸膏剂（fluid extracts）与浸膏剂（extracts），也可将流浸膏用规定浓度的乙醇稀释为酊剂；若药材用水煎煮，煎煮液浓缩后，加炼蜜或炼糖制成的半流体制剂则为煎膏剂（electuary）。适宜的溶剂及浸提、纯化、浓缩方法是保证药材成分充分浸出与药剂质量稳定的关键。因此，做好药材的浸提、纯化及浓缩工作是保证浸出制剂药效的前提条件。浸出制剂主要的制备工艺可用图7-1表示。

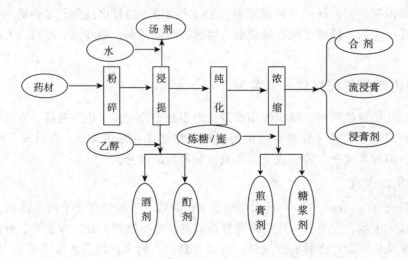

图7-1 浸出制剂的制备工艺流程图

第二节 中药制药工程（单元操作）

一、浸提

浸提（extraction）系指通过应用适宜的溶剂与设备，将中药材中可溶性有效成分或有效部位浸出的过程。浸提是大多数中药制剂的必须操作单元，其目的是尽可能多地浸出中药材中的有效物质，最大限度地避免无效物质和有害成分的浸出，以利于简化后期的分离精制工艺，降低药物服用量，确保制剂的安全、有效和稳定。

（一）浸提原理

1. 浸提过程

（1）浸润与渗透 药材中加入溶剂后首先润湿药材表面，由于液体静压和毛细管作用，溶剂进入药材内部，渗透入组织细胞内，使细胞膨胀。因此，浸提溶剂能否润湿药材，并渗透进入药材内部，是浸出有效成分的前提条件。药材能否被润湿主要取决于浸提溶剂与药材的性质。多数中药材含糖、蛋白质等极性基团，很容易被水和不同浓度乙醇等极性溶剂润湿和渗透。对于含脂溶性成分较多的中药材，在浸提前进行脱脂处理等，可加快润湿过程，有利于浸出。

(2) **解吸与溶解** 药材中各成分之间存在亲和力,浸出溶剂渗透进入药材需克服化学成分之间的吸附力,才能将其溶解成溶液,这一过程成为解吸。随着解吸不断进行,药材成分不断进入溶剂中,完成溶解。化学成分能否被溶剂解吸和溶解,取决于化学成分的结构和溶剂的性质,根据"相似相溶"规律,水和低浓度乙醇等极性溶剂能溶解极性大的生物碱盐、黄酮苷、皂苷等。另外,溶剂中加入适量的辅助剂,如酸、碱、表面活性剂等,可增加有效成分的解吸与溶解。

(3) **扩散与置换** 进入药材组织细胞内的溶剂溶解大量化学成分后,组织内药物浓度升高,使药材内外出现浓度差和渗透压差。因此,细胞外侧纯溶剂或稀溶液向药材内渗透,药材内高浓度溶液中的溶质不断地向周围低浓度方向扩散,直至内外浓度相等,扩散达到动态平衡。由此可见,浓度差是扩散的推动力,维持最大的浓度梯度是选择浸出方法和浸出设备的主要依据。扩散速率可以 Fick 扩散定律来说明:

$$ds = -DF\frac{dc}{dx}dt \tag{7-1}$$

式中,dt 为扩散时间;ds 为在 dt 时间内物质的扩散量;F 为扩散面,代表药材的粒度与表面状态;dc/dx 为浓度梯度;D 为扩散系数。

扩散系数 D 可由爱因斯坦公式求出:

$$D = \frac{RT}{N} \cdot \frac{1}{6\pi\eta r} \tag{7-2}$$

式中,R 为气体常数,T 为绝对温度,N 为阿佛伽德罗常数,r 为扩散物质(溶质)分子半径,η 为液体黏度。

由以上公式可知,扩散速率 (dc/dt) 与扩散面 (F)、浓度梯度 (dc/dx)、温度 (T) 成正比;与扩散物质(溶质)分子半径 (r)、液体的黏度 (η) 成反比。其中最为重要的是保持最大的浓度梯度 (dc/dx)。另外,扩散经过一定的时间,总会达到动态平衡($dc/dx=0$),即药材成分的浸出量将不再随时间的延长而增加。若要使药材成分继续浸出,则必须打破这一平衡。实际生产中,常采用新鲜溶剂或稀浸出液置换药材周围的浓浸出液的方法(如多次浸提、渗漉法提取等)来打破这种平衡,形成新的浓度梯度,使扩散继续进行,以达到充分浸出药材有效成分的目的。这一操作过程,即为置换。

2. 影响浸提的因素

(1) **药材粒度** 药材粒度愈细,溶剂愈易进入药材内部,有利于药材成分的浸出,对浸出愈有利。但实际生产中,药材粒度不宜太细,这是因为:过细的粉末吸附大量的溶剂和有效成分,造成溶剂的浪费和有效成分的损失;粉碎过细,导致大量组织细胞破裂,浸出的高分子杂质增多,造成后续操作工艺复杂;另外,粉末过细还会使渗漉等提取操作难以进行。

(2) **药材成分** 由 Fick 扩散定律可知,单位时间内物质的扩散速率与分子半径成正比,可见小分子物质较易浸出。有效成分多为小分子化合物(相对分子质量<1000),一般浸出较快,短时间内即可在浸出液中占高比例,但随着扩散的进行,高分子杂质溶出逐渐增多。

因此，浸提次数不宜过多，浸提时间应适宜，以利于小分子有效物质浸出完全，并尽量避免高分子杂质浸出。

(3) 浸提温度　提高浸提时温度可加速成分的解吸、溶解和扩散，有利于有效成分浸出。但温度过高，热敏性成分易分解破坏，无效成分浸出增多。

(4) 浸提时间　浸提过程的完成需要一定的时间，以有效成分扩散达到平衡作为浸提过程完成的终止标志。浸提时间短，不利于有效成分的浸出；长时间浸提，高分子杂质浸出增加。因此，有效成分扩散达到平衡时应停止浸提，收集浸提液，更换新的溶剂。

(5) 浓度梯度　浓度梯度即药材内外的浓度差，是浸提扩散的推动力。通过更换新溶剂，不断搅拌或强制循环浸出液，采用动态提取、连续逆流提取等方法均可增大浓度梯度，提高浸出效率。

(6) 溶剂用量　溶剂用量大，利于有效成分扩散、置换，但用量过大，则为浓缩工艺带来困难。

(7) 溶剂 pH 值　调节浸提溶剂的 pH 值，利于某些成分的浸出。如用酸性溶剂浸提生物碱，用碱性溶剂浸提酸性皂苷等。

(8) 浸提压力　浸提时加压可加速质地坚实药材的浸润和渗透，使部分药材细胞壁破裂，缩短浸提时间。

(9) 新技术应用　超临界流体提取、超声波提取、微波加热提取等新技术应用，提高了浸提效果，缩短了浸提时间。

(二) 常用的浸提溶剂与浸提辅助剂

1. 浸提溶剂

(1) 水　极性大，安全价廉，溶解范围较广。广泛用于药材中生物碱、苷类、多糖、氨基酸、微量元素、酶等有效成分的提取。但浸出针对性或选择性差，易浸出大量无效物质和杂质，为浸提液滤过、精制带来困难；且浸出液易霉变；也能引起某些有效成分的水解。

(2) 乙醇　能与水以任意比例混溶，调节其极性和溶解性，使其既可溶解极性成分，也能溶解亲脂性成分。如 90% 乙醇可浸提挥发油、叶绿素、树脂等；70%～90% 乙醇可浸提香豆素、内酯等；50%～70% 乙醇可浸提生物碱、苷类等；一些极性较大的黄酮类、生物碱及其盐等易采用 50% 左右或以下的乙醇浸提。

(3) 其他溶剂　主要有丙酮、氯仿、乙醚、石油醚、乙酸乙酯、正丁醇等，如新鲜动物药材的脱脂或脱水，常用丙酮与水以任意比例混溶浸提；氯仿、乙醚、石油醚等非极性溶剂，可用于挥发油的浸提等。但这类溶剂由于安全性差，价格较高，在实际生产中很少应用。

2. 浸提辅助剂

(1) 酸　通过加酸，可以降低溶媒的 pH 值，促进生物碱、有机酸类成分的浸出，除去酸不溶性成分，提高浸出效率。常用的酸有硫酸、盐酸、醋酸、酒石酸、枸橼酸等。用量不宜过多，一般浓度为 0.1%～1%。但应注意酸对设备、管道等可能会有腐蚀作用。

(2) 碱　通过加碱，可升高溶媒的 pH 值，促进偏酸性有效成分的溶出、碱性成分的游离等，并除去在碱性条件下不溶解的杂质，提高浸出效率，主要用于提高生物碱和皂苷的溶出率。常用的碱为氢氧化钠、碳酸钙、碳酸钠等。

（3）表面活性剂　加表面活性剂可促进中药材表面的浸湿、浸润，缩短有效成分的浸出时间。常用的表面活性剂为聚山梨酯20、聚山梨酯80等非离子型表面活性剂。

（三）常用浸提方法与设备

1. 煎煮法　系指以水为溶剂，通过加热煎煮来浸提药材中有效成分的方法。该法浸提范围广，通过加热，不仅能促进有效成分的浸出，还可杀死微生物和酶。适用于能溶于水，且对湿、热较稳定的有效成分的浸提。但浸出杂质多，为后续工艺操作带来不便，且水煎出液易霉败，应及时处理。

（1）操作方法　药材置于适宜提取容器中，加水浸泡适宜时间或不浸泡，加热煎煮一定时间，分离煎出液，药渣再重复煎煮1~2次，合并各次煎提液，即得。

（2）生产中常用的设备　常用的提取器有敞口倾斜式夹层锅、圆柱形不锈钢罐、多能提取机组（图7-2）、球形煎煮罐等。

多能提取机组是目前中药厂应用最广的提取设备，可进行常压、加压高温或减压低温提取。其提取罐容积为 $0.5 \sim 6m^3$，自动化程度高，药渣可借机械力或压力自动排出，设备带夹套可通蒸汽加热或冷水冷却，可用于水提、醇提、提取挥发油、回收药渣中溶剂等。

2. 浸渍法　系指在一定温度下，用适宜的溶剂浸泡药材一定时间，充分浸出有效成分，获得药材浸提液的方法。通常用不同浓度的乙醇或白酒做溶剂，密闭浸渍。所用药材通常粉碎成粗粉，可用重浸渍法，加强搅拌，促进溶剂循环等措施以提高浸出效果。适用于黏性药材、无组织结构的药材、新鲜及易于膨胀的药材、价格低廉的芳香性药材的浸提。不适用于贵重药材、毒性药材及制备高浓度的制剂。

（1）浸渍法的类型与操作　依据浸提温度和次数可分为冷浸渍法、热浸渍法和重浸渍法。

冷浸渍法：将药材置有盖容器中，加入定量的溶剂，密闭，室温下浸渍一定时间，经常振摇或搅拌，滤过，即得浸渍液。此法可直接制得药酒和酊剂。将浸渍液浓缩、分离与纯化，可用于制备其他制剂。

热浸渍法：将药材置于有加热装置的容器中，加定量的溶剂，水浴或蒸汽加热至40℃~60℃，或煮沸后自然冷却进行浸渍，以缩短浸渍时间，其余与冷浸渍法操作相同。花、叶、全草类药材，多采用煮沸后保温80℃左右热浸提取。

重浸渍法：将全部浸提溶剂分为几份，先用一份溶剂浸渍后，药渣再用另一份浸渍，如此重复2~3次，将各份浸渍液合并即得。此法可减少因药渣吸附浸出液所致有效成分的损失。

（2）生产中常用的设备　浸渍法所用的主要设备为圆柱形不锈钢罐、搪瓷罐等，其下部设有出液口，为防止堵塞出口，应装多孔假底，铺垫滤网及滤布。药渣用螺旋压榨机压榨或水压机分离浸出液，大量生产多采用水压机。

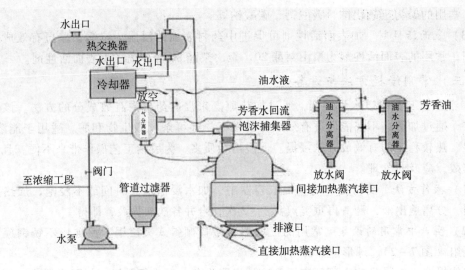

图7-2 多能提取机组示意图

3. 渗漉法 系指将适度粉碎的药材粗粉置渗漉器中，从上部连续加入溶剂，溶剂流经药材浸出药效成分从下部流出的一种方法。渗漉所用溶剂通常为不同浓度的乙醇或白酒，故应防止溶剂的损失。

(1) 渗漉法的类型与设备 根据操作方法的不同，可分为单渗漉法、重渗漉法、加压渗漉法、逆流渗漉法。

单渗漉法：将药材粉碎成粗粉、最粗粉或薄片，用浸提溶剂将其润湿，以避免填装后因膨胀造成的渗漉器堵塞；渗漉器底部装假底并铺垫适宜滤材，将已润湿的药材分层均匀装入，松紧一致；从渗漉器上部添加溶剂，同时打开下部渗漉液出口以排除空气；添加溶剂后应浸渍放置一定时间（24~48小时），使溶剂充分渗透扩散；渗漉时渗漉速度视具体品种而定，一般慢漉为每1kg药材每分钟流出渗漉液1~3ml，快漉为3~5ml。

重渗漉法：系指浸提溶剂一次通过多个单渗漉器串联组合的渗漉法。重渗漉法经过多次渗漉可以提高渗漉液浓度，避免了因加热浓缩导致有效成分的分解或挥发损失，溶剂用量少，提取效率高。

加压渗漉法：加压渗漉法是通过施加一定的压力，进行多级渗漉，利用浓度差，以提高渗漉效率的方法。此法提取的药液浓度高，溶剂用量小，有利于浓缩及溶剂的回收。

逆流渗漉法：逆流渗漉法是指在浸出器中，溶剂与药材沿相反方向运动连续地进行接触提取的方法。此类提取器的类型很多，自动化程度高，效率高。

(2) 渗漉法的特点 渗漉法属于动态浸提，有效成分浸出较为完全。适用于贵重药材、毒性药材及高浓度制剂；也可用于有效成分含量较低药材的提取。但对新鲜药材、易膨胀的药材、无组织结构的药材不适用。

4. 回流法 回流法系指用乙醇等易挥发的有机溶剂提取药材成分，挥发性溶剂馏出后又被冷凝，重新流回浸出器中浸提药材，这样循环直至有效成分提取完全的浸提方法。

(1) 生产中常用回流法的类型与设备 回流法分为回流热浸法和回流冷浸法。

回流热浸法：将药材置容器中，加规定量及规定浓度的溶剂，采用夹层蒸汽加热，循环回流提取，待有效成分扩散平衡时更换溶剂，反复2～3次，合并各次药液，即得浸提液。

回流冷浸法：大量生产使用冷浸回流装置，其原理同索氏提取器。溶剂用量少，且可循环更新。

（2）回流法的特点　回流热浸法所用溶剂不能不断更新，只能循环使用，一般需要更换溶剂2～3次，可以提高溶剂用量，但溶剂用量大。回流法提取较渗漉法省时，但提取液受热时间较长，故只适用于热稳定药材成分的浸出。所用药材通常为粗粉、最粗粉或薄片。

5. 水蒸气蒸馏法　系指将含有挥发性成分的药材与水或水蒸气共同蒸馏，挥发性成分随水蒸气一并馏出，经冷凝分取挥发性成分的一种浸提方法。

（1）基本原理　其基本原理是根据道尔顿定律，相互不溶也不起化学作用的液体混合物的蒸汽总压，等于该温度下各组分饱和蒸汽压之和。因此，尽管各组分本身的沸点高于混合液的沸点，但当分压总和等于大气压时，液体混合物即开始沸腾蒸发。若在常压下进行水蒸气蒸馏，其蒸馏温度低于100℃。

（2）水蒸气蒸馏法的类型与生产中常用的设备　水蒸气蒸馏法可分为水中蒸馏、水上蒸馏、通水蒸气蒸馏三种。常用的设备有多能提取罐、挥发油提取罐等。

水中蒸馏：将药材加水在提取器中共同加热蒸馏提取的方法。蒸馏分离挥发性成分时，还可以得到药材的煎煮液，习称"双提法"。

水上蒸馏：水蒸气通过对放置在有孔隔板上的药材进行蒸馏的方法。适于少量而不收集水煎液的药材中挥发性成分的蒸馏提取。

通水蒸气蒸馏：高压蒸汽直接通药材的蒸馏提取方法。

（3）特点　水蒸气蒸馏法适用于能随水蒸气蒸馏而不被热破坏，不溶于水或难溶于水，不与水发生化学反应的挥发性化学成分的提取，如挥发油的提取。

6. 超临界流体提取法　超临界流体提取法系指利用超临界流体提取药材有效成分的方法。

（1）超临界流体的含义　超临界流体系指处于临界温度（Tc）与临界压力（Pc）以上的流体。当流体的温度和压力处于其Tc与Pc以上时，此时流体处于临界状态。CO_2是最常用的超临界流体，其Tc为7.38MPa，Pc为31.05℃。

（2）超临界流体提取的原理　超临界流体既有类似气体黏度、高扩散系数，又具有接近液体的高密度和良好的溶解能力。这种溶解能力对系统压力与温度变化十分敏感，可以通过调节温度和压力来选择性地提取药材中的成分。

（3）操作方法　以CO_2为例，简要介绍其一般操作过程：①将CO_2气体输入到压缩室中，升压、定温、制备超临界CO_2流体；②将制备好的超临界CO_2流体通入提取器中，"浸提"有效成分；③超临界CO_2流体经减压进入分离器中，有效成分与CO_2分离。CO_2经压缩机压缩后进入下一次循环提取。

（4）特点　该法适于提取亲脂性、相对分子质量较低的物质，尤适于热敏性、易氧化的有效成分的提取。具有提取速度快、效率高、提取温度低、无氧、药材成分不易分解，工艺简单，溶剂可以循环利用的特点。若用于提取极性较大、相对分子质量较大的物质则需加夹带剂或升高压力，设备投资加大。

7. 微波提取法　系指利用微波能，促使细胞破裂，使有效成分溢出来并扩散到相应溶剂中的协助提取方法。目前中药微波协助提取已被应用于黄酮类、生物碱类、皂苷类等活性成分的提取。

（1）原理　微波能是一种能量形式，它在传输过程中能对许多由极性分子组成的物质产生作用，微波电磁场使物质的分子产生瞬时极化。当我们用频率为2450MHz的微波能作萃取时，溶质或溶剂的分子并以24.5亿次/秒的速度做极性变换运动，从而产生分子之间的相互摩擦、碰撞，促进分子活性部分（极性部分）更好地接触和反应，同时迅速生成大量的热能，促使细胞破裂，使有效成分溢出来并扩散到溶剂中。

（2）特点　目前中药微波协助提取已被应用于黄酮类、生物碱类、皂苷类等活性成分的提取。此法具有提取效率高、优化质量、节约能源和便于实现生产自动化等优点。

8. 超声波提取法　超声波提取法是指利用超声波的机械作用、空化作用、热效应等提高物质分子运动频率和速度，促进溶剂的渗透，增加有效成分浸出的方法。

（1）基本原理　超声波萃取中药材的优越性，是基于超声波的特殊物理性质，主要通过压电换能器产生的快速机械振动波来减少目标萃取物与样品基体之间的作用力从而实现固-液萃取分离。①加速介质质点运动：根据惠更斯波动原理，高于20kHz声波频率的超声波在连续介质（例如水）中传播时，在其传播的波阵面上将引起介质质点的运动，使介质质点运动获得巨大的加速度和动能。质点的加速度经计算一般可达重力加速度的两千倍以上。介质质点将超声波能量作用于药材中药效成分质点上，使之获得巨大的加速度和动能，迅速逸出药材基体而游离于水中。②空化作用：超声波在液体介质中传播产生特殊的"空化效应"，"空化效应"不断产生无数内部压力达到上千个大气压的微气穴并不断"爆破"，产生微观上的强大冲击波作用在中药材上，使其中药材成分物质被"轰击"逸出，加速药材有效成分的浸出提取。③振动匀化作用：使药材介质内各点受到的作用一致，使整个样品萃取更均匀。综上所述，中药材中的药效物质在超声波场作用下不但作为介质质点获得自身的巨大加速度和动能，而且通过"空化效应"获得强大的外力冲击，所以能高效率并充分分离出来。

（2）特点　此法适用于中药材有效成分的萃取，是不同于传统的水煮醇沉萃取方法的新方法、新工艺。与水煮、醇沉工艺相比，超声波萃取具有如下特点：①无需高温，不破坏中药材中某些具有热不稳定、易水解或氧化特性的药效成分；②常压萃取，效率高，安全性好，操作简单；③适用性广，绝大多数的中药材各类成分均可超声萃取；④无需加热或加热温度低，可减少能耗。

二、分离与精制

（一）分离

中药材品种多，其组成成分复杂，导致提取液中多种成分混杂，这其中既有有效成分，又含有无效杂质，因此，要得到精度较高的有效成分，就必须除去无效杂质，以提高制剂的质量和稳定性。目前，中药浸提液的分离（separation）方法主要有三类：沉降分离法、离心分离法、滤过分离法。

1. 沉降分离法 沉降分离法是利用固体物与液体介质密度相差较大，固体物靠自身重量自然下沉，经一定时间的静置后，固体与液体分层界限明显，吸取上清液，即可使固液分离的一种方法。此种方法分离不够完全，多数情况下，还需进一步离心或滤过分离，但这种方法基本已除去大部分杂质，利于进一步分离，工业生产中常用之。对于浸提液中固体物含量少、粒子细而轻者不宜使用。

2. 离心分离法 离心分离法系指利用离心机的高速旋转产生的离心力，将浸提液中固体与液体或两种不相混溶的液体分离的方法。离心分离法是利用离心力来完成分离的，沉降分离法是利用物质自身重力来完成。在离心机中，离心力是重力的几千倍，因此，应用离心分离法可以将粒径很小的微粒及不相混溶的两种液体混合物分开，这是沉降分离法及滤过分离法所不能达到的。在制剂的现代化大生产中，离心分离法可作为醇沉工艺的替代方法。

在工业生产中，通常将浸提液置于离心机中，选择一定的转速和时间，借助离心机高速旋转的离心力，将固-液或液-液分离，离心完毕后，收集滤液，卸掉滤渣。

（1）离心机的分类 离心机的种类众多，特点、适应性各异，通常的分类方式为：

按分离因数 α 分类：α 是浸提液所受离心力与重力之比值。α 越大，则离心机的分离能力越强。比如工业生产中常用的常速离心机、高速离心机、超高速离心机就是以其分离因数 α 的大小来命名的。

按离心操作性质分类：有滤过式离心机、沉降式离心机、分离式离心机。另外，按加料、分离、洗涤、卸载操作的连续性，可分为间歇式和连续式离心机；按离心机轴线在离心机中的空间位置可分为立式和卧式离心机。

（2）生产中常用的离心设备 常用的离心机有三足式离心机、上悬式离心机、卧式自动离心机、螺旋卸料沉降离心机、蝶式离心机。

3. 滤过分离法 滤过分离法是指将浸提液通过多孔介质（滤材）时固体微粒被截留，液体经介质孔道流出，达到固液分离的方法。滤过的目的视有效成分的物态而定，若是液体，收集滤液；若是固体，收集滤渣。

（1）滤过机制 滤过机制有两种，一种是过筛作用，即大于滤孔的微粒全部截留在滤过介质的表面；二是深层滤过，即滤过介质所截留的微粒直径小于滤孔平均直径大小，被截留在滤器的深层。另外，在操作的过程中，微粒沉积在滤过介质的孔隙上而形成所谓的"架桥现象"，形成具有间隙的致密滤层，滤液留下，大于间隙的微粒被截留而达到滤过作用。

（2）影响滤过速度的因素 由于"架桥"作用，浸提液滤过一段很短的时间后，滤过介质上层形成致密的滤渣层，液体由间隙通过。若将滤渣层中的间隙假定为均匀的毛细管聚束，那么，液体的流动遵守 Poiseuille 公式，可用下式表示：

$$V = \frac{P\pi r^4 t}{8\eta l} \tag{7-3}$$

式中，P 为加于滤渣层的压力，t 为滤过时间，r 为滤渣层毛细管的半径，l 为长度，η 为浸提液的黏度，V 为滤液的体积。若把时间 t 移到等式的左项，则左项（V/t）为滤过速度；由此可见，影响滤过速度的一般因素为：①滤渣层两侧的压力差（P）越大，则滤速愈快；②滤材或滤饼毛细管半径（r）越大，滤速越快，对可压缩性滤渣，常在浸提液中加入助滤剂以减少滤饼的阻力；③在滤过的初期，滤过速度与滤器的面积（πr^2）成正比；④滤速与毛细管长度（l）成反比，故沉积的滤渣层越厚则滤速愈慢。⑤滤速与浸提液黏度（η）成反比，黏性愈大，滤速愈小

（3）滤过介质与助滤剂的选择　滤过介质亦称滤材，由惰性材料制成，为滤渣的支持物。作为滤过介质，应符合以下要求：①能获得澄清的滤出液，有效地阻挡颗粒物质；②不会发生突然的或累积式的阻塞；③具有较快的滤过速度；④对浸提液中可溶性物质吸附应尽量少；⑤具有高的机械强度和化学耐腐蚀能力。常用的滤过介质有棉布、纱布、麻布、帆布、尼龙绸、滤纸、石棉板、金属网、微孔滤膜等。

助滤剂系指加入滤浆中能形成疏松滤渣层（滤饼）减少滤过阻力的某些物质。常用的助滤剂有硅藻土、活性炭、滑石粉和纸浆等，其用量一般为0.2%~2%。硅藻土有较高的惰性，最为常用；活性炭有较强的吸附热原、微生物的能力，并有脱色作用，常用于注射剂的过滤，但对黄酮、生物碱及挥发油等成分有吸附性，应注意控制用量；滑石粉吸附性小，但能吸附溶液中过量的挥发油和色素，对胶质也有较好的分散作用，适用于挥发油芳香水剂的制备及含黏液、树胶较多的液体的过滤；纸浆有助滤和脱色作用，特别适于某些难以滤清的药液。使用助滤剂时，可将其制成糊状，先在滤材上铺一层助滤剂，然后加料液滤过；也可将助滤剂直接加入料液中混匀，破坏部分胶体物，在滤过中形成较疏松的滤渣层，使料液易于通过滤器滤清。

（4）生产中常用的滤过方法与设备　生产中滤过方法及设备较多，应综合考虑影响滤速的因素，处理浸提液的数量，所需产品是滤液还是滤渣，还是二者均需，依此来选择合适的滤过方法和设备。

减压滤过：此法要求设备简单，可以进行连续滤过，整个系统都处在密闭状态，药液不易污染，常作为注射剂、口服液、滴眼液的滤过。此法适应于各种滤器，常用布氏漏斗、垂熔玻璃滤器（包括漏斗、滤球、滤棒）、砂滤棒。垂熔玻璃滤器按过滤介质的孔径分为1~6号，3号多用于常压过滤，4号多用于减压或加压过滤，6号作无菌过滤用。砂滤棒可用于减压或加压滤过装置，国产的主要有硅藻土棒与多孔素瓷滤棒两种。硅藻土棒质地疏松，主要用于黏度高、浓度大的药液；多孔素瓷滤棒质地致密，适用于低黏度的药液。

加压滤过：常用板框压滤机，它是由许多块"滤板"和"滤框"串联组成。板框压滤机由供料泵将浸提液压入滤室，在滤布上形成滤渣，直至充满滤室。滤液穿过滤布并沿滤板沟槽流至板框边角通道，集中排出。过滤完毕，可通入清洗涤水洗涤滤渣。此装置多用于药厂大量生产，压力稳定、滤速快、质量好、产量高。

高位静压滤过法：此法适用于生产量不大、缺乏加压或减压设备的情况，特别在有楼房时，药液在楼上配制，通过管道滤过到楼下进行灌封。此法压力稳定，质量好，但滤速慢。

薄膜滤过：薄膜滤过是用半透膜作为选择障碍层，在膜的两侧存在一定量的能量差作为动力，允许某些组分透过而保留浸提液中其他组分，各组分透过膜的迁移率不同，从而达到分离目的的技术。目前常用的是微孔滤膜滤过、超滤，主要用于注射液的精滤。

（二）精制

中药浸提液中往往含有大量的杂质，应采用适宜的方法进一步精制（refining）。常用的精制方法有水提醇沉法、醇提水沉法、吸附澄清法（絮凝澄清法）、大孔树脂吸附法等。其中以水提醇沉法应用最广泛，吸附澄清法、大孔树脂吸附法的应用越来越受到重视。

1. 水提醇沉法 水提醇沉法是将中药先用水提取，再浓缩至约每毫升相当于原药材 $1\sim2g$，加入适量不同浓度的乙醇，静置一定时间后，分离除去杂质，得到澄清液。

（1）水提醇沉法的原理 该方法的基本步骤是在待制中药的水提液或浓缩液中，加入 $1\sim4$ 倍的乙醇后静置沉降以除去溶液中的醇不溶物，再回收乙醇并加水稀释至规定浓度，过滤后罐封灭菌。该方法的基本原理是利用中药的部分有效成分既溶于醇又溶于水的性质，采用醇水液沉淀部分不溶于乙醇的无效组分如多糖、蛋白等，达到精制成品，提高制剂成品质量的目的。

（2）操作方法 将中药材饮片先用水提取，再将提取液浓缩至约每毫升相当于原药材的 $1\sim2g$，这样才不至于浪费大量乙醇，然后加适宜浓度的乙醇。加乙醇时，应将乙醇慢慢加入浓缩液中，边加边搅拌，使含醇量逐步提高，有利于杂质的去除，有效成分的浸出。另外，加乙醇时，浓缩液温度不宜太高，加至所需含醇量后，将容器口盖严，以防乙醇挥发。将含醇药液移至 $5℃\sim10℃$ 下静置 $12\sim24$ 小时，待充分静置后，分离除去杂质，获得澄清液。

2. 醇提水沉法 醇提水沉法是指先以适当浓度的乙醇提取药材成分，再加适量的水进行沉淀，以除去水不溶性杂质的方法。其基本原理与水提醇沉法相同。应用此法提取中药材可减少水溶性杂质的浸出，加水沉淀又可去除树脂、色素等醇溶性杂质，适于含蛋白质、糖类、黏液质等较多水溶性杂质的药材提取。

3. 吸附澄清法（絮凝澄清法） 吸附澄清法是指运用吸附澄清剂将固液快速分离的技术，即在混悬的中药提取液或浓缩液中加入吸附澄清剂，以吸附方式除去溶液中的微粒子，以及淀粉、鞣质、胶质、蛋白质、多糖等无效成分。澄清剂有壳聚糖、101果汁澄清剂、ZTC1+1天然澄清剂、琼脂、明胶、蛋清、硫酸铝等。其中壳聚糖应用最多，其沉降原理为：壳聚糖带正电荷（$—NH_4^+$）与药液中带负电（$—COO^-$）的杂质发生分子交联而沉降。用壳聚糖澄清中药提取液具有生产成本低、耗时短、保留成分多、无需冷藏设备等优点。操作要点为：①药液的浓度一般为每毫升相当于原药材 $0.5\sim1g$；②壳聚糖加入量通常为药液量的 $0.03\%\sim0.3\%$，加入量多对有效成分有影响；③处理温度应适宜，一般为 $40℃\sim50℃$。

4. 大孔树脂吸附法 大孔树脂吸附法是指利用大孔树脂具有的网状结构和极高的比表面积，从中药浸提液中选择性地吸附有效成分而达到分离与纯化的精制方法。大孔树脂本身不含交换基团，其吸附药液中的有效成分是因其本身具有的吸附性和筛选性，吸附主要通过表面电性、表面吸附、范德华力或氢键等形式实现；筛选性是由其多孔性结构决定的。

大孔树脂吸附法最早用于污水处理、药物质量分析时样品处理等领域，近年来逐步用于中药的精制，技术日渐成熟，优点突出，主要表现在以下几个方面：①大孔树脂的品种较多，按照树脂的孔径、孔度、比表面积、功能基团等分成多种型号，每种型号满足不同分离精制的目的；②性质稳定，不与药物中化学成分发生化学反应；③操作方便，溶媒用量少；④一般用稀醇、稀碱、水即可，再生容易；⑤受pH值和无机盐的影响少；⑥其他：克服了交换树脂的不足；具有一定的脱色和脱臭作用等。

在操作过程中，应考虑影响大孔树脂分离与纯化的因素，如结构、型号、粒径范围、平均孔径、孔隙率、比表面积等。

5. 其他 中药浸提液的精制方法除上述方法外，还有盐析法、酸碱法、透析法。现简要介绍如下：

(1) 盐析法 是指在浸提液或浓缩液中加入大量的无机盐，形成高浓度的盐溶液使某些大分子物质溶解度降低析出，达到精制目的的方法。主要用于蛋白质类成分的精制。

(2) 酸碱法 是利用单体成分在不同的酸碱度下溶解度不同，在溶液中加入适量的酸或碱，调节至一定pH值，使单体成分溶解或析出，以达到分离目的的方法。主要用于去除杂质。

(3) 透析法 是利用小分子物质可通过半透膜，而大分子物质不能通过的特性，因分子量不同而进行分离的精制方法。透析法可用于去除中药提取液的鞣质、蛋白质、树脂等高分子杂质和植物多糖的纯化。

三、浓缩与干燥

(一) 浓缩

浓缩（concentration）是采用适当的方法除去提取液中的部分溶剂，以提高药液浓度的过程。中药浸提液一般需采用适当方法浓缩至适宜程度后进行精制处理，或制成各种制剂。蒸发是中药浸提液浓缩的重要手段，还可以采用反渗透、超滤等其他方法。

1. 浓缩的基本原理 蒸发时液体必须吸收热能，蒸发浓缩就是不断地加热以促使溶剂气化。为提高效率，生产上多采用沸腾法浓缩。

沸腾蒸发浓缩的效率常以蒸发器生产强度，即单位传热面积上所蒸发的溶剂量来衡量。

$$U = \frac{W}{A} = \frac{K\Delta t_m}{r} \tag{7-4}$$

式中，U为蒸发器的生产强度 [kg/(m²·h)]；W为溶剂蒸发量 (kg/h)；A为蒸发器传热面积 (m²)；K为蒸发器传热总系数 [kJ/(m²·h·℃)]；r为二次蒸汽的汽化潜能 (kJ/kg)；Δt_m为加热蒸汽的温度与溶液沸点之差 (℃)。

由式7-4可知，蒸发器的生产强度与传热温度差、传热系数成正比，与二次蒸汽的汽化潜能成反比。

2. 影响浓缩效率的因素

(1) 传热温度差 (Δt_m) 的影响 传热温度差是传热过程的推动力。蒸发过程中必须不断向溶液供热，以使溶剂获得足够的热能，分子才能摆脱分子间的内聚力而逸出溶液，达到汽化。因此，影响传热温度差的因素均会影响浓缩的效率。以下因素会影响传热温度差：①Δt_m随加热蒸汽的压力升高而升高，但过高可能会导致热敏成分破坏；②应用减压方法适当降低冷凝器中二次蒸汽的压力，可降低溶液的沸点和提高Δt_m；③溶液黏度增加，传热系数降低，因此 $\triangle t_\mathrm{m}$ 的提高也有一定限度；④蒸发过程中，溶液的沸点随其浓度的增加而逐渐升高，导致 $\triangle t_\mathrm{m}$ 逐渐变小；⑤由于静压的影响，液层底部的沸点高于液面，$\triangle t_\mathrm{m}$ 变小，因此采用沸腾蒸发控制适宜的液层深度可得到改善。

(2) 总传热系数（K）的影响　由式8-4可知，K值是影响浓缩效率的主要因素，因此 K 值的提高有利于提高蒸发效率。

$$K = \frac{1}{\frac{1}{\alpha_0} + \frac{1}{\alpha_i} + R_\mathrm{w} + R_\mathrm{S}} \qquad (7-5)$$

式中，α_0 为管间蒸汽冷凝传热膜系数；α_i 为管内溶液沸腾传热膜系数；R_w 为管壁热阻；R_S 为管内垢层热阻。

由式7-5可知，增大 K 值的主要方法是减少各部分的热阻。为此，应使用结构设计合理的蒸发器，以减少热阻，时刻使溶液保持良好的循环流动，及时排除加热管内不凝性气体以及污垢等。

3. 生产中常用的浓缩方法与设备　中药提取是为了提取有效成分，因此，应根据有效成分的性质和浓缩程度的要求选择合适的浓缩方法与设备。

(1) 常压浓缩　是指在一个大气压下的蒸发浓缩，用时较长，易导致热敏性成分破坏。适用于对热较稳定的成分的浓缩。常用的设备为敞口倾倒式夹层蒸汽锅，浓缩过程中应不断搅拌，以避免在液面结膜。

(2) 减压浓缩　是指通过降低蒸发器内的压力，在低于1个大气压下进行的蒸发浓缩。由于本法溶液的沸点降低，使传热温度差增大，提高了蒸发效率；另一方面，由于溶剂的不断蒸发，药液黏度增大，传热系数增大，增加了耗能。适用于含热敏性药液成分的浓缩。常用的减压浓缩设备有：

减压蒸馏器：减压蒸馏器是在减压及较低温度下使药液浓缩的设备，同时还可回收乙醇等有机溶剂。

真空浓缩罐：水提液的浓缩多采用真空浓缩罐，操作过程中将加热产生的水蒸气用抽气泵直接抽入冷水中以保持真空。

多效浓缩器：其原理是将锅炉房的一次蒸汽通入一效加热器时药液加热蒸发，前效用过及产生的二次蒸汽作为加热源引入另一串联的后效蒸发器进行蒸发浓缩，反复利用蒸汽作为热源，组成了多效蒸发浓缩器，提高了蒸发效率，降低了耗能。

现中药厂多采用外加热式三效浓缩罐，三个浓缩器内的真空度和蒸发温度不同，虽然三效浓缩器有多种规格，但各效真空度和蒸发温度一般为：一效（0.04MPa，85℃）；二效（0.06MPa，75℃）；三效（0.08MPa，65℃）。本设备重复利用蒸汽加热，药液受热温度低，蒸发速度快，尤其适用于水提液的浓缩，药液可浓缩至相对密度1.20~1.35。

(3) 膜浓缩　系指用一定的加热方式，使药液在蒸发时形成薄膜，并且因剧烈沸腾产生大量的泡沫，增加了汽化表面，提高蒸发浓缩效率的方法。其特点是药液受热时间短，浓缩速度快；无液体静压和过热影响，有效成分不易被破坏；可进行连续操作；溶剂易回收。各种薄膜浓缩器均适用于热敏性成分浓缩和溶剂的回收，但由于结构不同，其特点与适用性升膜式蒸发器：其操作过程为：预热的药液经列管式蒸发器底部进入→受热立即沸腾汽化生成大量的泡沫→以泡沫的内外表面为蒸发面迅速蒸发→泡沫及二次蒸汽经气液分离器分离蒸汽与浓缩液→收集器收集浓缩药液。适用于蒸发量较大、有热敏性、黏度适中和易产生泡沫的料液。不适用于高黏度、有结晶析出或易结垢的料液。

降膜式蒸发器：其操作过程与升膜式蒸发器的不同在于药液从列管式蒸发器顶部加入，在重力及蒸汽的作用下成膜，在下降过程中被蒸发浓缩，浓缩液从分离器底部收集。适用于蒸发浓度较高、黏度较大的药液，尤其适用于热敏性药液的浓缩。

刮板式薄膜蒸发器：又称旋转式薄膜蒸发器，其操作过程为用高速旋转的刮板转子，将药液刮成均匀的薄膜进行蒸发浓缩。该设备的特点是药液受热时间短，蒸发速度快，故适于高黏度、易结垢、热敏性药液的蒸发浓缩。但其结构复杂，蒸发能力小，且价格较贵。

（二）干燥

干燥（drying）系指利用热能除去湿物料中所含水分或其他溶剂，获得干燥物品的操作。干燥的目的是提高有效成分和制剂的稳定性，利于进一步制成相应的剂型。在浸出制剂中，大多数剂型固然不需要相对完全的除去水分，但若制成颗粒剂或其他剂型，则需要有效成分的相对干燥。干燥与蒸发实质上都是通过热能使溶剂汽化，达到蒸发溶剂的目的，只是二者的程度不同；药液经蒸发后仍为液体，只是稠度增加；而干燥则要求浸提物最终为固态。

1. 干燥的基本原理

（1）湿物料中的水分　湿物料中水分形式有两种，分别为结合水与非结合水、平衡水分与自由水分。

结合水与非结合水：结合水系指存在于物料细小毛细管中和细胞中的水分。结合水由于和物料结合紧密，很难从物料中完全除去。非结合水系指存在于物料表面的润湿水、物料孔隙中和粗大毛细管中的水分，与物料的结合能力弱，易除去。

平衡水分与自由水分：物料在一定温度、湿度下，与空气相接触一段时间后，将会发生排除水分或吸收水分的过程，直至物料表面所产生的蒸汽压与空气中的水蒸气分压相等，物料中的水分与空气中的水分处于动态平衡状态为止，此时物料中所含的水分称为该空气状态下物料的平衡水分。平衡水分与物料的种类、空气的状态有关。物料不同，在同一空气状态下的平衡水分不同；同一种物料，在不同的空气状态下的平衡水分也不同。物料中所含的总水分等于自由水分与平衡水分之和。干燥过程可除去的水分为自由水分，不能除去的为平衡水分。

（2）干燥速率　系指在单位时间内，在单位干燥面积上被干燥物料中水分的汽化量。以微分式表示为：

$$U = \frac{\mathrm{d}W}{S\mathrm{d}t} \tag{7-6}$$

式中，U 为干燥速率 [kg/(m²·s)]；S 为干燥面积（m²）；W 为汽化水分量（kg）；t 为干燥时间（s）。

因为干燥过程是被汽化的水分连续进行内部扩散和表面汽化的过程，所以干燥速率取决于水分内部扩散和表面汽化速度。因此,湿物料的干燥过程明显地分为两个阶段,即恒速阶段和降速阶段。在恒速阶段,干燥速率与物料湿含量无关;而在降速阶段,干燥速率近似地与物料湿含量成正比。在干燥的初期,由于水分从物料内部扩散速率大于表面汽化速率,此时表面水分的蒸汽压恒定,表面汽化的推动力保持不变,干燥速率主要取决于表面汽化速率,出现恒速阶段。当干燥进行到一定程度时,由于物料内部水分扩散速率小于表面汽化速率,物料表面没有足够的水分满足汽化的需要所以干燥速率降低,进入降速阶段。当干燥速率由恒速转为降速时的物料湿含量称为临界湿含量。

2. 影响干燥的因素 由干燥的原理可知,物料的干燥分为恒速阶段和降速阶段,两个阶段的干燥速率不同,其影响因素不同,因此,在干燥时,除考虑物料的性质不同影响干燥外,还应根据物料所处的干燥阶段选择适宜的干燥方法及设备。

(1) 物料的性质 湿物料的量、料层的厚薄、水分的结合方式等都会影响干燥的速率,这是影响干燥的最主要因素。由于不同的物料结构、形态及与水结合的状态均影响水分在物料内部的扩散速度,因此,不同性质的物料干燥时间差异较大。

(2) 空气的温度、湿度、流速 在干燥过程中,当时的空气温度、湿度、流速等凡能影响表面汽化速率的因素都可以影响恒速阶段的干燥。因此,可通过提高干燥空气的温度、减小湿度(排走湿空气)、增加热空气流速、增大蒸发表面等多种方法加快干燥。干燥速率主要与内部扩散有关。影响降速阶段干燥的因素以物料的结构特性、厚度、干燥的温度等为主。

(3) 干燥速度与干燥方法 在干燥过程中,首先是物料表面的水分被蒸发,然后是内部水分逐渐扩散至表面蒸发,直至干燥。若干燥温度过高、速度过快造成表面水分迅速蒸发,物料表面硬结,而内部水分很难再扩散出来,影响继续干燥。因此,应根据物料的性质,选择合适的干燥设备,以控制物料的干燥速率。

3. 生产中常用的干燥方法与设备 由于影响物料干燥的因素众多,为了满足不同物料干燥的需要,干燥方法与设备也多种多样。干燥方法依据不同的分类方式,具有以下几种:按压力可分为常压及减压干燥,按操作方式可分为间歇式及连续式干燥,按温度可分为高温、低温及冷冻干燥,按供热方式可分为传导、对流及辐射干燥,按物料状态可分为动态及静态干燥。

(1) 常压干燥 系指在常压下进行的静态干燥方法,一般要求温度逐渐升高,以便于物料内部水分逐渐扩散至表面蒸发。操作过程中,应避免突然升温,造成假干现象。

烘干干燥:系指在常压下,利用干热空气对物料进行干燥的方法。常用的设备有烘房和烘箱等。此法简便易行,但干燥时间过长,易引起热敏性成分破坏,干燥的成品呈板块状,较难粉碎。适用于对热稳定的药物。

鼓式干燥:又称滚筒式干燥或鼓式薄膜干燥,是将湿物料以薄膜状涂布在金属转鼓上,利用热传导方法蒸发水分,使物料得到干燥的方法。此干燥器可分单鼓式和双鼓式两种。此法将湿物料在干燥器上涂布成薄膜状,蒸发面积大,干燥时间短,避免了某些成分长时间受热破坏,且干燥品呈薄片状,较易粉碎。适用于中药浸膏的干燥和采用涂膜法制备膜剂。

带式干燥:系指将湿物料平铺在传送带上,利用热气流、红外线、微波等加热方式干燥物料的方法。带式干燥法使物料受热均匀，省工省力。适用于中药饮片、颗粒剂、搽剂等物料的干燥。

（2）减压干燥　系指在密闭的容器中，通过抽真空并进行加热干燥的一种方法。真空干燥箱一般由金属箱体、真空泵、冷凝器组成。其特点是干燥温度低，速度快，减少物料成分被破坏的可能性；由于在密闭状态下，减少了物料与空气的接触，避免物料被污染和氧化变质；干燥成品呈松脆海绵状，易于粉碎。适用于高温下易氧化及热敏性物料的干燥。

（3）沸腾干燥　又称流化床干燥，系指利用热空气流将湿颗粒由下向上吹起，使之悬浮，呈"沸腾状"，热空气从湿颗粒间通过，水分被蒸发而达到干燥的一种动态干燥方法。目前使用较多的设备是负压卧式沸腾干燥床。沸腾干燥的特点是：蒸发面积大，热利用率高，干燥速度快，成品产量高。适于颗粒性物料的干燥，如片剂、颗粒剂的干燥，可用于大规模生产。但热能消耗大，设备清扫较麻烦。

（4）喷雾干燥　系将适当浓缩的湿物料经雾化器雾化为细小液滴，在一定流速的热气流中进行热交换，水分被迅速蒸发而达到干燥的一种动态干燥方法。喷雾干燥的特点是：药液呈细雾状，表面积大，热交换快，瞬间干燥，干燥后直接为粉末状，不需粉碎，产品质量高；受热时间短、温度低，适用于热敏性物料的干燥。但设备复杂，不易清洗，最好用于单一品种的大生产使用。

（5）冷冻干燥　又称升华干燥，系指将被干燥的液态物料冷冻成固体，然后放至低温、低压的干燥器内，利用冰的升华性能，使物料脱水而得以干燥的方法。其特点是：在高真空、低温条件下干燥，干品多孔疏松，易溶解；含水量低，有利于药品长期贮存。但设备投资大，耗能高，导致生产成本高。特别适用于受热易分解、又具有较高医用价值物料的干燥。

（6）红外线干燥　属于辐射加热干燥，系指利用远红外辐射器所产生的电磁波被湿物料吸收后，直接转变为热能，使物料脱水而达到干燥的方法。其特点是：热效率较高，干燥速度快，成品质量好；但电耗大。适用于热敏性物料，尤其是中药粉末、颗粒、小丸等物料表层的干燥。生产中常用的有振动式和隧道式红外干燥机。

（7）微波干燥　系指物料中水分在高频电磁场中吸收能量后，反复极化而不断快速转动并发生剧烈碰撞和摩擦生热，使物料被加热而干燥的方法。其特点是：物料内外受热均匀；热利用效高，干燥速度快，对热敏成分破坏少，且兼有杀虫及灭菌作用。适用于对热较敏感的物料干燥。但设备及生产成本较高。目前还有微波真空干燥设备，其干燥温度更低，速度更快。

以上干燥方法及设备各有其优缺点，如箱式干燥器物料堆放应均匀，不可过厚过密，升温速度不宜过快，以免造成假干现象；减压干燥应控制适宜的加热蒸汽压力、真空度及装盘量，避免起泡溢盘等。因此，应根据被干燥物料数量、含水量、耐热性、剂型特点等，选用适宜的干燥方法及设备。

第三节 常用的浸出制剂

一、汤剂

（一）概述

汤剂（decoction）系指将药材饮片或粗粉加水煎煮，去渣取汁服用的液体剂型，亦称"汤液"。汤剂主要供内服，外用的有洗浴剂、熏蒸剂、含漱剂等。

1. 汤剂的特点 汤剂是中医临床应用最为广泛的剂型之一，具有很多独特的优点：①能充分发挥药物的配伍作用，以增强疗效、缓和药性；②作用迅速，制备简便，溶剂来源广；③组方灵活，能根据病情需要随症加减药物。

但汤剂亦存在一些不足，如药液中杂质含量较多，易霉变；口服量大，味苦涩，儿童服用困难；携带不便，须临时煎制；某些脂溶性和难溶性成分煎出不完全；制备过程中，挥发性成分受热易散失，热不稳定成分受热易分解等。

2. 汤剂的分类 按制备方法的不同，可将汤剂分为煮剂、煎剂、煮散和饮剂四类。

（1）煮剂 系将药材煮后去渣取汁制成的液体制剂。具有吸收奏效快、药力强的特点。

（2）煎剂 系将药材煮后去渣，药汁再加热浓缩制成的液体制剂。具有药物浓度较高，服用量少的特点。另外，如处方中含有毒性药材，由于加热时间较长，能减弱药物的毒性。

（3）煮散 先将药材加工成粗颗粒，然后加水共煮，去渣取汁制成的液体制剂。具有节省药材、便于煎服、有效成分煎出率高的特点。

（4）饮剂 系指药材经沸水浸泡后去渣取汁制成的液体制剂。

（二）汤剂的制备

1. 工艺流程图

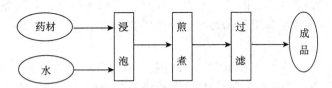

图7-3 汤剂制备工艺流程图

2. 制法 汤剂的制备一般采用煎煮法，即将药材饮片或粗颗粒先加水浸泡，然后加热至沸，并保持微沸一定时间，滤取煎出液，药渣再依法重复操作1~2次，合并各次煎出液，即得。

3. 注意事项 汤剂的质量受多种因素的影响，除了药材来源、加工炮制、处方调配等因素外，制备中还应注意煎煮方法及某些特殊中药的处理等因素的影响。

（1）煎器的选择 陶器沙锅是使用最广泛的中药煎器，沙锅传热均匀、缓和、价格低廉，且能避免在煎煮过程中与药物发生化学反应。大量制备时可采用搪瓷、不锈钢等材料制成的煎器。铝制煎器不耐强酸和强碱，尽量避免使用。因铁能与药物中多种成分发生反应，同时多数中药均含有大量鞣质，易与铁反应生成沉淀，故铁制煎器不宜用于制备汤剂。

（2）溶剂的选择 水为制备汤剂的首选溶剂，水的质量与汤剂的质量密切相关，煎煮用水最好采用经过净化软化的饮用水。煎煮用水量既要保证药物有效成分尽可能被煎出，又要避免煎出液体积太大，造成服用困难。通常加水量为药材量的5～8倍，或超过药材表面2～10cm为宜。

（3）煎煮火候 煎药火候一般采用先武后文，即先用大火猛煎，沸后改用小火。煎药方法是先将药物放入容器内，加冷水浸泡，浸透后用武火煮沸，然后改用小火，保持微沸一定时间。

（4）煎煮次数 药材煎煮一般以2～3次为宜。煎煮一次药材有效成分不易充分浸出；煎煮次数太多，不仅费时、耗料，而且使煎出液中杂质增多。据报道，以栀子苷为指标考察煎煮次数对茵陈蒿汤煎出率的影响，第一煎煎出率为88.43%，第二煎为10.68%，二次煎煮栀子苷的总煎出率为99.11%。

（5）煎煮时间 一般药材在煎煮前应加冷水浸泡适当时间，使药材组织润湿浸透，以利于有效成分的溶解和浸出。煎煮时间与药材成分的性质、质地，投料量的多少，以及煎煮工艺与设备等有关。通常解表药、清热药、芳香类药材宜武火急煎；厚味、滋补药宜文火久煎。解表药头煎10～15分钟，二煎10分钟；滋补药头煎30～40分钟，二煎25～30分钟；常规方法，头煎20～25分钟，二煎15～20分钟。汤剂煎煮后应趁热滤过，尽量减少药渣中煎出液的残留量。

（6）特殊中药的处理 主要包括先煎、后下、包煎、烊化、另煎、冲服、榨汁等处理方法。

先煎：系指将处方中某些药材先煎煮一定时间，再加入其他药材共煎的处理方法。需要先煎的药物主要有：①矿石类、贝壳类、角甲类药物，如寒水石、石膏、珍珠母、海蛤壳、瓦楞子、龟甲、鳖甲、水牛角等，因质地坚硬，其有效成分不易煎出，可打碎先煎30～40分钟；②有毒的药物，如乌头、附子、雪上一枝蒿、落地金钱草、商陆等，要先煎1～2小时，以降低药物的毒性或副作用；③某些植物药需先煎才有效，如石斛、天竺黄、藏青果、火麻仁等。

后下：系指某些药材在处方中其他药材煎煮一定时间后再加入共煎的处理方法。需要"后下"的药材主要有：①气味芳香、含挥发性成分的药物，如薄荷、藿香、木香、豆蔻、砂仁、红豆蔻、草豆蔻、檀香、沉香、青蒿、细辛等，一般在中药汤剂煎好前5～10分钟入煎；②不宜久煎的药物，如钩藤、杏仁、大黄、番泻叶等，一般在煎好前10分钟～15分钟入煎。如钩藤中的钩藤碱煎煮超过20分钟后，其含量下降，降压作用减弱。

包煎：①花粉类、细小种子果实类及药物细粉等，如松花粉、蒲黄、葶苈子、菟丝子、六一散、黛蛤散等。这些药物体积小，但总表面积大，颗粒的疏水性强，常浮于水面或沉于煎器底部，需用纱布包好与其他药物同煎；②含淀粉、黏液质较多的药物，如秫米、浮小麦、车前子等，在煎煮过程中易粘糊锅底，并且煎出液黏稠，不易滤过；③附有绒毛的药物，如旋覆花、枇杷叶等，煎药时绒毛易脱落混入煎出液中，服药时刺激咽喉，引起咳嗽。

烊化：主要是一些胶类或糖类药物，如阿胶、龟甲胶、鹿角胶、龟鹿二仙胶、鸡血藤胶、蜂蜜、饴糖等，若与方中药材同煎，不仅使煎液黏度增大，影响其他成分的煎出，其本身亦会损失，通常将这些药物加适量开水溶化后，冲入汤液中或入汤液烊化服用。芒硝、玄明粉等亦可溶化后，冲入汤剂中服用。

另煎：一些贵重药材可以另煎取其汁液，兑入煎好的汤剂中服用，如人参、西洋参、鹿茸等。

冲服：一些难溶于水的贵重药物宜研成极细粉加入汤剂中服用，或用汤剂冲服，如牛黄、三七、麝香、朱砂等。

榨汁：需取鲜汁应用的药材宜榨汁后，兑入汤剂中服用，如鲜生地、生藕、梨、韭菜、鲜姜、鲜白茅根等。竹沥亦应兑入汤剂中服用。

4. 常用设备 目前医院常用的汤剂制备设备多为自动煎药机，如 SJ20/SJ13 型密闭煎药机、SJ20/13/13 型连体煎药机等。近年来研制生产的组合式煎药机集煎药机、包装机功能于一身，使煎药、滤过、包装等在一台机器上完成。

5. 典型处方与分析

例 1　麻杏石甘汤

【处方】麻黄6g，杏仁9g，石膏（先煎）18g，炙甘草5g。

【制法】先将石膏置煎器内，加水 250 ml，煎 40 分钟，加入其余 3 味药物，煎 30 分钟，滤取药液。再加水 200 ml，煎 20 分钟，滤取药液。合并两次煎出液，即得。

【注释】本品主治热邪壅肺所致的身热无汗或有汗，咳逆气急等症。采用煎煮法制备，因处方中含有石膏，其质地坚硬，有效成分不易煎出，故石膏采用先煎的方法。

例 2　胶艾汤

【处方】川芎6g，阿胶（烊化）6g，甘草6g，艾叶9g，白芍12g，干地黄12g。

【制法】以上药物，取出阿胶，将其余 6 味置煎器内，加水 300 ml，煎 30 分钟，滤取药液。再加水 250 ml，煎 20 分钟，滤取药液。合并两次煎出液，置煎器内，加入阿胶，文火加热烊化，即得。

【注释】本品主治血虚寒滞所致的小腹疼痛、崩漏不止、月经过多、妊娠下血、胎动不安、产后下血、淋漓不尽等症。采用煎煮法制备，若将阿胶与其他药材同煎会使煎出液的黏度增加，既影响其他药材成分的溶出，其本身亦会损失，故阿胶采用烊化的方法。

(三) 汤剂的质量评价

汤剂的质量主要在于药材的质量，因此，处方中药材最好选用道地药材，并符合处方特定的炮制要求。同时从煎煮用水、煎煮火候、煎煮时间、煎煮次数及特殊药料的处理等多个环节严格把关，避免煎煮对汤剂有效成分的质和量产生影响。

汤剂的质量一般应符合以下要求：①具有处方中药物的特殊气味，无焦糊，无残渣、沉淀和结块；②有胶类烊化加入者，应混合均匀，不聚结沉降；③有粉末加入者，经搅拌应分散均匀，不结块，不沉降。

二、合剂（含口服液）

（一）概述

合剂（mixture）系指中药材用水或其他溶剂，采用适宜的方法提取，经纯化、浓缩制成的内服液体剂型。单剂量包装者又称"口服液"（oral liquid）。

中药合剂与口服液是在汤剂的基础上改进和发展起来的剂型，与汤剂比较，其优点为：①既保持了汤剂吸收快、作用迅速的特点，同时因其可成批生产又省去了汤剂需临时配方和煎煮的麻烦；②服用体积较小，并可在制备中加入矫味剂改善口感，易为患者接受；③合剂在制备中多加入一定量的防腐剂，并经灭菌处理，密封包装，质量相对稳定；④单剂量包装者携带、保存和服用更方便、准确。

但中药合剂和口服液不能随症加减，故不能完全代替汤剂，同时在制备时对生产设备、工艺条件要求高，如配制环境应清洁避菌，灌装容器应无菌、洁净、干燥等。

（二）合剂的制备

1. 工艺流程图

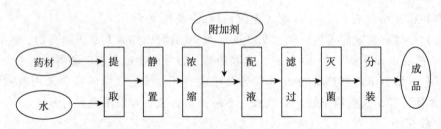

图7-4 合剂（口服液）制备工艺流程图

2. 制法

（1）提取 将药材加工成片、段或粗粉，一般采用煎煮法进行浸提。通常煎煮2~3次，每次煎煮1~2.5小时，滤过，合并滤液备用。含有挥发性成分的药材，可用水蒸气蒸馏法收集挥发性成分另器保存，备用；药渣再与处方中其他药材一起合煎。此外，亦可根据药材有效成分的特性，选用不同浓度的乙醇或其他溶剂，采用渗漉法、回流法等方法浸提。

（2）静置 一般中药合剂在贮存一段时间后，会产生沉淀，中药合剂的质量标准亦规定，在贮存期间允许有微量轻摇易散的沉淀，但是过多的沉淀会影响产品的质量和市场。因此，中药合剂和口服液在制备过程中必须经过静置处理。目前，大多数中药合剂和口服液的制备采用水提醇沉净制处理。此外，常用的方法还有高速离心法、吸附澄清法等。

（3）浓缩 净制后的提取液应再进行适当浓缩，其浓缩程度一般以每日服用量在30~60ml为宜。浓缩时应根据药物有效成分的性质，选择适宜的方法，如减压浓缩、薄膜浓缩等。经醇沉净化处理的合剂或口服液，应先回收乙醇，再浓缩，每日服用量控制在20~40ml。汤剂处方制成中药合剂或口服液，其浓缩程度原则上以汤剂1日量改制成合剂量在1日内用完为宜。

(4) 配液　浓缩完毕后,可根据需要调节 pH 值,加入适宜的矫味剂、防腐剂及稳定剂等,再加水至规定的体积。常用的甜味剂有蜂蜜、单糖浆、甘草甜素和甜菊苷等;防腐剂有山梨酸、苯甲酸和对羟基苯甲酸酯类等,用量视药液 pH 值和本身性质而定。必要时亦可加少量天然香料以改善或增强制剂的香气和香味。浓缩时应考虑到这些附加剂的加入对药液总量的影响。

若以蜂蜜作甜味剂,并且处方中又规定了蜂蜜的投料量,因蜂蜜的相对密度随产地和季节的不同而异,故按量加入往往导致药液相对密度不在控制范围内。为此,可按下式计算蜂蜜的投料量。

$$W_m = V_1 \left(P_1 - P_s \cdot \frac{P_m - P_1}{P_m - P_s} \right) \tag{7-7}$$

W_m 为蜂蜜投料量,P_1 为药液应达到的相对密度(标准范围),V_1 为相对密度为 P_1 时的药液总体积,P_s 为水的密度(20℃ 蒸馏水密度取 1),P_m 为蜂蜜的相对密度。上式在计算蜂蜜投料量时,忽略了其他原辅料的质量。

(5) 滤过与分装　上述配制的合剂和口服液,可按注射剂的制备工艺要求分别进行粗滤与精滤,然后灌装于无菌洁净干燥的容器中,或按单剂量灌装于指形管或适宜容器中,密封。

(6) 灭菌　中药合剂与口服液的灭菌方法,主要有煮沸灭菌法、流通蒸气灭菌法、热压灭菌法及微波灭菌法等。亦有在严格避菌操作条件下,灌装后不经灭菌,直接包装者。

3. 常用设备　常用的提取设备有多功能提取罐、动态微波提取罐、超声波多功能提取罐等;目前,有集提取、浓缩及有机溶剂回收于一体的组合式外循环浓缩回收装置等新型设备应用于生产。

常用的灌装设备主要有口服液灌装机(YG-10B)、易折塑料瓶口服液灌装机(HS-YGF-80)等;当前,口服液灌装生产自动线(QSGF5/30 型)实现了清洗、干燥灭菌和灌装封口全线联动生产。

4. 典型处方与分析

例 1　小青龙合剂

【处方】麻黄 125g,桂枝 125g,白芍 125g,干姜 125g,细辛 62g,甘草(蜜炙)125g,法半夏 188g,五味子 125g。

【制法】以上 8 味,细辛、桂枝用水蒸气蒸馏法提取挥发油,蒸馏后的药液另器收集;药渣与白芍、麻黄、五味子、甘草,加水煎煮至味尽,合并煎液,滤过,滤液和蒸馏后的药液合并浓缩至约 1000 ml;法半夏、干姜按照渗漉法,用 70% 乙醇作溶剂,浸渍 24 小时后进行渗漉,漉液浓缩后,与上述药液合并,静置,滤过,滤液浓缩到 1000 ml,加入适量防腐剂与细辛、桂枝挥发油,搅均,即得。

【注释】本品为棕黑色的液体;气微香,味甜、微辛。用于风寒水饮,恶寒发热,无汗,喘咳痰稀。

细辛、桂枝中含挥发性成分,若与方中其他药材同煎,挥发性成分受热易挥发,影响制剂质量。故先提取出细辛、桂枝中的挥发油，药渣再与其他药材合煎；法半夏、干姜采用渗漉法浸提，提取效率高，节省提取溶剂，同时可避免挥发性成分的损失。

例2　双丹口服液

【处方】丹参600g，牡丹皮300g。

【制法】以上2味，牡丹皮蒸馏，蒸馏液另器收集；药渣和丹参加水煎煮2次，第1次2小时，第2次煎1小时，合并煎液，滤过，滤液浓缩至相对密度为1.14~1.16（60℃）的浸膏，加乙醇使含醇量达60%，混匀，滤液回收乙醇至相对密度为1.14~1.16（60℃），加入牡丹皮蒸馏液和水约至900ml，混匀，冷藏24小时，滤过，滤液加入蜂蜜150g、苯甲酸钠3g，加水至1000ml，摇匀，灌装，每支10ml，灭菌，即得。

【注释】本品为红棕色液体；味辛、微苦。用于瘀血痹阻所致的胸痹。牡丹皮中含挥发性成分，故先提取挥发性成分，避免挥发性成分的受热散失，水煎液中加入乙醇使含醇量达60%，可除去部分鞣质、树脂等杂质，蜂蜜为矫味剂，苯甲酸钠为防腐剂。

（三）合剂的质量评价

1. 外观　除另有规定外，合剂与口服液应澄清、色泽均匀、无异味，贮存期间不得有发霉、酸败、变色、异物、产生气体或其他变质现象，允许有少量轻摇易散的沉淀。

2. pH值　合剂与口服液应控制一定的pH值，以提高口服液的稳定性，减少刺激性。

3. 相对密度　合剂与口服液均应规定一定的相对密度，一般提取的药物总量与提取液得量比例在1:4左右，然后浓缩至得量在1:2左右，测定相对密度，适当调整至规定要求。相对密度检查照2010版《中华人民共和国药典》一部附录ⅦA项下方法测定。

4. 装量检查　单剂量灌装的合剂装量差异检查：取供试品5支，将内容物分别倒入经校正的干燥量筒内，在室温下检视，每支装量与标示量相比较，少于标示装量的不得多于1支，并不得少于标示装量的95%。多剂量灌装的合剂，最低装量检查照2010版《中华人民共和国药典》一部附录ⅫC检查项下方法检查，应符合规定。

5. 微生物限度检查　照2010版《中华人民共和国药典》一部附录ⅩⅢC项下方法检查，应符合规定。

三、糖浆剂

（一）概述

糖浆剂（syrups）系指含有药物、药材提取物或芳香物质的浓蔗糖水溶液。如无特殊规定，中药糖浆剂含蔗糖量应不低于45%（g/ml）。

1. 糖浆剂的特点　糖浆剂中所含的糖或芳香物质能掩盖某些药物的不良气味，起矫味作用，故糖浆剂尤其适用于儿童。但由于中药糖浆剂含有大量的糖等营养物质，在制备和贮藏过程中极易变质。

2. 糖浆剂的分类　根据糖浆剂的组成和用途不同，可将糖浆剂分为以下几类：

（1）单糖浆　为蔗糖的近饱和水溶液，其中蔗糖含量为85%（g/ml）或64.72%（g/g）。单糖浆既是制备药用糖浆的原料，又可作为矫味剂、不溶性成分的助悬剂，还可作为片剂、丸剂等的黏合剂。

（2）药用糖浆　为含药物或药材提取物的浓蔗糖水溶液，具有相应的治疗作用，如杏仁止咳糖浆，具有化痰止咳作用。

（3）芳香糖浆　为含芳香性物质或果汁的浓蔗糖水溶液，主要用作液体药剂的矫味剂，如橙皮糖浆、姜糖浆等。

（二）糖浆剂的制备

1. 工艺流程图

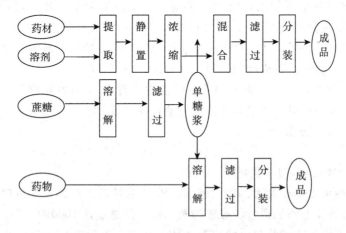

图7-5　糖浆剂制备工艺流程图

2. 制法　糖浆剂的制法一般分为3种：

（1）热溶法　将蔗糖加入沸蒸馏水或中药提取液中，加热使溶解，然后再加入可溶性药物，搅拌溶解后，滤过，自滤器上加适量新煮沸的蒸馏水至规定体积，即得。此法适用于单糖浆及含遇热较稳定成分药物糖浆的制备。

热溶法的优点是加热可杀灭生长期的微生物，便于糖浆剂的保存；且部分蛋白质受热凝固，易于滤过除去，制得的糖浆剂较澄清。但加热时间不可过长，或温度不可过高，否则会导致转化糖含量增加，使成品颜色变深，故加热时间一般以沸后5分钟为限，温度不宜超过100℃。

（2）冷溶法　在室温下将蔗糖溶解于蒸馏水或药物溶液中，充分搅拌，待完全溶解后，滤过，即得。此法适用于单糖浆和受热易挥发或含热不稳定成分药物糖浆的制备。

冷溶法的优点是制得的糖浆剂色泽较浅，转化糖含量较少。但此法耗时，且制剂易受微生物污染，故较少采用。

（3）混合法　系将药物与单糖浆直接混合而制得。根据药物的状态和性质主要有以下几种方式：

①如药物为水溶性固体，可先用少量蒸馏水溶解再与计算量单糖浆混匀；药物为水溶性液体者可直接与计算量单糖浆混匀。如药物在水中溶解度较小，可酌加增溶剂或助溶剂，充分溶解后再与计算量单糖浆混合。

②含乙醇的浸出制剂（如酊剂、流浸膏剂等），因其中含有乙醇，与单糖浆混合时常产生混浊，可加适量甘油助溶，或滑石粉等助滤。

③水浸出制剂因其中含有蛋白质、黏液质等易发酵、霉变，可先加热（至沸后5分钟）使蛋白质、黏液质凝固后滤除，滤液再与计算量的单糖浆混匀。必要时可将制剂适当浓缩，加入乙醇沉淀蛋白，回收乙醇后的母液再与计算量的单糖浆混匀。

④干浸膏应先粉碎成细粉后加少量甘油或其他适宜稀释剂，在无菌研钵中研匀后，再与单糖浆混匀。

3. 附加剂　糖浆剂中可加入适宜的附加剂：①山梨酸和苯甲酸，用量不得超过0.3%（其钠盐、钾盐的用量分别按酸计）；②对羟基苯甲酸酯类（又称尼泊金类），用量不得超过0.05%；如加入其他附加剂，其品种和用量应符合国家标准的有关规定，并应避免对检验产生干扰。必要时，可加入适当浓度的乙醇、甘油或其他多元醇。

4. 常用设备　糖浆剂生产中常用的灌装设备主要有SGX塑料瓶灌装旋盖机、BXTG200型塑料瓶糖浆灌装联动机组、糖浆营养液灌装旋盖联动线等。

5. 典型处方及工艺分析

例1　单糖浆

【处方】蔗糖850g，蒸馏水适量。

【制法】取蒸馏水450ml煮沸，加入蔗糖，搅拌溶解后，加热至100℃，趁热用脱脂棉或白纱布滤过，自滤器上添加适量新煮沸的蒸馏水，使总量达1000ml，混匀，即得。

【注释】本品为无色或淡黄白色的浓厚液体；味甜。采用热溶法制备，制备时应注意控制加热时间和温度，以免转化糖含量过高，使成品色泽加深。灌装容器在灌装前应灭菌，灌装过程应避菌。

例2　杏仁止咳糖浆

【处方】杏仁水40ml，百部流浸膏20ml，远志流浸膏22.5ml，陈皮流浸膏15ml，桔梗流浸膏20ml，甘草流浸膏15ml。

【制法】取蔗糖224g，加水加热使之溶化，放冷后加入适量苯甲酸钠，然后依次加入远志流浸膏、桔梗流浸膏、甘草流浸膏、百部流浸膏及杏仁水，混匀，加水至1000ml，加滑石粉适量，搅匀，静置使沉淀，滤取上清液，灌装，即得。

【注释】本品为浅黄棕色至红棕色液体；气香、味甜、苦涩。用于痰浊阻肺，咳嗽痰多；急、慢性支气管炎见上述症状者。本品采用混合法制备，将流浸膏直接与计算量的单糖浆混合，苯甲酸钠为防腐剂，滑石粉为助滤剂。

（三）糖浆剂的质量评价

1. 糖浆剂含蔗糖量应不低于45%（g/ml）。

2. 除另有规定外，糖浆剂应澄清，在贮存中不得有发霉、酸败、产生气体或其他变质现象，允许有少量摇之即散的沉淀。

3. 装量检查

（1）单剂量灌装的糖浆剂装量差异检查　取供试品5支，将内容物分别倒入经校正的干燥量筒内，尽量倾尽。在室温下检视，每支装量与标示装量相比较，少于标示装量的不得多于1支,并不得少于标示装量的95%。

(2) 多剂量灌装的糖浆剂装量差异检查 见《中华人民共和国药典》2010版附录ⅫC,应符合规定。

4. 微生物限度检查 见《中华人民共和国药典》2010版附录ⅩⅢC,应符合规定。

四、煎膏剂

(一) 概述

煎膏剂(concentrated decoction)系指药材用水煎煮,取煎煮液浓缩,加炼蜜或糖(转化糖)制成的半流体制剂。煎膏剂的效用以滋补为主,兼有缓和的治疗作用,药性滋润,故又称膏滋。亦有将加糖的称糖膏,加蜂蜜的称蜜膏。

煎膏剂具有药物浓度高,体积小,便于服用等优点。由于在制备过程中需加热处理,故含热不稳定成分及挥发性成分的中药不宜制成煎膏剂。

(二) 煎膏剂的制备

1. 工艺流程图

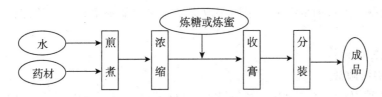

图7-6 煎膏剂制备工艺流程图

2. 制法

(1) 蔗糖或蜂蜜的炼制 由于蔗糖和蜂蜜均含有一定量的水分、杂菌及微生物等,处理不当或在贮存过程中都可能有不同程度的发酵变质,故在实际应用时应根据处方治疗的需要加以炼制,以去除水分,净化杂质和杀死微生物。蔗糖经炼制,控制适宜的转化率,还可防止煎膏剂产生"返砂"(即贮藏过程中有糖的结晶析出)现象。

蔗糖的炼制(转化糖法):取蔗糖置夹层锅内,加20%~50%水溶解,蒸汽加热煮沸0.5小时,加入0.1%的酒石酸或0.3%枸橼酸搅拌均匀,保持温度在110℃~115℃,2小时转化,至糖液呈金黄色,透明清亮,冷却至70℃加入0.36%碳酸氢钠中和,即得。此法操作容易掌握,糖又不易焦化,蔗糖转化率可达65.68%。

蜂蜜的炼制:将蜂蜜置适宜锅内加热至沸,过筛除去死蜂、浮沫及杂质等,再继续加热至色泽无明显变化,稍有黏性或产生浅黄色有光泽的泡,手捏有黏性,但两手指分开无白丝为度。

(2) 药材煎提 根据方中药材性质将药材前处理后,加适量水浸泡一定时间,煎煮2~3次,每次2~3小时,至煎液气味淡薄为度,过滤,压榨药渣并收集压榨液,合并滤液与压榨液,静置。若为新鲜果类,则宜先洗净后榨取果汁,果渣加水煎煮,合并压榨液和煎煮液备用。

（3）药液浓缩　将煎提液置适宜蒸发锅中，先以武火加热至沸并随时除去浮沫，待药液变浓时改用文火，浓缩至规定的相对密度，或蘸取少许滴于桑皮纸上，以液滴周围无渗润水迹为度；或用细棒挑起呈片状落下为度，即得"清膏"。

（4）收膏　取清膏，加入规定量的炼糖或炼蜜。除另有规定外，加入糖或蜜的量一般不超过清膏量的3倍。收膏时随着稠度的增加，可适当降低加热温度，并不断搅拌，掠去液面上的浮沫。收膏的稠度视温度及是否添加药材细粉而定，一般冬季稍稀，夏季稍稠；加药材细粉稍稀，不加则稍稠。煎膏剂的相对密度一般控制在1.40左右。实际生产中通常凭经验判断，判断标准为：①用细棒挑起，夏天挂旗，冬天挂丝；②蘸取少许滴于桑皮纸上不现水迹；③将膏汁夹于食指和拇指间，能拉出2cm左右的白丝。

（5）分装与贮存　待煎膏剂充分冷却后，分装于洁净、干燥、灭菌的大口容器中。如未充分冷却即密封，会导致水蒸气冷凝回流入膏剂表面，久贮后易产生霉败现象。煎膏剂应密封，置阴凉处贮藏。

（6）注意事项　煎膏剂在贮藏一定时期后常会出现"返砂"现象。如果"返砂"严重，可将煎膏下层析出的糖分出，重炒后再与药液混匀；如量小，则可将盛有煎膏的容器隔水加热，使析出的糖溶解。为防止煎膏剂出现"返砂"现象，炼糖时最好用转化糖法。

3. 常用设备　煎膏剂生产中常用的提取设备有多功能提取罐等，浓缩设备有多效蒸发器等。

4. 典型处方与分析

例1　养阴清肺膏

【处方】地黄100g，麦冬60g，玄参80g，川贝母40g，白芍40g，牡丹皮40g，薄荷25g，甘草20g。

【制法】以上8味，川贝母按流浸膏剂与浸膏剂项下的渗漉法（见2010年版《中华人民共和国药典》一部附录ⅠO），以70%乙醇作溶剂，浸渍18小时后，以每分钟1~3ml的速度缓缓渗漉，收集渗漉液，回收乙醇；牡丹皮与薄荷分别用水蒸气蒸馏，收集蒸馏液，分取挥发性成分，另器保存；药渣与地黄等其余5味药材加水煎煮两次，每次2小时，合并煎液，静置，滤过，滤液与川贝提取液合并，浓缩至适量，加炼蜜500g，混匀，滤过，滤液浓缩至相对密度，放冷，加入牡丹皮与薄荷的挥发性成分，混匀，即得。

【注释】本品为棕褐色稠厚的半流体；气香，味甜，有清凉感。用于阴虚肺燥，咽喉干痛，干咳少痰，或痰中带血。本品相对密度应不低于1.37。

川贝母为贵重药材，采用渗漉法浸提能减少川贝母中有效成分的损失，提高提取效率。牡丹皮和薄荷采用水蒸气蒸馏法提取挥发性成分，避免了煎煮过程中挥发性成分的散失。

（三）煎膏剂的质量评价

1. 煎膏剂应无焦臭、异味，无糖的结晶析出。

2. 不溶物检查。取供试品5g，加热水200ml，搅拌使溶化，放置3分钟后观察，不得有焦屑等异物（微量细小纤维、颗粒不在此限）。加药材细粉的煎膏剂，应在未加入药粉前检查，符合规定后，方可加入药粉，加入药粉后不再检查不溶物。

3. 装量检查。见《中华人民共和国药典》2010版附录ⅫC，应符合规定。

4. 微生物限度检查。见《中华人民共和国药典》2010版附录ⅩⅢ C，应符合规定。

五、酒剂与酊剂

（一）概述

1. 酒剂（medicinal wine） 又名药酒，系指药材用蒸馏酒提取制成的澄清液体制剂。酒剂多供内服，并加糖或蜂蜜矫味和着色。

药酒，古代同其他酒统称"醪醴"。我国最早的医药典籍《黄帝内经》中就有《汤液醪醴论》篇。"醪醴"就是用五谷制成的酒类，醪为浊酒，醴为甜酒。以白酒、黄酒和米酒浸泡或煎煮中药，去掉药渣所得液体，即为药酒。可见，酒剂在我国有非常悠久的历史。

酒辛甘大热，有通血脉，行药势，温肠胃，御风寒等作用，故药与酒配制可增强药力；同时，酒又是一种良好的提取溶剂，药材的多种成分皆易溶解于酒中。酒剂有祛风活血、散瘀止痛等功效，适用于治疗风寒湿痹，但儿童、孕妇、心脏病及高血压患者不宜服用。

2. 酊剂（tincture） 系指将药物用规定浓度的乙醇浸出或溶解而制得的澄清液体制剂，亦可用流浸膏稀释制成。供内服或外用。酊剂不加糖或蜂蜜矫味和着色。除另有规定外，含有毒剧药品的酊剂，每100ml应相当于原药材10g；有效成分明确者，应根据其半成品有效成分的含量加以调整，使符合该酊剂项下的规定；其他酊剂，每100ml相当于原药材20g。

酒剂与酊剂均以乙醇为溶剂，由于乙醇对药材所含成分的溶解能力有一定的选择性，故酒剂与酊剂均具有杂质含量少，有效成分含量高，服用剂量小，且不易生霉等特点。

（二）酒剂与酊剂的制备

1. 工艺流程图

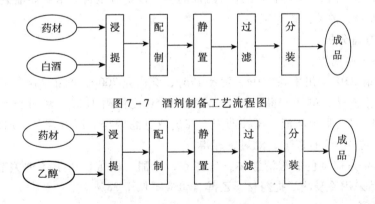

图7-7 酒剂制备工艺流程图

图7-8 酊剂制备工艺流程图

2. 制法

（1）**药材浸提** 制备酒剂可选用白酒，用浸渍法、渗漉法或其他适宜方法浸提药材；制备酊剂可加入规定浓度的乙醇适量，配制前常采用浸渍法、渗漉法等对药材进行浸提。

①冷浸法：将药材加工炮制后，置适宜容器内，加入规定量的白酒或规定浓度的乙醇，

密闭，室温下浸渍，定期搅拌，一般至少应浸渍 30 日以上。取上清液，压榨药渣，压榨液与上清液合并，备用。

②热浸法：将经过前处理的药材置于有盖容器中，加入规定量的白酒或规定浓度的乙醇，水浴或蒸汽加热至微沸后，将酒和药材倾入另一有盖容器中，密闭，定期搅拌，浸渍 30 日以上。取上清液，压榨药渣，压榨液与滤液合并，备用。

③渗漉法：按 2010 版《中华人民共和国药典》附录ⅠO 流浸膏剂项下方法操作，收集渗漉液至规定量时停止渗漉，压榨药渣，合并压榨液与渗漉液，备用。

④回流热浸法：以白酒为溶剂，按"回流热浸法"多次提取至白酒近无色，合并回流液，备用。

（2）配制　制备酒剂，可取上述白酒浸提液，加适量糖或蜂蜜，搅拌使溶解，密闭静置一定时间。制备酊剂若原料为可溶性药物粉末或流浸膏，可加规定浓度的乙醇适量，直接溶解或稀释，静置；若原料为中药材，则取其乙醇浸提液添加相同浓度的乙醇至规定量，静置一定量间。

（3）滤过与分装　取静置后的药液过滤后灌装于干燥、洁净的容器内，密闭，即得。

（4）注意事项　①蒸馏酒的浓度和用量、浸渍温度和时间、渗漉速度等，应视具体品种或结合实验研究而定。另外，加入糖或蜂蜜配制后的药酒，通常需静置数日至 14 日以上再滤过，以提高酒剂的澄明度。②乙醇浓度不同溶解性亦不同，应根据药物的溶解性选择适宜浓度的乙醇，酊剂中乙醇的最低浓度为 30%（ml/ml）。③若原料为毒剧药材时，配制时应测定醇提液中指标成分的含量，再加适量溶剂使其含量符合规定标准。④酊剂贮存时会发生沉淀，可滤过除去，测定含醇量、药物含量，并调整至规定标准。

3. 常用设备　目前，酒剂生产设备有酒剂洗、烘、灌轧生产联动线，可自动完成超声波清洗、灭菌干燥、灌装、轧盖等工序；酊剂的生产设备有全自动卡式瓶灌装生产线，可自动完成洗瓶、灭菌、灌装封口等工序。

4. 典型处方与分析

例 1　人参天麻药酒

【处方】天麻 210g，川牛膝 210g，黄芪 175g，穿山龙 700g，红花 28g，人参 140g。

【制法】以上 6 味，酌予碎断，置容器内，加 50 度白酒 10kg，密闭浸泡，每日搅拌 1 次，浸渍 30~40 日，取上清液。压榨药渣，榨出液过滤后与上清液合并，加蔗糖 850g，搅拌溶解，密闭，静置 15 日以上，滤过，即得。

【注释】本品为棕黄色的澄清液体；气芳香，味甜，微苦。用于各种关节痛、腰腿痛、四肢麻木。本品采用冷浸法浸提药材，乙醇含量应不低于 38%。

例 2　颠茄酊

【处方】颠茄草（粗粉）1000g，85% 乙醇适量。

【制法】取颠茄草粗粉 1000g，按 2010 版《中华人民共和国药典》一部附录ⅠO 项下渗漉法操作，用 85% 乙醇作溶剂，浸渍 48 小时后，以每分钟 1~3 ml 的速度缓缓渗漉，收集初漉液约 3000 ml，另器保存。继续渗漉，续漉液作下次渗漉的溶剂用。将初漉液在 60℃减压回收乙醇，放冷至室温，分离除去叶绿素，滤过，滤液在 60℃~70℃蒸发至稠膏状，取出约3g,测定生物碱含量后,加85%乙醇适量,并用水稀释,使含生物碱和乙醇量均符合规定,静置至澄清,滤过,即得。

【注释】本品为抗胆碱药,能解除平滑肌痉挛,抑制腺体分泌。用于胃及十二指肠溃疡病、胃肠道、肾、胆绞痛等。采用渗漉法制备。每1ml本品含生物碱以莨菪碱($C_{17}H_{23}NO_3$)计,应为0.28~0.32mg。乙醇含量应为60%~70%。

(三) 酒剂与酊剂的质量评价

1. 澄明度 酒剂应澄清,但贮藏期间允许有少量轻摇易散的沉淀。

2. 含量测定 酊剂的处方中若含有毒性药材或有效成分已明确的药材,应按《中华人民共和国药典》或有关标准规定进行含量测定;有效成分不明确的或《中华人民共和国药典》及有关标准未作含量规定的酊剂,应按规定严格控制原料的质量、用量、溶剂、制法、含醇量及含药物浓度。

3. 含醇量 按照《中华人民共和国药典》2010年版一部附录Ⅸ M项下方法检查,应符合各品种项下的规定。

4. 总固体 按照《中华人民共和国药典》2010年版一部附录Ⅰ M项下方法检查,其中含糖、蜂蜜的酒剂照第一法检查,不含糖、蜂蜜的酒剂照第二法检查。

5. 装量检查 见《中华人民共和国药典》2010版附录Ⅻ C,应符合规定

6. 微生物限度检查 见《中华人民共和国药典》2010版附录ⅩⅢ C,应符合规定。

六、流浸膏剂与浸膏剂

(一) 概述

流浸膏剂(fluid extract)或浸膏剂(extracts)系指药材用适宜的溶剂提取,蒸去部分或全部溶剂,调整至规定浓度而制成的制剂。蒸去部分溶剂者为流浸膏剂;蒸去全部溶剂者为浸膏剂。浸膏剂按其干燥程度又分为干浸膏剂与稠浸膏剂,干浸膏剂一般含水量约为5%;稠浸膏剂含水量约为15%~20%。浸膏剂不含或含极少量溶剂,性质较稳定,可久贮。

除另有规定外,流浸膏剂每1ml相当于原药材1g;浸膏剂每1g相当于原药材2~5g。有效成分明确的流浸膏剂、浸膏剂在测定有效成分的含量后,再用溶剂或稀释剂调整至规定的标准。

流浸膏剂与浸膏剂大多作为配制其他制剂的原料,只有少数品种直接供临床应用,如颠茄浸膏、大黄浸膏等。流浸膏剂一般多用于配制酊剂、合剂、糖浆剂等的中间体;浸膏剂一般多用于配制颗粒剂、片剂、散剂、胶囊剂、丸剂、软膏剂等的中间体。

(二) 流浸膏剂与浸膏剂的制备

1. 工艺流程图

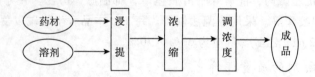

图7-9 流浸膏剂与浸膏剂制备工艺流程图

2. 制法

除另有规定外，流浸膏剂采用渗漉法制备，也可用浸膏剂稀释制成。此外，某些以水为溶剂的中药流浸膏，也可用煎煮法制备，如益母草流浸膏、贝母花流浸膏等。浸膏剂一般多采用煎煮法或渗漉法制备，将煎出液或渗漉液低温浓缩至稠膏状，加稀释剂或继续浓缩至规定量即可。此外，也有的浸膏剂采用回流法或浸渍法制备。

3. 注意事项

(1) 含油脂的药材应脱脂后再进行浸提。

(2) 制备流浸膏剂所用溶剂量一般为药材量的4~8倍。

(3) 以乙醇为溶剂的流浸膏剂，含醇量至少在20%以上；以水为溶剂的流浸膏剂，其成品中需加20%~25%的乙醇作防腐剂。

(4) 干浸膏剂制备过程中干燥操作往往比较费时麻烦，可将浸膏摊铺在涂油或撒布一层药粉的烘盘内，80℃以下干燥；也可在浸膏中掺入适量原药细粉或药渣粉、淀粉稀释后再干燥。

(5) 采用喷雾干燥法可直接制得干浸膏粉，既能缩短时间，又能防止药物成分的分解或散失。

(6) 稠浸膏可用甘油、液状葡萄糖调整含量；干浸膏可用淀粉、乳糖、蔗糖、氧化镁、磷酸钙、药渣细粉等调整含量。

4. 常用设备

浸膏剂、流浸膏剂生产中常用的提取设备有多功能提取罐，过滤分离设备有双联（三联）分离器，浓缩设备有多效蒸发器。此外，还有醇沉罐、酒精回收塔等。

5. 典型处方与分析

例1 当归流浸膏

【处方】当归（粗粉）1000g，70%乙醇适量。

【制法】取当归1000g，照流浸膏剂与浸膏剂项下的渗漉法（2010版《中华人民共和国药典》一部附录ⅠO），用70%乙醇作溶剂，浸渍48小时后，缓缓渗漉，收集初漉液850ml，另器保存；继续渗漉，至渗漉液无色或微黄色为止。收集续漉液，在60℃以下浓缩至稠膏状，加入初漉液，混匀，用70%乙醇稀释至1000ml，静置数天，滤过，即得。

【注释】本品为棕褐色液体；气味特异，味先微甜后转苦麻。用于血瘀血虚所致的月经不调、痛经。本品采用渗漉法制备。成品中乙醇含量应为45%~50%。

例2　颠茄浸膏

【处方】颠茄草粗粉1000g，85%乙醇适量。

【制法】取颠茄草粗粉1000g，照流浸膏剂与浸膏剂项下的渗漉法，用85%乙醇作溶剂，浸渍48小时后，以每分钟1~3ml的速度缓缓渗漉，待生物碱完全漉出，收集初漉液，60℃减压回收乙醇，放冷至室温，分离除去叶绿素，滤过，滤液在60℃~70℃蒸至稠膏状，加10倍量乙醇，搅拌均匀，静置，待沉淀完全，吸取上清液，60℃减压回收乙醇后，浓缩至稠膏状，取出约3g，测定生物碱含量，加稀释剂适量，使生物碱含量符合规定，低温干燥，研细，过四号筛，即得。

【注释】本品为灰绿色粉末。用于胃及十二指肠溃疡，胃肠道、肾、胆绞痛等。本品采用渗漉法制备，含生物碱以东莨菪碱（$C_{17}H_{23}NO_3$）计，应为0.95%~1.05%。

（三）流浸膏剂与浸膏剂的质量评价

1. 含醇量　流浸膏剂成品中乙醇含量至少在20%以上。

2. 装量检查　见《中华人民共和国药典》2010版附录Ⅻ C，应符合规定。

3. 微生物限度检查　见《中华人民共和国药典》2010版附录ⅩⅢ C，应符合规定。

4. 贮存　流浸膏剂成品应装于避光容器内密封贮存，久置产生沉淀时，在乙醇和有效成分含量符合各品种项下规定的情况下，可滤过除去沉淀。浸膏剂成品应在遮光容器中密闭贮藏。

第四节　浸出制剂常见的质量问题与质量控制

中药浸出制剂通常采用适宜溶剂浸提药材的有效成分，其浸提液所含成分极其复杂，在贮存过程中易发生各种物理和化学变化，这不仅关系浸出制剂本身的质量，同时也影响以浸出药剂为原料的其他制剂的质量。例如，液体浸出制剂易长霉发酵，产生沉淀或混浊，甚至水解；固体浸出制剂易引湿、结块，甚至液化等。因此，浸出制剂的质量控制比以化学药品为原料的制剂更加复杂。

一、液体浸出制剂常见的质量问题及对策

（一）长霉发酵

1. 原因　糖浆剂、合剂、口服液等液体制剂含有糖、蛋白质等营养物质，在适宜的温湿度、pH值条件下，微生物易生长繁殖；另外，制药设备、工具、环境污染等也是长霉发酵的主要原因。因此，此类制剂应在规定的环境条件下贮存，制备过程中应严格操作规程，并视情况添加适宜的防腐剂。

2. 对策

（1）消毒　配药器具应消毒处理，洗净后消毒，或150℃烘干，或以0.1%苯扎溴铵浸泡30分钟，处理后的器具不再接触常水。装药瓶洗净后应倒立，以160℃烘干，随烘随用。

瓶塞（软木塞）以水煮沸 30 分钟，沥干，浸入 75% 乙醇或 1/2000 苯扎溴铵中，临用时取出，其上可再套 1 层火棉胶套。

（2）密封　为防止软木塞漏气，可用石蜡 5 份，液状石蜡 2 份，加热熔化后，将软木塞加入蜡液中煮 2~3 分钟，取出冷却备用；亦可用聚乙烯螺旋盖（或塞），在旋盖内衬 1 张橡皮薄片或软木圆片，再衬 1 张塑料薄膜，旋紧后十分严密，可防止微生物的侵入。

（3）灌装　浸出液一般应凉至 40℃ 以下灌装，也可趁热灌装，迅速封口后将瓶倒置约 30 分钟，放冷后再恢复直立状态。灌装时瓶颈内应少留空间，灌后瓶口用醮乙醇的纱布擦净。尽量缩短生产周期，特别是在加入防腐剂前不宜在空气中久放，高温季节更应注意。

（4）加防腐剂　加防腐剂时应考虑影响防腐剂作用的各种因素。例如，不同防腐剂的防腐能力受液体药剂 pH 值的影响，药剂所含药物是否具防腐作用，溶剂本身是否具抑菌作用，药剂渗透压大小，污染微生物的种类和数量，几种防腐剂合用等。

（二）混浊沉淀

1. 原因　液体浸出药剂产生沉淀的主要原因有：贮存日久或受外界温度、光线、pH 值等因素影响时，其所含的高分子杂质可凝聚成大颗粒沉淀析出；口服液灭菌时可能出现混浊；药酒、酊剂等含醇的药剂，常会因乙醇的挥发损失而析出沉淀；酊剂、流浸膏与其他液体配合时，由于乙醇浓度的改变，亦可能析出沉淀；含生物碱成分的酊剂、流浸膏剂，若加入碱类使 pH 值升高，则生物碱也可析出沉淀；采用劣质玻璃容器作包装材料的药剂，贮存期间易析出游离碱，使成品 pH 值升高，产生沉淀或降低有效成分的含量。

2. 对策

（1）在制备过程中，应尽可能多地除去提取液中的杂质。

（2）严密包装，防止贮存过程中乙醇浓度和药液 pH 值的改变。

（3）选用优质包装容器，玻璃容器洗涤时应用 0.1% HCl 处理，以免贮存期间游离碱的析出。

（4）配液前预先调节 pH 值，可防止 pH 值的改变而析出沉淀。

（5）灭菌前可采用热处理冷藏法，滤除沉淀。

（三）水解

药液中含有酯键、苷键等结构的成分，由于制剂 pH 值的变化或在酶的作用下，可产生水解，使制剂疗效降低或失效，尤其在碱性条件下更易水解。可采用加热、冷冻、添加乙醇或其他有机溶剂等方法抑制或破坏植物酶，延缓药液成分的水解；一般液体药剂含醇量达 40% 以上可有效防止水解。

二、固体浸出制剂常见的质量问题及对策

固体浸出制剂主要指干浸膏，其粉末或颗粒具有引湿性，导致流动性降低，有的甚至结块，不利于称量、混合、充填等操作，并且引湿后易发霉、发酵。通常可采用以下方法降低引湿性：①在提取时加适量的乙醇，除去部分水溶性杂质；②在允许的情况下可在制剂中加入适量吸湿剂；③在包装容器内放置吸湿剂；④严格控制操作环境的相对湿度等。

三、浸出药剂的质量控制

（一）药材质量

明确处方中药材的来源，辨明药材的真、伪、优、劣。处方中所有药材均应符合法定标准（国家药典、部颁标准等）。若各级法定标准中均未收载，则应制定该药材的质量标准。

（二）制备方法

确定剂型后，应进行工艺条件的研究，筛选出最佳工艺条件，制定生产工艺。对工艺流程中的关键工序，应确定技术控制条件（如方法、时间、温度、压力等）。并严格中间体的质量检测，如相对密度、指标成分含量等。

（三）外观检查

制剂方面主要有形状、色泽、光泽、相对密度、澄清、混悬、沉淀及气味等；包装方面主要看包装材料是否合格，包装是否严密，标签内容是否完全及有无错误等。

（四）鉴别与检查

1. 鉴别　对于复方制剂，原则上处方中每味药材均应进行鉴别。若鉴别特性不明显，或难以排除干扰成分，应首选君药与臣药、贵重药、毒性药进行鉴别。鉴别方法主要有：理化鉴别、色谱鉴别、紫外或红外光谱等鉴别。

薄层色谱法是目前普遍使用的方法，它具有分离和鉴定的双重作用，只要一些特征斑点（不一定是已知成分）具有再现性，就可作为确认依据。薄层色谱鉴别时必须在同一薄层板上设阴性对照（不含检测药材）和阳性对照，阳性对照可用对照品或对照药材或两者同时对照。气相色谱适用于含挥发性成分药材的鉴别，也可结合含量测定进行。高效液相色谱较少单独用于鉴别试验，多结合含量测定进行。

2. 检查　2010 版《中华人民共和国药典》一部附录Ⅰ对各剂型检查项目具有明确的要求。液体浸出药剂常作澄清度、pH 值、含醇量、相对密度、总固体等检查；固体浸出药剂常作水分、溶化性或溶散时限、崩解时限等检查；有的浸出药剂还要作异物检查、不挥发性残渣及灰分等检查。各种浸出制剂均需作卫生学检查。

（五）含量测定

1. 药材比量法　本法系指浸出制剂若干容量或重量相当于原药材多少重量的表示方法。此法在药材成分尚不明确，且无其他适宜表示方法时，可作为参考指标。另外，只有药材质量规格和制备工艺固定，并且严格执行操作规程时，此法才能体现制剂的质量。部分酊剂、流浸膏、浸膏、药酒等目前仍以此法控制质量。

2. 化学测定法　是指采用化学手段测定有效成分含量的方法。一般应首选方中的君药（主药）、贵重药、毒性药进行含量测定，如果这些药材的成分测定存在困难，也可选处方中其他药味的已知成分或指标成分进行测定。如果成品难以建立含量测定项目，也可选择其君药之一的药材原料进行含量测定，以间接控制成品质量。具体制剂所采用的含量测定方法，可参照《中华人民共和国药典》或有关文献收载的与其含相同成分的药材或制剂的测定方法，也可以自行研究建立合适的检测方法。

3. 生物测定法 本法系指利用药材浸出成分对动物机体或离体组织所发生的作用，确定浸出药剂含量（效价）标准的方法。与化学测定法比较，此法能综合考察处方中所有成分，适用于尚无适当化学测定方法的制剂，特别是含毒性药材的制剂。采用该法测定时要求有标准品作对照，且常需进行多次试验才能得出结果，结果的差异往往也较大。另外，对可能影响测定结果的因素，如动物品系、个体差异、试验模型等应有严格的要求。因此，生物测定法较化学测定法复杂，但此法仍是当前衡量药剂效价的检测手段之一。

思考题

1. 简述浸提过程与影响浸提的因素。
2. 中药材常用的浸提方法有哪些？各有什么特点？
3. 中药常用的分离、精制的方法有哪些？
4. 简述影响浓缩、干燥的因素及常用的浓缩、干燥方法。
5. 简述合剂、糖浆剂、煎膏剂、酒剂与酊剂的制备方法及汤剂制备的注意事项。
6. 浸出制剂常见的质量问题有哪些？

第八章 灭菌制剂与无菌制剂

本章要求

1. 掌握　掌握常用的灭菌方法与无菌操作法；热原的基本性质、污染途径、除去方法及检查方法；注射剂与输液的含义、特点、分类、质量要求、制备方法及存在的主要问题；眼用液体制剂的概念、制备及质量要求。

2. 熟悉　灭菌制剂与无菌制剂的含义、分类及有关基本概念；D、Z、F、F_0值的含义；空气洁净度的标准与洁净室的设计；注射用溶剂与附加剂的应用；注射剂等渗与等张的调节；注射用无菌粉末的特点、制备方法及存在的主要问题。

3. 了解　空气净化方法与滤过技术；其他灭菌制剂与无菌制剂；中药注射剂与中药眼用制剂。

第一节　概　述

一、灭菌制剂与无菌制剂的含义与分类

根据人体对环境微生物的耐受程度，《中华人民共和国药典》对不同给药途径的药物制剂大体分为无菌制剂和非无菌制剂两大类。

广义的无菌制剂根据其除去活微生物的制备工艺不同可分为：灭菌制剂与无菌制剂。灭菌制剂是指采用某一物理、化学方法杀灭或除去所有活的微生物繁殖体和芽孢的一类药物制剂。无菌制剂是指采用某一无菌操作方法或技术制备的不含任何活的微生物繁殖体和芽孢的一类药物制剂。

灭菌制剂与无菌制剂主要包括注射用制剂（如小容量注射剂、大容量注射剂、粉针等）、眼用制剂（如滴眼剂、眼用膜剂、软膏剂和凝胶剂等）、植入型制剂（如植入片等）、创面用制剂（如溃疡、烧伤及外伤用溶液、软膏剂和气雾剂等）和手术用制剂（如止血海绵剂和骨蜡等）。

而非无菌制剂是指允许一定限量的微生物存在，但不得有规定控制菌存在的药物制剂，如口服制剂不得含大肠杆菌、金黄色葡萄球菌等有害菌。

二、有关基本概念

1. 灭菌（sterilization）　系指用物理或化学等方法杀灭或除去所有微生物繁殖体和芽孢的手段。

2. 灭菌法（sterilizing technique） 系指杀灭或除去所有微生物繁殖体和芽孢的方法或技术。

3. 无菌（sterility） 系指在任一指定物体、介质或环境中，不得存在任何活的微生物。

4. 无菌操作法（aseptic technique） 系指在整个操作过程中利用或控制一定条件，使产品避免被微生物污染的一种操作方法或技术。

5. 防腐（antisepsis） 系指用物理或化学方法抑制微生物生长与繁殖的手段，也称抑菌。对微生物的生长与繁殖具有抑制作用的物质称抑菌剂或防腐剂。

6. 消毒（disinfection） 系指用物理或化学方法杀灭或除去病原微生物的手段。对病原微生物具有杀灭或除去作用的物质称消毒剂。

第二节 空气净化技术

一、概述

空气净化系指以创造洁净空气为目的的空气调节措施。根据不同行业的要求和洁净标准，可分为工业净化和生物净化。工业净化系指除去空气中悬浮的尘埃粒子的环境，如电子工业环境等。另外，在某些特殊环境中，可能还有除臭、增加空气负离子等要求。生物净化系指不仅除去空气中悬浮的尘埃粒子，而且要求除去微生物等以创造洁净空气的环境，如制药工业、生物学实验室、医院手术室等均需要生物洁净。

二、空气净化方法与标准

（一）净化方法

常见的净化方法可分为三大类。

1. 一般净化 以温度、湿度为主要指标，一般采用初效过滤器。

2. 中等净化 除对温度、湿度有要求外，对含尘量和尘埃粒子也有一定指标。一般采用初、中效二级过滤。

3. 超净净化 除对温、湿度有要求外，对含尘量和尘埃粒子有严格要求。必须经过初、中、高效过滤器。

（二）空气洁净度标准

目前，GMP 在世界大多数国家和组织得到了广泛的实施，但其洁净度标准尚未统一。表 8-1 所列为部分国家和组织 GMP 空气洁净度等级。

我国《药品生产质量管理规范》除对含尘浓度和微生物浓度有规定外，另外还规定：①洁净室（区）的温度和相对湿度应与药品生产工艺相适应，无特殊要求时，温度应控制在 18℃~26℃，相对湿度控制在 45%~65%；②空气洁净度级别不同的相邻房间之间的静压差应大于 5Pa，洁净室（区）与室外大气的静压差应大于 10Pa；③空气洁净度的测试要求在静态条件下检测；④主要工作室的照度宜为300lx，有特殊要求的生产部位可设置局部照明。

三、浮尘浓度测定方法

（一）含尘浓度

含尘浓度系指单位体积空气中含粉尘的个数（计数浓度）或毫克量（重量浓度）。

（二）浮尘浓度测定方法

测定空气中浮尘浓度和粒子大小的常用方法有：光散射法、滤膜显微镜法和比色法。

表8-1　部分国家和组织GMP空气洁净度等级

国家/组织名称	洁净级别	尘粒最大允许数/m³ ≥0.5μm 静态	≥0.5μm 动态	≥5μm 静态	≥5μm 动态	微生物最大允许数 浮游菌/m³ 静态	浮游菌/m³ 动态	沉降菌/m³ 静态	沉降菌/m³ 动态
中国	100	3500	-	0	-	5	-	1	-
	10000	350000	-	2000	-	100	-	3	-
	100000	3500000	-	20000	-	500	-	10	-
	300000	10500000	-	60000	-	1000	-	15	-
日本制药工业协会	100	-	3500	-	-	-	5	-	0.5
	10000	-	350000	-	-	-	20	-	2.5
	100000	-	3500000	-	-	-	150	-	10
欧盟	A	3500	3500	0	0	-	1	-	0.125
	B	3500	350000	200	-	10	-	0.625	-
	C	350000	3500000	2000	20000	-	100	-	6.25
	D	3500000	-	20000	-	-	200	-	12.5
美国	100	-	3500	-	-	-	3.5	-	-
	100000	-	3500000	-	-	-	88.4	-	-

1. 光散射式粒子计数法　当含尘气流以细流束通过强光照射的测量区时，空气中的每个尘粒发生光散射，形成光脉冲信号，并转化为相应的电脉冲信号。根据散射光的强度与尘粒表面积成正比，脉冲信号次数与尘粒个数相对应，最后由数码管显示粒径和粒子数目。

2. 滤膜显微镜计数法　采用微孔滤膜真空过滤含尘空气，捕集尘粒于微孔滤膜表面，用丙酮蒸气熏蒸至滤膜呈透明状，置显微镜下计数。根据空气采样量和粒子数计算含尘量。

3. 光电比色计数法　采用滤纸真空过滤含尘空气，捕集尘粒于滤纸表面，测定过滤前后的透光度。根据透光度与积尘量成反比，计算含尘量。中、高效过滤器的渗漏常用本法。

四、空气滤过技术

洁净室的空气净化技术一般采用空气过滤法，当含尘空气通过具有多孔过滤介质时，粉尘被微孔截留或孔壁吸附，达到与空气分离的目的。该方法是空气净化中经济有效的关键措施之一。

（一）过滤方式

空气过滤属于介质过滤，可分为表面过滤和深层过滤。

1. 表面过滤　系指大于过滤介质微孔的粒子截留在介质表面，使其与空气达到分离。常用的介质材料有由醋酸纤维素或硝酸纤维素制成的微孔滤膜。主要用于无尘、无菌洁净室等高标准空气的末端过滤。

2. 深层过滤　系指小于过滤介质微孔的粒子吸附在介质内部，使其与空气达到分离。常用的介质材料有玻璃纤维、天然纤维、合成纤维、粒状活性炭、发泡性滤材等。

（二）空气过滤机理及影响因素

1. 空气过滤机理　制药工业空气净化所采用滤材有玻璃纤维、泡沫塑料、无纺布等，其过滤机理有以下几种。

（1）惯性作用　含尘气体通过纤维时，气体流线发生绕流，但尘粒由于惯性作用径直前进与纤维碰撞而附着。此作用随气速和粒径的增大而增大。

（2）扩散作用　由于气体分子热运动对微粒的碰撞而使粒子产生布朗运动，因扩散作用便与纤维接触而被附着。尘径越小、气速越低，扩散作用越明显。

（3）拦截作用　含尘气流通过纤维层时，若尘粒的粒径小于密集的纤维间隙时，或尘粒与纤维发生接触时，尘粒即被纤维阻留。

（4）静电作用　含尘气流通过纤维时，由于摩擦作用，尘粒和纤维都可能带上电荷，由于电荷作用，尘粒可能沉积在纤维上。

（5）其他　重力作用，分子间力等。

2. 影响空气过滤的主要因素

（1）粒径　粒径越大，拦截、惯性、重力沉降作用越大，越易除去；反之，越难除去。过滤器捕集粉尘的量与未过滤空气中的粉尘量之比为"过滤效率"。小于 $0.1\mu m$ 的粒子主要作扩散运动，粒子越小，效率越高；大于 $0.5\mu m$ 的粒子主要作惯性运动，粒子越大，效率越高。在 $0.1\mu m$ 与 $0.5\mu m$ 之间，效率有一处最低点。如图8-1所示。

（2）过滤风速　在一定范围内，风速越大，粒子惯性作用越大，吸附作用增强，扩散作用降低，但过强的风速易将附着于纤维的细小尘埃吹出，造成二次污染，因此风速应适宜；风速小，扩散作用强，小粒子越易与纤维接触而吸附，常用极小风速捕集微小尘粒。

（3）介质纤维直径和密实性　纤维越细、越密实，拦截和惯性作用增强，但阻力增加，扩散作用减弱。

（4）附尘　随着过滤的进行，纤维表面沉积的尘粒增加，拦截作用提高，但阻力增加，当达到一定程度时，尘粒在风速的作用下，可能再次飞散进入空气中，因此过滤器应定期清洗，以保证空气质量。

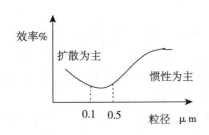

图8-1 粉尘粒径与过滤效率图

(三) 空气过滤器及其特性

1. 空气过滤器 常以单元形式制成，即将滤材装入金属或木质框架内组成一个单元过滤器，再将一个或多个单元过滤器安装到通风管道或空气过滤箱内，组成空气过滤系统。单元过滤器一般可分为：板式、契式、袋式和折叠式空气过滤器（图8-2）。

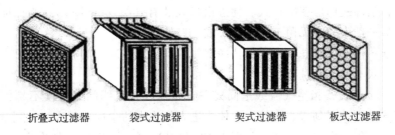

图8-2 空气过滤器种类

(1) 折叠式过滤器 用于高效过滤，主要滤除小于$1\mu m$的浮尘，对粒径$0.3\mu m$的尘粒的过滤效率在99.97%以上，一般装于通风系统的末端，必须在中效过滤器保护下使用。

(2) 契式和袋式过滤器 用于中效过滤，主要用于滤除大于$1\mu m$的浮尘，常置于高效过滤器之前。

(3) 板式过滤器 是最常用的初效过滤器，通常置于上风侧的新风过滤，主要滤除粒径大于$5\mu m$的浮尘，且有延长中、高效过滤器寿命的作用。

2. 空气过滤器的特性

(1) 过滤效率 是过滤器主要参数之一，评价过滤器的除尘能力，过滤效率越高，除尘能力越大。

(2) 穿透率和净化系数 穿透率系指滤器过滤后和过滤前的含尘浓度比，表明过滤器没有滤除的含尘量，穿透率越大，过滤效率越差，反之亦然。净化系数系指滤后空气中含尘浓度降低的程度。以穿透率的倒数表示，数值越大，净化效率越高。

(3) 容尘量 系指过滤器允许积尘的最大量。一般容尘量定为阻力增大到最初阻力的两倍或过滤效率降至初值的85%以下的积尘量。超过容尘量，阻力明显增加，捕尘能力显著下降，并且容易发生附尘的再飞扬。

五、洁净室的设计

制药企业应按照药品生产种类、剂型、生产工艺和要求等,将生产厂区合理划分区域。通常可分为一般生产区、控制区、洁净区和无菌区。根据 GMP 设计要求,一般生产区无洁净度要求;控制区的洁净度要求为 10 万级;洁净区的洁净度要求为 1 万级(亦称一般无菌工作区);无菌区的洁净度要求为 100 级。

洁净区一般由洁净室、风淋、缓冲室、更衣室、洗澡室和厕所等区域构成。各区域的连接必须在符合生产工艺为前提下,明确人流、物流和空气流的流向(洁净度从高→低),确保洁净室内的洁净度要求。

基本原则:洁净室面积应合理,室内设备布局尽量紧凑,尽量减少面积;同级别洁净室尽可能相邻;不同级别的洁净室由低级向高级安排,彼此相连的房间之间应设隔离门,门应向洁净度高的方向开启,空气洁净级别不同的相邻房间之间的静压差应大于 5Pa,洁净室与室外的静压差应大于 10Pa;洁净室内一般不设窗户,若需窗户,应以封闭式外走廊隔离窗户和洁净室;洁净室门应密闭,人、物进出口处装有气阀(air lock);光照度应大于 300lx;无菌区紫外灯一般安装在无菌工作区上方或入口处。

气流要求:由高效过滤器送出的洁净空气进入洁净室后,其流向的安排直接影响室内洁净度。气流形式有层流和乱流。

(1) 层流 层流是指空气流线呈同向平行状态,各流线间的尘埃不易相互扩散,亦称平行流。该气流即使遇到人、物等发尘体,进入气流中的尘埃也很少扩散到全室,而是随平行流迅速流出,保持室内洁净度,常用于 100 级洁净区。层流分为水平层流和垂直层流。垂直层流以高效过滤器为送风口,布满顶棚,地板全部为回风口,使气流自上而下地流动;水平层流的送风口布满一侧墙面,对应墙面为回风口,气流以水平方向流动。

(2) 乱流 亦称紊流,是指空气流线呈不规则状态,各流线间的尘埃易相互扩散。可获得 10000~100000 级的洁净空气。

第三节 灭菌与无菌技术

药剂学中灭菌与无菌技术的主要目的是杀灭或除去所有微生物繁殖体和芽孢,以确保药物制剂安全、稳定、有效。因此,研究、选择有效的灭菌方法,对保证制剂质量具有重要意义。

在药剂中选择灭菌方法,与微生物学上的要求不尽相同,既要达到灭菌的目的,又要保证药物制剂稳定性。

灭菌的效果以杀死芽孢为标准(细菌的芽孢具有较强的抗热力,不易杀死)。

在药剂学中灭菌法可分为三大类:即物理灭菌法、化学灭菌法、无菌操作法。

一、物理灭菌技术

利用蛋白质与核酸具有遇热、射线不稳定的特性,采用加热、射线和过滤方法,杀灭或除去微生物的技术称为物理灭菌法,亦称物理灭菌技术。该技术主要包括热力灭菌、过滤灭菌法和射线灭菌等。

(一) 热力灭菌法

热力灭菌方法是一种应用历史悠久、效果最可靠、应用广泛、使用方便的方法。热力可以杀灭各种微生物。一般情况下,不同微生物对热的抗力强弱依次为:朊毒体 > 肉毒杆菌芽孢 > 嗜热脂肪杆菌芽孢、破伤风杆菌芽孢 > 炭疽杆菌、产气荚膜杆菌 > 乙型肝炎病毒、结核杆菌、真菌 > 非芽孢菌和普通病毒。但枯草杆菌黑色变种芽孢对干热的抗力比嗜热脂肪杆菌芽孢强,对湿热的抗力则相反。热力消毒灭菌机制主要是高温能使微生物的蛋白质和酶变性或凝固(结构改变导致功能丧失),对细胞膜和细胞壁的直接损伤,新陈代谢受到障碍而死亡,从而达到消毒与灭菌的目的。

热力灭菌可分为干热与湿热两大类。

1. 干热灭菌法 系指在干燥环境中进行灭菌的技术,包括火焰灭菌法和干热空气灭菌法。

(1) 火焰灭菌法 系指用火焰直接灼烧灭菌的方法。该法适用于耐火焰材质(如金属、玻璃、瓷器等)的物品与用具,不适合药品的灭菌。

(2) 干热空气灭菌法 系指用高温干热空气灭菌的方法。该法适用于耐高温的玻璃和金属制品以及不允许湿气穿透的油脂类(如油性软膏基质、注射用油等)和耐高温的粉末化学药品的灭菌,不适于橡胶、塑料及大部分药品的灭菌。为了确保灭菌效果,一般规定为:135℃~145℃灭菌3~5小时;160℃~170℃灭菌2~4小时;180℃~200℃灭菌0.5~1小时。

①干热灭菌设备:有普通电热干烤箱和远红外电热干烤箱两种类型。远红外线比普通干热加热速度快,但在相同温度下,与普通电热干烤箱所需灭菌时间相同,达到的灭菌效果亦相同。该法适合于不怕高温但怕湿物品的灭菌,如玻璃器材、陶瓷制品、金属器材及油剂等。

②干热灭菌应用条件:干热灭菌由于热传导方式和物品吸收的问题,所需灭菌温度高、作用时间长,大多在160℃以上。

2. 湿热灭菌法 系指用饱和水蒸气、流通水蒸气或沸水进行灭菌的方法。湿热法灭菌效率比干热灭菌法高,因而使用更为广泛,效果更为可靠。湿热灭菌法可分类为:热压灭菌法、流通水蒸气灭菌法、煮沸灭菌法和低温间歇灭菌法。

(1) 热压灭菌法 是指待灭菌物品置饱和水蒸气中加热杀灭微生物的方法。适用于耐高温和耐高压蒸气的所有药物制剂,玻璃容器、金属容器、瓷器、橡胶塞、滤膜过滤器等。具有很强的灭菌效果,灭菌可靠,能杀灭所有细菌繁殖体和芽孢。

在一般情况下,热压灭菌法所需的温度(蒸气表压)与时间的关系为:115℃(67kPa)、30分钟;121℃(97kPa)、20分钟;126℃(139kPa)、15分钟。在特殊情况下,可通过实验确认合适的灭菌温度和时间。

影响湿热灭菌的主要因素有：①微生物的种类与数量；②蒸气性质；③药品性质和灭菌时间；④介质 pH 值等。

卧式热压灭菌柜是一种常用的大型灭菌设备（如图 8-3 所示），该设备全部采用合金制成，具有耐高压性能，带有夹套的灭菌柜内备有带轨道的格车。压力表和温度表置于灭菌柜顶部，两压力表分别指示夹套内和柜内蒸气压力，两表中间为温度表。灭菌柜顶部安有排气阀，以便开始通入加热蒸气时排尽不凝性气体。

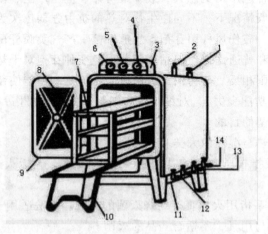

1. 里锅放气阀 2. 安全阀 3. 仪表盒 4. 套层压力表 5. 温度表 6. 消毒室压力表 7. 拉手 8. 药物车 9. 锅门 10. 车架 11. 外锅放气阀 12. 外锅放水阀 13. 里锅进气阀 14. 总来气阀

图 8-3 卧式热压灭菌柜

灭菌操作：先开夹套中蒸气加热 10 分钟，当夹套压力上升至所需压力时，将待灭菌物品置于金属编制篮中，排列于格车架上，推入柜室，关闭柜门，并将门闸旋紧。待夹套加热完成后，将加热蒸气通入柜内，当温度上升至规定温度（如 121℃）时，计时（此时即为灭菌开始时间），柜内压力表应固定在规定压力（如 97kPa 左右）。灭菌完成后，先关闭蒸气阀，排气至压力表降至"0"点，开启柜门，灭菌物品冷却后取出。

（2）流通水蒸气灭菌法　系指将待灭菌物品置常压 100℃ 流通蒸汽中加热杀灭微生物的方法。灭菌时间通常为 30~60 分钟。该法适用于消毒及不耐高热制剂的灭菌。但不能保证杀灭所有的芽孢，是非可靠的灭菌法。

（3）煮沸灭菌法　系指将待灭菌物品置沸水中加热杀灭微生物的方法。煮沸时间通常为 30~60 分钟。该法灭菌效果较差，常用于注射器、注射针等器皿的消毒。必要时可加入适量的抑菌剂，如三氯叔丁醇、甲酚、氯甲酚等，以提高灭菌效果。

（4）低温间歇灭菌法　系指将待灭菌物品置 60℃~80℃ 的水或流通蒸气中加热 60 分钟，杀灭微生物繁殖体后，在室温条件下放置 24 小时，待芽孢发育成繁殖体，再次加热灭菌、放置，反复多次，直至杀灭所有芽孢。该法适合于不耐高温、热敏感物料和制剂的灭菌。其缺点是费时、工效低、灭菌效果差,通常加入适量抑菌剂以提高灭菌效率。

(二) 滤过除菌法

滤过除菌法系指采用滤过法除去微生物的方法。该法属于机械除菌方法,该机械称为除菌过滤器。该法适合于对热不稳定的药物溶液、气体、水等物品的灭菌。常用的除菌过滤器有:0.22μm 的微孔滤膜滤器和 G6（号）垂熔玻璃滤器。过滤灭菌应在无菌条件下进行操作,为了保证产品的无菌,必须对过滤过程进行无菌检测。

(三) 射线灭菌法

射线灭菌法系指采用辐射、微波和紫外线杀灭微生物和芽孢的方法。

1. 辐射灭菌法 系指采用放射性同位素（^{60}Co 和 ^{137}Cs）放射的 γ 射线杀灭微生物和芽孢的方法,辐射灭菌剂量一般为 2.5×10^4Gy（戈瑞）。该法《英国药典》和《日本药局方》已收载。

本法适用于热敏物料和制剂的灭菌,常用于维生素、抗生素、激素、生物制品、中药材和中药制剂、医疗器械、药用包装材料及药用高分子材料等物质的灭菌。

2. 微波灭菌法 系指采用微波（频率为 300 MHz~300 kMHz）照射产生的热能杀灭微生物和芽孢的方法。该法适合液态和固体物料的灭菌,且对固体物料具有干燥作用。

3. 紫外线灭菌法 系指用紫外线（能量）照射杀灭微生物和芽胞的方法。用于紫外灭菌的波长一般为 200~300nm,灭菌力最强的波长为 254nm。该方法属于表面灭菌。主要用于物体表面灭菌、无菌室空气及蒸馏水的灭菌;不适合于药液的灭菌及固体物料深部的灭菌。

二、化学灭菌法

化学灭菌法系指用化学药品直接作用于微生物而将其杀灭的方法。

对微生物具有触杀作用的化学药品称杀菌剂,可分为气体灭菌剂和液体灭菌剂。杀菌剂仅对微生物繁殖体有效,不能杀灭芽孢。

化学杀菌剂的杀灭效果主要取决于微生物的种类与数量、物体表面光洁度或多孔性以及杀菌剂的性质等。化学灭菌的目的在于减少微生物的数目,以控制一定的无菌状态。

三、无菌操作法

无菌操作法系指整个过程控制在无菌条件下进行的一种操作方法。该法适用于一些不耐热药物的注射剂、眼用制剂、皮试液、海绵剂和创伤制剂的制备。按无菌操作法制备的产品,一般不再灭菌,但某些特殊（耐热）品种亦可进行再灭菌（如青霉素 G 等）。

1. 无菌操作室的灭菌 常采用紫外线、液体和气体灭菌法对无菌操作室环境进行灭菌。

2. 无菌操作 无菌操作室、层流洁净工作台和无菌操作柜是无菌操作的主要场所,无菌操作所用的一切物品、器具及环境,均需按与之相适应的灭菌法灭菌,如安瓿应 150℃~180℃、2~3 小时干热灭菌,橡皮塞应 121℃、1 小时热压灭菌等。操作人员进入无菌操作室前应洗澡,并更换已灭菌的工作服和清洁的鞋子,不得外露头发和内衣,以免造成污染。

四、灭菌参数

在一般灭菌条件下，产品中可能还存有极微量微生物，而现行的无菌检验方法往往难以检出被检品中的极微量微生物。为了保证产品的无菌，有必要对灭菌方法的可靠性进行验证，F 与 F_0 值即可作为验证灭菌可靠性的参数。

1. D 值　系指在一定温度下，杀灭 90% 微生物（或残存率为 10%）所需的灭菌时间。杀灭微生物符合一级动力学过程，即：

$$dN/dt = -kt \tag{8-1}$$

或

$$\ln N_0 - \ln N_t = kt \tag{8-2}$$

式中，N_t—灭菌时间为 t 时残存的微生物数；N_0—原有微生物数；k—灭菌常数。

$$D = t = (\ln 100 - \ln 10)/k \tag{8-3}$$

D 值即为降低被灭菌物品中微生物数至原来的 1/10 所需的时间。在一定灭菌条件下，不同微生物具有不同的 D 值；同一微生物在不同灭菌条件下，D 值亦不相同。因此，D 值随微生物的种类、环境和灭菌温度变化而异。

2. Z 值　系指降低一个 $\lg D$ 值所需升高的温度，即灭菌时间减少到原来的 1/10 所需升高的温度或在相同灭菌时间内，杀灭 99% 的微生物所需提高的温度。

$$Z = (T_2 - T_1)/(\lg D_2 - \lg D_1) \tag{8-4}$$

3. F 值　系指在一定灭菌温度（T）下给定的 Z 值所产生的灭菌效果与在参比温度（T_0）下给定的 Z 值所产生的灭菌效果相同时所相当的时间（equivalent time）。F 值常用于干热灭菌，以分钟为单位，其数学表达式为：

$$F = \triangle t \sum 10^{(T-T_0)/Z} \tag{8-5}$$

4. F_0 值　系指在一定灭菌温度（T）、Z 值为 10℃ 所产生的灭菌效果与 121℃、Z 值为 10℃ 所产生的灭菌效果相同时所相当的时间。F_0 值目前仅限于热压灭菌，以分钟为单位。

物理 F_0 值的数学表达式为：

$$F_0 = \triangle t \sum 10^{(T-121)/Z} \tag{8-6}$$

生物 F_0 值的数学表达式为：

$$F_0 = D_{121℃} \times (\lg N_0 - \lg N_t) \tag{8-7}$$

式中，N_t 为灭菌后预计达到的微生物残存数，即染菌度概率（probability of nonsterility），当 N_t 达到 10^{-6} 时（原有菌数的百万分之一），可认为灭菌效果较可靠。因此，生物 F_0 值可认为是以相当于 121℃ 热压灭菌时，杀灭容器中全部微生物所需要的时间。

影响 F_0 值的因素主要有：①容器大小、形状及热穿透性等；②灭菌产品溶液性质、充填量等；③容器在灭菌器内的数量及分布等。

测定 F_0 值时应注意的问题：①选择灵敏，重现性好的热电偶，并对其进行校验；②灭菌时应将热电偶的探针置于被测样品的内部，并在柜外温度记录仪上显示；③对灭菌工艺和灭菌器进行验证，要求灭菌器内热分布均匀，重现性好。

五、无菌检查法

无菌检查法系指检查药品与辅料是否无菌的方法，是评价无菌产品质量必须进行的检测项目，药剂或药品经灭菌或无菌操作法处理后，需经无菌检验证实已无微生物生存，方能使用。《中华人民共和国药典》规定的无菌检查法有"直接接种法"和"薄膜过滤法"。

1. 直接接种法　将供试品溶液接种于培养基上，培养数日后观察培养基上是否出现混浊或沉淀，与阳性和阴性对照品比较或直接用显微镜观察。

2. 薄膜过滤法　取规定量供试品经薄膜过滤器过滤后，取出滤膜在培养基上培养数日，观察结果，并进行阴性和阳性对照试验。该方法可过滤较大量的样品，检测灵敏度高，结果较"直接接种法"可靠，不易出现"假阴性"结果。应严格控制操作过程中的无菌条件，防止环境微生物污染，从而影响检测结果。

第四节　注　射　剂

一、概述

（一）注射剂的含义与特点

注射剂俗称针剂，是指专供注入机体内的一种制剂。其中包括灭菌或无菌溶液、乳浊液、混悬液及临用前配成液体的无菌粉末等类型。近年来，随着新的注射制剂技术的研究深入，还出现了脂质体、微球、微囊、无针注射剂等新型注射给药系统，并已实现商品化。

注射剂一般由药物、溶剂、附加剂及特制的容器组成，由于它可在皮内、皮下、肌内、静脉、脊椎腔及穴位等部位给药，为药物作用的发挥提供了有效途径，因而在临床尤其是危重急症疾病的治疗中应用十分广泛。其主要的特点包括：①药效迅速、剂量准确、作用可靠；②可适用于不宜口服给药的患者和不宜口服的药物；③可发挥局部定位作用。但注射给药不方便，注射时易引起疼痛；易发生交叉污染、安全性差；制造过程复杂，对生产的环境及设备要求高，生产费用较大，价格较高。

（二）注射剂的分类

1. 分散系统　按照药物的分散系统可分为溶液型注射剂、混悬型注射剂、乳剂型注射剂以及注射用无菌粉针剂等。

2. 给药途径　按照给药途径可分为：①皮内注射（intracutaneous, ic）；②皮下注射（subcutaneous, sc）；③肌内注射（intramuscular, im）；④静脉注射（intravascular, iv）；⑤其他，如脊椎腔注射（vertebra caval route）、动脉内注射（intra-arterial route）、心内注射、关节内注射、滑膜腔内注射、穴位注射以及鞘内注射等。

3. 临床用途　按照临床用途可分为小针注射剂、大容量注射剂（输液剂）、注射用粉针剂三种。

（三）注射剂的一般质量要求

1. 无菌　注射剂成品中不得含有任何活的微生物。

2. 无热原　无热原是注射剂的重要质量指标，特别是供静脉及脊椎注射的制剂。

3. 可见异物　不得有肉眼可见的混浊或异物。

4. 安全性　注射剂不能引起对组织的刺激性或发生毒性反应，以确保用药安全。

5. 渗透压　要求与血浆的渗透压相等或接近。供静脉注射的大剂量注射剂还要求具有等张性。

6. pH 值　要求与血液相等或接近（血液 pH 值约为 7.4），一般控制在 4~9 的范围内。

7. 稳定性　要求具有必要的物理和化学稳定性，以确保产品在储存期内安全有效。

8. 降压物质　有些注射剂，如复方氨基酸注射液，其降压物质必须符合相关规定，以确保安全用药。

在注射剂的生产过程中常常遇到澄明度、无菌、无热原等问题，在生产过程中应注意产生以上问题的原因及解决办法。

二、热原

热原（pyrogen），从广义说，是指微量即能引起恒温动物体温异常升高的物质的总称，实质上热原是微生物的代谢产物。大多数细菌都能产生热原，以革兰阴性杆菌致热能力最强。

热原是微生物的一种内毒素（endotoxin），存在于细菌的细胞膜和固体膜之间，是由磷脂、脂多糖和蛋白质组成的复合物。其中脂多糖是内毒素的主要成分，大致可以认为热原 = 内毒素 = 脂多糖，脂多糖组成因菌种不同而异。热原的分子量一般为 1×10^6 左右。

若将含有热原的注射液注入体内后，约半小时左右就会产生发冷、寒战、体温升高、恶心呕吐等不良反应，严重者出现昏迷、虚脱，甚至有生命危险，这种现象称为热原反应。

（一）热原的性质

1. 耐热性　一般情况下，热原在 60℃ 加热 1 小时不受影响，100℃ 加热也不降解，但在 250℃、30~45 分钟或 200℃、60 分钟或 180℃、3~4 小时条件下可使热原彻底破坏。通常注射剂用的热压灭菌法，热原不易被破坏。

2. 过滤性　热原体积小，直径约为 1~5μm，可通过一般的滤器，即使采用微孔滤膜过滤，也不能截留，但可用活性炭吸附。

3. 水溶性　热原能溶于水。

4. 不挥发性　热原本身不挥发，但可随水蒸气中雾滴带入蒸馏水，需采取适当措施将蒸汽和雾滴分离，防止热原的带入。

5. 其他　热原能被强酸、强碱、强氧化剂破坏。另外，超声波及某些表面活性剂（如去氧胆酸钠）也能使之失活。

（二）热原的主要污染途径

1. 经注射溶剂带入　如注射用水，是热原污染的主要来源，故注射用水应新鲜使用，蒸馏器质量要好，环境应洁净。

2. 经原辅料带入　易滋生微生物的药物和辅料，如右旋糖苷、水解蛋白或抗生素等药物、葡萄糖、乳糖等辅料，在贮藏过程中，因包装损坏而易污染。

3. 经使用的容器、用具、管道及装置等带入 在生产中，未按 GMP 规定和要求认真清洗处理，常易导致热原污染。

4. 经制备过程带入 制备过程中室内卫生条件差，操作时间过长，产品灭菌不及时或不合要求，均增加细菌污染的机会，从而增加热原产生的可能性。

5. 经输液器带入 输液本身不含热原，而因输液器具（输液瓶、乳胶管、针头与针筒等）污染而引起热原反应。

（三）热原的去除方法

1. 高温法 对能耐受高温加热处理的容器与用具，如针头、针筒或其他玻璃器皿，在洗净后，于 250℃ 加热 30 分钟以上，破坏热原。

2. 酸碱法 玻璃容器、用具可用重铬酸钾硫酸清洗液或稀氢氧化钠液处理，可将热原破坏。亦可以用强氧化剂破坏。

3. 吸附法 常用的吸附剂有活性炭，活性炭对热原有较强的吸附作用，同时有助滤脱色作用，用量为 0.1%～0.5%（W/V）。此外，有将活性炭与硅藻土合用除热原者。

4. 离子交换法 用弱碱性阴离子交换树脂与弱酸性阳离子交换树脂除去热原。

5. 凝胶过滤法 用二乙氨基乙基葡聚糖凝胶（分子筛）制备无热原去离子水。

6. 反渗透法 用反渗透法通过三醋酸纤维膜除去热原。

7. 超滤法 一般用 3.0～15nm 超滤膜除去热原。

8. 其他方法 如采用二次以上湿热灭菌法，或适当提高灭菌温度和时间。另外，微波亦可破坏热原。

三、注射剂的处方组分

（一）注射用原料

注射剂所用的原料必须采用注射级原料，并必须符合药典或国家药品质量标准。每批注射用原料，均需检验，各项指标合格后方可使用。

（二）注射用溶剂

1. 注射用水

（1）纯化水、注射用水和灭菌注射用水 《中华人民共和国药典》规定纯化水为原水经蒸馏法、离子交换法、反渗透法或其他适宜的方法制得的供药用的水；注射用水为纯化水经蒸馏所得的蒸馏水；灭菌注射用水为经灭菌后的注射用水。

纯化水用于配制普通药剂的溶剂或试验用水，而不得用于注射剂的配制；注射用水用于配制注射剂用的溶剂；灭菌注射用水主要用于注射用灭菌粉末的溶剂或注射液的溶剂或稀释剂。

（2）注射用水的质量要求 《中华人民共和国药典》规定，除氯化物、硫酸盐、钙盐、硝酸盐、亚硝酸盐、二氧化碳、易氧化物、不挥发物与重金属按蒸馏水检查应符合规定外，还规定 pH 值应为 5.0～7.0，氨含量不超过 0.00002%，热原检查应符合规定，并规定应于制备后 6 小时内使用。

(3) 注射用水的制备

①原水处理：原水处理方法有离子交换法（ion exchange）、电渗析法（electro-osmosis）及反渗透法（reverse osmosis）等。离子交换法制得的去离子水可能存在热原、乳光等问题，主要供蒸馏法制备注射用水使用，也可用于洗瓶，但不得用来配制注射液。电渗析法与反渗透法广泛用于原水预处理，供离子交换法使用，以减轻离子交换树脂的负担。

②蒸馏法制备注射用水：本法是制备注射用水最经典的方法。主要有塔式和亭式蒸馏水器、多效蒸馏水器等。

塔式蒸馏水器：塔式蒸馏水器主要由蒸发锅、隔沫装置和冷凝器三部分组成（图8-4）。塔式蒸馏水器生产能力大，一般有50~200L/h等多种规格。

多效蒸馏水器：多效蒸馏水器由圆柱形蒸馏塔、冷凝器及一些控制元件组成（图8-5），具有耗能低，产量高，质量优等特点，其性能取决于加热蒸气的压力和级数，压力越大，则产量越高，效数越多，热利用率越高。综合多方面因素考虑，选用四效以上的蒸馏水器较为合理。

2. 注射用非水溶剂

（1）乙醇　乙醇（ethanol）能与水、甘油、挥发油等任意混溶，可供静脉或肌肉注射。采用乙醇为注射溶剂浓度可达50%，但乙醇浓度超过10%时可能会有溶血或疼痛感。乙醇对小鼠的LD_{50}静脉注射为1.97g/kg，皮下注射为8.28g/kg。

（2）丙二醇　丙二醇（propylene glycol, PG）能与水、乙醇、甘油混溶，能溶解多种挥发油，可供静注或肌注。注射用溶剂或复合溶剂常用浓度为10%~60%，用作皮下或肌注时有局部刺激性。丙二醇对小鼠的LD_{50}静脉注射为5~8g/kg，腹腔注射为9.7g/kg，皮下注射为18.5g/kg。

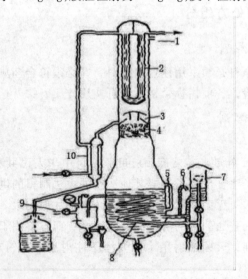

1. 排气孔　2. 第一冷凝器　3. 收集器　4. 隔沫装置　5. 水位管　6. 溢流管　7. 废气排出器　8. 加热蛇管　9. 蒸气选择器　10. 第二冷凝器

图8-4　塔式蒸馏水器

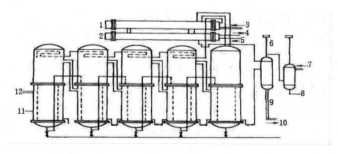

1. 第一冷凝器 2. 第二冷凝器 3. 去离子水 4. 回笼水 5. 自来水 6. 废气排出管 7. 自来水 8. 回笼水 9. 蒸馏水收集器 10. 蒸馏水 11. 排污水 12. 加热室 13. 高压蒸气入口

图 8-5 多效蒸馏水器

（3）聚乙二醇 聚乙二醇（polyethylene PEG）能与水、乙醇相混合，化学性质稳定，PEG300、400均可用作注射用溶剂，因PEG300的降解产物可能会导致肾病变，因此PEG400更常用。PEG400对小鼠的LD_{50}腹腔注射为4.2g/kg，皮下注射为10ml/kg。

（4）甘油 甘油（glycerin）能与水或醇任意混合，但在挥发油和脂肪油中不溶，由于黏度和刺激性较大，不单独做注射溶剂用。常用浓度为1%~50%，但大剂量注射会导致惊厥、麻痹、溶血。常与乙醇、丙二醇、水等组成复合溶剂。小鼠皮下注射的LD_{50}为10ml/kg，皮下注射为6ml/kg。

（5）二甲基乙酰胺 二甲基乙酰胺（dimethylacetamide DMA）能与水、乙醇任意混合，对药物的溶解范围大，为澄明中性溶液，但连续使用时，应注意其慢性毒性。小鼠腹腔注射的LD_{50}为3.266g/kg，常用浓度为0.01%。

（6）植物油 植物油是最常用的一类注射用油，是通过压榨植物的种子或果实制得，需经中和游离脂肪酸、除臭、脱水、脱色、灭菌等精制处理后方可应用。

常用的注射用油为麻油（是最适合用注射用的油，含天然的抗氧剂，是最稳定的植物油）、茶油等。其他植物油如花生油、玉米油、橄榄油、棉籽油、豆油、蓖麻油及桃仁油等。植物油作为注射用油仅用于肌肉注射，其质量要求应符合《中华人民共和国药典》规定。

（7）油酸乙酯 油酸乙酯（aethylis oleas）为浅黄色油状液体，能与脂肪油混溶，作为注射用油仅用于肌肉注射。贮存过程中会氧化变色，故常加抗氧剂。

（8）苯甲酸苄酯 苯甲酸苄酯（ascabin）为无色油状或结晶，能与乙醇、脂肪油混溶，作为注射用油仅用于肌肉注射。

（三）注射剂主要附加剂

为确保注射剂的安全、有效和稳定，在注射剂处方中除主药和溶剂以外还可加入其他物质，这些物质统称为"附加剂"。其主要作用是：①增加药物的理化稳定性；②增加主药的溶解度；③抑制微生物生长；④减轻疼痛或对组织的刺激性等。注射剂中附加剂的类型和用量各国药典均有明确的规定。

常用注射剂附加剂主要有：增溶剂、润湿剂、乳化剂、助悬剂、pH和等渗调节剂、局麻剂、抑菌剂、抗氧剂、稳定剂等。常用的附加剂见表8-2。

（四）注射剂的等渗与等张调节

1. 渗透压调节 等渗溶液（isoosmotic solution）系指与血浆渗透压相等的溶液，属于物理化学概念。注入机体内的液体一般要求等渗，否则易产生刺激性或溶血等。大量注入低渗溶液，会使人感到头胀、胸闷，严重的可发生麻木、寒战、高烧，甚至尿中出现血红蛋白。静脉注射大量不至于溶血的低渗溶液也是不容许的。注入高渗溶液时，红细胞内水分渗出而发生细胞萎缩。但只要注射速度足够慢，血液可自行调节使渗透压很快恢复正常，所以不至于产生不良影响。对脊髓腔内注射，由于易受渗透压的影响，必须调节至等渗。

常用渗透压调整的方法有：冰点降低数据法和氯化钠等渗当量法。表8-3为部分药物的1%溶液的冰点降低值，根据这些数据，可以计算出该药物配制成等渗溶液的浓度，或将某一溶液调制成等渗溶液。

表8-2　　　　　　　　　　　　　　注射剂常用附加剂

附加剂	浓度范围（%）	附加剂	浓度范围（%）
增溶剂、润湿剂、乳化剂：		抗氧剂：	
聚氧乙烯蓖麻油	1~65	亚硫酸钠	0.1~0.2
聚山梨酯20	0.01	亚硫酸氢钠	0.1~0.2
聚山梨酯40	0.05	焦亚硫酸钠	0.1~0.2
聚山梨酯80	0.04~4.0	硫代硫酸钠	0.1
聚乙二醇40蓖麻油	7.0~11.5	等渗调节剂：	
卵磷脂	0.5~2.3	氯化钠	0.5~0.9
Pluronic F68	0.21	葡萄糖	4~5
缓冲剂：		甘油	2.25
醋酸-醋酸钠	0.22, 0.8	助悬剂：	
枸橼酸-枸橼酸钠	0.5, 4.0	明胶	2.0
乳酸	0.1	甲基纤维素	0.03~1.05
酒石酸-酒石酸钠	0.65, 1.2	羧甲基纤维素	0.05~0.75
磷酸氢二钠-磷酸二氢钠	0.71, 1.7	果胶	0.2
碳酸氢钠-碳酸钠	0.005, 0.06	局麻剂：	
抑菌剂：		利多卡因	0.05~1.0

（续表）

附加剂	浓度范围（%）	附加剂	浓度范围（%）
苯甲醇	1~2	盐酸普鲁卡因	1.0
羟丙丁酯、甲酯	0.01~0.015	苯甲醇	1.0~2.0
苯酚	0.5~1.0	三氯叔丁醇	0.3~0.5
三氯叔丁醇	0.25~0.5	填充剂：	
硫柳汞	0.001~0.02	乳糖	1~8
螯合剂：		甘氨酸	1~10
EDTA-2Na	0.01~0.05	甘露醇	1~2
保护剂：		稳定剂：	
乳糖	2~5	肌酐	0.5~0.8
蔗糖	2~5	甘氨酸	1.5~2.25
麦芽糖	2~5	烟酰胺	1.25~2.5
人血白蛋白	0.2~2	辛酸钠	0.4

表 8-3 　　部分药物水溶液的冰点降低值与氯化钠等渗当量

药物名称	1%（g/ml）水溶液冰点降低值（℃）	1g 药物氯化钠等渗当量（E）	等渗浓度溶液的溶血情况		
			浓度（%）	溶血（%）	pH 值
盐酸吗啡	0.086	0.15	—	—	—
盐酸乙基吗啡	0.19	0.15	6.18	38	4.7
盐酸可卡因	0.09	0.14	6.33	47	4.4
盐酸普鲁卡因	0.12	0.18	5.05	91	5.6
盐酸地卡因	0.109	0.18	—	—	—
盐酸麻黄碱	0.16	0.28	3.2	96	5.9
硫酸阿托品	0.08	0.1	8.85	0	5.0
硝酸毛果芸香碱	0.133	0.22	—	—	—
氢溴酸后马托品	0.097	0.17	5.67	92	5.0
氯霉素	0.06	—	—	—	—
青霉素 G 钾	—	0.16	5.48	0	6.2
吐温 80	0.01	0.02	—	—	—
依地酸钙钠	0.12	0.21	4.50	0	6.1

(续表)

药物名称	1%（g/ml）水溶液冰点降低值（℃）	1g药物氯化钠等渗当量（E）	等渗浓度溶液的溶血情况		pH值
			浓度（%）	溶血（%）	
硼酸	0.28	0.47	1.9	100	4.6
碳酸氢钠	0.381	0.65	1.39	0	8.3
无水葡萄糖	0.10	0.18	5.05	0	6.0
葡萄糖（含H_2O）	0.091	0.16	5.51	0	5.9
氯化钠	0.58	—	0.9	0	6.7

（1）冰点降低数据法 一般情况下，血浆冰点值为 -0.52℃。根据物理化学原理，任何溶液其冰点降低到 -0.52℃，即与血浆等渗。等渗调节剂的用量可用式8-8计算。

$$W = (0.52 - a)/b \tag{8-8}$$

式中，W 为配制等渗溶液需加入的等渗调节剂的百分含量；a 为药物溶液的冰点下降度数；b 为用以调节的等渗剂1%溶液的冰点下降度数。

例1 配制1000ml氯化钠等渗溶液需用多少氯化钠？

从表中可知，1%氯化钠的冰点下降度 b 为0.58℃，纯水 $a=0$，血浆的冰点下降度为0.52℃，按式计算得 $W=0.9\%$。

即配制1000ml氯化钠等渗溶液需用9g氯化钠。

例2 配制2%盐酸普鲁卡因溶液1000ml，需加入多少氯化钠调节等渗？

从表中可知，1%盐酸普鲁卡因溶液的冰点下降度为0.12，则2%盐酸普鲁卡因溶液的冰点下降度 a 为 $0.12 \times 2 = 0.24$℃；1%氯化钠溶液的冰点下降度 b 为0.58℃，则可得：

$W = (0.52 - 0.24)/0.58 = 0.48\%$

即配制2%盐酸普鲁卡因溶液1000ml需加入氯化钠4.8g调节等渗。

对于成分不明或查不到冰点降低数据的注射液，可通过实验测定，再依上法计算。在测定药物的冰点降低值时，为使测定结果更准确，测定浓度应与配制溶液浓度相近。

（2）氯化钠等渗当量法 是指与1g药物呈等渗的氯化钠质量。

例1 配制1000ml葡萄糖等渗溶液，需加无水葡萄糖多少克？

从表中可知，1g无水葡萄糖的氯化钠等渗当量为0.18，根据0.9%氯化钠为等渗溶液，则可得：

$W = (0.9/0.18) \times 1000/100 = 50g$

即配制1000ml葡萄糖等渗溶液，需加50g无水葡萄糖。

例2 配制2%盐酸麻黄碱溶液1000ml，调至等渗，需加入多少克氯化钠或无水葡萄糖？

从表中可知，1g盐酸麻黄碱的氯化钠等渗当量为0.28，无水葡萄糖的氯化钠等渗当量为0.18。

假设所需加入的氯化钠和葡萄糖量分别为 W_1 和 W_2，则：

$W_1 = (0.9 - 0.28 \times 2) \times 1000/100 = 3.4g$

$W_2 = 3.4/0.18 = 18.9g$

即配制2%盐酸麻黄碱溶液1000ml，调至等渗，需加入3.4g氯化钠或18.9g无水葡萄糖。

2. 等张调节

等张溶液（isotonic solution）系指渗透压与红细胞膜张力相等的溶液，属于生物学概念。对很多药物的水溶液来说，红细胞膜可视为理想的半透膜，它可让溶剂分子通过，而不让溶质分子通过，因此它们的等渗和等张浓度相等，如0.9%的氯化钠溶液。但有些药物如盐酸普鲁卡因、甘油、丙二醇、尿素等，红细胞并不是一理想的半透膜，因为它们能迅速自由的通过细胞膜，同时促使膜外的水分进入细胞，即使根据等渗浓度计算出来而配制的等渗溶液注入体内，还会不同程度地使红细胞胀大破裂而发生溶血现象。这类药物一般需加入适量的氯化钠、葡萄糖等进行调节以免发生溶血现象。例如2.6%的甘油与0.9%的氯化钠具有相同渗透压，但它100%溶血，如果制成为10%甘油、4.6%木糖醇、0.9%氯化钠的复方甘油注射液，则不产生溶血现象，红细胞也不胀大变形。

由此可见，等渗溶液不一定等张，等张溶液亦不一定等渗。在新产品的试制中，即使所配制的溶液为等渗溶液，为安全用药，亦应进行溶血试验，必要时加入葡萄糖、氯化钠等调节成等张溶液。

四、注射剂的制备

（一）注射剂的制备工艺流程图

注射剂一般生产过程包括：原辅料和容器的前处理→称量→配液→滤过→灌封→灭菌→检漏→质检→印字→包装。

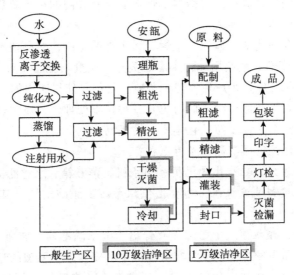

图8-6 注射剂生产工艺流程

生产流程见图8-6，总流程由制水、安瓿前处理、配料及成品四部分组成，其中环境区域划分为控制区与洁净区。

（二）原辅料的准备

供注射用的原辅料，必须符合《中华人民共和国药典》所规定的各项指标。注射用原辅料，在大生产前，经检验合格后方可使用。

配制前，应正确计算原料的用量，称量时应两人核对。若在制备过程中（如灭菌后）或储藏期间药物含量易下降，应酌情增加投料量。含结晶水药物应注意其换算。

原料用量 = 实际配液量 × 成品含量%

实际配液量 = 实际灌注量 + 实际灌注时损耗量

（三）注射容器的处理

1. 安瓿的种类和式样 安瓿的式样有颈安瓿，其容积通常为1、2、5、10、20ml等几种规格，此外还有曲颈安瓿。国标GB2637-1995规定水针剂使用的安瓿一律为曲颈易折安瓿。易折安瓿有两种，色环易折安瓿和点刻痕易折安瓿。

色环易折安瓿是将一种膨胀系数高于安瓿玻璃二倍的低熔点粉末熔固在安瓿颈部成环状，冷却后由于两种玻璃膨胀系数不同，在环状部位产生一圈永久应力，用力一折即平整断裂，不易产生玻璃碎屑和微粒。点刻痕易折安瓿是在曲颈部分刻有一微细刻痕的安瓿，在刻痕上方中心标有直径为2mm的色点，折断时，施力于刻痕中间的背面，折断后，断面平整。

近年来，开发了一种可同时盛装粉末与溶剂的注射容器，容器分为上下两室，下室装无菌药物粉末，上室盛注射用溶剂，中间用特制隔膜分开，用时将顶部的塞子压下，隔膜打开，溶剂流入下室，将药物溶解后使用。此种注射用容器特别适用于一些在溶液中不稳定的药物。

制作安瓿一般采用中性玻璃。含锆的中性玻璃具有较高的化学及热稳定性，其耐酸、耐碱、耐腐蚀，内表面耐水性较高。

安瓿包装件应贮存在清洁、通风、干燥、无污染的室内，贮存期不宜超过12个月。

2. 安瓿的洗涤 安瓿一般使用纯化水灌瓶蒸煮，质量较差的安瓿须用0.5%的醋酸水溶液，灌瓶蒸煮（100℃，30分钟）热处理。蒸瓶的目的是使得瓶内的灰尘、沙砾等杂质经加热浸泡后落入水中，容易洗涤干净，同时也是一种化学处理，让玻璃表面的硅酸盐水解，微量的游离碱和金属盐溶解，使安瓿的化学稳定性提高。

目前国内药厂使用的安瓿洗涤设备有三种：

（1）喷淋式安瓿洗涤机组 由喷淋机、甩水机、蒸煮箱、水过滤器及水泵等机件组成。

（2）气水喷射式安瓿洗涤机组 主要由供水系统、压缩空气及其过滤系统、洗瓶机等三大部分组成。

（3）超声波安瓿洗涤机组 主要部件有针盘、上下瞄准器、装瓶斗、推瓶器、出瓶器、水箱。其工作原理是超声发生器使浸没在清洗液中的安瓿处于剧烈的超声振动状态，安瓿与液体接触的界面产生的一种"空化"效应，使安瓿内外表面的污垢冲击剥落，从而达到安瓿清洗的目的。

3. 安瓿的干燥与灭菌

安瓿洗涤后，一般在置于 120℃～140℃ 烘箱内干燥。盛装无菌操作或低温灭菌的安瓿在 180℃ 干热灭菌 1.5 小时。

安瓿灭菌干燥机是对洗净的安瓿进行杀灭细菌和除热原的干燥设备，可以分为：红外线灭菌干燥机和热空气灭菌干燥机，二者均为隧道式灭菌干燥机，有利于安瓿的烘干、灭菌连续化。

灭菌干燥机由 3 个温控段组成：预热段、灭菌干燥段和冷却段。预热段内安瓿由室温升至 100℃ 左右，大部分水分在这里蒸发；灭菌段为高温干燥灭菌区，温度达 300℃～450℃，残余水分进一步蒸干，细菌及热原被杀灭；降温区是由高温降至 100℃ 左右。

近年来，安瓿干燥已广泛采用远红外线加热技术，一般在碳化硅电热板的辐射源表面涂远红外涂料，如氧化钛、氧化锆等，可辐射远红外线，温度可达 250℃～300℃。具有干燥效率高、快速、节能等特点。

（四）注射液的配制

1. 配制用具的选择与处理 常用装有搅拌器的夹层锅配液，以便加热或冷却。配制用具的材料有：玻璃、（耐酸碱）搪瓷、不锈钢、聚乙烯等。

配制浓的盐溶液不宜选用不锈钢容器；需加热的药液不宜选用塑料容器。配制用具用前要用硫酸清洁液或其他洗涤剂清洗干净，并用新鲜注射用水荡洗或灭菌后备用。容器用毕应立即刷洗干净后放置。

2. 配制方法 分为浓配法和稀配法两种。将全部药物加至部分溶剂中配成浓溶液，加热或冷藏后过滤，再稀释至所需浓度，此称之为浓配法，可滤除溶解度小的杂质和热源。将全部药物加入溶剂中，一次配成所需浓度，再行过滤，此称之为稀配法，优质原料可用此法。

3. 注意事项

（1）配制所用的注射用水其贮存时间不得超过 12 小时。

（2）配制应在洁净的环境中进行，所用器具及原料附加剂尽可能进行灭菌，以减少污染。

（3）配制剧毒药品注射液时，应严格称量与校核，谨防交叉污染。

（4）对不稳定的药物应注意调配顺序，一般先加稳定剂或通惰性气体等，必要时需控制温度或避光操作。

（5）对于不易滤清的药液可加 0.1%～0.3% 活性炭处理，小量注射液可用纸浆或纸浆混炭处理。使用活性炭时应注意其对药物的吸附作用，特别对小剂量药物如生物碱盐等，要比较加炭前后药物含量的变化，确定能否使用。活性炭在酸性溶液中吸附作用较强，在碱性溶液中有时出现"胶溶"或脱吸附，反而使溶液中杂质增加，故活性炭最好用酸处理并活化后使用。

（6）配制油性注射液，常将注射用油先经 150℃～160℃ 干热灭菌 1～2 小时，冷却至适宜温度（一般在主药熔点以下 20℃～30℃），趁热配制、过滤（一般在 60℃ 以下），温度不宜过低，否则黏度增大，不易过滤。半成品溶液经质量检查合格后方可过滤。

（五）注射液的过滤

注射剂生产中，一般采用二级过滤，先将药液用常规的滤器如砂滤棒（常用中号）、板框压滤器等进行初滤（粗滤），再用4号垂熔玻璃滤器和微孔滤膜精滤。微孔滤膜一般选用孔径为 $0.45\mu m$ 的滤膜，对于不耐热产品需要滤过除菌时可选用 $0.22\mu m$ 的滤膜。

注射剂的滤过装置，根据需要可选用以下几种：

（1）高位静压滤过装置　该装置适用于生产量不大、缺乏加压或减压设备的情况，特别在有楼房时，药液在中楼上配制，通过管道滤过到楼下进行灌封。此法压力稳定，质量好，但滤速稍慢。

（2）减压滤过装置　该法适用于各种滤器，设备要求简单，但压力不够稳定，操作不当，易使滤层松动，影响质量。一般可采用先经滤棒和垂熔玻璃滤球预滤，再经膜滤器精滤，此装置可以进行连续滤过，整个系统都处在密闭状态，药液不易污染。但进入系统中的空气必须经过滤过。

（3）加压滤过装置　加压滤过多用于药厂大量生产，压力稳定，滤速快、质量好、产量高。由于全部装置保持正压，如果滤过时中途停顿，对滤层影响较小，同时外界空气不易漏入滤过。但此法需要离心泵和压滤器等耐压设备，适于配液、滤过及灌封工序中同一平面的情况。无菌滤过宜采用此法，以利于防止污染。

（六）注射液的灌封

灌封系指将过滤洁净的药液，定量地灌注进经过清洗、干燥及灭菌处理的安瓿内，并加以封口的过程。

1. 灌封方法与设备　安瓿的灌封操作分为手工和机械灌封两种。手工灌封常用于小试，药厂多采用全自动灌封机，采用洗、灌、封联动机和割、洗、灌、封联动机，生产效率有很大提高。

药液的灌注和封口一般要求在同一台设备上完成。对于易氧化的药品，还要在灌装药液的同时充填惰性气体以替代安瓿内药液上部的空气。

安瓿灌封机按其功能可将结构分解为三个基本部分：传送部分、灌装部分、封口部分。在灌装的同时还需提供空气洁净级别为局部100级的层流。目前，国内药厂所采用的安瓿灌封设备主要是拉丝灌封机，由压瓶、加热和拉丝三个机构组成。

2. 灌封过程中常出现的问题及其解决措施

（1）冲液　是指在注液过程中，药液从安瓿内冲溅在瓶颈上方或冲出瓶外，冲液发生会造成药液的浪费，容量不准以及封口焦头和封口不良等疵病。解决冲液的措施主要有：①将注液针头出口端制成三角形开口，中间拼拢的所谓梅花形"针端"；②调节注液针头进入安瓿的位置使其恰到好处；③改进提供针头托架运动的凸轮的轮廓设计，使针头吸液和注液的行程加长而非注液时的空行程缩短，从而使针头出液先急后缓，减缓冲液。

（2）束液　是指在注液结束时，针头上不得有液滴沾留挂在针尖上，若束液不好则液滴容易弄湿安瓿颈，既影响注射剂容量，又会出现焦头或封口时瓶颈破裂等问题。解决束液的措施主要有：①改进灌液凸轮的轮廓设计，使其在注液结束时返回行程缩短，速度快；

②设计使用有毛细孔的单向玻璃阀,使针筒在注液结束后对针筒内的药液有倒吸作用;③在贮液瓶和针筒连接的导管上加夹一只螺丝夹,靠乳胶导管的弹性作用控制束液。

(3) **焦头** 主要原因是安瓿颈部沾有药液,熔封时炭化而致。灌药室给药太急,溅起药液在安瓿瓶壁上;针头往安瓿里灌药时不能立即回缩或针头安装不正;压药与打药行程不配合等都会导致焦头的产生。主要的解决措施:调换针筒或针头;选用合格的安瓿;调整修理针头升降机构;强化操作规范。

(4) **平头** 主要原因是瓶口有水迹或药迹,拉丝后因瓶口液体挥发,压力减少,外界压力大而瓶口倒吸形成的。主要解决措施:调节针头位置和大小,不使药液外冲;调节退火火焰,不使已圆口瓶口重熔。

(5) **泡头** 主要原因有:火力太旺导致药液挥发、预热火头太高、主火头摆动角度不当、钳子太低等。主要解决措施:调小火焰;钳子调高;适当调低火头位置并调整火头摆动角度在 $1°\sim2°$ 间。

(6) **尖头** 主要原因有:预热火焰太大、加热火焰过大;火焰喷枪离瓶口过远,加热温度太低;压缩空气压力太大,造成火力急,温度低于软化点等。主要解决措施:调小煤气量;调节中层火头,对准瓶口离瓶 3~4mm;调小空气量。

(七) 注射液的灭菌与检漏

1. 灭菌 是注射剂生产必不可少的环节,除采用无菌操作生产工艺制备的注射剂外,一般注射剂在灌封后必须尽快进行灭菌,以保证产品的无菌。但灭菌时应注意避免药物的降解,以免影响药效。

2. 检漏 灭菌后的安瓿应立即进行漏气检查。若安瓿未严密熔合,有毛细孔或微小裂缝存在,则药液易被微生物与污物污染或药物泄漏污损包装,应检查剔除。

一般将灭菌与检漏在同一密闭容器中完成。利用湿热法的蒸汽高温灭菌未冷却降温之前,立即向密闭容器注入色水,将安瓿全部浸没后,安瓿内的气体与药水遇冷成负压,此时若安瓿封口不严密,会发生色水渗入安瓿现象,从而同时实现灭菌和检漏工艺。

注射液灭菌一般宜采用双扉柜式灭菌检漏柜,它通常具有灭菌、检漏和冲洗三种功能。

(八) 注射液的灯检

经灭菌检漏、外壁洗擦干净的安瓿通过一定照度的光线照射,用人工或光电设备可进一步判别是否存在破裂、漏气、装量过满或不足等问题。空瓶、焦头、泡头或有色点、混浊、结晶、沉淀以及其他异物等不合格的安瓿,需加以剔除。检查的方式有人工目测和仪器检查。

(九) 安瓿印字包装

安瓿印字包装是注射剂生产的最后工序,包括安瓿印字、装盒、添加说明书、贴标签、捆扎多道工作。灯检、热原、pH 值等检查合格的安瓿还需于瓶身上正规印写上药品名称、规格、生产批号等标记,并将印字后的安瓿装入贴有明确标签的纸盒里。

目前,我国厂家多采用半机械化安瓿印包生产线进行生产。印包生产线由开盒机、印字机、装盒关盖机、贴签机等四个单机联动而成。

五、注射剂的质量检查

1. 可见异物检查 注射剂澄明度检查,不但可保证用药安全,还可以发现生产中的问题。如白点多由原料或安瓿产生;纤维多因环境污染所致;玻屑往往是圆口、灌封不当所致。药典对澄明度检查所用装置、人员条件、检查数量、检查方法、时限与判断标准等均有详细规定。

2. 热原检查 目前各国药典法定的方法仍为家兔法。对家兔的要求、试验前的准备、检查法、结果判断,药典均有明确规定。

鲎试验法(limulus lysate test)具有灵敏度高,操作简单,实验费用少,结果迅速可得等优点,适用于生产过程中的热原控制,但易出现"假阳性"。鲎试验法原理是利用鲎的变形细胞溶解物(amebocyte lysate)与内毒素之间的胶凝反应。鲎试验法特别适用于某些不能用家兔进行的热原检测的品种,如放射性药剂、肿瘤抑制剂等。因为这些制剂有细胞毒性(cytotoxicity)而具有一定的生物效应。用此法可检查输液、注射剂、放射性药剂的热原。但由于其对革兰阴性以外的内毒素不够灵敏,尚不能完全取代家兔的热原试验法。鲎试验法的具体操作和鉴定结果请参阅药典。

3. 无菌检查 任何注射剂在灭菌后,均应抽取一定数量的样品进行无菌检查,以确保制品的灭菌质量。通过无菌操作制备的成品更应检查无菌状况,具体方法参阅药典。

4. 其他检查 如含量测定、装量检查、有关物质检查、降压物质检查、异常毒性检查、pH值测定、刺激性、过敏试验等可参阅药典有关品种及附录。

六、注射剂生产过程中常见问题及解决方法

(一)可见异物

1. 纤维 主要来自操作环境及操作人员的工作服。工作服应使用长纤维织物,清洁卫生的工具及其他辅助用具应使用无纤维脱落的长纤维织物,如真丝绸、丝光毛巾等。

2. 白点或其他微粒 产生的原因较多,可来自水、环境,也可因物料引起。主要的原因包括:①冲洗安瓿用的注射用水被污染,或安瓿洗涤时注射用水的冲洗量不够,使安瓿未冲洗干净;②安瓿灌封产生碎玻璃;③万级洁净区的高效过滤器损坏,使洁净区未达到洁净要求。

(二)热原和无菌检查不合格

其原因主要包括以下几个方面:

1. 灭菌温度或时间不够 可能与灭菌设备有关,应定期检查、验证,一般每年一次。

2. 注射用水放置时间过长 注射用水贮存时间不宜超过6小时,且需在80℃以上保温或65℃以上循环。

3. 生产环境未能达到生产要求 应定期监测洁净室的尘埃粒子数及微生物数。

(三)装量不合格

采用拉丝灌封装置,装量不准的原因主要是推杆螺母及支点螺母松动,压簧不能复位,

灌液管路系统中单向玻璃阀及玻璃唧筒漏气等。解决问题的方法有，松的旋紧，不能用的更换，采用蠕动泵输灌药液装量比活塞式灌装准确。

七、注射剂典型处方与分析

例1 柴胡注射液（bupleuri injection）

【处方】柴胡1000g，吐温80 10ml，氯化钠8.5g，加注射用水至1000ml。

【制法】取柴胡（饮片或粗粉）1000g，加10倍量的水，加热回流6小时后蒸馏，收集初蒸馏液6000ml后，重蒸馏至1000ml。含量测定（276nm处光密度为0.8）后，加氯化钠和吐温80，使全部溶解，过滤、灌封、灭菌即得。

【注释】本品为柴胡挥发油的灭菌溶液，用于流行性感冒的解热止痛。本品所用原料为伞形科柴胡属植物，其根及果实中含微量挥发油并含脂肪酸约2%，挥发油为柴胡醇。吐温80为非离子型表面活性剂，对挥发油的增溶效果并不强，可用丙二醇代替；氯化钠为等渗调节剂。

例2 Vc注射液（抗坏血酸）（vitamin C injection）

【处方】维生素C 104g，依地酸二钠0.05g，碳酸氢钠49.0g，亚硫酸氢钠2.0g，加注射用水至1000ml。

【制法】在配制容器中，加入80%处方量的二氧化碳饱和注射用水，将维生素C溶解后，再分次缓缓加入碳酸氢钠，搅拌使完全溶解，然后加入预先配制好的依地酸二钠和亚硫酸氢钠溶液，搅拌均匀，调节药液pH值为6.0~6.2，加二氧化碳饱和注射用水至全量，用垂熔玻璃漏斗与膜滤器过滤，溶液中通二氧化碳，并在二氧化碳气流下灌封，然后灭菌即得。

【注释】①本品用于预防及治疗坏血病。②维生素C分子中有烯二醇式结构，呈酸性，注射时有刺激性，产生疼痛，故加入碳酸氢钠（或碳酸钠）调节pH值，以减轻疼痛，并增强本品的稳定性。③维生素C易氧化水解。空气中的氧气、溶液pH值和金属离子（特别是铜离子）对其稳定性影响较大。因此在处方中加抗氧剂（亚硫酸氢钠）、金属离子络合剂及pH值调节剂，在工艺中采用充惰性气体等措施，以提高产品稳定性。④维生素C的稳定性与温度有关，在生产过程中，注意温度的控制。

例3 醋酸氢化可的松注射液（cortisone acetate injection）

本品为激素类药物，呈微细颗粒的混悬液，静置后微细颗粒下沉，振摇后成均匀的乳白色混悬液。

【处方】醋酸可的松微晶25g，盐酸利多卡因5g，聚山梨酯80 1.5g，海藻酸钠5g，氯化钠2.5g，加注射用水至1000ml。

【制法】①海藻酸钠加于50%注射用水中，搅匀，溶解，用200目尼龙布过，密闭备用。②氯化钠溶于适量注射用水中，经4号垂熔滤过。③将①项溶液置于水浴中加热，加入②项溶液及聚山梨酯80搅匀，使水沸腾，加入醋酸可的松，搅匀，继续加热30分钟。取出冷至室温，加注射用水至全量，用200目尼龙布滤过2次，在搅拌下分装于瓶内，扎口密封，灭菌即得。

【注释】①混悬注射剂的制备方法主要有两种，即以无菌操作技术将无菌本品药物粉末分散在灭菌溶剂中；用灭菌溶液微粒结晶法。②混悬注射剂质量要求：颗粒大小适宜，一般应小于15μm，15~20μm者不应超10%；要具有良好的通针性和再分散性；不能沉降太快，贮存过程中不结块。③本品混悬型注射剂，为了增加其物理稳定性，加入了助悬剂（海藻酸钠）和分散剂（聚山梨酯80）。④为减少本品的刺激性，在处方中加入局麻剂（盐酸利多卡因）和渗透压调节剂（氯化钠）。

第五节　输　液

一、概述

输液（infusion solution）是由静脉滴注输入体内的大容量（一次给药在50ml以上）注射液。通常包装在玻璃瓶、塑瓶或复合膜袋中，不含任何防腐剂或抑菌剂。其规格按国家标准有50ml、100ml、250ml、500ml、1000ml五种。

（一）输液的分类

1. 电解质输液　用以补充体内水分、电解质，纠正体内酸碱平衡等，如乳酸钠注射液等。

2. 营养输液　用于不能口服吸收营养或急需补充营养的患者，如氨基酸输液、脂肪乳输液等。

3. 胶体输液　用于调节体内渗透压，如右旋糖酐、羟乙基淀粉、变性明胶注射液等。

4. 含药输液　含有治疗药物的输液，如乳酸左氧氟沙星、替硝唑、苦参碱等注射液。

（二）输液的一般质量要求

输液的质量要求与注射剂基本上是一致的，但由于其注射量大，所以对无菌、热原及可见异物这三项，更应特别注意。另外，pH值应在保证疗效和制品稳定的基础上，尽可能接近生理pH值，过低或过高都可能引起酸或碱中毒；渗透压可为等渗或偏高渗，但不能引起血象的任何异常变化。其他，如含量、色泽等也应符合相关规定。

二、输液的制备

（一）输液的制备工艺流程图

输液剂的制备主要采用可灭菌生产工艺，即先将配制好的药液灌封于输液瓶或输液袋内，再用蒸汽热压灭菌。其包装虽有玻璃瓶或塑料瓶、复合膜袋三种，但其制备工艺流程大致相同。输液剂的生产工艺流程（以玻璃容器为例）见图8-7。

（二）输液车间的洁净要求

按GMP规定，输液的生产必须有符合要求的厂房或车间，必要的设备和经过培训的人员，并经认证合格后，方可生产。输液车间分为一般生产区、控制区、洁净区三个区域。输液生产线分为：一般洗涤、配液灌封、室内净洁度为 10000 级，温度为 18℃ ~ 26℃，相对湿度为 45% ~ 65%，室内正压大于 5 ~ 10Pa；而洗瓶机、传送机、灌装机、盖胶塞等关键部分，采用局部层流净化，洁净度要求为 10000 级或 100 级。为达到空气净化洁净指标，工厂一般都采用三效（初效、中效、高效）净化过滤系统。

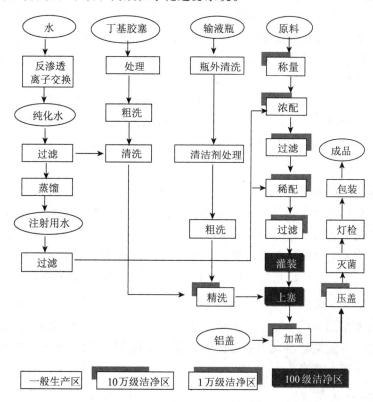

图 8-7 输液的生产工艺流程

（三）输液容器的准备

1. 输液容器

（1）输液容器的种类与质量要求 输液瓶一般是应用硬质中性玻璃制成，其物理化学性质稳定，质量要求应符合国家标准。输液瓶口内径必须符合规定，光滑圆整，大小合适，否则将影响密封程度，在贮存期间，可能污染长菌。

除玻璃输液瓶外，还有聚丙烯塑料瓶，此种输液瓶耐水耐腐蚀，具有无毒、质轻、耐热性好、机械强度高、化学稳定性强的特点，可以热压灭菌。另外，国内有些生产厂家采用塑料袋作输液容器，它是由无毒聚氯乙烯制成，具有质量轻、运输方便、不易破损、耐压等优点，特别是能简化生产工艺，可于同一车间内制造塑料袋和输液，吹塑成型后立即灌装（一般不必洗涤），从而提高了工效，减少了污染。但因其具有透湿性和透气性，可能会影响贮存期的产品质量。国外也有用二氧化硅处理的钠钙玻璃制造的输液瓶，这样可降低玻璃表面的碱性和增加表面的化学稳定性与耐水腐蚀性，而且成本低，但不适用于盛装碱性输液剂。

(2) 输液容器的洁净处理　输液容器洁净与否，对澄明度具有较大的影响，而洗涤工艺流程又直接关系到容器的洁净程度。

对于输液瓶，一般有直接水洗、酸洗、碱洗等方法，对本厂自己生产的输液瓶，而且制瓶车间洁净度较高，瓶子出炉后，立即密封，这种情况，只需用过滤注射用水冲洗即可。其他情况一般认为用硫酸重铬酸钾清洁液洗涤效果较好，因为它既有强力的消灭微生物及热原的作用，还能对瓶壁游离碱起中和作用，但此法对设备腐蚀性大。碱洗法是用2%氢氧化钠溶液（50℃~60℃）冲洗，也可用1%~3%碳酸钠溶液，由于碱对玻璃有腐蚀作用，故碱液与玻璃接触时间不宜过长（数秒钟内）。碱洗法操作方便，易组织生产流水线，也能消除细菌与热原，但其作用比酸洗法弱，故仅用于新瓶及洁净度较好的输液瓶的洗涤。

2. 附件　目前国内主要使用丁基胶塞，可不用隔离膜衬垫。而国外多用聚异戊二烯胶塞，但成本高。

(四) 输液的配制

配制输液需采用新鲜无热原的注射用水；应选用优质注射用原料；认真清洗配制用容器、滤过装置及输送管道；用完后立即清洗干净，定时灭菌。

输液配制，多采用浓配法，通常加入0.01%~0.5%的针用活性炭，吸附热原、杂质和色素，并可作助滤剂，具体用量视药物种类而定。一般分次吸附的效果优于一次吸附。

(五) 输液的滤过

输液的滤过多采用加压三级滤过法即：预滤→一级精滤→二级精滤。预滤常采用滤棒和板框式压滤机等；一级精滤多采用垂熔玻璃滤器（常用3~4号滤器）；二级精滤多采用微孔滤膜（常用0.45μm滤膜）。

(六) 输液的灌封

输液的灌封由药液灌注、加膜、盖橡胶塞和轧铝盖四个步骤组成，是输液制备的关键环节，必须按规程，四步连续完成。

目前，药厂多采用旋转式灌封机、自动翻塞机、自动落盖轧口机完成整个灌封过程，实现了联动化机械生产。

(七) 输液的灭菌

输液从配制到灭菌，以不超过4小时为宜。根据输液的质量要求及输液容器大而厚的特点，输液灭菌开始应逐渐升温，一般预热20~30分钟。输液瓶装输液灭菌条件一般为115℃、30分钟；塑料袋装输液灭菌条件为109℃、45分钟。

(八) 输液的质量检查

1. 可见异物检查　按《中华人民共和国药典》规定，用目测法检视输液的澄明度，应符合澄明度检查判断标准的规定。在澄明度检查时，如有发生崩解、歪盖、松盖、漏气、脱膜的成品，亦应挑出。

2. 不溶性微粒检查　由于肉眼只能检出50μm以上的粒子，为了提高输液产品的质量，药典规定了注射液中不溶性微粒的检查方法。

检查方法：①显微计数法：将药物溶液用微孔滤膜过滤，然后在显微镜下测定微粒的大小和数目。药典规定测定100ml或100ml以上的静脉注射液，除另有规定外，每1ml中含10μm以上的微粒不得超过12粒，含25μm以上的微粒不得超过2粒。②光阻法：采用光阻微粒分析仪。药典规定测定100ml或100ml以上的静脉注射液，除另有规定外，每1ml中含10μm以上的微粒不得超过25粒，含25μm以上的微粒不得超过3粒。

3. 热原与无菌检查　按药典规定，对输液进行严格热原与无菌检查。

4. pH值、含量测定及渗透压检查　按药典规定，根据具体品种要求进行测定和检查。

（九）输液的包装、运输与贮存

输液剂经质量检验合格后，应即时贴上标签，标签上印有品名、规格、产品批号、批准文号、生产日期、生产单位等项目，以免发生差错，并供使用者随时备查。包装箱上亦应印上品名、规格、生产厂家等项目。装箱时，注意装严装紧，便于运输贮存。

目前，厂家多采用自动贴签机和包装机，有利于生产的连续性和生产效率的提高。

三、输液生产中存在的主要问题及解决措施

当前，输液生产中存在的主要问题有可见异物、染菌和热原等。

（一）可见异物

输液中常出现的微粒主要有：炭黑、碳酸钙、氧化锌、纤维素、纸屑、玻璃屑、细菌和结晶等。

可见异物的主要来源包括：①原料与附加剂；②输液容器与附件；③生产工艺以及操作中的问题；④医院输液操作以及静脉滴注装置的问题。

解决的主要措施有：①严格控制原辅料的质量；②提高胶塞及输液容器质量；③合理安排工序，采取单向层流净化空气，采用微孔滤膜滤过和生产联动化等措施；④使用无菌无热原的一次性全套输液器，在输液器中安置终端过滤器（0.8μm孔径的薄膜）。

（二）染菌问题

输液染菌后出现霉团、云雾状、混浊、产气等现象，也有些即使含菌数高，但外观上并无任何变化。若使用了染菌的输液，会造成脓毒症、败血症、内毒素中毒甚至死亡。

染菌主要原因是生产过程严重污染，灭菌不彻底、瓶塞松动不严等。最有效的解决措施办法就是尽量减少制备生产过程中的污染，严格灭菌条件，严密包装。

（三）热原反应

热原的污染的途径主要有：①注射用水；②原辅料；③容器、用具、管道与设备等；④制备过程与生产环境；⑤输液器具。其中使用过程中的污染占84%左右，必须引起注意。尽量使用全套或一次性的输液器，能为使用过程中解决热原污染创造有利条件。

（四）装量不合格

装量不准的原因主要有高位槽液位变化，转速不稳定，药液洒漏瓶外。对应处理方法是

使液位保持稳定，稳定电压，校正漏斗嘴及调整拨轮。

四、输液典型处方及分析

例1 5%、10%葡萄糖注射液（glucose injection）

【处方】注射用葡萄糖50g，注射用葡萄糖100g，盐酸适量，加注射用水至1000ml。

【制法】将葡萄糖加到煮沸的注射用水中，配成60%左右的浓溶液，用盐酸调节pH值至3.8~4.0，并加入0.1%（g/ml）的活性炭混匀，煮沸约20分钟，趁热过滤脱炭，滤液加注射用水至全量。检测pH值及含量，合格后滤至澄明，即可灌装封口，115℃、30分钟热压灭菌。

【注释】①本品具有补充体液、营养、强心、利尿、解毒作用，用于大量失水、血糖过低、高热、中毒等症。②本品时有澄明度不合格的质量问题。通常因原料不纯或过滤操作不当所致。一般可采用浓配法，并用活性炭吸附滤除。③本品有可能发生颜色变黄、pH下降。其机制是在温度较高的环境下，葡萄糖在酸性溶液中脱水生成5-羟甲基糠醛，5-羟甲基糠醛再分解为乙酰丙酸和蚁酸，致pH值下降。同时形成一种有色物质而变色，由于5-羟甲基糠醛本身无色，一般认为有色物质是5-羟甲基糠醛的聚合物。④灭菌的温度和时间、溶液的pH值是影响本品稳定性的主要因素，在生产中应从严控制。一方面要严格控制灭菌温度和时间，另外同时要调节溶液的pH值在3.8~4.0。

例2 苦参素葡萄糖注射液（marine and glucose injection）

苦参素是含98%以上的氧化苦参碱和少量的氧化槐果碱的混合碱，主要用于治疗病毒性肝炎、升高白细胞。本品用于治疗慢性乙型肝炎患者，具有较好的改善临床症状、改善肝功能和抗乙肝病毒的作用。

【处方】苦参素（以氧化苦参碱计）0.6g，葡萄糖50g，加注射用水至1000ml。

【制法】①将葡萄糖加到煮沸的注射用水中，配成50%~60%浓溶液，同时加0.1%（g/ml）的活性炭混匀，煮沸约10分钟，趁热过滤脱炭，滤液备用。②将苦参素溶于适量的注射用水中，配成约0.6%浓溶液，加入①滤液中，混匀，加注射用水至全量，用10%盐酸调节pH值至3~5，再加0.01%（g/ml）的活性炭，煮沸约10分钟，粗滤脱碳，滤液再经精滤后，即灌装封口，115℃、30分钟热压灭菌。

【注释】①采用浓配法，葡萄糖先浓配用活性炭吸附除热原后，再与苦参碱浓溶液混合；②本品因含葡萄糖，有可能发生颜色变黄、pH值下降。

例3 复方氨基酸注射液（compound amino acid injection）

本品用于手术前改善患者的营养，补充创伤、烧伤等蛋白质严重损失的患者所需氨基酸；纠正肝硬化和肝病所致的蛋白紊乱，治疗肝昏迷；为慢性、消耗性疾病、急性传染病、恶性肿瘤患者提供静脉营养。

【处方】L-赖氨酸盐酸盐19.2g，L-颉氨酸6.4g，L-精氨酸盐酸盐10.9g，L-苯丙氨酸8.6g，L-组氨酸盐酸盐4.7g，L-苏氨酸7.0g，L-半胱氨酸盐酸盐1.0g，L-色氨酸3.0g，L-异亮氨酸6.6g，L-蛋氨酸6.8g，L-亮氨酸10.0g，甘氨酸6.0g，亚硫酸氢钠0.5g，加注射用水至1000ml。

【制法】取处方量各种氨基酸，溶于约 800ml 热的注射用水，加抗氧剂，并用 10% 氢氧化钠调 pH 值至 6.0 左右，再加入适量的注射用水，用 0.15% 的活性炭脱色，过滤至澄明，灌封于 200ml 输液瓶内，充氮气后加塞，轧盖，灭菌。

【注释】①氨基酸不仅是组成蛋白质的结构单元，亦是生物合成激素和酶的原料，在体内具重要而特殊的生理功能。因只有 L-型氨基酸才能被人体利用，所以选用原料时应加以注意。②本品存在的质量问题主要为澄明度问题，其关键在于原料的纯度，一般需反复精制，并严格控制质量；其次是稳定性，主要表现为含量下降，色泽变深，其中以变色最为明显。在生产过程中常采用通入氮气、调 pH 值、加抗氧剂、避免金属离子混入、避光保存等措施以提高稳定性。

例 4　静脉注射用脂肪乳（intravenous fat emulsion）

本品是一种浓缩的高能量肠外营养液，用于不能口服食物或严重缺乏营养的患者。

【处方】精制大豆油 100g，卵磷脂 12g，注射用甘油 22.5g，加注射用水至 1000ml。

【制法】①在配制容器中加入适量热的注射用水（约 55℃），加入卵磷脂搅拌分散；②将甘油及稳定剂用水溶解，经 0.22μm 微孔膜过滤，加入配制容器中；③大豆油经 0.22μm 微孔膜过滤后，亦加入配制容器中，并搅拌均匀；④将分散均匀的初乳液用 40μm 微孔膜过滤，然后经高压匀化机两次均化。在搅拌下加水至足量，调 pH 值并检查半成品。⑤用 10μm 微孔膜过滤、分装于玻璃瓶内，充氮气，加膜、加塞，轧铝盖；水浴预热 90℃ 左右，于 121℃ 灭菌 15 分钟，冲热水中逐渐冷却，置于 4℃~10℃ 下贮存。

【注释】①原料和乳化剂的选择，制备本品的关键是选用高纯度的原料和毒性低、乳化能力强的乳化剂，以及合理的处方工艺与必要的设备。原料一般选用精制的植物油，如麻油、棉籽油、豆油等；静脉用的乳化剂主要有卵磷脂、豆磷脂、普朗尼克 F68 等。稳定剂常用油酸或油酸钠。②注射用乳剂质量要求：乳滴直径 80%<1μm，大小均匀，不得有大于 5μm 的微粒；产品要能耐高压灭菌，在贮存期内乳剂稳定，成分不变；无副作用，无抗原性，无降压作用和溶血反应。因此成品需进行显微检查、油滴分散度测定、溶血试验、降压试验、热原试验等，并检查油及甘油含量、过氧化值、酸价、pH 值等项目。

例 5　右旋糖酐输液（dextran injection）

本品分中分子右旋糖酐（分子量 45000~70000）和低分子右旋糖酐（分子量 25000~45000）两种。

中分子右旋糖酐与血浆具有相同的胶体特性，可以提高血浆渗透压，增加血浆容量，维持血压。用于治疗血容性休克，如外伤性出血性休克。

低分子右旋糖酐有扩容作用，但维持时间短。另外，它还能改变红细胞电荷，可避免血管内红细胞凝聚，减少血栓形成，增加毛细血管的流量，改善微循环。

【处方】右旋糖酐（中分子）60g，氯化钠 9g，加注射用水至 1000ml。

【制法】将适量的注射用水加热至沸，加入右旋糖酐，搅拌使溶解，配制成 12%~15% 的溶液，加入 1.5% 的活性炭，保持微沸 1~2 小时，加压过滤脱碳，加注射用水将浓度释到 6%，再加入氯化钠，搅拌使溶，冷却至室温，检测含量和 pH 值（控制在 4.4~4.9），合格后再加活性炭 0.5%，加热至 70℃~80℃，过滤至药液澄明后灌装，112℃、30 分钟灭菌即得。

【注释】①右旋糖酐系蔗糖经过特定细菌发酵后而产生的葡萄糖聚合物，易夹杂热原，在本品的制备过程中加大了活性炭用量，以吸附热原。另外，因本品黏度较大，需在高温下过滤。②本品灭菌一次，其分子量下降3000~5000，受热时间不能过长，以免产品变黄。③本品在贮存过程中易析出片状结晶，主要与贮存温度和分子量有关。④本品有代替血浆的作用，但不能代替全血，其质量要求，除应符合注射剂有关规定外，还不应妨碍血型试验，不得在脏器中蓄积。

第六节 注射用无菌粉末

一、概述

注射用无菌粉末又称粉针，临用前用灭菌注射用水溶解后注射。适用于在水中呈不稳定性的药物，特别是湿热敏感的抗生素及生物技术药物。如青霉素G、头孢菌素类及一些医用酶制剂（如胰蛋白酶、辅酶A）等。

（一）粉针的分类

依据生产工艺不同，粉针可分为注射用冷冻干燥制品和注射用无菌分装产品两种。前者是将药物制成无菌水溶液，在无菌条件下经滤过、灌装、冷冻干燥，再充惰性气体，封口而成，常见于生物制品，如辅酶类；后者是将用灭菌溶剂结晶法或喷雾干燥法精制而得的无菌药物粉末，在无菌条件下直接分装在灭菌容器中密封而成，个别品种可先分装再灭菌，常见于抗生素药品，如青霉素。

（二）粉针的质量要求

除符合药典对注射用原料药物的各项规定外，其粉末应无异物，配制后澄明度合格；粉末细度或结晶度适宜，便于分装；无菌、无热原。

二、粉针的制备

（一）粉针的制备工艺流程图

在多数情况下，制成粉针的药物稳定性较差，因而粉针的生产流程中一般没有灭菌工艺，所以对无菌操作有较严格的要求，特别在灌封等关键工序，最好采用层流洁净措施，以保证操作环境的洁净度。其生产工艺流程与环境区域划分见图8-8。

（二）粉针的分装容器

粉针的分装容器大致分为：西林瓶（5ml、7ml管子瓶或模子瓶）、直管瓶，以西林瓶使用较多。

（三）注射用冷冻干燥制品的制备

对一些必须在固体环境下保存，但无法直接制成无菌粉末的药物，可采用冷冻干燥技术解决。即将药物配制成水溶液，经无菌过滤、灌装后将其在低温下冻结成固体，再在一定真空度和低温下将水分从冻结状态下升华除去，从而达到低温脱水和干燥的目的。采用冷冻干燥工艺可避免药物发生氧化或受热降解，所得产品呈多孔疏松状态，加水复溶性好。

1. 冷冻干燥工艺

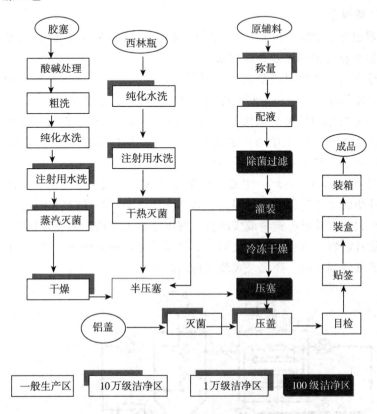

图 8-8 冻干粉针的生产工艺流程与环境区域划分

冷冻干燥工艺条件对保证产品质量极为重要，对于新产品应首先测定产品的低共熔点，然后控制冷冻温度在低共熔点以下，以保证冷冻干燥的顺利进行。低共熔点是在水溶液冷却过程中，冰和溶质同时析出结晶混合物（低共熔混合物）时的温度。冷冻干燥的工艺主要包括三个过程，即预冻、升华干燥和再干燥。

（1）预冻　预冻是恒压降温过程，有速冻法和慢冻法两种。一般温度应降至产品共熔点以下10℃~20℃以保证冷冻完全。若预冻不完全，在减压过程中可能产生沸腾冲瓶的现象，或使制品表面不平整。

（2）升华干燥　升华干燥先为恒温减压过程，后为恒压升温过程。可分一次升华干燥和反复预冻升华干燥两种。一次升华干燥适用于低共熔点在-10℃~-20℃的制品，且溶液浓度、黏度不大，装量厚度在10~15mm的情况。反复预冻升华干燥适用于某些熔点较低，或结构比较复杂黏稠者如蜂蜜、蜂王浆等产品。预冻过程须在共熔点与共熔点以下20℃之间反复升降预冻，而不是一次降温完成，通过反复升温降温处理，制品晶体的结构被改变，由致密变为疏松,有利于水分的升华。此法可缩短冻干周期,适用于处理一些难于冻干的产品。

（3）再干燥　升华完成后,温度继续升高至0℃或室温,并维持一段时间,使已升华或残留的水分被抽尽。再干燥可保证冻干制品含水量<1%,并有防止回潮作用。再干燥的温度根据制品的性质确定。

2. 冷冻干燥设备　由制冷系统、真空系统、加热系统和控制系统四部分组成（图8-9）。

3. 冷冻干燥中存在的问题及处理方法

（1）含水量偏高　主要原因是装入容器药液过厚,升华干燥过程中供热不足、冷凝器温度偏高或真空度不够。可采用旋转冷冻机及其他相应的方法解决。

（2）喷瓶　主要原因是供热太快,受热不匀或预冻不完全,在升华过程中使制品部分液化,在真空减压条件下产生喷瓶。解决的办法是控制预冻温度在低共熔点以下10℃~20℃,同时加热升华,温度不宜超过低共熔点。

（3）产品外形不饱满或萎缩　主要原因是样品黏度较大,冻干时,开始形成的已干外壳结构致密,升华的水蒸气穿过阻力很大,水蒸气在已干层停滞时间较长,使部分药品逐渐潮解,以致体积收缩,外形不饱满或成团粒。解决办法主要从配制处方和冻干工艺两方面考虑,如加入适量甘露醇、氯化钠等填充剂,或采用反复预冻升华法,改善结晶状态和制品的通气性,使水蒸气顺利逸出,产品外观就可得到改善。

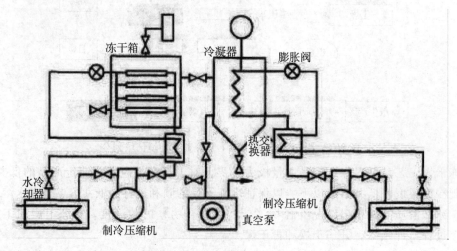

图8-9　冷冻干燥机示意图

4. 典型冻干无菌粉末处方及制备工艺分析

例1　双黄连粉针剂

本品为中药提取物冻干制剂。具有清热解毒,清宣风热之功效。用于外感风热引起的发热、咳嗽、咽痛。适用于病毒及细菌感染的上呼吸道感染、肺炎、扁桃体炎、咽炎等。

【处方】金银花5kg,黄芩5kg,连翘10kg。

【制法】①将黄芩用水提取2次,过滤,合并滤液,将其调成酸性,加热保温,滤取沉淀，调 pH 值到中性，加入等量 95% 乙醇，过滤，滤液调 pH 值到酸性，加热保温，滤取沉淀，调 pH 值弱酸性，加 3% 活性炭加温保温 30 分钟后，立即过滤，滤液调酸性，加热保温，滤取沉淀，95% 乙醇洗涤，离心过滤，得精制黄芩苷。②金银花、连翘用水提取 2 次，过滤，浓缩，先后两次用不同浓度的乙醇醇沉，过滤，滤液回收乙醇，水沉一次，再用高浓度乙醇醇沉，过滤，滤液回收乙醇，得金银花连翘提取物。③精制黄芩苷与金银花和连翘提取物混合，加入活性炭，调浓度为 1:7，过滤，灭菌得双黄连粉针剂半成品，将双黄连粉针剂半成品过滤，配制成 1:5 浓度的水溶液，调 pH 值到 6.5，加灭菌蒸馏水调浓度为 1:4，灌装于瓶中，冷冻干燥，得双黄连粉针剂。

【注释】①本品与 pH 值低于 4.0 的 5%~10% 葡萄糖注射液配伍时，易产生黄芩苷析出。建议在使用时与氯化钠注射液或 pH 值高于 4.0 的 5%~10% 葡萄糖注射液配伍。②本品可能出现过敏反应。请立即使用地塞米松磷酸钠注射液、非那根注射液等抗过敏药物及硫酸阿托品等解痉药物进行解救。③若药液变深或混浊、有异物等应禁止使用。

例 2　注射用辅酶 A（coenzyme A）

本品为辅酶 A 无菌冻干制剂。用于白细胞减少症，原发性血小板减少性紫癜及功能性低热。

【处方】辅酶 A 50000 单位，水解明胶 5g，甘露醇 10g，葡萄糖酸钙 1g，半胱氨酸 0.5g。

【制法】在无菌操作室内称取各原辅料，置于适当的无菌容器中，溶于适量注射水后，无菌过滤，滤液检查合格后，分装于西林瓶中，每支 50 单位，冷冻干燥后无菌熔封，检漏即得。

【注释】①辅酶 A 为白色或微黄色粉末，有引湿性，易溶于水，不溶于丙酮、乙醚、乙醇，易被空气、过氧化氢、碘、高锰酸盐等氧化成无活性的二硫化物，故在制剂中加入半胱氨酸等，用甘露醇、水解明胶等作为赋形剂。②辅酶 A 在冻干工艺中易丢失效价，故投料量应酌情增加。③本品若静脉滴注，一次 50 单位，临用前用 5% 葡萄糖注射液 500ml 溶解后滴注。若肌肉注射，一次 50 单位，临用前用生理盐水 2ml 溶解后注射。

（四）注射用无菌分装产品的制备

注射用无菌分装产品系将已经用灭菌溶剂法或喷雾干燥法精制而得的无菌药物粉末在无菌条件下直接分装于洁净灭菌的小瓶或安瓿中，密封而成。常见于抗生素药品。

1. 药物理化性质的测定　在制定合理的生产工艺之前，首先应对药物的理化性质进行研究。

（1）热稳定性　目的是确定产品最后能否进行灭菌处理。

（2）临界相对湿度　生产上分装室的相对湿度必须控制在分装产品的临界相对湿度以下，以免吸潮变质。

（3）粉末的晶型　粉末晶形与制备工艺有密切关系，如喷雾干燥法制得的多为球形，机械分装易于控制；而溶剂结晶者有针形、片状或各种性状的多面体等，针形粉末分装时最难掌握。

（4）粉末的松密度　测定单位体积内药物的重量，便于分装。

2. 制备工艺

（1）原材料的准备　可用灭菌结晶法或喷雾干燥法，在无菌条件下制得符合注射用的灭菌粉末。安瓿或玻瓶以及胶塞的处理按注射剂的要求进行，但均需进行灭菌处理。

（2）分装　分装必须在高度洁净的无菌室中按无菌操作法进行，分装后立即加盖封口；用人工或机器分装及封口宜有局部层流装置。分装环境一般要求灭菌室内湿度45%~60%、恒温20℃±2℃、洁净度≤1万级。另外，要注意青霉素分装车间不得与其他抗生素车间轮换生产，以防交叉污染。

目前，分装的机械设备主要有插管分装机、螺旋自动分装机、真空吸粉分装机等。

（3）灭菌及异物检查　对于耐热的品种如青霉素，一般可按照前述条件进行补充灭菌，以确保安全。对于不耐热品种，必须严格无菌操作，产品不能灭菌。异物检查一般在传送带上目检。

3. 无菌分装工艺中存在的问题及解决办法

（1）装量差异　主要由物料流动性差所致，原因包括物料含水量、吸潮性、药物的晶态和粒度、比容及机械设备性能等。

（2）澄明度不够　污染机会增加所致，应严格控制原料质量及其处理方法和环境。

（3）带菌　无菌操作不慎导致，一般都采用层流净化装置。

（4）贮存过程中吸潮变质　一般认为主要是由于胶塞透气性和铝盖松动所致。所以，一方面对所用的橡胶塞进行密封防潮性能测定，选择性能好的橡胶塞，另一方面，铝盖压紧后瓶口可用蜡烫封，以防水气透入。

第七节　眼用液体制剂

一、概述

眼用制剂系指直接用于眼部发挥治疗作用，供洗眼、滴眼用以治疗或诊断眼部疾病的液体制剂，称为眼用制剂。眼用制剂分为三大类，即液体制剂（滴眼剂、洗眼剂、眼内注射溶液）、眼用半固体制剂（眼膏剂、眼用乳膏剂、眼用凝胶剂）、眼用固体制剂（眼膜剂、眼丸剂、眼内插入剂）等。

凡是供洗眼、滴眼用以治疗或诊断眼部疾病的外用液体制剂，称眼用液体制剂。其多数为水溶液，少数为水性混悬液。按其用法可分为洗眼剂与滴眼剂。

二、眼用液体制剂的质量要求

（一）滴眼剂

滴眼剂（eye drop）系指供滴眼用的澄明溶液或混悬液。常用作杀菌、消炎、收敛、缩瞳、麻醉或诊断之用，有的还可作滑润或代替泪液之用。

滴眼液虽然是外用剂型，但质量要求类似注射剂，对pH值、渗透压、无菌、澄明度等都有一定要求。

1. pH 值　正常眼可耐受的 pH 值范围为 5.0~9.0。pH 值 6.0~8.0 时眼无不适感觉，小于 5.0 和大于 11.4 对眼有明显的刺激性，可增加泪液的分泌，导致药物迅速流失，甚至损伤角膜。滴眼剂的 pH 调节应兼顾药物的溶解度、稳定性、刺激性的要求，同时亦应考虑 pH 对药物吸收及药效的影响。

2. 渗透压　眼球对渗透压的感觉不如对 pH 敏感，能适应的渗透压范围相当于 0.6%~1.5%的氯化钠溶液，但超过 2%就有明显的不适。低渗溶液应该用合适的调节剂调成等渗，如氯化钠、硼酸、葡萄糖等。

3. 无菌　眼部有无外伤是滴眼剂无菌要求严格程度的界限。用于眼外伤或术后的眼用制剂要求绝对无菌，多采用单剂量包装并不得加入抑菌剂。一般用于无眼外伤的滴眼剂，要求无致病菌，不得检出绿脓杆菌和金黄色葡萄球菌。由于滴眼剂是一种多剂量剂型，病人在多次使用时，很易染菌，所以要加抑菌剂，使它在被污染后，于下次再用之前恢复无菌。

4. 澄明度　滴眼剂的澄明度要求比注射液稍低些。一般玻璃容器的滴眼剂按注射剂的澄明度检查方法检查，但有色玻璃或塑料容器的滴眼剂应在照度 3000~5000lx 下用眼检视，特别不得有玻璃屑。混悬剂滴眼剂应进行药物颗粒细度检查，一般规定含 15μm 以下的颗粒不得少于 90%，50μm 的颗粒不得超过 10%。不应有玻璃，颗粒应易摇匀，不得结块。

5. 黏度　合适的黏度在 4.0~5.0cPa·s 之间。滴眼剂的黏度适当增大可使药物在眼内停留时间延长，从而增强药物的作用。

6. 稳定性　眼用溶液类似注射剂，应注意稳定性问题，如毒扁豆碱、后马托品、乙基吗啡等。

（二）洗眼剂

洗眼剂系将药物配成一定浓度的灭菌水溶液，供眼部冲洗、清洁用。如生理盐水、2%硼酸溶液等。其质量要求与注射液同。

三、眼用药物的吸收途径及影响吸收的因素

（一）吸收途径

药物溶液滴入结膜囊内后主要经过角膜和结膜两条途径吸收。药物经角膜吸收途径是指滴入眼中的药物首先进入角膜内，通过角膜至前房再进入虹膜；药物经结膜吸收途径是指药物经结膜通过巩膜，可达眼球后部。

（二）影响吸收的因素

1. 药物从眼睑缝隙的损失　通常一滴滴眼液约 50~70μl，约 70%的药液从眼部溢出而造成损失，若眨眼则有 90%的药液损失，因而适当增加滴药次数，有利于提高主药的利用率。

2. 药物从外周血管消除　药物在进入眼睑和眼结膜的同时也通过外周血管从眼组织消除。

3. pH 值与 pK_a　角膜上皮层和内皮层有丰富的类脂物，脂溶性药物易渗入，而水溶性

药物则较易渗入角膜的水性基质层；在两相都能溶解的药物容易通过角膜；完全解离或完全不解离的药物则难以透过完整的角膜。

4. 刺激性 当眼用制剂的刺激性较大时，结膜的血管和淋巴管扩张，从而增加药物从外周血管的消除，并使泪腺分泌增多。泪液增多降低了药物浓度，并使药液溢出眼睛或进入鼻腔和口腔，使药物的吸收减少，而影响药效。

5. 表面张力 适量的表面活性剂有促进吸收的作用。滴眼剂表面张力越小，越有利于泪液与滴眼剂的混合，也有利于药物与角膜上皮接触，使药物容易渗入。

6. 黏度 增加黏度可使药物与角膜接触时间延长，有利于药物的吸收。

四、眼用液体制剂的制备

(一) 工艺流程图

眼用液体型制剂的工艺如下图所示。

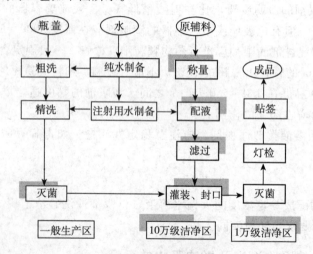

图 8 - 10 滴眼剂配制流程图

此生产工艺仅用于稳定性药物，对不耐热的药物，宜采用无菌法操作；用于眼部手术或眼外伤的制剂，应制成单剂量包装，若用安瓿灌装，则按安瓿生产工艺进行，以确保无菌；洗眼液用输液瓶包装，则按输液工艺处理。

(二) 眼用液体制剂的制备

1. 容器及附件的处理 滴眼液的包装材料现多用聚烯烃塑料制品。若滴眼瓶为中性玻璃瓶，则配有滴管并封有铝盖。也有采用配有橡胶帽塞的滴眼瓶。

滴眼瓶的玻璃质量要求与输液瓶相同，遇光不稳定者可选用棕色瓶。洗涤方法与注射剂容器同，玻璃瓶可用干热灭菌，塑料瓶可用气体灭菌。

橡胶塞、帽的处理先用 0.5%～1.0%碳酸钠煮沸 15 分钟，放冷，刷搓，常水洗净，再用 0.3%盐酸煮沸 15 分钟，放冷，刷搓，洗净重复两次，最后用过滤的蒸馏水洗净，煮沸灭菌后备用。因橡胶塞、帽等直接与药液接触，有可能吸附药物与抑菌剂，常采用饱和吸附的办法解决。

2. 配制与过滤 眼用溶液剂的配制，将药物和附加剂溶于适量溶剂中，必要时加活性炭（0.05%～0.3%）处理，经滤棒、垂熔滤球或微孔滤膜过滤至澄明，加溶剂至足量，灭菌后做半成品检查，备用。

眼用混悬剂的配制，先将微粉化药物灭菌，另取表面活性剂、助悬剂加少量灭菌蒸馏水配成黏稠液，再与主药用乳匀机搅匀，添加无菌蒸馏水至全量。

3. 无菌灌装 目前生产上多采用减压灌装，灌装的方法因瓶的类型和生产量的大小而改变。

4. 质量检查 对pH值、渗透压、无菌、澄明度、主药含量等进行检查，并抽样检查绿脓杆菌及金黄色葡萄球菌。

5. 印字包装 与注射剂相同。

五、滴眼剂处方及制备工艺分析

例1 水杨酸毒扁豆碱滴眼液（physostigmine salicylate eye drop）

【处方】水杨酸毒扁豆碱5g，氯化钠6.2g，维生素C 5g，尼泊金乙酯0.3g，依地酸钠1g，加蒸馏水至1000ml。

【制法】将氯化钠、尼泊金乙酯用蒸馏水加热溶解，放冷。再加依地酸钠、维生素C以及水杨酸毒扁豆碱使溶，滤过，自滤器加蒸馏水至足量，搅匀，灌装，灭菌。

【注释】①本品为胆碱酯酶抑制药，用于治疗青光眼。②水杨酸毒扁豆碱不稳定，光、热、金属离子能促进水解和氧化，加入维生素C可以防止水杨酸毒扁豆碱变色，并有调节pH值作用，本品在pH值为5时较为稳定；依地酸钠为金属离子络合剂，对本品起到间接稳定作用；尼泊金乙酯为抑菌剂；氯化钠为渗透压调节剂。③本品水溶液若呈粉红色，效力并不损失，微红色时也可使用，只有红色较深时才不能使用。

例2 醋酸可的松滴眼液（混悬液）（cortisone acetate eye drop）

【处方】醋酸可的松（微晶）5.0g，吐温80 0.8g，硝酸苯汞0.02g，硼酸20.0g，羧甲基纤维素钠2.0g，加蒸馏水至1000ml。

【制法】①取硝酸苯汞溶于处方量50%的蒸馏水中，加热至40℃～50℃，加入硼酸、吐温80使溶，3号垂熔漏斗过滤，备用；②另将羧甲基纤维素钠溶于处方量30%量的蒸馏水中，用垫有200目尼龙布的布氏漏斗过滤，加热至80℃～90℃，加入醋酸可的松微晶，搅匀，保温30分钟，冷至40℃～50℃，再与硝酸苯汞等溶液合并，加蒸馏水至足量，200目尼龙筛过滤两次，分装，封口，灭菌。

【注释】①本品用于治疗急性和亚急性虹膜炎、交感性眼炎、小泡性角膜炎、角膜炎等；②醋酸可的松微晶应在5～20μm之间；③羧甲基纤维素钠为助悬剂，因与羧甲基纤维素钠有配伍禁忌，不宜加入阳离子型表面活性剂；④为防止结块，灭菌过程中应振摇，或采用旋转无菌设备；⑤硼酸为pH值等渗调节剂，本品pH值为4.5～7.0。

第八节 其他灭菌与无菌制剂

一、体内植入制剂

植入给药系统（implantable drug delivery systems，IDDS）系一类经手术植入皮下或针头导入皮下的控制释药制剂，又称皮下植入控释剂型。药物释放后经皮下吸收直接进入血液循环在全身起作用，避开首过效应，生物利用度高。本系统给药作用时间较长，但需医生进行植入和取出。

二、创面用制剂

（一）溃疡、烧伤及外伤用溶液剂、软膏等

用于溃疡、烧伤部位的溶液剂和软膏剂属于灭菌制剂，必须在无菌条件下制备，注意防止微生物污染，所用的基质、药物、器具、包装等均应严格灭菌。

对于伤口、眼部手术用的溶液、软膏剂要按照药典进行无菌检查，应符合规定。其微生物限度检查也应符合规定，并不得检出金黄色葡萄球菌和绿脓杆菌。

（二）溃疡、烧伤及外伤用气雾剂、粉雾剂等

粉雾剂、气雾剂可用于保护创面（如烧伤面）、清洁消毒、局部麻醉和止血等局部作用。用途不同，其要求亦不相同，用于创面保护和治疗的气雾剂，必须无刺激性，防止吸收中毒，有利于创面修复、抗菌且具有良好的透气性。

三、手术用制剂

（一）止血海绵

海绵剂（sponge）系指亲水性胶体溶液，经冷冻或其他方法处理后制得的质轻、疏松、坚韧而又具有极强的吸湿性能的海绵状固体灭菌制剂，海绵剂的原料有糖类和蛋白质，如淀粉、明胶、纤维、蛋白等。止血海绵剂主要用于外伤止血，故属于灭菌制剂范畴。

【处方】新鲜血浆1000ml，38%枸橼酸钠10ml，22.2%氯化钙10ml。

【制法】取新鲜血液加入38%枸橼酸钠作抗凝剂，经分离得血浆。取血浆1000ml，在37℃以下保温，加入22.2%的氯化钙溶液10ml，急速搅拌约2分钟至泡沫状，静置片刻待血浆泡沫凝固，再静置约1小时，取出块状物，置于纱布上，在37℃烘箱中烘干即得淡黄色血浆海绵。分成适宜块状，置于干燥器中，于130℃干燥灭菌2小时，取出，浸泡于85%乙醇中，备用。

【注释】本品临用前自乙醇中取出，挤去乙醇，浸于灭菌温热生理盐水中洗净，然后用灭菌纱布吸干。应用时先用灭菌纱布将出血面吸干，用海绵覆盖，另用纱布在止血海绵上均匀轻压，即可止血。

（二）骨蜡

骨蜡（bone wax）为骨科止血剂，用于骨科及脑手术时的骨出血。在无菌状况下密封保存于玻璃瓶中。

【处方】蜂蜡14g，麻油14g，水杨酸2g。

【制法】取蜂蜡和麻油，在无菌操作条件下，加热熔融，150℃维持1小时，再冷却至约60℃，加入水杨酸细粉，搅拌溶解，趁热分装，待其缓缓冷却凝固后，密封即得。

【注释】①植物油的用量根据季节不同增减以保持适宜的硬度，炎热季节时蜂蜡与油的比例为2:1。②蜂蜡的主要成分为十六酸与三十醇生成的酯。蜂蜡使用前需先行精制，即将蜂蜡切成小块，加热熔融，用纱布过滤，加入1/3量的蒸馏水煮沸，放冷，取出上层纯净的蜂蜡，再反复处理至水层干净，除去蜡层底部杂质，即可应用。③由于蜂蜡的熔点为62℃~64℃，较植物油的熔点高，如冷却过快，蜂蜡结晶易析出，造成产品不匀，故配制时应使其缓缓冷却。④用前需加温溶化。即用75%乙醇及生理盐水冲洗出血部位，加热软化本品，涂于骨上渗血处。⑤本品应置于5%苯酚溶液中，密闭，凉处保存。

第九节 中药注射剂和中药眼用制剂

一、中药注射剂

（一）中药注射液发展概况

中药注射液已有60多年历史，最早为20世纪30年代的柴胡注射液，用于感冒、发烧的治疗；60年代研制出抗601注射液、茵栀黄注射液、201-2（板蓝根）注射液等20多个品种；70年代进入大发展时期，有关资料报道总数达700多种，1977年版《中华人民共和国药典》共收载了疗效确切的中药注射液23种；2000年版《中华人民共和国药典》一部收载1种：注射用双黄连（冻干）；2005年版《中华人民共和国药典》一部收载4种：灯盏细辛注射液、清开灵注射液、止喘灵注射液、注射用双黄连（冻干）。

中药注射剂是以药材或饮片为原料经提取精制后配制而成，客观上存在杂质，有效物质含量差异较大，容易带进热原等问题。因此，中药注射剂的质量控制是一个关键问题，提高中药注射剂质量标准，使中药注射剂真正达到安全、有效、可控，将直接关系到中药注射剂发展的兴衰，而且对解决中医临床急症用药问题具有十分重要的现实意义。

（二）中药注射剂的分类

1. 按分散系统分类 可分为溶液型注射剂、注射用混悬剂、注射用乳剂、注射用粉针和冻干制品。

2. 按给药途径分类 可分为皮内注射、皮下注射、肌内注射、静脉注射等。

3. 按组成成分分类 可分为纯有效成分注射剂、有效部分注射剂、复方提取物注射剂。

（三）中药注射剂的制备

中药注射剂与注射剂相比除中药材的处理、提取、纯化方法不同外，制备方法无多大区别。

1. 中药材的预处理　中药注射剂大部分以植物性药材，少数以动物和矿物性药材为原料。所用中药材，需经过鉴别和挑选，必要时可洗净泥沙，用冷水快速冲洗后，晾干或烘干。根据提取需要适当粉碎成粗粉。

2. 中药材的浸出和纯化　制备中药注射剂一般有两种情况，一类是药材所含成分为已知（多为单方），可根据有效成分的理化性质进行提取、分离、纯化后得到比较纯净的成分，再用适当方法制成注射剂。另一类是有效成分尚不清楚（单方或复方），为了保持原有药效，缩小剂量，通常采用提取、分离、纯化的方法，最大限度的除去其中的杂质，保留有效成分，制成有效部位或提取物，再制成注射剂。中药注射剂大多数属此类。常用的分离纯化方法包括：水醇法、蒸馏法、超滤法、离子交换法、酸碱处理法、透析法、有机溶剂萃取法等。

3. 配液与滤过　中药材经过浸出和纯化后，可按一般注射剂生产工艺进行配制。中药注射剂处方中的组分，可以是有效成分、有效部位和原药材。因此中药注射液浓度有三种表示方法：有效成分 mg/注射液 ml；有效部位 g/注射液 ml；原药材 g/注射液 ml。

（四）中药注射剂常见的问题及解决方法

1. 澄明度问题　如出现沉淀、乳光等问题，其主要的原因如下：

（1）杂质　主要是鞣质及树脂类，因其既溶于水又溶于醇，不易除尽。可在工艺上同时采用多种除杂质的方法来解决。

（2）pH 值　某些成分的溶解性与 pH 值相关，pH 值不当，则易产生沉淀，因此一般有效成分是碱性的（如生物碱），药液宜调偏酸性，反之亦然。

（3）温度　中药注射液中所含高分子杂质呈胶体分散状态，具有热不稳定性及动力学不稳定性，致使中药注射液在加热灭菌时的高温下及放置过程中，会因胶粒凝结而产生药液混浊或沉淀，因此在注射液灌封前，采用流通100℃蒸气或热压处理30分钟，再冷藏放置一定时间，加速胶体凝结、滤过、灌封（热处理冷藏法）。

（4）注射液浓度过高或配伍影响　有些成分在水中溶解度不大，经灭菌和放置后可有部分析出，此时可加增溶剂，例如复方三黄注射液。金银花（含绿原酸）、黄连、黄柏（含生物碱），绿原酸与小檗碱作用产生沉淀。

（5）引起乳光的原因　药液中挥发油及挥发性成分较多时，水溶性差，微量即饱和，如莪术油、鱼腥草、柴胡注射液，生产中往往有乳光现象。多数挥发油含酚醛基，遇光及空气易氧化，产生乳光，同时产生沉淀、色泽变混。解决方法：加抗氧化剂。另一原因可能为附加剂质量差。

2. 疗效不稳定问题　影响中药注射液疗效的原因主要有：

（1）药材来源问题　同名异物、产地、采收时间、用药部位、加工过程、贮存时间长短等都对疗效有影响，因此应相对固定药材来源。

（2）剂量问题　剂量太小，疗效达不到，如肌注用药量少，疗效较差。

（3）提取方法不当　①参附注射液若人参附子均用水醇法提取纯化，成分提取不完全、杂质多，若75%乙醇提人参皂苷，酸醇提附子生物碱则提取完全。②除杂质时可将有效成分除去，如大黄注射液，用明胶反复除鞣质时，蒽酮类成分几乎全部被除尽。③各有效成分之间配伍变化，如复方黄芩注射液（黄芩、黄柏、蒲公英、大黄），用水醇法提取不理想，因盐酸小檗碱水溶性较低，而被提取后又与大黄鞣质结合成鞣酸-小檗碱。又因为黄芩苷水溶液加入大量乙醇沉淀杂质时，溶解度降低，使有效成分损失，因此要重新研究提取工艺。

（4）有效成分的溶解度差　如穿心莲内酯（水溶性差），水醇法提取含量低，疗效差。若将穿心莲内酯与琥珀酸酐作用，生成脱水穿心莲内酯琥珀酸半酯的单钾盐，药物结构发生改变则溶解度增大。

3. 刺激性问题

（1）有效成分本身具刺激性　如黄芩中的黄芩素及药材中的挥发油都可产生局部的刺激作用而引起疼痛。在不影响疗效的前提下，一般采用降低药物浓度、调节 pH 值、酌加止痛剂等方法来解决。若刺激性太大则不宜制成注射剂。

（2）杂质含量多　尤其是鞣质，较高的 K^+ 也会引起疼痛，应设法除尽。

（3）渗透压与 pH 值不适宜　应调节中药注射液至等渗，并使其 pH 值在人体可耐受的范围内。

4. 热原、过敏、严重毒性反应问题　其中过敏反应占 2/3，应加强安全性研究。

二、中药眼用制剂

中药眼用制剂系指以中药材为原料制成的用于治疗眼部疾病的各类无菌制剂。中药眼用制剂历史悠久，在各类制剂中独具特色。

中药眼用制剂按分散系统分为中药液体眼用制剂、中药半固体眼用制剂、中药固体眼用制剂三类。

用于制备中药眼用制剂的中药材来源丰富，已有记载的眼用中药有 300 余种，包括液体眼用制剂，如滴眼剂、洗眼剂；半固体眼用制剂，如眼膏；固体眼用制剂，如眼用膜剂、眼用散剂。

中药滴眼剂对眼睛刺激较小，使用方便，药效可靠。中药固体眼用制剂如眼用散剂，多为矿物药，不溶于水，在结膜囊存留时间较长，分布均匀，接触面积大，药物浓度高，疗效显著，具有独到的特点。

中药眼用制剂的种类很多，制备方法也各不相同。中药滴眼剂可参照中药注射剂的制备方法制备。

思 考 题

1. 灭菌制剂主要有哪几种形式？它们各自的特点是什么？
2. 简述空气洁净度的标准与洁净室的设计。
3. 常用的灭菌方法有哪些？灭菌参数 F_0 值的含义与意义是什么？
4. 简述热原的组成和性质、产生热原的途径及除去热原的方法。
5. 注射剂中常用的附加剂有哪些？各起什么作用？等渗如何调节？
6. 简述注射剂、输液剂、粉针剂的制备工艺过程及常易出现的质量问题。

第九章 散剂与颗粒剂

本章要求

1. 掌握 粉碎、过筛、混合与制粒的目的和方法；散剂、颗粒剂的概念、特点、制备方法。

2. 熟悉 固体制剂药物的体内吸收过程及溶出速度；粉体粒径、堆密度、流动性及临界相对湿度的概念及测定方法；粉碎、过筛、混合与制粒的概念及常用设备；散剂、颗粒剂的质量要求与质量评价。

3. 了解 粉体理化特性对制剂工艺、有效性、稳定性和安全性的影响；颗粒剂生产中存在的主要问题。

第一节 概 述

在医药产品中固体制剂占70%～80%，临床常用的固体药物剂型主要有散剂、颗粒剂、胶囊剂、片剂等。固体制剂在新药开发或患者的使用中成为首选的剂型。普通固体剂型一般多具有以下共同特点：

1. 与液体制剂相比，物理、化学稳定性好，生产制造成本较低，服用与携带方便。
2. 制备过程的前处理经历相同的单元操作，且固体剂型之间有着密切的联系。
3. 药物在体内的过程相似，首先溶解后才能透过生物膜被吸收进入血液循环。

一、固体剂型的制备工艺

固体剂型的制备工艺过程一般均经过粉碎、过筛、混合的前处理。在固体剂型的制备过程中，首先将药物进行粉碎与过筛后才能加工制成各种剂型。固体剂型之间有着密切的联系：如与其他组分均匀混合后可直接分装，制得散剂；将混合均匀的物料进一步进行制粒、干燥后分装，即可制得颗粒剂；若将制备的颗粒压缩成形，可制备成片剂；将混合均匀的粉末或颗粒分装于胶囊中，则可制得胶囊剂等。对于固体制剂来说物料的混合度、流动性、充填性显得尤其重要，因此，粉碎、过筛、混合是保证固体药物含量均匀度的主要操作单元，固体物料良好的流动性、充填性可保证产品的剂量准确，制粒或加入助流剂是改善流动性、充填性的主要措施之一。

二、固体剂型的体内吸收过程

口服给药是大多数固体制剂的给药方式，因此固体剂型在体内具有相同的吸收过程，即将固体制剂口服给药后,首先必须经过药物的溶解过程,才能经胃肠道上皮细胞膜吸收进入血液循环中而发挥其治疗作用。对于难溶性药物来说,药物的溶出过程将成为药物吸收的限速过程。若溶出速度小,则吸收慢,就难以达到治疗的有效血药浓度。

口服固体剂型在体内经历的吸收过程为:口服给药→崩解→溶解→吸收→血液循环。

口服固体制剂体内吸收的快慢顺序一般是:散剂 > 颗粒剂 > 胶囊剂 > 片剂 > 丸剂。这是由于不同制剂在体内经历的过程不同,如片剂和胶囊剂口服后首先崩解成细颗粒状,然后药物分子从颗粒中溶出,药物通过胃肠黏膜吸收进入血液循环中。颗粒剂或散剂口服后无崩解过程,迅速分散后具有较大的比表面积,因此药物的溶出、吸收和奏效较快。提高固体制剂在体内迅速崩解分散成细颗粒的速度是提高药物溶解速度、体内吸收速度的有效措施之一。

三、Noyes – Whitney 方程

对于多数固体剂型来说,药物的溶出速度直接影响药物的吸收速度。假设固体表面药物的浓度为饱和浓度 C_s,溶液主体中药物的浓度为 C,药物从固体表面通过边界层扩散进入溶液主体,此时药物的溶出速度(dC/dt)可用 Noyes – Whitney 方程描述:

$$dC/dt = KS(C_s - C) \tag{9-1}$$
$$K = D/V\delta \tag{9-2}$$

式中,K 为溶出速度常数;D 为药物的扩散系数;δ 为扩散边界层厚;V 为溶出介质的量;S 为溶出界面积。在漏槽条件下,$C \to 0$:

$$dC/dt = KSC_s \tag{9-3}$$

由 Noyes – Whitney 方程可知药物从固体剂型中的溶出速度与溶出速度常数 K、药物粒子的表面积 S、药物的溶解度 C_s 成正比。因此,通过采取以下措施可提高药物的溶出速度:

1. 通过粉碎减小粒径,增大药物的溶出面积。

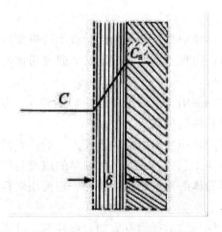

图 9 – 1 固体表面边界层示意图

2. 通过提高搅拌速度,减少药物扩散边界层厚度或提高药物的扩散系数,增大溶解速度常数。

3. 通过提高温度,改变晶型,制成固体分散物等,提高药物的溶解度。

对于难溶性药物提高溶出速度的有效办法是增大药物的溶出表面积或提高药物的溶解度。粉碎技术、药物的固体分散技术、药物的包合技术等可以有效地提高药物的溶解度或溶出表面积。实验研究表明不同颗粒大小的氯霉素在动物体内的吸收有显著的差异。如图9-2是氯霉素颗粒大小对兔体内吸收以及血药浓度的影响曲线，表明增大药物的溶出表面积可有效地提高体内吸收。

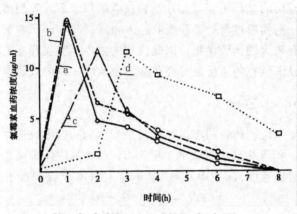

a. 50μm b. 200μm c. 400μm d. 800μm

9-2 氯霉素不同粒子在兔体内的血药浓度-时间曲线

第二节 粉体学基础

一、概述

粉体（powder）系指固体细微粒子的集合体。粒子是粉体运动的最小单元，而且粒子间存在着一定的相互作用，从而出现不同的表现形式。研究粉体所表现的基本性质及其应用的科学称为粉体学（micromeritics）。

粉体的基础是粒子。在制剂中，无论是经过粉碎的粉末，还是经过制粒的颗粒、小丸、甚至是片剂的集合体都属于粉体的范畴。

由于粉体粒子极小，比表面积急剧增加，表现出一些特有的物理化学性质，影响到药物生产中的粉碎、过筛、混合等工艺，因此对多种剂型的成型与生产工艺有一定的影响，如散剂、颗粒剂、片剂等。同时粉体的基本特性如粒径、表面积对药物的释药速度、起效快慢均亦有直接影响。

在医药产品中，含有固体药物的剂型有散剂、颗粒剂、胶囊剂、片剂等。涉及的单元操作有粉碎、过筛、混合、制粒、干燥、压片、包装、输送、贮存等。多数固体制剂应根据不同需要进行粒子加工以改善粉体性质来满足产品质量和粉体操作的需求。研究粉体的基本性质有助于固体制剂的处方设计、生产过程的工艺控制、成品质量的控制等。

二、粉体粒子的性质

(一) 粒径与粒度分布

1. 粒径 是指粒子的几何尺寸。对于一个不规则粒子,粒径测定方法不同,其物理意义不同,测定值也不同。单一粒子粒径常用的表示方法有:三轴径、定向径、球相当径、筛分粒径、Stoke's径等。

粉体是一群粒度分散、大小不连续的粒子群,是由粒径不等的粒子所组成的集合体,粉体体系的平均粒径表示方法有:个数平均径、平均表面积径、平均体积径、重量矩平均直径、长度平均径等。

2. 粒度分布 粒度分布指粉体中不同粒度区间的颗粒含量,反映粒子大小的分布情况。频率分布与累积分布是常用的粒度分布的表示方式。频率分布表示各个粒径的粒子群在全体粒子群中所占的百分数(微分型);累积分布表示小于或大于某粒径的粒子群在全体粒子群中所占的百分数(积分型)。百分数的基准可用个数基准、质量基准、面积基准、体积基准、长度基准等。

测定基准不同,粒度分布曲线大不一样(图9-3),因此表示粒度分布时必须注明测定基准。不同基准的粒度分布理论上可以互相换算。在制药工业的粉体处理中实际应用较多的是质量基准分布和个数基准分布。现代计算机程序先用个数基准测定粒度分布,然后利用软件处理直接转换成所需的其他基准,非常方便。频率分布与累积分布可用方块图或曲线表示,如图9-4所示。用这种形式表示的粒度分布比较直观。

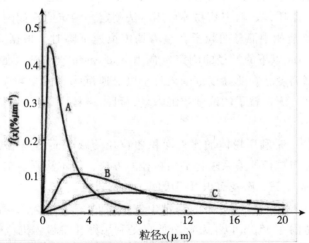

A. fc (x) 个数基准   B. fs (x) 面积基准   C. fM (x) 重量或体积基准

图9-3 不同基准表示的粒度分布

3. 粒度测量方法 粒度测定方法有显微镜法、库尔特计数法、沉降法、比表面积法、筛分法等。粒子径的测定原理不同,粒子径的测定范围也不同。

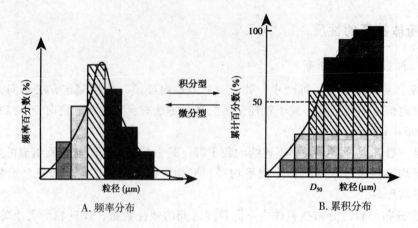

图 9-4 用图形表示的粒度分布示意图

(1) 显微镜法 是将粒子放在显微镜下，根据投影像测得粒径的方法，主要测定几何学粒径。光学显微镜可以测定 1~500μm 的粒径，电子显微镜可以测定 0.001~100μm 的粒径。测定时避免粒子间的重叠，以免产生测定的误差。主要测定以个数、投影面积为基准的粒度分布。

(2) 库尔特计数法 是将粒子群混悬于电解质溶液中，隔壁上设有一个细孔，孔两侧各有电极，电极间有一定电压，当粒子通过细孔时，粒子容积排除孔内电解质而电阻发生改变。利用电阻与粒子的体积成正比的关系将电信号换算成粒径，以测定粒径与其分布。本法测得的粒径为等体积球相当径，可以求得以个数为基准的粒度分布或以体积为基准的粒度分布。混悬剂、乳剂、脂质体、粉末药物等可用本法测定。测定原理如图 9-5。

(3) 沉降法 是液相中混悬的粒子在重力场中恒速沉降时，根据 Stoke's 方程求出粒径的方法。适用于 100μm 以下的粒径的测定，常用 Andreasen 吸管法，如图 9-6 所示。这种装置设定一定的沉降高度，在此高度范围内粒子以等速沉降（求出粒子径），并在一定时间间隔内再用吸管取样，测定粒子的浓度或沉降量，可求得粒度分布。测得的粒度分布是以重量为基准的。

(4) 比表面积法 是利用粉体的比表面积随粒径的减少而迅速增加的原理，通过粉体层中比表面积的信息与粒径的关系求得平均粒径的方法，但本法不能求得粒度分布。可测定的粒度范围为 100μm 以下。比表面积可用吸附法和透过法测定。

(5) 筛分法 是粒径与粒径分布的测量中使用最早、应用最广，而且简单、快速的方法。常用测定粒度范围为 45μm 以上。筛分原理是利用筛孔将粉体机械阻挡的分级方法。将筛子由粗到细按筛号顺序上下排列，将一定量粉体样品置于最上层中，振动一定时间，称量各个筛号上的粉体重量，求得各筛号上的不同粒级重量百分数，由此获得以重量为基准的筛分粒径分布及平均粒径。筛分法测得的粒子大小比较粗略。

药物粒径大小与制剂的加工及质量密切相关，对于散剂、颗粒剂、胶囊剂、片剂等固体制剂以及软膏剂、涂膜剂、膜剂等剂型来讲，药物混合、分散是否均匀，混合操作的难易程度，都与粒度大小有关，而混合均匀与否直接影响药物的制备（流动性、可压性、成型性)、成品的质量(外观、有效成分分布的均匀性、剂量的准确性、稳定性)、药物的溶解速率、吸收速度等。某些药物粒度大小与毒性密切相关。因此,测定粒子粒度大小在制剂制备中是非常重要的。

(二) 粒子形态

粒子的形状系指一个粒子的轮廓或表面上各点所构成的图像。粒子的形态与粒子的许多性质密切相关,如:比表面积、流动性、附着性、化学活性等。

粉体学中粒子形态常用形态系数来表示,粒子的几何、立体各变量之间的关系称为形态系数。常用的形态系数表示方法有:表面积形状系数、体积形状系数、比表面积形状系数、均齐度、圆形度、球形度等。

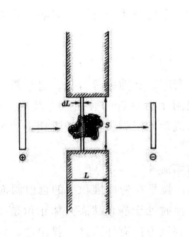

图 9-5 库尔特法测定原理

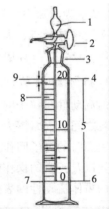

1. 分液漏斗 2. 三向阀 3. 气孔 4. 标线
5. 沉降距离 6. 基线 7. 移液管开口端
8. 沉降管容积 9. 平均液面下降

图 9-6 Andreasen 吸管示意图

(三) 粒子的比表面积

粒子的比表面积包括体积比表面积和质量比表面积。体积比表面积是指单位体积粉体所具有的表面积,以 S_v (m^2/cm^3) 表示;质量比表面积是指单位质量粉体所具有的表面积,以 S_w (m^2/g) 表示。测定粉体比表面积的常用方法有气体吸附法(BET)和气体透过法。此外还有溶液吸附、浸润热、消光、热传导、阳极氧化原理等方法。比表面积是表征粉体中粒子粗细的一种量度,也是表示固体吸附能力的重要参数。比表面积不仅对粉体性质,而且对制剂性质和药理性质都有重要意义。

(四) 粉体的密度与空隙率

1. 粉体密度 系指单位体积粉体的质量。由于粉体的颗粒内部和颗粒间存在空隙,粉体的体积具有不同含义。粉体的密度根据所指的体积不同分为真密度、粒密度、堆密度3种。

(1) **真密度**(true density) 是指粉体质量除以不包括颗粒内外空隙的固体体积求得的密度。可用氦气置换法测定。

(2) 粒密度（granule density） 是指粉体质量除以除去粒子间的空隙但不排除粒子本身的细小孔隙测得的颗粒体积所求得的密度，即粒子本身的密度。可用水银置换法测定颗粒密度。

(3) 堆密度（bulk density） 是指粉体质量除以该粉体所占容器的体积求得的密度，亦称松密度。测定方法：将粉体充填于量筒中，按一定方式使振动，量得粉体容积，由质量及容积求得粉体的堆密度。

2. 孔隙率（porosity） 粉体中的孔隙包括粉体本身的孔隙和粉体粒子间的空隙。孔隙率系指粉体中孔隙和粉体粒子间空隙所占的容积与粉体容积之比。

$$E_{总} = \frac{V_b - V_p}{V_p} = 1 - \frac{V_p}{V_b} \tag{9-4}$$

式中：$E_{总}$ 为孔隙率，V_b 为粉体的体积，V_p 为粉体本身的体积。

孔隙率受粉体形态、大小、粉体表面的摩擦系数、温度及压力等因素影响。孔隙率的测定方法有压汞仪法、气体吸附法等。

（五）粉体的流动性

粉体的流动性与粒子的形状、大小、表面状态、密度、孔隙率等有关，也与粉体流动时产生的颗粒之间的内摩擦力、静电引力、粒子表面吸附水后具有的表面张力及毛细管引力、粒子间近距离时的分子间作用力等性质有关。粉体的流动性对颗粒剂、胶囊剂、片剂等制剂的重量差异以及正常的操作影响较大。

常用的粉体流动性的表示及测定方法有：休止角和流速。

1. 休止角（angle of repose） 休止角又称堆角，粒子在粉体堆积层的自由斜面上滑动时受到重力和粒子间摩擦力的作用，当这些力达到平衡时处于静止状态。休止角是此时粉体堆积层的自由斜面与水平面所形成的最大角。常用的测定方法有注入法、排出法、倾斜角法等，如图9-7所示。休止角不仅可以直接测定，而且可以测定粉体层的高度和圆盘半径后计算而得。即 tanθ = 高度/半径。休止角是检验粉体流动性好坏的最简便的方法。

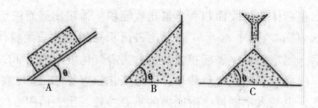

A. 容器倾斜法　B. 排出法　C. 注入法

图9-7 休止角的测定方法

休止角越小，说明摩擦力越小，流动性越好，一般认为休止角θ小于30°时流动性好，休止角θ小于40°时可以满足生产过程中流动性的需求。黏性粉体或粒径小于100～200μm的粉体粒子间相互作用力较大而流动性差，相应地所测休止角较大。值得注意的是，测量方法不同所得数据有所不同，重现性差，所以不能把它看做粉体的一个物理常数。

2. 流速（flow rate） 是指粉体从一定孔径的孔或管中流出的速度。测定方法：将粉体物料加入漏斗中，测定单位时间内流出的粉体量即可测得流速。或用全部物料流出所需的时间来描述，测定装置如图9-8所示。

粒子间的黏着力、摩擦力、范德华力、静电力等作用阻碍粒子的自由流动，影响粉体的流动性。改善粉体流动性常采取的措施有：①增大粒子大小。对于黏附性的粉末粒子进行制粒，以减少粒子间的接触点数，降低粒子间的附着力、凝聚力。②粒子形态及表面粗糙度。球形粒子的光滑表面，能减少接触点数，减少摩擦力。③含湿量。由于粉体的吸湿作用，粒子表面吸附的水分能增加粒子间黏着力，因此适当干燥有利于减弱粒子间作用力。④助流剂的影响。在粉体中加入0.5%~2%滑石粉、微粉硅胶等助流剂时可大大改善粉体的流动性。主要是因为微粉粒子在粉体的粒子表面填平粗糙面而形成光滑表面，减少阻力，减少静电力等，但过多的助流剂反而增加阻力。

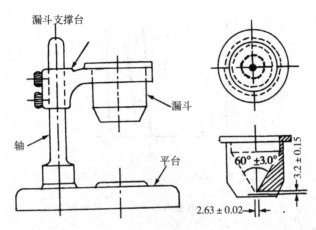

图9-8　粉体的流动性试验装置

（六）粉体的吸湿性与润湿性

1. 吸湿性（hygroscopicity）　是指固体表面吸附水分的现象。将药物粉末置于湿度较大的空气中时容易发生不同程度的吸湿现象以致粉末的流动性下降、固结、润湿、液化等，甚至促进化学反应而降低药物的稳定性。

药物的吸湿特性可用吸湿平衡曲线来表示，即先求出药物在不同湿度下的（平衡）吸湿量，再以吸湿量对相对湿度作图，即可绘出吸湿平衡曲线。

（1）水溶性药物的吸湿性　水溶性药物在相对湿度较低的环境下，几乎不吸湿，而当相对湿度增大到一定值时，吸湿量急剧增加（图9-9），一般把这个吸湿量开始急剧增加的相对湿度称为临界相对湿度（critical relative humidity，CRH），CRH是水溶性药物固有的特征参数（表9-1）。

在一定温度下，当空气中相对湿度达到某一定值时，药物表面吸附的平衡水分溶解药物形成饱和水溶液层，饱和水溶液产生的蒸汽压小于纯水产生的饱和蒸汽压，因而不断吸收空气中的水分，不断溶解药物，致使整个物料润湿或液化，含水量急剧上升。CRH是水溶性药物的固有特征，是药物吸湿性大小的衡量指标。物料的CRH越小则越易吸湿；反之则不易吸湿。

在药物制剂的处方中多数为两种或两种以上的药物或辅料的混合物。水溶性物质的混合物吸湿性更强,根据 Elder 假说,水溶性药物混合物的 CRH 约等于各成分 CRH 的乘积,而与各成分的量无关。即

$$CRH_{AB} = CRH_A \times CRH_B \quad (9-5)$$

式中 CRH_{AB} 为 A 与 B 物质混合后的临界相对湿度;CRH_A 和 CRH_B 分别为 A 物质和 B 物质的临界相对湿度。根据式 9-5 可知水溶性药物混合物的 CRH 值比其中任何一种药物的 CRH 值低,更易于吸湿。如枸橼酸和蔗糖的 CRH 分别为 70% 和 84.5%,混合处方中的 CRH 为 59.2%。使用 Elder 方程的条件是各成分间不发生相互作用,因此对于含不同离子或水溶液中形成复合物的体系不适合。

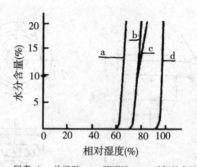

a. 尿素 b. 枸橼酸 c. 酒石酸 d. 对氨基水杨酸钠

图 9-9 水溶性药物的吸湿平衡曲线

测定 CRH 值有如下意义:

① 可掌握物料吸湿性能,以便设计处方。一般吸湿速度快,CRH 值低的药物通常应加吸收剂,以改善吸湿性。

② 可用于控制生产、贮藏的环境湿度。一般应将生产及贮藏环境的相对湿度控制在药物的 CRH 值以下,以防止药物吸湿。

③ 为选择防湿性辅料提供参考。一般应选择 CRH 值大的物料作辅料。

(2)水不溶性药物的吸湿性 随着相对湿度变化而缓慢发生变化,没有临界点。水不溶性药物的混合物的吸湿性具有加和性。

2. 润湿性(wettability) 液滴在固体表面的黏附现象称为润湿。润湿性是固体界面由固-气界面变为固-液界面的现象。粉体的润湿性对片剂、颗粒剂等固体制剂的崩解性、溶解性等具有重要意义。

固体的润湿性常用接触角来衡量。接触角是指在固、液、气三相接触处,自固-液界面经液体内部到气-液界面之间的夹角。当液滴滴到固体表面时,润湿性不同可出现不同形状,如图 9-10 所示。液滴在固液接触边缘的切线与固体平面间的夹角称接触角(contact angle)。水在玻璃板上的接触角约等于 0°,水银在玻璃板上的接触角约 140°,这是因为水分子间的引力小于水和玻璃间的引力,而水银原子间的引力大于水银与玻璃间的引力所致。接

触角最小为0°,最大为180°,接触角越小润湿性越好。接触角的测定方法有透过高度法、透过速度法等。

表9-1　　某些水溶性药物的临界相对湿度（37℃）

药物名称	CRH 值（%）	药物名称	CRH 值（%）
果糖	53.5	溴化钠（二分子结晶水）	53.7
盐酸毛果芸香碱	59	重酒石酸胆碱	63
硫代硫酸钠	65	尿素	69
枸橼酸	70	苯甲酸钠咖啡因	71
抗坏血酸钠	71	酒石酸	74
氯化钠	75.1	氯化钾	82.3
枸橼酸钠	84	蔗糖	84.5
咖啡因	86.3	硫酸镁	86.6
苯甲酸钠	88	对氨基水杨酸钠	88
盐酸硫胺	88	氨茶碱	92
烟酰胺	92.8	盐酸苯海拉明	77
水杨酸钠	78	半乳糖	95.5
乌洛托品	78	葡萄糖	82
抗坏血酸	96	烟酸	99.5

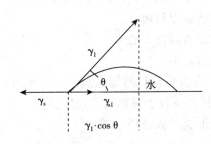 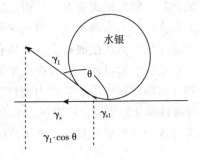

图9-10　玻璃表面上水和水银的润湿与接触角

固体的润湿性对制剂工艺及质量保证具有重要的影响,如中药有效成分的提取、混悬液的分散及稳定、液体与原辅料的混合、片剂的包衣及崩解等。

（七）粉体的黏附性与凝聚性

在粉体的处理过程中经常发生黏附器壁或形成凝聚的现象。黏附性系指不同分子间产生的引力，如粉体的粒子与器壁间的黏附；凝聚性（或黏着性）系指同分子间产生的引力，如粒子与粒子间发生的黏附而形成聚集体。产生黏附性与凝聚性的主要原因为：

1. 在干燥状态下主要由范德华力与静电力发挥作用。
2. 在润湿状态下主要由粒子表面存在的水分形成液体桥或由于水分的减少而产生的固体桥发挥作用。在液体桥中溶解的溶质干燥而析出结晶时形成固体桥，这就是吸湿性粉末容易固结的原因。

一般来说，粒度越小，粉体越易发生黏附与凝聚，因而影响粉体的流动性、充填性。因此通过制粒方法增大粒径或加入助流剂等手段可防止黏附、凝聚。

（八）粉体的压缩成形性

粉体具有压缩成形性，片剂的制备过程就是将药物粉末或颗粒压缩成具有一定形状和大小的坚固聚集体的过程。

压缩性表示粉体在压力下体积减少的能力；成形性表示物料紧密结合成一定形状的能力。对于药物粉末来说压缩性和成形性是紧密联系在一起的，因此把粉体的压缩性和成形性简称为压缩成形性。在片剂的制备过程中，若颗粒或粉末的处方不合理或操作过程不当就会产生裂片、黏冲等不良现象以致影响产品质量。压缩成形理论以及各种物料的压缩特性，对于处方筛选与工艺选择具有重要意义。

固体物料的压缩成形性是一个复杂问题，其机制尚未完全清楚。目前主要有以下几种解释：

1. 压缩后粒子间的距离很近，从而在粒子间产生范德华力、静电力等引力。
2. 粒子在受压时产生的塑性变形使粒子间的接触面积增大。
3. 粒子受压破碎而产生的新生表面具有较大的表面自由能。
4. 粒子在受压变形时相互嵌合而产生的机械结合力。
5. 物料在压缩过程中由于摩擦力而产生热，特别是颗粒间支撑点处局部温度较高，使熔点较低的物料部分地熔融，解除压力后重新固化而在粒子间形成"固体桥"。
6. 水溶性成分在粒子的接触点处析出结晶而形成"固体桥"等。

第三节 粉碎、过筛与混合

一、粉碎

（一）粉碎的目的

固体药物的粉碎是将大块物料借助机械力破碎成适宜大小的颗粒或细粉的操作。通常要对粉碎后的物料进行过筛，以获得均匀粒子。粉碎的主要目的在于：

1. 增加表面积，有利于提高难溶性药物的溶出速度以及生物利用度。
2. 减小粒度，有利于各成分混合均匀。
3. 大量增加粒子数目，有利于提高固体药物在液体、半固体、气体中的分散度。
4. 有助于从天然药物中提取有效成分等。

粉碎对药品质量的影响很大，但必须注意粉碎过程可能带来的不良作用，如晶型转变、热分解、黏附与团聚性的增大、堆密度的减小、在粉末表面吸附的空气对润湿性的影响、粉尘飞扬、爆炸等。

(二) 粉碎机理

固体药物的粉碎过程，主要是依靠外加机械力的作用破坏物质分子间的内聚力，使药物的大块粒变成小颗粒，表面积增大，即将机械能转变成表面能的过程。被粉碎的物料受到外力的作用后在局部产生很大应力或形变。开始表现为弹性变形，当施加应力超过物质的屈服应力时物料发生塑性变形，当应力超过物料本身的分子间力时即可产生裂隙并发展成为裂缝，最后则破碎或开裂。

粉碎过程常用的外加力有：冲击力、压缩力、剪切力、弯曲力、研磨力等。被处理物料的性质、粉碎程度不同，所需施加的外力也有所不同。冲击、压碎和研磨作用对脆性物质有效，纤维状物料用剪切方法更有效；粗碎以冲击力和压缩力为主，细碎以剪切力、研磨力为主；要求粉碎产物能产生自由流动时，用研磨法较好。实际上多数粉碎过程是上述的几种力综合作用的结果。

(三) 粉碎常用设备

1. 研钵 (mortar) 一般用瓷、玻璃、玛瑙、铁或铜制成，其中以瓷研钵和玻璃研钵最为常用，主要用于小剂量药物的粉碎或实验室规模散剂的制备。

2. 球磨机 (ball mill) 基本结构包括：球罐、研磨介质、轴承及动力装置等。使用时将药物装入圆筒内密盖后，用电动机转动。当圆筒转动时，带动钢球 (或瓷球) 转动，并带到一定高度，然后在重力作用下抛落下来，球的反复上下运动使药物受到强烈的撞击和研磨，从而被粉碎。粉碎效果与圆筒的转速、球与物料的装量、球的大小与重量等有关。图 9-11A 表示水平放置球磨机的示意图，图 9-11 (B、C、D) 分别表示球磨机内球的运动情况。圆筒转速过小时 (图 9-11B)，球随罐体上升至较低高度后往下滑落，这时物料的粉碎主要靠研磨作用，效果较差。转速过大时 (图 9-11D)，球与物料靠离心力作用随罐体旋转，失去物料与球体的相对运动。当转速适宜时 (图 9-11B)，大部分球随罐体上升至一定高度，并在重力与惯性力作用下沿抛物线抛落，此时物料的粉碎主要靠冲击和研磨的联合作用，粉碎效果最好。由此可见圆筒的转速对药物的粉碎效果影响较大。使球体在离心力的作用下开始随圆筒做旋转运动的速度称为临界转速。临界速度 V_c (critical velocity) 可用方程 9-6 表示。

$$V_c = (gr)^{1/2} \tag{9-6}$$

式中，r 为离心半径；g 为重力加速度。一般粉碎操作采用的适宜转速为 $0.5 \sim 0.8\, V_c$。

球体大小的选择应与被粉碎物料的粉碎程度相适宜,一般来说球体的直径越小、密度越大,粉碎后物料的粒径越小,适合于物料的微粉碎,甚至可达亚微米级粉碎。一般球和粉碎物料的总装量为罐体总容积的50%~60%。

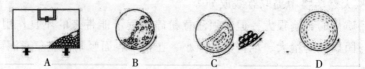

A. 球磨机结构　B. 适宜运动速度　C. 过慢运动速度　D. 过快运动速度

图9-11　球磨机与球的运动状况

球磨机是最普通的粉碎机之一。由于密闭操作故适用于贵重物料的粉碎、无菌粉碎、干法粉碎、湿法粉碎、间歇粉碎,必要时可充入惰性气体,所以适应范围较广。不足之处是粉碎效率较低,能耗大,粉碎时间较长。

3. 流能磨（fluid-energy mills）　亦称气流粉碎机（jet mill）。物料被压缩空气引射进入粉碎室,压缩空气经喷管加速后沿切线进入粉碎室,颗粒之间、气体与颗粒之间、颗粒与器壁及其他部件之间相互产生强烈的冲击、剪切、碰撞、摩擦等作用而进行粉碎。压缩空气夹带的细粉由出料口进入旋风分离器或袋滤器进行分离,较大颗粒由于离心力的作用沿器壁外侧重新带入粉碎室,重复粉碎过程。粉碎效果与喷嘴的个数和角度、粉碎室的几何形状、气流的压缩压力以及进料量等有关。一般进料量越多,所获得粉碎物的粒度越大。

气流式粉碎机的形式有多种,其中最常用的典型结构如图9-12所示:

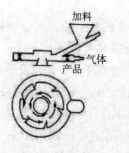 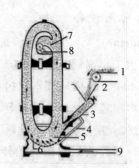

A. 圆盘型气流粉碎机　　　　B. 椭圆型气流粉碎机

1. 输送带　2. 加料斗　3. 送料器　4. 支管
5. 粉碎室　6. 喷嘴　7. 分级器　8. 产品出口　9. 空气

图9-12　流能磨示意图

气流粉碎机有如下特点:

（1）粉碎粒度可达3~20μm,故又称微粉机。

（2）由于高压空气从喷嘴喷出时产生焦耳-汤姆逊冷却效应,故适用于热敏性和低熔点物料的粉碎。

(3) 设备简单、易于对机器及压缩空气进行无菌处理,可用于无菌粉末的粉碎。

(4) 与其他粉碎机相比粉碎费用高。

4. 冲击式粉碎机（impact crusher） 对物料的作用力以冲击力为主,适用于脆性、韧性物料以及中碎、细碎、超细碎等,应用广泛,有"万能粉碎机"之称。其典型的粉碎结构有锤击式（图9-13）和冲击柱式（图9-14）。

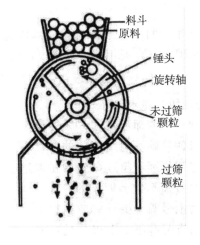
图9-13 锤击式粉碎机

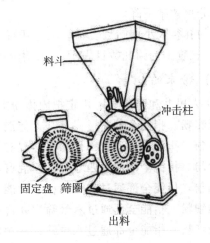
图9-14 冲击式粉碎机

锤击式粉碎机的结构有高速旋转的旋转轴,轴上安装有数个锤头,机壳上装有衬板,下部装有筛板。当物料从加料斗进入到粉碎室时,由高速旋转的锤头的冲击和剪切作用以及被抛向衬板的撞击等作用而被粉碎,细粒通过筛板出料,粗粒继续在机内被粉碎。粉碎粒度可由锤头的形状、大小、转速以及筛网的目数来调节。

冲击柱式粉碎机（也叫转盘式粉碎机）,在高速旋转的转盘上固定有若干圈冲击柱,另一与转盘相对应的固定盖上也固定有若干圈冲击柱。物料由加料斗加入,由固定板中心轴向进入粉碎机,由于离心作用从中心部位被甩向外壁的过程中受到冲击柱的冲击,而且冲击力越来越大（因为转盘外圈线速大于内圈线速）,最后物料达到转盘外壁环状空间,细粒由底部的筛孔出料,粗粒在机内重复粉碎。粉碎程度与盘上固定的冲击柱的排列方式有关。

二、过筛

（一）过筛的目的

过筛（或称筛分、筛析）是借助筛网孔径大小将物料进行分离的方法。筛分法操作简单、经济而且分级精度较高,因此是医药工业中应用最为广泛的分级操作之一。

过筛的目的就是为了获得较均匀的粒子群。有利于药品质量的控制以及制剂生产的顺利进行。如颗粒剂、散剂等制剂都有药典规定的粒度要求；在混合、制粒、压片等单元操作中,对混合度、粒子的流动性、充填性、片重差异、片剂的硬度、裂片等有显著影响。

（二）药筛的种类与规格

药筛系指按药典规定,全国统一用于药剂生产的筛。筛分用的药筛分为两种：冲眼筛和编织筛。冲眼筛系在金属板上冲出圆形的筛孔而成。其筛孔坚固，不易变形，多用于高速旋转粉碎机的筛板及药丸等粗颗粒的筛分。编织筛是由具有一定机械强度的金属丝（如不锈钢、铜丝、铁丝等），或其他非金属丝（如丝、尼龙丝、绢丝等）编织而成。编织筛的优点是单位面积上的筛孔多、筛分效率高，可用于细粉的筛选。用非金属制成的筛网具有一定弹性，耐用。尼龙丝对一般药物较稳定，在制剂生产中应用较多，但编织筛线易于位移致使筛孔变形，分离效率下降。

药筛的孔径大小用筛号表示。工业用标准筛常用"目"数表示筛号，即以每1英寸（2.54cm）长度上的筛孔数目表示，《中华人民共和国药典》所用药筛具体规定见表9-2。

（三）粉末的分等

《中华人民共和国药典》规定把固体粉末分为六级，粉末分等如下：

1. 最粗粉 指能全部通过一号筛，但混有能通过三号筛不超过20%的粉末。

2. 粗粉 指能全部通过二号筛，但混有能通过四号筛不超过40%的粉末。

3. 中粉 指能全部通过四号筛，但混有能通过五号筛不超过60%的粉末。

4. 细粉 指能全部通过五号筛，并含能通过六号筛不少于95%的粉末。

5. 最细粉 指能全部通过六号筛，并含能通过七号筛不少于95%的粉末。

6. 极细粉 指能全部通过八号筛，并含能通过九号筛不少于95%的粉末。

（四）常用设备

根据运动方式将常用过筛设备分为摇动筛和振荡筛等。

1. 摇动筛 根据药典规定的筛序，按孔径大小从上到下排列，最上为筛盖，最下为接受器，如图9-15A。把物料放入最上部的筛上，盖上盖，固定在摇动台进行摇动和振荡数分钟，即可完成对物料的分级。此种筛可用马达带动，水平旋转的同时定时地在上部锤子的敲打下进行上下振荡运动。量少时亦可用手摇动。常用于测定粒度分布或少量剧毒药、刺激性药物的筛分。

2. 振荡筛 图9-15B为机械振荡筛的外形图。在电机的上轴及下轴各装有不平衡重锤，上轴穿过筛网与其相连，筛框以弹簧支撑于底座上，上部重锤使筛网产生水平圆周运动，下部重锤使筛网发生垂直方向运动，故筛网的振荡方向有三维性，物料加在筛网中心部位，筛网上的粗料由上部排出口排出，筛分的细料由下部的排出口排出。振荡筛分离效率高，单位筛面处理能力大，应用较广。

表 9-2　《中华人民共和国药典》药筛规格

筛号	筛目（孔/2.54cm）	筛孔平均内径（μm）
一号筛	10	2000±70
二号筛	24	850±29
三号筛	50	355±13
四号筛	65	250±9.9
五号筛	80	180±7.6
六号筛	100	150±6.6
七号筛	120	125±5.8
八号筛	150	90±4.6
九号筛	200	75±4.1

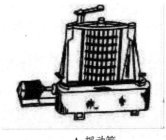
A. 摇动筛

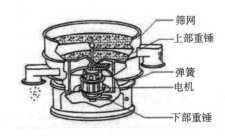
B. 振荡筛示意图

图 9-15　振动筛

三、混合

（一）混合的目的

混合（mixing）系指把两种以上组分的物质均匀混合的操作。固体的混合不同于互溶液体的混合，是以固体粒子作为分散单元，因此在实际混合过程中完全混合几乎办不到。为了满足混合样品中各成分含量的均匀分布，尽量减小各成分的粒度，通常以微细粉体作为混合的主要对象。

混合操作以含量的均匀一致为目的，是保证制剂产品质量的重要措施之一。

（二）混合机理

混合机内粒子经随机的相对运动完成混合，混合机理概括起来有三种运动方式：扩散混合（diffusive mixing）、剪切混合（shear mixing）、对流混合（convectice mixing）。

1. 扩散混合　由于粒子的无规则运动，在相邻粒子间发生相互交换位置而进行的局部混合。

2. 剪切混合　由于粒子群内部力的作用结果产生滑动面，破坏粒子群的团聚状态而进行的局部混合。

3. 对流混合 固体粒子群在机械转动下产生较大的位移时产生的总体混合。

以上三种混合方式在实际操作过程中并不是独立发生,而是相互联系的。只不过所表现的程度因混合器的类型、粉体性质、操作条件等不同而存在差异而已。一般来说,在混合开始阶段以对流与剪切混合为主导作用,随后扩散的混合作用增加。必须注意,混合不同粒径的、自由流动的粉体时常伴随分离而影响混合程度。

(三) 混合度表示方法

混合度是评价物料混合均匀程度的指标。固体间的混合只能达到宏观的均匀性;因此通常以统计分析的混合限度作为完全混合状态的基准,以比较实际的混合程度。

(1) **标准偏差或方差** 标准偏差 σ 或方差 σ^2,是较常用的简单方法。

$$\sigma = \left[\frac{1}{n-1}\sum_{i=1}^{n}(X_i - \overline{X})^2\right]^{\frac{1}{2}} \tag{9-6}$$

$$\sigma^2 = \frac{1}{n-1}\sum_{i=1}^{n}(X_i - \overline{X})^2 \tag{9-7}$$

式中,n 为抽样次数;X_i 为某一组分在第 i 次抽样中的分率(重量或个数)$\overline{X}$ 为样品中 $\overline{X} = \frac{1}{n}\sum_{i=1}^{n}X_i$ 某一组分的平均分率(重量或个数),以表示某一组分的理论分率。计算结果,σ 或 σ^2 值越小,越接近平均值,这些值为 0 时,此混合物达到完全混合。在 σ、σ^2 的计算过程中,受取样次数、取样位置、加入分率等的影响,具有随机误差。

(2) **混合度 (degree of mixing)** 能有效地反映混合物的均匀程度,可用 Lacey 式描述。

$$M = \frac{\sigma_0^2 - \sigma_t^2}{\sigma_0^2 - \sigma_\infty^2} \tag{9-8}$$

式中,M 为混合度;σ_0^2 为两组分完全分离状态下的方差,即 $\sigma_0^2 = \overline{X}(1-\overline{X})$;$\sigma_\infty^2$ 为两组分完全均匀混合状态下的方差,即 $\sigma_\infty^2 = \overline{X}(1-\overline{X})/n$,$n$ 为样品中固体粒子的总数;σ_t^2 为混合时间 t 时的方差,$\sigma_t^2 = \sum_{i=1}^{N}(X_i - \overline{X})/N$,$N$ 为样品数。

完全分离状态时: $M_0 = \frac{\sigma_0^2 - \sigma_t^2}{\sigma_0^2 - \sigma_\infty^2} = \frac{\sigma_0^2 - \sigma_0^2}{\sigma_0^2 - \sigma_\infty^2} = 0$ (9-9)

完全混合均匀时: $M_\infty = \frac{\sigma_0^2 - \sigma_t^2}{\sigma_0^2 - \sigma_\infty^2} = \frac{\sigma_0^2 - \sigma_\infty^2}{\sigma_0^2 - \sigma_\infty^2} = 1$ (9-10)

一般混合状态下,混合度 M 介于 0~1 之间。在混合过程中,可以随时测定混合度,找出混合度随时间的变化关系,从而把握和研究各种混合操作的控制机理及混合速度等。

(四) 影响混合的因素

在混合机内对多种固体物料进行混合时往往伴随着离析现象,离析是与粒子混合相反的过程,可使已混合好的物料重新分层,降低混合程度。在实际的混合操作中影响混合速度及混合度的因素归纳起来有物料因素、设备因素、操作因素等。

1. 物料因素的影响　物料的粉体性质如粒度分布、粒子形态及表面状态、粒子密度及堆密度、流动性（休止角、内部摩擦系数等）、含水量、黏附性、团聚等都会影响混合过程。尤其是粒径、粒子形态、密度等在各个成分间存在显著差异时，混合过程中或混合后容易发生离析现象而无法混合均匀。通常情况下，小粒径、大密度的颗粒易于在大颗粒的缝隙中往下流动而影响均匀混合；球形颗粒容易流动而发生离析；当混合物料中含有少量水分可有效地防止离析。一般来说，粒径的影响最大，密度的影响在流态化操作中比粒径更显著。各成分的混合比也是非常重要的因素，混合比越大，混合度越小。

2. 设备因素的影响　设备因素包括混合机的形状及尺寸、内部插入物（挡板、强制搅拌等）、材质及表面情况等。应根据物料的性质选择适宜的混合器。

3. 操作因素的影响　操作因素包括物料的充填量、装料方式、混合比、混合机的转动速度及混合时间等。V型混合机的装料量占容器体积的30%左右时，σ值最小。转动型混合机的转速过低时，物料在筒壁表面向下滑动，各成分粒子的粉体性质相差较大时易产生分离现象；转速过高时，粒子受离心力的作用随转筒一起旋转而几乎不产生混合作用。转速控制一般以临界转速的70%~90%为宜。各成分间密度差及粒度差较大时，先装密度小的或粒径大的物料后装密度大的或粒径小的物料，注意混合时间的影响。

（五）混合方法与设备

实验室常用的混合方法有搅拌混合、研磨混合、过筛混合。在大批量生产时多采用搅拌或容器旋转的方式，达到均匀混合的目的。固体的混合设备大致分为两大类，即容器旋转型和容器固定型。

1. 容器旋转型混合机　是靠容器本身的旋转作用带动物料上下运动而使物料混合的设备。其形式多样，如图9-16。

（1）水平圆筒型混合机　水平筒体在轴向旋转时带动物料向上运动，并在重力作用下物料往下滑落的反复运动中进行混合。总体混合以对流、剪切混合为主，而轴向混合以扩散混合为主。该混合机的混合度较低，但结构简单、成本低。操作中最适宜转速为临界转速的70%~90%；最适宜充填量或容积比（物料体积/混合机全容积）约为30%。

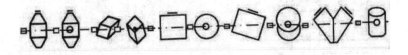

A. 双锥型　　B. 立方型　　C. 水平圆筒型　　D. 倾斜圆筒型　　E. V型

图9-16　旋转型混合机形式

（2）V型混合机　由两个圆筒成V型交叉结合而成。物料在圆筒内旋转时，被分成两部分，再使这两部分物料重新汇合在一起，这样反复循环，在较短时间内即能混合均匀，图9-17表示物料在机内的运动轨迹。本混合机以对流混合为主，混合速度快，在旋转混合机中效果最好，应用非常广泛。操作中最适宜转速为临界转速的30%~40%；最适宜充填量为30%。

(3) 双锥型混合机 系在短圆筒两端各与一个锥型圆筒结合而成，旋转轴与容器中心线垂直。混合机内物料的运动状态与混合效果类似于V型混合机。

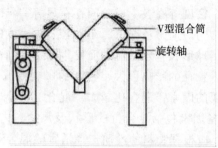

图9-17 V型混合机

2. 容器固定型混合机 容器固定型是物料在容器内靠叶片、螺带或气流的搅拌作用进行混合的设备。常用混合机介绍如下。

(1) 搅拌槽型混合机 由断面为U型的固定混合槽和内装螺旋状二重带式搅拌桨所组成，混合槽可以绕水平轴转动以便于卸料，如图9-18所示。物料在搅拌桨的作用下不停地在上下、左右、内外各个方向运动，从而达到均匀混合。混合时以剪切混合为主，混合时间较长，混合度与V型混合机类似。这种混合机亦用于制粒前软材的制备操作。

(2) 锥形垂直螺旋混合机 由锥形容器和内装的一至两个螺旋推进器所组成，如图9-19所示。螺旋推进器的轴线与容器锥体的母线平行，螺旋推进器在容器内既有自转又有公转，自转的速度约为60r/min，公转速度约为2r/min，容器的圆锥角约35°，充填量约30%。在混合过程中物料在推进器的作用下自底部上升，又在公转的作用下在全容器内产生涡旋和上下循环运动。此种混合机的特点是：混合速度快，混合度高，混合比较大也能达到均匀混合，混合所需动力消耗较其他混合机少。

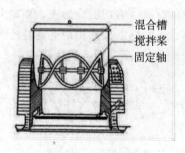 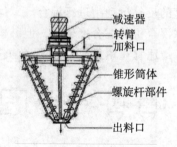

图9-18 搅拌槽型混合机　　图9-19 双螺旋锥形混合机

第四节 散　剂

一、概述

散剂（powders）系指药物与适宜的辅料经粉碎、均匀混合制成的干燥粉末状制剂，分为口服散剂和局部用散剂。《中华人民共和国药典》2010年版一部规定，散剂系指药材或药材提取物经粉碎、混合均匀制成的粉末状制剂。口服散剂一般溶于或分散于水或其他液体中服用，也可以直接用水送服。局部用散剂可供皮肤、口腔、咽喉、腔道等处应用；专供治疗、预防和润滑皮肤的散剂也可称为撒布剂或撒粉。

散剂作为传统剂型，迄今仍是常用剂型之一，《中华人民共和国药典》2010年版一部收载中药散剂有52种。古有"散者散也，去急病用之"的评价，《本草纲目》中有"汤散荡涤之急方，下咽易散而行速也"的论述，指出了散剂容易分散、奏效快的特点。在中药制剂中的应用比西药更为广泛。

散剂可根据应用方法与用途分类为溶液散、煮散、内服散、外用散、眼用散等。

散剂具有以下特点：①分散度大，起效快；②外用散对外伤、溃疡等能起保护收敛作用；③运输、携带与贮存方便；④制备工艺简单，剂量易于控制，便于婴幼儿服用。

但散剂由于分散度大，故其气味、刺激性、吸湿性以及化学活性相应增加，且挥发性成分易散失，因此腐蚀性强、易吸潮变质的药物一般不宜制成散剂。

散剂的粒度除另有规定外，内服散剂应为细粉，儿科用及外用散剂为最细粉。眼用散剂应为极细粉。

二、散剂的制备

（一）工艺流程图

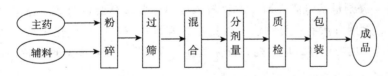

图9-20　散剂的制备工艺流程图

（二）散剂制法

1. 粉碎与过筛　应根据药物的性质、用药要求等，选择适当的方法和设备对药物进行粉碎、过筛。

2. 混合　是制备散剂的关键操作之一，为了达到混合均匀的目的，需注意以下特殊情况的操作：

（1）各组分的混合比例相差悬殊　混合比例过大时，难以混合均匀，此时应该采用等量递加混合法（又称配研法）进行混合。即先称取比例小的药物细粉，然后加入等体积的其他细粉混匀，依次倍量增加混合至全部混匀，再过筛混合即成。

（2）含毒性药物的散剂　毒性药物的剂量小，一般先制成倍散。"倍散"系指在小剂量的剧毒药中添加一定量的填充剂制成的稀释散。稀释倍数与药物剂量有关，剂量在 0.01~0.1g 时，可配成 10 倍散（即 9 份稀释剂与 1 份药物混合），剂量在 0.001~0.01g 配成 100 倍散，0.001g 以下应配成 1000 倍散。配制倍散时应采用等量递加混合法。常用的稀释剂有乳糖、蔗糖、淀粉、糊精、沉降碳酸钙、磷酸钙等惰性物质，其中以乳糖最佳。在倍散中常加胭脂红等着色剂，目的是便于观察混合是否均匀，同时也可借助颜色深浅来识别倍散的稀释倍数。

（3）各组分密度差异较大　各组分密度差异较大时，应避免密度小者浮于上面，密度大者沉于底部而不易混匀。一般处理方法是将密度小者先放入研钵内，再加密度大者等量研匀。

（4）各组分的黏附性与带电性　有的药物粉末对混合器械具有黏附性，不仅影响混合的均匀性，而且还会造成药物的损失。一般应将量大或不易吸附的药粉或辅料垫底，量少或易吸附的成分后加入。混合时摩擦起电的粉末不易混匀，通常加少量表面活性剂或润滑剂加以克服，如硬脂酸镁、十二烷基硫酸钠等具有抗静电作用。

（5）含液体或易吸湿成分的混合　如处方中含有液体组分时，可用处方中其他固体成分或吸收剂来吸附该液体至不润湿为止。常用的吸收剂有磷酸钙、白陶土、蔗糖和葡萄糖等。若含有易吸湿组分，则应针对吸湿原因加以解决。如结晶水在研磨时释放而引起湿润，则可用等摩尔无水物代替；若某组分的吸湿性很强（如胃蛋白酶等），则可在低于其临界相对湿度条件下，迅速混合并密封防潮；若混合引起吸湿性增强，则不应混合，可分别包装。

（6）形成低共熔混合物　有些药物按一定比例混合时，可形成低共熔混合物而在室温条件下出现润湿或液化现象。在药剂配伍中易发生低共熔现象的常见药物有水合氯醛、樟脑、麝香草酚等，以一定比例混合研磨时极易润湿、液化，此时尽量避免形成低共熔物的混合比。

3. 分剂量　分剂量是将混合均匀的物料，按剂量要求分装的过程。是保证剂量准确的关键步骤之一。常用方法有：目测法、重量法、容量法三种。机械化生产多用容量法分剂量。为了保证剂量的准确性，应对药粉的流动性、吸湿性、密度差等理化特性进行必要的实验考查。

4. 质量检查与包装贮存　散剂的质量除了与制备工艺有关以外，还与散剂的包装、贮存条件等密切相关。由于散剂的分散性很大，吸湿性是影响散剂质量的重要因素，因此，必须了解物料的吸湿特性以及影响吸湿性的因素。

（1）吸湿性　散剂包装与贮存的重点在于注意防潮。若包装与贮存不当会出现潮解、结块、变色、分解等不稳定现象，影响散剂的质量。有关粉体的吸湿性可参见前述。

（2）包装材料　散剂一般采取密封包装与密闭贮藏。含挥发性药物或易吸潮的散剂应密封贮藏，以减少湿度（水分）、温度、光线、微生物等因素的影响。用于包装的材料应选用透湿性较小的包装材料。

（三）常用设备

常用粉碎、过筛、混合设备参见本章第三节内容。

（四）典型处方与分析

例1　冰硼散

【处方】冰片 50g，硼砂（炒）500g，朱砂 60g，玄明粉 500g。

【制法】以上4味，朱砂水飞或粉碎成极细粉，硼砂粉碎成细粉，将冰片研细，与上述粉末及玄明粉配研，过筛，混合，即得。

【注释】①本品可清热解毒、消肿止痛，用于咽喉疼痛，牙龈肿痛，口舌生疮。②朱砂主含硫化汞，为粒状或块状集合体，色鲜红或暗红，具光泽，质重而脆，水飞法可获极细粉。玄明粉系芒硝经风化干燥而得，含硫酸钠不少于99%。③本品朱砂有色，易于观察混合的均匀性。本品用乙醚提取，重量法测定，冰片含量不得少于3.5%。④方中各组分比例量相差悬殊，且朱砂色深，为了混合均匀、避免色泽差异，制备时要注意混合顺序，一般先将等量的硼砂和玄明粉置混合器中混合均匀（同时起到饱和混合器的作用），然后以朱砂"打底"，加入与朱砂等量的硼砂和玄明粉混合物套研，如此倍量增加直至加完全部的量大组分。此外，由于冰片为挥发性药物，容易升华损失，因此要在前3味药混匀后再加入，同时成品也需密封贮藏，目的是防止成分的挥发损失。

例2　九分散

【处方】马钱子粉（制）250g，麻黄 250g，乳香（制）250g，没药（制）250g。

【制法】以上4味，除马钱子粉外，麻黄等其余3味粉碎成细粉，与马钱子粉配研，过筛，混匀，即得。

【注释】①本品可活血散瘀，消肿止痛。用于跌打损伤，瘀血肿痛；②马钱子不能生用，按《中华人民共和国药典》一部要求砂烫法炮制和制备马钱子粉，砂烫后的马钱子用淀粉稀释制成马钱子粉后再与方中其他药粉配研；③乳香、没药均属树脂类药物，生品气味辛烈，对胃刺激性较强，醋制后可缓和其刺激性，矫臭矫味，便于粉碎，而且能增强活血止痛、收敛生肌等功效。

例3　蛇胆川贝散

【处方】蛇胆汁 500g，川贝母 500g。

【制法】以上2味，川贝母粉碎成细粉，与蛇胆汁混匀，干燥，粉碎，过筛，即得。

【注释】本品可清肺，止咳，除痰。用于肺热咳嗽，痰多。由于蛇胆汁为液体药物，可直接用川贝母粉吸收，无需添加其他辅料。

三、散剂的质量评价

《中华人民共和国药典》2010年版收载了散剂的质量检查项目，主要有：

1. 外观均匀度　取供试品适量，置光滑纸上，平铺约 $5cm^2$，将其表面压平，在亮处观察，应呈现均匀的色泽，无花纹与色斑。

2. 粒度　除另有规定外，局部用散剂按单筛分法依法检查，通过七号筛（120目）的细粉重量不应低于95%。在中药散剂中规定，用于烧伤或严重创伤的外用散剂，按单筛分法依法检查，通过六号筛（100目）的粉末重量不得少于95%。

3. 干燥失重 除另有规定外，按干燥失重测定法测定，在105℃干燥至恒重，减失重量不得超过2.0%。

4. 水分 在中药散剂中规定水分含量：取供试品按水分测定法测定，除另有规定外，不得超过9.0%。

5. 装量差异 单剂量包装的散剂，依法检查，装量差异限度应符合规定。

6. 装量 多剂量包装的散剂，按最低装量检查法检查，应符合规定。

7. 无菌 用于烧伤或创伤的局部用散剂，按无菌检查法检查，应符合规定。

8. 微生物限度 除另有规定外，按微生物限度检查法检查，应符合规定。

第五节 颗 粒 剂

一、概述

（一）颗粒剂的概念和特点

颗粒剂（granules）系指药物与适宜的辅料制成具有一定粒度的干燥颗粒状制剂。供口服应用。

目前颗粒剂在国内外已得到广泛的应用，随着新工艺、新设备、新技术及新辅料的不断涌现，使该剂型得到了更迅速的发展。如无糖型颗粒剂、肠溶颗粒剂、缓释和控释颗粒剂等。另外，颗粒剂在品种方面的发展也很快，据不完全统计，在《中华人民共和国药典》1995年版一部中收载的中药颗粒剂为17种，而现行版《中华人民共和国药典》2010年版一部中收载的颗粒剂达50余种。二部中的西药颗粒剂品种也有35种。

颗粒剂是将药物与辅料细粉混合后制颗粒，所以其飞散性、附着性、团聚性、吸湿性等与散剂比较均较小；而且服用方便，可直接吞服，也可用水冲服。制备时根据需要可加入芳香剂、矫味剂、着色剂；也可对颗粒剂进行包衣，使其具有防潮性、缓释性或肠溶性等；基于以上特点，颗粒剂已成为一种颇具发展前途的剂型，尤其在中药剂型方面，更显出其优势。但应注意，有些颗粒因粒度或粒密度的差异，混合时易发生离析现象，从而导致剂量不准确。

《中华人民共和国药典》2010年版一部中收载的中药颗粒剂系指药材的提取物与适宜的辅料或药材细粉制成具有一定粒度的干燥颗粒状制剂，也称冲剂。

（二）颗粒剂的分类

颗粒剂按其溶解性能和溶解状态不同分为可溶性颗粒剂（通称为颗粒）、混悬性颗粒剂和泡腾性颗粒剂。在《中华人民共和国药典》2010版二部中，另有肠溶颗粒、缓释颗粒和控释颗粒。

混悬颗粒剂（suspensions granules）系指难溶性固体药物与适宜辅料制成具有一定粒度

的颗粒状制剂（如硬脂酸红霉素颗粒、阿奇霉素颗粒）。中药混悬性颗粒剂多为将处方中部分药材提取制成稠膏，部分药材粉碎成细粉加入制成。如橘红颗粒，冲服时呈均匀混悬状。

泡腾颗粒剂（effervescent granules）系指含有碳酸氢钠和有机酸遇水可放出大量气体而成泡腾状的颗粒剂（如维生素C泡腾颗粒）。泡腾颗粒中的药物应是易溶性的。加水产生气泡后应能溶解。

肠溶颗粒剂（enteric granules）系指采用肠溶材料包裹颗粒或其他适宜方法制成的颗粒剂。肠溶颗粒不溶于胃液而在肠液中崩解释放活性成分，因此，可防止药物在胃内失活，避免对胃的刺激或控制药物在肠内定位释放。如琥乙红霉素颗粒。

缓释颗粒（sustained release granules）系指在水或规定释放介质中非恒速缓慢地释放药物的颗粒剂，并应符合缓释制剂的有关要求进行释放度检查。

控释颗粒（controlled release granules）系指在水或规定释放介质中缓慢地恒速释放或接近于恒速释放药物的颗粒剂，并应符合控释制剂的有关要求进行释放度检查。

中药的可溶性颗粒又分为水溶性颗粒（如感冒退热颗粒、板蓝根颗粒）及酒溶性颗粒（如木瓜酒颗粒等）两类，但大多数都为水溶性颗粒剂。

（三）颗粒剂的质量要求

颗粒剂应干燥均匀，色泽一致，无吸潮、软化、结块及潮解等现象。除另有规定外颗粒剂的粒度、溶化性、干燥失重（或水分）、装量差异及微生物等项检查均应符合《中华人民共和国药典》2010年版的规定。对于不同类型的颗粒剂，应按要求进行相应的检查，如药物含量、溶出度、释放度、含量均匀度等均应符合要求。必要时，包衣颗粒应检查残留溶剂。颗粒剂一般应密封于干燥处贮存，防止受潮。

二、颗粒剂的制备

（一）常用辅料

颗粒剂常用的辅料有稀释剂、润湿剂、黏合剂及崩解剂。一般常用既有黏合作用又有崩解作用的淀粉和纤维素作为辅料。也可用糖粉、乳糖、糊精及甘露醇等。糖粉（系蔗糖结晶的细粉），有矫味及黏合作用，是可溶性颗粒剂的优良赋形剂。用前需经低温（60℃）干燥，粉碎过80~100目筛。糖粉易吸潮结块，应密封保存。中药混悬性颗粒剂也可以用中药材细粉作为稀释剂或崩解剂。泡腾性颗粒剂常用有机酸-弱碱系统。有机酸一般用枸橼酸、酒石酸等，弱碱常用碳酸氢钠、碳酸钠等。

（二）制备工艺

颗粒剂的制备主要采用湿法制粒技术，主要有制软材、制湿颗粒、湿颗粒的干燥、整粒与分级、质量检查与分剂量等步骤。

制粒（granulation）系指往药料粉末中，加入适宜的润湿剂或黏合剂，经加工制成具有一定形状和大小的颗粒状物体的操作。制得的颗粒可以是最终产品，如颗粒剂，也可作为中间体，如片剂或胶囊制备过程中的颗粒。

化学药颗粒剂在制粒前的工艺操作与散剂相同，需要进行物料的粉碎、过筛与混合；中药颗粒剂在制粒前一般需要对药材进行提取、浓缩或精制，同时根据需要或颗粒剂类型对所用辅料或药材进行粉碎、过筛、混合等操作。其工艺流程如下：

1. 工艺流程图（湿法制粒）

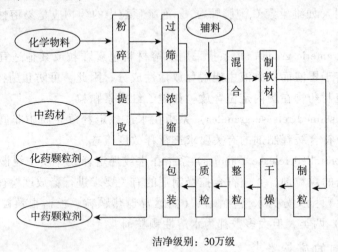

洁净级别：30万级

图 9-21 颗粒剂的制备工艺流程图

具体操作方法如下：

（1）制软材 药物或药材提取物与适当的辅料（稀释剂、崩解剂等）或药材细粉混合均匀，加入适量的润湿剂或黏合剂制软材，生产上把这种大量固体粉末与少量液体混合的过程，也叫做捏合。

（2）制湿颗粒 目前常用挤出制粒法制备湿颗粒，将制好的软材以强制挤压的方式通过规定筛网制成均匀的颗粒。生产中多采用摇摆式颗粒机，近年来搅拌制粒和流化床制粒等技术也被广泛用于颗粒剂的制备中。

（3）干燥 湿颗粒制成后，须及时干燥，否则可能发生粘连而致结块、变形。常用的干燥设备有烘箱、烘房及沸腾干燥床等。

（4）整粒与分级 湿颗粒干燥后可能会有结块、粘连的现象，因此要对干颗粒采用过筛的方法进行整粒和分级，以得到具有一定粒度的均匀颗粒，保证分剂量的准确性和含量的均匀一致性等。一般先通过一号筛除去大颗粒，然后通过四号筛除去细小颗粒和细粉，筛除的细小颗粒和细粉，可重新制粒或混入下次同批药粉后重新制粒。

（5）质量检查与分剂量 整粒后的干颗粒应进行含量、粒度等有关检查，符合要求后方可进行分剂量包装。生产上多采用自动颗粒包装机进行分装。

2. 制备要点

（1）制软材是该剂型制备过程中的关键工艺技术，直接影响到颗粒剂的质量，所以选择适宜的黏合剂和适宜用量对制备软材非常重要。中药颗粒剂的软材若太黏，可用适量高浓度乙醇调整。一般根据经验判断软材的质量是否符合要求，常以"手握成团，轻压即散"为原则。

(2) 颗粒的干燥温度一般以60℃~80℃为宜。干燥温度应逐渐升高，防止升温过快导致颗粒表面结成硬壳而影响内部水分蒸发。尤其是含糖粉的颗粒剂，骤遇高温，糖粉会熔化，使颗粒变得坚硬，应加以注意。颗粒干燥程度应适宜，其含水量一般控制在2%以内，中药颗粒剂含水量不应超过6%。

(3) 整粒时应注意筛网的选择，如操作方法（4）所述。处方中的芳香挥发性成分，目前多制成β-环糊精包合物加入到整粒后的干颗粒中。

(4) 颗粒剂中含有易吸湿性成分或吸湿性辅料（如糖粉）或中药浸膏，极易吸潮软化，故应及时包装。为防止颗粒剂的吸潮和软化现象，多用不易透湿、透气的复合铝塑袋、铝箔袋分装，也可用不透气的塑料瓶等。一般应根据颗粒剂的吸湿情况及具体条件来选用包装物。

(5) 特殊用途颗粒剂、泡腾性颗粒剂对生产环境及贮存环境都有特殊的要求。制备时要求酸性颗粒与碱性颗粒在湿润状态下应严格分开，免得发生化学反应，降低或消除其泡腾作用。在粒度上也要求尽量均匀一致，使其在干燥状态下能混合均匀。生产环境应保持干燥避免与其他酸碱性物质混淆，以减小颗粒的吸湿性。

（三）制粒方法与设备

多数固体剂型都要经过"制粒"过程。因此应按各固体制剂的制粒目的有所侧重。颗粒剂的制粒目的是以流动性好、防止粘连及粉尘飞扬、提高混合的均匀性、改善外观等为主。目前制备颗粒剂多采用湿法制粒方法。包括挤压制粒、转动制粒、高速搅拌制粒、流化床制粒及喷雾制粒等方法。

1. 湿法制粒方法与设备

(1) 挤压制粒　挤压制粒方法是先将药物粉末与辅料混匀后加入黏合剂制成软材，然后将软材用强制挤压的方式通过具有一定大小的筛孔而制粒的方法。挤压制粒的特点：①颗粒的粒度由筛网孔径大小调节，粒子为圆柱状，粒度分布较窄；②颗粒的松软程度可用不同黏合剂及其加入的量进行调节。

常用设备有以下几种：

① 螺旋挤压制粒机：结构如图9-22A，颗粒是通过螺杆及筛筒的筛孔硬性挤压而成形。经本设备制得的颗粒形状规则、质地紧密、细粉少、不易吸湿，产品的保存期长。

② 旋转挤压制粒机：颗粒是被圆环形筛框中的筛圈和与其做相向运动的可自由旋转的辊子挤压通过筛孔而形成。该设备生产中热损失较小；机器运转可靠，生产能力大。结构如图9-22B所示。

③ 摇摆式制粒机：结构简单，操作容易，是目前广泛应用的制粒设备。结构如图9-22C所示。

(2) 转动制粒　转动制粒是在药物粉末中加入一定量的黏合剂，在转动、摇动、搅拌等作用下使粉末黏附，结聚形成具有一定强度的球形粒子的方法。属于湿法非强制制粒的方法，此设备多用于药丸的生产。设备有圆筒旋转制粒机、倾斜旋转锅。结构如图9-23A、B所示。

(3) 高速搅拌制粒　高速搅拌制粒是将药物和辅料加入高速搅拌制粒机的容器内，搅拌混合后加入黏合剂，经高速搅拌而完成的制粒方法。其机理是：通过搅拌器混合及高速旋转制粒刀切制，将物料制成湿颗粒。结构如图9-24所示。该设备具有以下特点：①可在同一个容器内进行混合、捏合、制粒过程；②粒度大小由外部破坏力与颗粒内部团聚力所平衡的结果决定，制成的颗粒大小均匀；③与挤压制粒相比，工序少、操作简单、快速；④可制备致密、高强度的适于胶囊剂的颗粒；也可制松软的适合压片的颗粒；⑤操作在封闭状态下进行，符合GMP的生产要求。

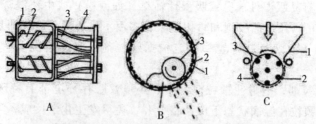

A. 螺旋挤压制粒机　1.外壳　2.螺杆　3.挤压滚筒　4.筛筒
B. 旋转挤压制粒机　1.筛圈　2.补强圈　3.挤压辊子　4.湿料
C. 摇摆式制粒机　1.料斗　2.柱状辊　3.转子　4.筛网

图9-22　挤压制粒设备示意图

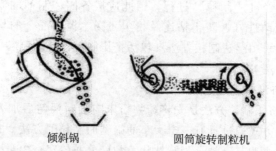

倾斜锅　　　　　圆筒旋转制粒机

图9-23　转动制粒设备示意图

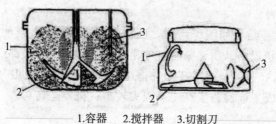

1.容器　2.搅拌器　3.切割刀

图9-24　高速搅拌制粒设备示意图

（4）流化床制粒　流化床制粒也称沸腾制粒或"一步制粒"，即将混合、制粒、干燥，甚至包衣等工序在一台设备中完成的方法。其特点如下：①工艺简化，节省时间、劳动强度低。②制得的颗粒为多孔性柔软颗粒，密度小，强度小，粒度均匀，溶解性、流动性、压缩成形性好。该方法适用于混合、制粒、干燥、包衣、制微丸等。其设备已在本教材其他章节介绍，这里不再赘述。

(5) 喷雾制粒

喷雾制粒是把药物溶液或混悬液喷雾于干燥室内,在热气流的作用下使雾滴中的水分迅速蒸发以直接获得球状干燥细颗粒的方法,如图9-25所示。将药物浓缩液送至喷嘴后与压缩空气混合形成雾滴喷入干燥室(温度控制在120℃)中,雾滴很快被干燥成球状粒子进入制品回收器中,该制品可直接压片或再经滚转制粒。

由于物料的受热时间极短,故适用于热敏性物料。生产中可用于抗生素粉针的生产、微囊的制备、固体分散体的制备以及中药提取液的干燥或中药提取液直接制粒。

近年来,出现了离心制粒机,还有利用转动制粒与流化制粒相结合开发的转动流化制粒机以及与挤出制粒法结合开发的挤出滚圆制粒机。

为发挥流化床的制粒优势,提高制粒技术,目前出现了以流化床为母体的多功能新型复合型制粒设备。如复合型制粒机,是搅拌制粒、转动制粒、流化床制粒等各种制粒技能结合在一起,使混合、捏合、制粒、干燥、包衣等多个单元操作在一个机器内进行的新型设备。

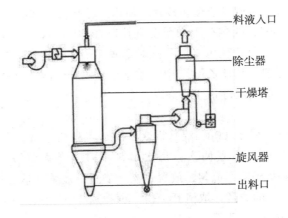

图9-25 喷雾制粒设备示意图

2. 湿法制颗粒机理

粉末间结聚成颗粒与黏附和内聚有关,湿法制粒时,颗粒间由于水分的存在而引起粉粒的黏附,当液体渗入固体粉末时,借助表面张力与毛细管力使粉末粘结在一起,这种结合力称作液体桥。湿颗粒干燥前液体桥是主要的结合力形式。粉粒间液体量的差异,使液体桥结合的粉末形状有多种,如钟摆状、索带状、毛细管状和泥浆状。颗粒内的液体呈钟摆状时,颗粒松散;以索带状存在时,颗粒较好;以毛细管状存在时,颗粒发黏。可见,液体的加入量对湿法制粒起着非常重要的作用。在湿法制粒中最常用的液体用量是使其成索带状的用量。

颗粒干燥后,大部分水分已除去,液体桥大大削弱,但其中可能还有一些剩余的水分,粉末间接触点因干燥受热而熔融,或黏合剂的固化或因被溶物料的重结晶等作用在粉末间形成固体桥,从而加强了粉末间的结合。此时主要是固体桥的结合作用。

干法制粒时,干燥黏合剂是借助压缩的机械力,使粉末的距离接近,粒子间则主要是以分子间力(范德华力)和表面自由能为主要结合力。

(四) 典型处方与分析

例1 维生素C颗粒剂的制备

【处方】维生素C 100.0g，糊精1000.0g，糖粉900.0g，酒石酸10.0g，50%乙醇适量，共制1000袋。

【制法】将维生素C、糊精、糖粉分别过100目筛，将维生素C与辅料混匀，再将酒石酸溶于50%乙醇（体积分数）中，一次加入上述混合物中，混匀，制软材，过16目尼龙筛制粒，60℃以下干燥，整粒后用塑料袋包装，每袋2g，含维生素C 100mg。

【注释】①本品为黄色颗粒；味甜酸，用于防治坏血病及其他由维生素C缺乏引起的疾病。维生素C为有效成分；糊精为稀释剂，具黏合作用可使颗粒易于成型；糖粉即作黏合剂又可增加硬度，同时兼有矫味作用；酒石酸为稳定剂；50%乙醇为润湿剂。②维生素C的稳定性较差，制备过程中应注意以下问题：维生素C在干燥状态下较稳定，但在潮湿状态或溶液中，其分子中的烯二醇结构，易氧化水解而变色，尤其与金属（铜、铁）接触时，更易于变色，因此制粒过程应避免与金属接触，使用尼龙筛网，并尽量缩短制粒时间；温度对维生素C的氧化亦有影响，故颗粒干燥温度宜控制在60℃以下。③处方中加入酒石酸，可防止维生素C遇金属离子氧化变色（酒石酸对金属离子有络合作用），由于其用量小，为混合均匀，宜先溶于润湿剂（50%乙醇）中。④维生素C的用量较小，为保证维生素C能与糊精、糖粉混合均匀，应采用等量递增法。

例2 抗感颗粒

【处方】金银花700g，赤芍700g，绵马贯众233g，蔗糖粉适量，糊精适量。

【制法】以上3味，加水煎煮两次，每次1.5小时，合并煎液，滤过，滤液浓缩至830ml，加乙醇至含醇量达50%，搅匀，放置过夜，滤过，滤液回收乙醇，并浓缩至相对密度为1.28～1.30（50℃）的清膏。取清膏1份、蔗糖粉1.65份、糊精1.5份及乙醇适量，制成颗粒，干燥，制成1000g，即得。

【注释】①本品为黄棕色颗粒；味甜，微苦。用于外感风热引起的发热，头痛，鼻塞，喷嚏，咽痛，全身乏力、酸痛等症。②第一次加入乙醇的目的是为了除去在醇中不溶解的淀粉、蛋白质和黏液质；可用减压方法回收乙醇。③第二次加入乙醇是使软材易于分散，调整干、湿度，降低黏性，易于过筛，避免颗粒重新黏合，也使制得的颗粒易于干燥。④糊精作黏合剂，使颗粒易于成型；糖粉即作黏合剂又可增加硬度，同时兼有矫味作用。

三、颗粒剂的质量评价

1. 外观 颗粒应干燥、均匀、色泽一致，无吸潮、软化、结块、潮解等现象。

2. 粒度 除另有规定外，按《中华人民共和国药典》粒度与粒度分布测定法检查，不能通过一号筛（2000μm）与能通过五号筛（180μm）的总和不得超过供试量的15%。

3. 干燥失重 取供试品，按《中华人民共和国药典》干燥失重测定法测定，于105℃干燥至恒重，含糖颗粒应在80℃减压干燥，除另有规定外，减失重量不得超过2.0%。

4. 溶化性 除另有规定外，可溶颗粒和泡腾颗粒按下述方法检查，应符合规定。

可溶性颗粒：取供试品10g，加热水200ml，搅拌5分钟，可溶性颗粒应全部溶化，允许有轻微混浊，但不得有异物。

泡腾性颗粒：取单剂量包装的泡腾颗粒6袋，分别置于盛有200ml水的烧杯中，水温15℃～25℃，应迅速产生气体而呈泡腾状。5分钟内6袋颗粒均应完全分散或溶解在水中。

混悬性颗粒或已规定检查溶出度或释放度的颗粒剂，可不进行溶化性检查。

5. 装量差异　单剂量包装的颗粒剂，按《中华人民共和国药典》2010年版二部附录制剂通则颗粒剂装量差异项下方法进行检查，其装量差异限度应符合下述规定。

凡规定检查含量均匀度的颗粒剂，一般不再进行装量差异的检查。

6. 装量　多剂量包装的颗粒剂，按《中华人民共和国药典》2010年版二部（附录ⅩF）最低装量检查法检查，应符合规定。

7. 微生物限度　照《中华人民共和国药典》2010年版二部附录（ⅩIJ）微生物限度检查法检查，应符合规定。

第六节　颗粒剂生产中存在的问题与分析

颗粒剂的质量，可能会因为其处方设计的不合理、生产过程操作不当、所用设备不同及生产环境不符合要求等因素，而出现各种各样的情况，常见的问题如下：

一、摇摆式颗粒机所制颗粒常出现的问题

使用摇摆式颗粒机制备颗粒，混合与制粒需要两步进行，产品质量较难控制，有时会出现以下情况：

1. 颗粒过粗、过细、粒度分布过大　一是制粒时筛网选择不合适，应根据具体要求进行选择，如质地轻者宜筛孔大些，反之宜小些。二是黏合剂及用量选择不当或黏合剂与药物粉末混合不匀所致。

2. 颗粒过硬　主要原因为黏合剂黏性过强或用量过多。应注意选择合适的黏合剂及其浓度并减少用量；加料过多，筛网安装过松，解决办法见本节第八项下。

3. 颗粒色泽不匀　可能有以下原因：①原辅料颜色差别较大，粉末细度不够。为此，应注意原辅料的粉碎粒度，混合时应采用等量递增法。②吸湿性强的药物使用金属筛网制粒时易引起色泽不匀，应更换尼龙筛网。③有色药物用淀粉浆做黏合剂，会引起颗粒色差，可用乙醇润湿反复制粒或更换黏合剂。④中药颗粒剂色泽不匀产生的原因：一是稠浸膏与辅料混合不匀或浸膏太稠，润湿剂用量不能均匀润湿药料而致。二是颗粒过于粗而紧，干燥整粒时摩擦筛网致使其表面色深，断面色浅。可采用在颗粒近干时过筛整粒或喷少量乙醇润湿闷透后再干燥。

二、高速搅拌制粒易出现的问题

采用该法制粒时，有时可能由于以下原因而产生粘壁的现象：①药物黏性的大小与所用黏合剂或润湿剂的品种、浓度与用量；②制粒温度与搅拌时间等。

解决办法：当药料本身具有黏性时，应根据其黏性大小选择水或适宜浓度乙醇为润湿剂，并掌握好用量；疏水性黏合剂对槽壁的黏性大于亲水性黏合剂，故当药物黏性较大时，不宜选用疏水性黏合剂；如必须选用，则应及时将黏附物刮掉，以免影响其混合的均匀性；黏性差的药料要选用黏合剂制粒，并应制定出合适的浓度及用量；用该法制粒时，若温度过高或搅拌时间过长，因摩擦生热而使黏合剂的黏性降低、水分蒸发而产生粘壁现象，故应控制适当的温度和搅拌时间。应注意黏性大、耐热性差的中药如全浸膏类不宜采用本法制粒。

三、流化床制粒中常见问题

1. 物料黏结槽底 主要是由于：①进风温度过高，低熔点物料熔融后黏结在物料槽的透风底网上；②喷枪故障或喷嘴附近聚集大量物料影响黏合剂的雾化，产生液滴使物料结成湿块黏附于槽底；③沸腾床内负压不够，物料没能达到规定的沸腾状态。

发生此现象应针对其原因采取相应的措施加以解决，如适当降低进风温度；及时修理喷枪或清除聚集物，适当的开大风门，注意不要损坏底网。

2. 细粉或粗粒过多 原因有：①物料本身的粒度：粉末过细，制粒时易于黏附于捕集袋上，因此会混在出料的颗粒中；粉末过粗，在制粒时会继续长大，故粗颗粒较多。因此物料粉末应有适当的细度。②进风温度：温度偏高则雾滴迅速被干燥，形成了细小颗粒；温度偏低，喷出的雾滴也大，相对干燥也慢，故形成了大颗粒。因此应控制适当的进风温度。③雾化压力及喷雾流量的影响：压力大，喷雾流量小，雾滴小，形成的颗粒也小，反之则形成的颗粒大。且流量大，颗粒干燥变慢，可继续黏附细粉使颗粒增大。故应调整适当的压力和喷雾流量。④黏合剂的黏度：黏度大，雾滴也大，可黏附较多的细粉而形成大颗粒，反之则可形成细小颗粒。所以调整好黏合剂的黏度以调节适宜的雾滴粒径，从而控制颗粒的粒径。

3. 干燥时间过长 可能有以下原因：①制粒时出现了大的结块，致使不能形成良好的沸腾状态，或结块黏附在器壁上而影响干燥；②设备使用时间过长，使捕集袋上粘有大量细粉，捕集袋的通透性变差，导致颗粒中水分不能及时蒸发；③风机门过小或风机出现故障、进风温度偏低等都可使颗粒水分蒸发变慢。

4. 喷枪堵塞 产生喷枪堵塞的原因有：黏合剂中有不溶性杂质；喷嘴位置偏低或风门过大；顶针压力偏低，喷枪内后端的弹簧弹性过大，使枪针紧紧顶在喷嘴上等。

四、颗粒剂的流动性

颗粒剂半成品的流动性不好，会影响分剂量的准确性及混合的均匀性。流动性差的原因：①含水量过高；②黏合剂、润湿剂应用不当，如用量不足而使颗粒松散，细粉较多，流动性差；③中药颗粒剂中纤维性药粉较多时，颗粒易碎。油脂性成分较多，颗粒松散。生产中常用如下方法加以改善：①降低颗粒的含水量；②选择适宜的黏合剂或润湿剂及其用量；③采用黏性较强的黏合剂或将纤维性药材进行提取，用吸收剂如磷酸轻钙等吸收油性成分；④加入适量的润滑剂和助流剂如微分硅胶、滑石粉等；⑤改变制剂成型的工艺条件，使颗粒形状圆些、粒度均匀些；⑥采用新技术，如对颗粒进行包衣等。

五、软材

软材的质量直接影响成品颗粒的质量，生产中有时出现软材黏性过大而无法制粒，或黏性不足，制的颗粒松散。

解决办法：①降低黏合剂的浓度、减小用量或改用黏性适宜的黏合剂。中药颗粒剂，若浸膏黏性过大，应对提取液进行精制处理。也可降低浸膏的含水量，用适宜浓度乙醇调整其黏性或加入适当的辅料；或将浸膏干燥粉碎后用乙醇作为润湿剂制粒；或用喷雾干燥法制粒等。②加入具有一定黏性的黏合剂（如淀粉浆等）或适当增加其用量；也可适当延长软材的混合时间。

六、颗粒剂的溶化性

可溶性颗粒剂的溶化性，是评价成品质量的一个重要指标。溶化性差的原因可能与颗粒干燥时升温过快或局部温度过高，或黏合剂黏性太强、用量过多，制粒时软材混合时间过长、压力过大等有关。

中药颗粒剂还与其中杂质未除尽以及药材的前处理、提取操作等有关。

解决办法：干燥时逐渐升温避免产生硬膜或含糖成分焦化，且要及时翻动使受热均匀；选择黏性适宜的黏合剂，掌握好用量；加入适量的崩解剂；调整适宜的压力并控制适宜的软材混合时间。

中药颗粒剂应注意按工艺规程操作；洗净药材，尽可能除去水提液中的黏液质、糖类等杂质，注意对煎液的粗滤和精滤及浓缩温度的控制，并避免浓缩时焦化的现象。

七、颗粒剂的吸潮与结块

颗粒剂在生产或贮存中可能会出现吸潮结块、流动性差、潮解、变质、发霉的现象。原因：药物本身及辅料的理化性质，如有易吸湿性成分或辅料；颗粒的松紧；中药颗粒剂中的杂质以及环境湿度较大等。为避免上述现象，针对不同的原因一般可采取以下措施：加入具有抗吸湿性的辅料如磷酸氢钙、淀粉、乳糖等；改用不易吸湿的辅料；制软材时增加混合搅拌时间或采用二次制粒方法使颗粒的松紧适宜；中药颗粒剂在药材提取时进行精制除杂处理；对颗粒进行防潮包衣或采用复合膜或铝箔的防潮包装以及控制生产环境中的空气湿度，如加强环境通风或在室内安装空气除湿机等。

八、颗粒剂的贮存

颗粒剂在运输或贮存中有时出现易碎的现象，而使粒度检查不合格。分析其原因：①颗粒太松；②颗粒含水量偏低。

解决办法：适当延长软材混合时间，但不宜过长，因混合时间增加软材黏性增大，制成的颗粒亦较硬，从而将导致溶散时间不合格；其次在使用摇摆制粒机制粒时，筛网要安装松紧适当，加料量不宜过多等，因加料过多、筛网安装较松时，滚筒反复搅拌可增加软材的黏性，使制得的湿颗粒粗而紧，反之颗粒细而松；调整黏合剂用量；增加过筛次数也可制得松紧度满意的颗粒；控制干颗粒的水分，不要过分干燥，一般化药颗粒剂的含水量为2%。中药颗粒剂含水量以3%~4%为宜。

九、颗粒剂的分装

在颗粒剂分装的过程中，会因颗粒的大小不匀、松紧不一或细粉太多而导致分剂量不准确。当出现分剂量不准确时，应采取如下解决办法：先从生产工艺着手，严格控制颗粒的质量，使制得的颗粒大小均匀，松紧一致；对已制成的不均匀颗粒，重新进行筛分并将不合格的大颗粒与细粉重新制粒；加强分装工序管理；经常检查定量杯的准确度及设备的运行情况。

思 考 题

1. 简述固体制剂药物的体内吸收过程与提高药物溶出速度的方法。
2. 粉体粒子的基本性质主要包括哪些？简述粉体的流动性对产品质量的影响。
3. 粉碎、过筛、混合、制粒的目的是什么？常用的粉碎、混合、制粒方法有哪些？
4. 简述散剂的制备工艺过程、操作关键及特殊散剂制备的要点。
5. 简述颗粒剂的制备工艺过程、操作关键及注意事项。
6. 试述颗粒剂的生产中易出现的问题及解决办法。

第十章 胶囊剂

本章要求
1. 掌握 胶囊剂的概念、分类与特点；硬胶囊与软胶囊的制备方法。
2. 熟悉 胶囊剂的质量要求与质量评价。
3. 了解 肠溶胶囊剂的制备；胶囊剂的包装。

第一节 概 述

一、胶囊剂的概念与分类

胶囊剂（capsules）系指将药物填装于空心硬质胶囊中或密封于弹性软质胶囊中而制成的固体制剂。构成上述空心硬质胶囊壳或弹性软质胶囊壳的材料是明胶、甘油、水以及其他的药用材料，但各成分的比例不尽相同，制备方法也不同。

胶囊剂按胶囊壳的软硬材质不同可分为硬胶囊剂（hard capsules）和软胶囊剂（soft capsules）；按溶解的部位不同可分为胃溶型胶囊（gastric capsules）和肠溶型胶囊剂（enteric capsules）；按释药速度不同可分为普通胶囊（ordinarily capsules）、缓释胶囊（enteric capsules）及控释胶囊（controlled capsules）。

1. 硬胶囊剂（hard capsules） 系指将一定量的药材提取物与药粉或辅料制成均匀的粉末或颗粒充填于空心胶囊中，或将药材粉末直接分装于空心胶囊中制成的剂型。空心胶囊一般呈圆筒形，质地坚硬而具弹性，由上下配套的两节紧密套合而成。

2. 软胶囊剂（soft capsules） 系指将一定量的药物、药材提取物加适宜的辅料密封于球形、椭圆形或其他形状的软质囊材中制成的剂型。

3. 肠溶胶囊（enteric capsules） 系指硬胶囊或软胶囊经药用高分子处理或用其他适宜方法加工而成。其囊壳不溶于胃液，但能在肠液中崩解、溶化、释放胶囊中的药物。

4. 缓释胶囊（sustained capsules） 系指在水中或规定的释放介质中缓慢地非恒速释放药物的胶囊剂。缓释胶囊应符合缓释制剂的有关要求并进行释放度检查。

5. 控释胶囊（controlled capsules） 系指在水中或规定的释放介质中缓慢地恒速或接近恒速释放药物的胶囊剂。控释胶囊应符合控释制剂的有关要求并进行释放度检查。

19世纪中叶，法国和英国的药师先后发明使用软胶囊剂和硬胶囊剂，并申请了专利。随着电子及机械工业的发展，特别是自动胶囊填充机等一些先进设备的问世，胶囊剂从理论到生产均有了较大的发展，已成为世界上使用最广泛的口服剂型之一，在许多国家和地区产量仅次于片剂和注射剂而居第三位。

二、胶囊剂的特点

胶囊剂的发展很快，主要因其具有以下特点：

1. 能掩盖药物不良嗅味、提高药物稳定性　因药物装在胶囊壳中与外界隔离，避开了水分、空气、光线的影响，对具不良嗅味或不稳定的药物有一定程度的遮蔽、保护与稳定作用。

2. 药物的生物利用度较高　胶囊剂中的药物是以粉末或颗粒状态直接填装于囊壳中，不受压力等因素的影响，所以在胃肠道中迅速分散、溶出和吸收，其生物利用度将高于丸剂、片剂等剂型。

3. 可弥补其他固体剂型的不足　含油量高的药物或液态药物难以制成丸剂、片剂等，但可制成胶囊剂。

4. 可定时定位释放药物　如可先将药物制成颗粒，然后用不同释放速度的高分子材料包衣（或制成微囊），按需要的比例混匀后装入空胶囊中，可制成缓释、肠溶等多种类型的胶囊剂。例如将酮基布洛芬先制成小丸，再包上一层能缓慢扩散的高分子薄膜后，装入空胶囊中，当水分扩散至小丸膜内后，使酮基布洛芬溶解成饱和溶液，并通过连续的高分子膜向胃肠道内扩散和渗透吸收起效。稳定血药浓度可达24小时。另外还可根据需要将药物制成直肠给药或阴道等给药的胶囊剂。

另外，胶囊剂囊壁能着色、印字，利于识别。

但胶囊剂外壳主要组分是水溶性明胶，因此有些药物不宜制成胶囊剂。通常不宜制成胶囊剂的药物有：药物的水溶液或乙醇溶液，因能使胶囊壁溶解；易溶性药物如氯化钠、溴化物、碘化物等，以及小剂量的刺激性药物，因在胃中溶解后局部浓度过高而刺激胃黏膜；易风化药物，因可使胶囊壁变软；吸湿性药物，因可使胶囊壁过分干燥而变脆。

三、胶囊剂的质量要求

除另有规定外，胶囊剂应当符合下列质量要求：
1. 胶囊剂应整洁、不黏结、不变形、无破裂、无异臭。
2. 填充小剂量药物前，应先用适宜稀释剂稀释，混合均匀。
3. 硬胶囊剂的内容物应干燥、疏松、混合均匀。
4. 硬胶囊剂的装量差异、崩解时间及硬胶囊剂的水分含量必须符合《中华人民共和国药典》有关规定。

第二节　胶囊剂的制备

一、硬胶囊剂的制备

硬胶囊的制备一般分为空胶囊的制备、填充药物的制备、填充及抛光等工艺过程。其一般工艺流程图如下：

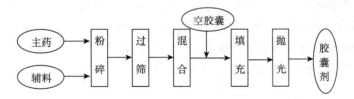

图 10-1 硬胶囊的制备的一般工艺流程图

（一）空胶囊的制备

1. 空胶囊的组成 空胶囊的主要成囊材料是明胶，明胶由动物的骨、皮水解而制得。

根据原料来源不同，明胶可以分为骨明胶和皮明胶。骨明胶由动物的骨熬制而成，特点是制成的胶囊壳质地坚硬、性脆、透明度较差。皮明胶由动物的皮熬制而成，制成的胶囊壳可塑性好、透明度好。为了兼顾胶囊壳的强度与塑性，生产一般采用骨、皮明胶的混合物投料。

根据处理方法不同，明胶可以分为 A 型明胶和 B 型明胶。A 型明胶系用酸法处理制得，等电点的 pH 值为 7.0~9.0。B 型明胶系用碱法处理制得，等电点的 pH 值为 4.7~5.2。两种明胶都可单独使用，制成的胶囊壳质量没有明显差别，生产上一般使用 A 型明胶和 B 型明胶的混合物投料。

另外，还有用淀粉、甲基纤维素、羟丙甲基纤维素等作空胶囊的成囊材料，但均未广泛使用。

2. 空胶囊的制备工艺 空胶囊由囊体与囊帽组成。一般由专门的工厂生产，目前普遍采用的方法是栓模法，即：将不锈钢制的栓模浸入明胶溶液形成囊壳的方法。主要制备工艺流程如图 10-2 所示。

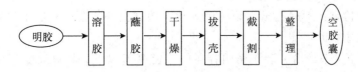

图 10-2 空胶囊的制备工艺流程图

操作环境的温度应为 10℃~25℃，相对湿度为 35%~45%，空气净化度应达到 10000 级。

在制备空胶囊时，可根据不同需要，添加如下辅料：①增塑剂：为了增加胶囊的可塑性与韧性，可加入甘油、CMC-Na、HPMC、山梨醇等增塑剂；②增凝（稠）剂：为了减小流动性、增加胶冻力，可加入增凝（稠）剂琼脂等；③着色剂：为了增加美观，便于识别，可加入各种食用色素等着色剂；④遮光剂：为了增加对光敏感药物的稳定性，可加入遮光剂二氧化钛（2%~3%）；⑤防腐剂：为了防止霉变，可加尼泊金类等常用防腐剂；⑥增亮剂：为了增加胶囊的光泽度，可适当添加十二烷基磺酸钠等增亮剂；⑦芳香矫味剂：为了矫正药物的不良气味，可加入乙基香草醛，香精油等芳香性矫味剂。

硬胶囊壳除用各种颜色区别外,为便于识别胶囊品种,也可在每个空胶囊上印字,国内外均有专门的胶囊印字机,一般每小时可印胶囊 45000~60000 粒。在印字用的食用油墨中添加 8%~12% 聚乙二醇 400 或类似的高分子材料,能防止所印字迹磨损。

3. 空胶囊的规格和质量要求 空胶囊共有 8 种规格,由大到小依次为 000、00、0、1、2、3、4、5 号,常用的为 0~5 号。随着胶囊号数由小到大,其容积由大到小,详细见表 10-1。

表 10-1　　　　　　　　　空胶囊的号数与容积

空胶囊号数	0	1	2	3	4	5
容积 (ml)	0.75	0.55	0.40	0.30	0.25	0.15

空胶囊的成品,应作必要的检查,以保证其质量。检查项目包括以下几项:

(1) 外观:色泽鲜艳,色度均匀。囊壳光洁,无黑点,无异物,无纹痕;应完整不破,无沙眼、气泡、软瘪变形;切口应平整、圆滑,无毛缺。

(2) 长度和厚度:全囊长度偏差在 ±0.50mm 以内,囊帽、囊体的长度偏差分别在 ±0.30mm 以内。囊壳厚度应均匀,囊帽与囊体套合时囊壳间距离(间隙,又称松紧度)应在 0.04~0.05mm 之间。

(3) 应无臭、无味。

(4) 含水量应在 12%~15%。

(5) 脆碎度:应有一定的强度和弹性,轻捏囊帽、囊体切口使成合缝应不破碎。

(6) 溶化时限:于 37℃ 水中振摇 15 分钟,应全部溶散。

(7) 炽灼残渣:对不同品种空胶囊有不同要求。透明空胶囊灰分不得超过 2.0%,半透明空胶囊(囊帽或囊体含有二氧化钛)灰分不得超过 3.0%,不透明空胶囊(囊帽和囊体均含有二氧化钛)灰分不得超过 5.0%。

(8) 卫生学检查:不得检出大肠杆菌等致病菌和活螨。杂菌总数不得超过 1000 个/g,霉菌总数不得超过 100 个/g。

合格后将上下两节套合,装于密闭容器中,置 40℃ 以下、相对湿度 30%~40% 处,避光贮藏,备用。也有专门的空胶囊预选机,用于装药前对囊壁不平、长度不合格的空胶囊进行剔除。

(二) 药物的填充

1. 填充药物的制备及空胶囊的选择 除特殊规定外,一般均要求是混合均匀的细粉或颗粒。若纯药物粉碎至适宜粒度能满足硬胶囊剂的填充要求,即可直接填充。多数药物由于流动性差等各方面的原因,均需加入一定的稀释剂、润滑剂、助流剂等辅料才能满足填充或临床的要求。常加入的辅料有蔗糖、乳糖、微晶纤维素、改良性淀粉、二氧化硅、滑石粉、硬脂酸镁等,可改善物料流动性或避免分层。另外,也可在药物中加入辅料制成颗粒后进行填充。

空胶囊的选择一般凭经验与试装确定,常用的方法是先测定待填充物料的堆密度,然后根据应装剂量计算该物料容积，来决定应选胶囊的号数。

2. 药物填充方式 胶囊剂的填充方法有手工填充和自动硬胶囊填充机填充两种。手工填充方法仅适合小量实验；大量生产一般采用自动硬胶囊填充机填充。

自动硬胶囊填充机主要由机架、传动系统、回转台部件、胶囊送进机构、胶囊分离机构、颗粒充填机构、粉剂充填组件、废胶囊剔除机构、胶囊封合机构、成品胶囊排出机构等组成。工作流程为：送囊→囊帽、囊体分离→剔除废囊→充填物料→锁囊→出囊。根据填充原理不同，自动硬胶囊填充机的填充方式有4种类型（图10-3）：A型是螺状推进药物进入囊体；B型是柱塞上下往复将药物压进囊体；C型是药物粉末或颗粒自由流入囊体；D型是在填充管内先将药物压成单剂量的小圆柱，再装入囊体中。从填充原理看，A型与B型填充机适于流动性较好的药物；C型填充机适于自由流动性好的药粉；D型填充机适于聚集性较强的药粉如结晶类药物，或适于易吸湿的药物如中药浸膏等。

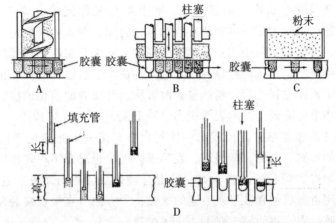

A. 螺状推进药物进入囊体 B. 柱塞上下往复将药物压进囊体
C. 药物粉末或颗粒自由流入囊体 D. 先将药物压成单剂量的小圆柱，再装入囊体
图10-3 硬胶囊剂自动填充机的类型

3. 胶囊抛光 填充后，即在自动硬胶囊填充机上完成套合胶囊帽工序（锁囊），目前几乎都是使用锁口式胶囊，其密闭性好，不必封口，易于控制质量。锁囊后的胶囊由自动硬胶囊填充机排出（出囊），得到的胶囊囊壁外往往沾有少量药粉，因此，还需要经过抛光机进行除粉、打光等处理。

4. 硬胶囊剂制备过程中容易出现的质量问题

（1）装量差异超限 导致胶囊剂装量差异超限的原因主要有囊壳因素、药物因素、填充设备因素等。可以通过加入适宜辅料或者制颗粒等方法改善药物的流动性，使填充准确，同时对填充设备要及时维修保养，确保正常运转。

（2）吸潮 胶囊剂的吸潮问题是较普遍的问题。可以通过改进制备工艺（如制粒、防潮包衣），利用玻璃瓶、双铝箔包装、铝塑包装等方法解决。

(三) 典型处方与分析

例　速效感冒胶囊

【处方】对乙酰氨基酚 300g, 维生素 C 100g, 胆汁粉 100g, 咖啡因 3g, 扑尔敏 3g, 10% 淀粉浆适量, 食用色素适量, 共制成硬胶囊 1000 粒。

【制法】①取上述药物, 分别粉碎, 过 80 目筛; ②将 10% 淀粉浆分为 A、B、C 三组, A 组加入少量食用胭脂红制成红糊, B 组加入少量食用橘黄 (最大用量为万分之一) 制成黄糊, C 组不加色素为白糊; ③将对乙酰氨基酚分成 3 份, 一份与扑尔敏混合后加入红糊, 一份与胆汁粉、维生素 C 混合后加入黄糊, 一份与咖啡因混合后加入白糊, 分别制成软材后, 过 14 目尼龙筛制粒, 于 70℃ 干燥至水分在 3% 以下; ④将上述 3 种颜色的颗粒混合均匀后, 填入空胶囊, 即得。

【注释】本品为一种复方制剂, 所含成分的性质、数量各不相同。对乙酰氨基酚具有解热镇痛的作用, 用于发热、头痛、关节痛等; 维生素 C 又称抗坏血酸, 是水溶性维生素, 能抗氧化, 保护细胞; 咖啡因是一种黄嘌呤生物碱化合物, 对人类来说是一种兴奋剂, 适度地使用有祛除疲劳、兴奋神经的作用; 扑尔敏的通用名称为马来酸氯苯那敏, 它可镇静、止吐, 能消除各种过敏症状, 用于治疗荨麻疹、过敏性鼻炎、过敏性皮炎、虫咬皮炎等, 与解热镇痛药配合, 用于治疗感冒。胆汁粉能显著改善脂肪肝患者的消化道症状, 因胆汁中的胆盐、胆固醇和卵磷脂等可降低脂肪的表面张力, 使脂肪乳化成许多微滴, 利于脂肪的消化; 胆盐还可与脂肪酸甘油酯等结合, 形成水溶性复合物, 促进脂肪消化产物的吸收。诸药合用, 用于感冒引起的鼻塞, 头痛, 咽喉痛, 发热等。为防止混合不均匀和填充不均匀, 采用适宜的制粒方法使制得的颗粒流动性良好, 经混合均匀后再进行填充, 这是一种常用的方法; 另外, 加入食用色素可使颗粒呈现不同的颜色, 一方面可直接观察混合的均匀程度, 另一方面若选用透明胶囊壳, 将使制剂看上去比较美观。

二、软胶囊剂的制备

(一) 影响软胶囊成形的因素

由于软胶囊是用软质囊材包裹液态物料, 所以了解各种影响成形的因素, 有利于处方设计与工艺条件控制。

(1) 囊壁组成的影响　软胶囊囊壁具有可塑性与弹性, 它由明胶、增塑剂、水三者所构成, 其重量比例通常是, 干明胶:增塑剂:水 = 1:(0.4~0.6):1。若增塑剂用量过低 (或过高), 则囊壁会过硬 (或过软); 由于在软胶囊的制备中以及在放置过程中仅仅是水分的损失, 因此, 明胶与增塑剂的比例对软胶囊剂的制备及质量有着十分重要的影响。常用的增塑剂有甘油、山梨醇或两者的混合物。

(2) 药物性质与液体介质的影响　由于软质囊材以明胶为主, 因此对蛋白质性质无影响的药物和附加剂才能填充, 而且填充物多为液体, 如各种油类和液体药物、药物溶液、混悬液, 少数为固体物。值得注意的是: 液体药物若含水量在 5% 以上或为水溶性、挥发性、小分子有机物, 如乙醇、酮、酸、酯等, 能使囊材软化或溶解; 醛可使明胶变性等, 这些均不宜制成软胶囊。液态药物 pH 值以 2.5～7.5 为宜，否则易使明胶水解或变性，导致泄漏或影响崩解和溶出，可选用磷酸盐、乳酸盐等缓冲液调整。

（3）药物为混悬液时对胶囊大小的影响　软胶囊剂常用固体药物粉末混悬在油性或非油性（PEG 400 等）液体介质中。为便于成型，一般要求药物粉末粒径尽可能小一些。为求得适宜的软胶囊大小，可用"基质吸附率"（base adsorption）大小来判断，基质吸附率为 1g 固体药物制成填充胶囊的混悬液时所需液体基质的克数，可按式 10-1 计算。

$$基质吸附率 = 基质重量/固体重量 \quad (10-1)$$

根据基质吸附率，称取基质与固体药物，混合匀化，测定其相对密度，便可决定制备一定剂量的混悬液所需模具的大小。显然固体药物粉末的形态、大小、密度、含水量等，均会对基质吸附率有影响，从而影响软胶囊的大小。

（二）软胶囊的制备方法

软胶囊剂生产时，填充药物与成型是同时进行的。制备方法可分为压制法（模压法）和滴制法两种。

1. 压制法　是将胶液制成厚薄均匀的胶片，再将药液置于两个胶片之间，用钢板模或旋转模压制软胶囊的一种方法。目前生产上主要采用旋转模压法，其制囊机及模压过程参见图 10-4（模具的形状可为椭圆形、球形或其他形状）。

滚模式软胶囊机的成套设备由软胶囊压制主机、输送机、干燥机、电控柜、明胶桶和料桶等部分组成，其中主机是关键设备部分。

滚模式软胶囊机的主机制囊工作原理是：由主机两侧的胶皮轮和明胶盒共同制备的胶皮相对进入滚模夹缝处，药液通过供料泵经导管注入楔形喷体内，借助供料的压力将药液及胶皮压入两滚模的凹槽中，由于滚模的连续转动，使凹槽内两条胶皮呈两个半球形（或其他含义形）将药液包封于胶膜内，剩余的胶皮被切断分离。

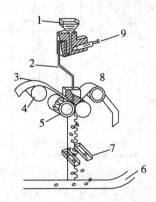

1. 贮液槽　2. 导管　3. 胶带　4. 送料轴　5. 模子
6. 胶囊输送机　7. 斜槽　8. 楔形注射器　9. 填充泵

图 10-4　滚模式软胶囊机工作原理示意图

如图 10-4 所示，药液由贮槽 1 经导管 2 流入楔形注射器 8。由相反方向向两侧送料轴传送过来的软胶片 3，相对地进入两个轮状模子 5 的夹缝处。此时，药液借填充泵 9 的推动,定量地落入两胶片之间,由于旋转的轮状模子连续转动,将胶片与药液压入两模的凹槽中,使胶片呈两个半球形将药液包裹,形成一个球形囊状物,剩余的胶片被切断分离。填充的药液量由填充泵准确控制。软胶囊的形状由轮状模子的形状控制。

软胶囊形状、装量的大小随滚模及配套件的变化而变化。目前,软胶囊的形状有圆柱形、球形、橄榄形、管形、栓形、鱼形等。软胶囊的装量以量滴为单位。一滴约等于0.06ml。非球形软胶囊的类型分为标准型、细长型、粗短型等。

2. 滴制法 系指通过滴制机制备软胶囊剂的方法。即利用明胶液与油状药物为两相,由滴制机喷头使两相按不同速度喷出,一定量的明胶液将定量的油状液包裹后,滴入另一种不相混溶的液体冷却剂中,胶液接触冷却液后,因表面张力作用而使之形成球形,并逐渐凝固成软胶囊剂。如图10-5所示。

在采用滴制法制备软胶囊剂时,应当注意影响其质量的因素,主要包括:①明胶液的处方组成比例;②胶液的黏度;③药液、胶液及冷却液三者的密度;④胶液、药液及冷却液的温度;⑤软胶囊剂的干燥温度。在实际生产过程中,根据不同的品种,必须经过试验,才能确定最佳的工艺条件。

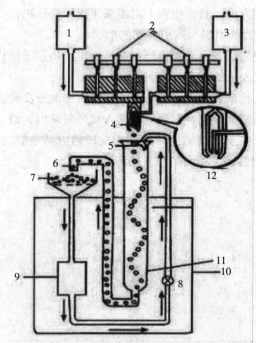

1. 明胶液贮槽　2. 定量控制器　3. 药液贮槽　4. 滴头　5. 冷却液状石蜡出口　6. 胶丸出口
7. 胶丸收集箱　8. 泵　9. 液状石蜡贮箱　10. 冷却箱　11. 冷却管　12. 滴头放大

图10-5　软胶囊(胶丸)滴制法生产过程示意图

(三)典型处方与分析

例　维生素AD胶丸(软胶囊)

【处方】维生素A 3000单位,维生素D 300单位,明胶100份,甘油55~66份,水120

份，鱼肝油或精炼食用植物油适量。

【制法】取维生素 A 与维生素 D，加鱼肝油或精炼食用植物油（在 0℃ 左右脱去固体脂肪），溶解，并调整浓度至每丸含维生素 A 为标示量的 90.0%～120.0%，含维生素 D 为标示量的 85.0% 以上，作为药液待用；另取甘油及水加热到 70℃～80℃，加入明胶，搅拌溶化，保温 1～2 小时，除去上浮的泡沫，过滤（维持温度），加入滴丸机滴制，以液体石蜡为冷却液，收集冷凝的胶丸，用纱布拭去黏附的冷却液，在室温下吹冷风 4 小时，放于 25℃～35℃ 下烘 4 小时，再经石油醚洗涤两次（每次 3～5 分钟），除去胶丸外层液体石蜡，再用 95% 乙醇洗涤一次，最后在 30℃～35℃ 烘干约 2 小时，筛选，质检，包装，即得。

【注释】本品主要用于防治夜盲、角膜软化、眼干燥、表皮角化及佝偻病和软骨病等，亦用以增长体力，助长发育；在制备胶液的"保温 1～2 小时"过程中，可采取适当的抽真空方法以便尽快除去胶液中的气泡、泡沫。

三、肠溶胶囊剂的制备

肠溶胶囊的制备方法，目前主要是在明胶壳表面包被肠溶衣料，如用 PVP 作底衣层，然后用蜂蜡等作外层包衣，也可用丙烯酸Ⅱ号、CAP 等溶液包衣等，其肠溶性较为稳定。

第三节 胶囊剂的质量评定与包装

一、胶囊剂的质量评定

软胶囊剂质量应符合《中华人民共和国药典》2010 年版二部制剂通则项下对胶囊剂的质量要求。

1. 外观 胶囊剂应整洁，不得有黏结，变形，渗漏或囊壳破裂现象，并无异臭。

2. 水分 《中华人民共和国药典》2010 年版二部规定硬胶囊应做水分检查。取硬胶囊的内容物，照"水分测定法"（附录Ⅸ H）测定，除另有规定外，不得超过 9.0%。

3. 装量差异 《中华人民共和国药典》2010 年版二部规定胶囊剂装量差异限度。应符合表 10-2 的规定。

表 10-2　　　　　　　　　　　　胶囊剂装量差异限度

平均装量	装量差异限度
0.3 g 或 0.3 g 以上	±7.5%
0.3 g 以下	±10%

检查方法：除另有规定外，取供试品 20 粒，分别精密称定重量后，倾出内容物（不得损失囊壳），硬胶囊壳用小刷或其他适宜的用具拭干净，软胶囊壳用乙醚等易挥发性溶剂洗净，置通风处使溶剂自然挥尽，再分别精密称定囊壳重量，求出每粒内容物的装量与平均装量。每粒的装量与平均装量相比较，超出装量差异限度的不得多于 2 粒，并不得有 1 粒超出

限度1倍。

凡规定检查含量均匀度的胶囊剂,可不进行装量差异限度的检查。

4. 崩解时限 除另有规定外,取供试品6粒,照《中华人民共和国药典》2010年版二部规定"崩解时限检查法"(附录ⅩA)检查,如胶囊浮于液面可加挡板一块。检查结果均应符合表10-3的规定。如有1粒不能完全崩解,应另取6粒,按上述方法复试,均应符合规定。软胶囊可改在人工胃液中进行检查。

凡规定检查溶出度或释放度的胶囊剂,可不进行崩解时限的检查。

5. 其他 胶囊剂的溶出度、释放度、含量均匀度、微生物限度等应符合要求。内容物包衣的胶囊剂应检查有机溶剂残留量。

表10-3　　　　　　　　　　　胶囊剂的崩解时限

	肠溶胶囊剂	软胶囊剂	硬胶囊剂
崩解时限	人工胃液中2小时不得有裂缝或崩解,人工肠液中1小时内应全部崩解	60分钟	30分钟

二、胶囊剂的包装

胶囊剂经质量检查合格后,要妥善包装,使胶囊剂在贮运中免于受潮、破碎、变质。包装时也要注意便于分发和便于使用。

胶囊剂易受温度与湿度的影响,因此包装材料必须具有良好的密封性能。现常用的有玻璃瓶、塑料瓶和铝塑泡罩式包装。用玻璃瓶和塑料瓶包装时,应先将容器洗净、干燥,装入一定数量的胶囊剂后,容器内间隙处塞入干燥的软纸、脱脂棉或塑料盖内带弹性丝,防止震动。瓶口密封,可用铁螺盖内衬橡皮垫圈或加塑料内盖或以木塞封蜡,再加胶木盖旋紧。易吸湿变质的胶囊剂,还可在瓶内加放一小袋烘干的硅胶作吸湿剂。铝塑泡罩式包装,卫生美观。便于携带(见片剂的包装与贮藏)。

胶囊剂的贮藏宜在阴凉干燥处。高湿度(≥60%相对湿度,室温)易使包装不良的胶囊剂变软、变黏、膨胀,并有利于微生物的滋长。若超过室温,相对湿度>45%时会产生更快更明显的影响,直至发生溶化。

思考题

1. 胶囊剂的概念、分类与特点是什么?
2. 胶囊剂的质量要求与质量评价指标有哪些?
3. 简述硬胶囊制备的工艺过程与常易出现的质量问题。
4. 软胶囊囊壁的组成有哪些?其重量比例是多少?
5. 软胶囊剂的制法有哪些?

第十一章 片 剂

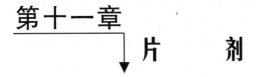

本章要求

1. 掌握 片剂的概念、特点、种类和质量要求；片剂辅料的分类及常用辅料的缩写、性质、特点和应用；片剂制备的方法；片剂成型的影响因素及压片中可能产生的问题及解决方法；片剂包衣的目的和种类；片剂包衣方法及包薄膜衣的材料与工序。
2. 熟悉 片剂的崩解机理及影响因素；片剂包糖衣的材料与工序。
3. 了解 压片的常用设备；片剂包衣的常用设备；片剂的处方设计。

第一节 概　　述

一、片剂的概念

片剂（tablets）系将药物与适宜的辅料混匀后压制而成的圆片状或异形片状的固体制剂。

二、片剂的发展简史

片剂创用于19世纪40年代，是在丸剂使用基础上发展起来的，起初的片剂是模印片（moulded tablet），生产率低。19世纪末随着压片机械的出现和不断改进，片剂的生产和应用得到了迅速的发展。近十几年来，片剂生产技术与机械设备方面也有较大的发展，如沸腾制粒、全粉末直接压片、高速旋转压片机、半薄膜包衣、新辅料、新工艺以及生产联动化等。在许多国家的药典所收载的药物制剂中以片剂数量最多。总之，目前片剂已成为品种多、产量大、用途广、使用和贮运方便、质量稳定的剂型之一。

三、片剂的特点

片剂的优点：①携带、运输较方便。片剂是加压制成的固体制剂，体积小，一瓶的装量可以维持几天、几周甚至几个月。②用途广泛。可以制成不同规格、类型的各种片剂，如分散（速效）片、控释（长效）片、咀嚼片、舌下片和溶液片等，以满足不同临床医疗的需要。③化学稳定性较好。因为片剂体积较小、致密，受外界空气、光线、水分等因素的影响较少，必要时通过包衣加以保护，片剂通常有效期是2年以上。④剂量准确、含量均匀、成本低。由于生产的机械化、自动化程度较高，很容易控制剂量和含量，也降低了生产成本。⑤易识别。不同药物片剂可以制成不同形状（如圆形、椭圆形、胶囊形），可以包不同颜色的衣膜，也可以在片剂上刻字或标记。⑥卫生标准容易达到。

片剂的不足之处：①相对注射剂，片剂起效慢，生物利用度相对较低。片剂服用后要先崩解成小颗粒后才能被机体吸收，延缓了药物起效时间；压片时加入的辅料，有时影响药物的溶出和生物利用度（有些情况是提高）；首过效应会影响生物利用度。②儿童、老人及昏迷病人不易吞服。③如果含有挥发性成分，久贮含量有所下降。

四、片剂的分类

《中华人民共和国药典》2010版制剂通则中收载了以下10余种片剂，根据给药途径可以分为口服用片剂、口腔用片剂、外用片剂。

1. 口服用片剂

（1）普通片（compressed tablets） 药物与辅料混合压制而成的未经包衣的常释片剂。例如：复方阿司匹林片。

（2）包衣片（coated tablets） 在普通片（素片，也常成为片芯）的外表面包上一层衣膜的片剂。根据包衣材料不同可分为：①糖衣片（sugar coated tablets）：以蔗糖为主要包衣材料进行包衣而制得的片剂。例如：牛黄解毒片。②薄膜衣片（film coated tablets）：用羟丙甲纤维素等高分子成膜材料进行包衣而制得的片剂。例如：替硝唑片。③肠溶衣片（enteric coated tablets）：系指用肠溶性包衣材料进行包衣的片剂。例如：阿司匹林肠溶片。

（3）泡腾片（effervescent tablets） 系指含有碳酸氢钠和有机酸，遇水可产生气体而呈泡腾状的片剂。泡腾片中的药物应是易溶性的，加水产生气泡后应能溶解。有机酸一般用枸橼酸、酒石酸、富马酸等。例如：维生素C泡腾片。

（4）咀嚼片（chewable tablets） 系指于口腔中咀嚼或吮服使片剂溶化后吞服，在胃肠道发挥作用或经胃肠道吸收发挥全身作用的片剂。咀嚼片一般应选择甘露醇、山梨醇、蔗糖等水溶性辅料作填充剂和黏合剂。咀嚼片的硬度应适宜。例如：小儿维生素C咀嚼片。

（5）分散片（dispersible tablets） 系指在水中能迅速崩解并均匀分散的片剂（在21℃±1℃下水中3分钟即可崩解分散，并通过180μm孔径的筛网），加水中分散后饮用，也可咀嚼或含服。分散片中的药物应是难溶性的，应进行溶出度和分散均匀性检查。例如：阿奇霉素分散片。

（6）缓释片（sustained release tablets） 系指在水中或规定的释放介质中缓慢地非恒速释放药物的片剂。例如：硝苯地平缓释片。

（7）控释片（controlled release tablets） 系指在水中或规定的释放介质中缓慢地恒速或接近恒速释放药物的片剂。例如：硝苯地平控释片。

2. 口腔用片剂

（1）舌下片（sublingual tablets） 系指置于舌下能迅速溶化，药物经舌下黏膜吸收发挥全身作用的片剂。舌下片中药物与辅料应是易溶性的，主要适用于急症的治疗，可避免肝脏对药物的首过作用。例如：硝酸甘油舌下片用于心绞痛的治疗。

（2）口含片（troches） 系指含于口腔中，药物缓慢溶解产生持久局部作用的片剂。常用于口腔及咽喉疾病的治疗。例如：复方草珊瑚含片。

（3）口腔贴片（buccal tablets）　贴于口腔黏膜，药物直接由黏膜吸收，发挥局部或全身作用的片剂。适用于肝脏首过作用较强的药物。例如：甲硝唑口腔贴片。

3. 外用片剂

（1）溶液片（solution tablets）　临用前加水溶解成溶液的片剂。一般用于漱口、消毒、洗涤伤口等。例如：复方硼砂漱口片。

（2）阴道片（vaginal tablets）　供塞入阴道内产生局部作用的片剂。起消炎、杀菌、杀精子及收敛等作用。为加快崩解常制成泡腾片。例如：克霉唑阴道片。

第二节　片剂的常用辅料

片剂由药物和辅料（excipients 或 adjuvants）组成。辅料系指片剂内除药物以外的一切附加物料的总称，亦称赋形剂。片剂的辅料必须具备较高的化学稳定性，不与主药发生任何物理化学反应，对人体无毒、无害、无不良反应，不影响主药的疗效和含量测定。根据片剂中常用辅料的不同功能，可分为填充剂、崩解剂、润湿剂和黏合剂、润滑剂、着色剂、矫味剂等。

一、填充剂

填充剂（fillers）指能使主药均匀分散并增加主药重量和体积的赋形剂。片剂的直径一般大于6mm，片重大于100mg，填充剂的加入不仅能保证一定的体积大小，而且能减少主药成分的剂量偏差，改善药物的压缩成形性等。

1. 淀粉（starch）　主要来自玉米、马铃薯、小麦；淀粉为白色粉末，无臭，无味，性质稳定，可与大多数药物配伍。常用作填充剂，也可以作为崩解剂。淀粉吸湿性小，价格便宜，但可压性较差，因此常与可压性较好的糖粉、糊精、乳糖等混合使用；也可以作为外加崩解剂使用。

2. 预胶化淀粉（pregelatinized starch）　为淀粉部分水解后而得；白色粉末，无臭，无味。常用作填充剂，也可以作为黏合剂、崩解剂。本品较淀粉具有良好的流动性和可压性，常用于粉末直接压片。

3. 蔗糖（sucrose）　由甘蔗、甜菜中提取而得；无色结晶或白色结晶性的松散粉末，无臭，味甜。常用作填充剂，也可以作为黏合剂、矫味剂。通常是低温干燥粉碎成糖粉来使用，其优点是黏合力强，并具有甜味可以兼作矫味剂。一般不单独使用，常与糊精、淀粉配合使用。蔗糖吸湿性较强，长期贮存，会使片剂的硬度过大，崩解或溶出困难。

4. 糊精（dextrin）　是淀粉水解的中间产物；白色无定型粉末，无臭，味微甜，在冷水中溶解较慢，沸水中易溶，不溶于乙醇。常用作填充剂，也可以作为黏合剂。糊精具有较强的黏结性，使用不当会使片面出现麻点、水印及造成片剂崩解或溶出迟缓。

5. 乳糖（lactose）　广泛存在于哺乳动物的乳中，常由制造乳酪后的副产品中（乳清）中制得；白色结晶性颗粒或粉末，无臭，味微甜，水中易溶，在乙醇、三氯甲烷或乙醚中不溶。乳糖有喷雾干燥乳糖、无水乳糖、球粒状乳糖和一结晶水乳糖（α-乳糖），常用的是α-乳糖。乳糖无吸湿性，具有很好的可压性，可与大多数药物配伍。乳糖与胺类药物之间会发生 Maillard 反应，使药物含量降低。

6. 微晶纤维素（microcrystalline cellulose，MCC） 由纤维素水解而制得，国外产品的商品名为 Avicel，并根据粒径、含水量不同分为若干规格，如 PH101、PH102、PH201、PH202、PH301、PH302 等；白色或类白色，无臭无味的结晶性粉末。常用于填充剂，兼有崩解剂作用，也可以作为黏合剂、助流剂。微晶纤维素具有较强的结合力与良好的可压性和流动性，亦有"干黏合剂"之称，片剂中使用微晶纤维素可同时改善颗粒可压性、流动性。微晶纤维素在加压过程中呈塑性变形，加之毛细管作用，极易引水入内破坏粒子之间的结合力，片剂中含20%以上微晶纤维素时可获得良好崩解性能，常与高效崩解剂配合使用较多应用于分散片等速释片剂。微晶纤维素较多用做粉末直接压片。微晶纤维素含水量超过3%时，在混合及压片过程中可能产生静电，可以通过干燥除去部分水分来克服。

7. 糖醇类 主要有甘露醇（mannitol）、山梨醇（sorbitol）等，通常由葡萄糖还原制得。呈白色颗粒或粉末状，具有一定的甜味，在口中溶解时吸热，有凉爽感。因此较适于咀嚼片，但价格稍贵，流动性也不好，常与蔗糖配合使用。

8. 无机盐类 主要有无机钙盐，如硫酸钙、磷酸氢钙及碳酸钙等。其中二水硫酸钙较为常用，其性质稳定，无臭无味，微溶于水，可与多种药物配伍，制成的片剂外观光洁，硬度、崩解性均好，对药物也无吸附作用。（注意：硫酸钙会和四环素类药物结合，形成难以吸收的络合物而降低疗效；硫酸钙还会引起便秘。）

表 11-1　　　　　　　　　　常用填充剂性能比较

辅料名称	优　点	缺　点
淀粉	价廉、易得	可压性差
预胶化淀粉	较好流动性、可压性	片剂硬度差
蔗糖	价廉、易得、甜味	吸湿性
糊精	价廉、易得	黏性大，影响崩解
乳糖	可压性好	有配伍禁忌
微晶纤维素	流动性、可压性、崩解性好	静电吸附
糖醇类	口感好	价格贵，流动性差
无机盐类	片剂外观好	有配伍禁忌、影响吸收

二、崩解剂

崩解剂（disintegrants）是促使片剂迅速碎裂成细小颗粒的辅料。由于片剂是高压下压制而成，因此空隙率小，结合力强，很难迅速溶解。片剂只有崩解以后药物才能顺利溶出，所以崩解时限为检查片剂质量的主要内容之一。除了缓释片、控释片、咀嚼片、口含片、口腔贴片、阴道片等有特殊要求的片剂外，一般均需加入崩解剂。特别是难溶性药物的溶出便成为药物在体内吸收的限速阶段,其片剂的快速崩解更具实际意义。

片剂的崩解机制是经过润湿、虹吸将水分引入片剂内部,崩解剂膨胀或使气体膨胀,抵抗内聚力,从而使片剂瓦解成小颗粒。崩解剂的作用机理有如下几种:

(1) **毛细管作用**　崩解剂在片剂中形成易于润湿的毛细管通道,当片剂置于水中时,水能迅速地随毛细管进入片剂内部,使整个片剂润湿而瓦解。淀粉及其衍生物、纤维素衍生物属于此类崩解剂。

(2) **膨胀作用**　崩解剂吸水后膨胀,从而瓦解片剂的结合力。崩解剂的膨胀能力可以用膨胀率表示,膨胀率越大,崩解效果越显著。比如羧甲基淀粉钠吸水后可以膨胀至原体积的300倍。

$$膨胀率 = \frac{膨胀增加的体积}{膨胀前的体积} \times 100\% \qquad (11-1)$$

(3) **润湿热**　有些药物在水中溶解时产生热,使片剂内部残存的空气及片内物料膨胀,促使片剂崩解。

(4) **产气作用**　由于化学反应产生 CO_2 气体促使片剂崩解。如在泡腾片中加入的枸橼酸或酒石酸与碳酸钠或碳酸氢钠遇水产生二氧化碳气体,借助气体的膨胀而使片剂崩解。

常用的崩解剂有:

1. 干淀粉　将淀粉在100℃~105℃下干燥1小时,含水量在8%以下即为干淀粉;性状同淀粉。常用作外加崩解剂。常用量为5%~20%。仅适用于水不溶性或微溶于水的药物,对易溶性药物的崩解作用较差。这是因为易溶性药物遇水溶解产生浓度差,使片剂外面的水分不易通过溶液层面透入到片剂的内部,阻碍了片剂内部淀粉的吸水膨胀。

2. 羧甲淀粉钠(sodium carboxymethyl starch,CMS-Na)　为淀粉在碱性条件下与氯乙酸作用生成的淀粉羧甲基醚的钠盐;白色或类白色粉末,无臭。常用于速释片剂。羧甲淀粉钠吸水膨胀后为原体积的300倍,是一种性能优良的崩解剂,但可压性稍差。常用量为1%~8%。使用时注意羧甲淀粉钠在空气中有引湿性。

3. 低取代羟丙基纤维素(low-substituted hydroxypropylcellulose,L-HPC)　由精制棉和环氧丙烷在隔绝空气条件下进行醚化而得;白色或类白色粉末、无臭、无味。在水中溶胀成胶体溶液,在乙醇、丙酮或乙醚中不溶。常用于速释片剂。低取代羟丙基纤维素具有很大的表面积和孔隙率,有很好的吸水速度和吸水量,其吸水膨胀率为500%~700%,常与微晶纤维素联用以取得更好的效果。常用量为2%~5%。注意低取代羟丙基纤维素与碱性药物可发生反应。片剂处方中含有碱性物质在经过长时间的贮藏后,崩解时间有可能延长。

4. 交联羧甲基纤维素钠(croscarmellose sodium,CCNa)　由木浆或棉纤维的纤维素经碱化交联而得;类白色粉末,无臭无味,几乎不溶于乙醇和乙醚。常用于速释片剂。由于交联键的存在不溶于水,能吸收数倍于本身重量的水而膨胀,所以具有较好的崩解作用;当与羧甲基淀粉钠合用时,崩解效果更好,但与干淀粉合用时崩解作用会降低。常用量为5%~10%。交联羧甲基纤维素钠与强酸、铁或其他金属(如铝、汞、锌)的可溶性盐有配伍禁忌。

5. 交联聚维酮(crospovidone,PVPP)　将乙炔与甲醛催化再经交联聚合而得;白色或微白色粉末,带有轻微特殊气味,不溶于水及各种有机溶剂。常用于速释片剂。交联聚维酮流动性较好,水中迅速溶胀但不会出现高黏度的凝胶层,因而其崩解性能十分优越。常用量2%~5%。注意交联聚维酮具有吸湿性。

6. 泡腾崩解剂（effervescent disintegrants） 是专用于泡腾片的特殊崩解剂,最常用的是由碳酸氢钠与枸橼酸组成的混合物。遇水时产生二氧化碳气体,使片剂迅速崩解。含有这种崩解剂的片剂,应妥善包装,避免受潮造成崩解剂失效。

表 11-2　　　　　　　　　　　常用崩解剂性能比较

辅料名称	优点	缺点
干淀粉	价廉、易得	不适用于易溶于水的药物
羧甲基淀粉钠	崩解性能好	可压性差、有吸湿性
低取代羟丙基纤维素	崩解性能好	与碱性药物有配伍禁忌
交联羧甲基纤维素钠	崩解性能好	与强酸、金属盐有配伍禁忌
交联聚维酮	崩解性能好	有吸湿性
泡腾崩解剂	崩解性能好	仅用于泡腾片

崩解剂的加入方法对片剂崩解性也有很大影响,片剂的加入方法有外加法、内加法和内外加法。即:①外加法是将崩解剂加入于压片之前的干颗粒中,片剂的崩解将发生在颗粒之间。②内加法是将崩解剂加入于制粒过程中,片剂的崩解将发生在颗粒内部。③内外加法是内加一部分,外加一部分,可使片剂的崩解既发生在颗粒内部又发生在颗粒之间,从而达到良好的崩解效果。通常内加崩解剂量占崩解剂总量的2/3,外加崩解剂量占崩解剂总量的1/3。一般来说内外加法效果最好,但操作稍繁琐。

三、润湿剂、黏合剂

润湿剂（moistening agent）系指本身没有黏性,但能诱发物料自身的黏性,以利于制粒的液体。在制粒过程中常用的润湿剂有水、乙醇。

黏合剂（adhesives）系指利用自身的黏性,从而使物料聚结成粒的辅料。

1. 水（water） 饮用水经过蒸馏、离子交换、反渗透或其他适宜的方法生产的纯化水;为无色,无臭,无味的澄明液体。水作为润湿剂可以诱发物料自身黏性,利于制粒。水虽价廉易得,但干燥温度高、干燥时间长,不适用于对水敏感和不耐热的药物;另外对于物料本身黏性特别大的物料可能在制粒时会出现发黏、结块、湿润不均匀、干燥后颗粒发硬等现象,最终导致颗粒不均匀、物料各部分药物含量不均匀,此时一般选用适当浓度的乙醇溶液作为润湿剂。

2. 乙醇（ethanol） 以淀粉、蔗糖或其他糖类为原料,用控制醇的发酵法制备而得;为澄清、无色、易流动的挥发性液体,味灼烈。常根据需要用水调成一定浓度使用,通常浓度范围在30%~70%。随乙醇浓度增大,干燥时间相应缩短,但注意浓度过大有一定危险性。

3. 淀粉浆 指淀粉受热后形成均匀糊状物,玉米淀粉完全糊化的温度是77℃。70℃左右呈稠厚胶体液,放冷后呈胶冻样。淀粉浆的常用浓度为8%~15%,最高不超过20%,常用10%。淀粉浆的制法主要有煮浆法和冲浆法两种,煮浆法是将淀粉混悬于全部量的水中,在夹层容器中加热并不断搅拌,直至糊化。冲浆法是将淀粉混悬于1~1.5倍水中,然后根据浓度要求冲入一定量的沸水,不断搅拌糊化而成。

4. 聚维酮(povidone,PVP) 将乙炔与甲醛催化而得;无臭或稍有特臭,无味,白色至乳白色粉末。根据分子量不同分为多种规格,其中最常用的型号是K30,平均分子量为3.8万。聚维酮的最大优点是既溶于水,又溶于乙醇,因此可用于水溶性或水不溶性物料以及对水敏感性药物的制粒,还可用做直接压片的干黏合剂。常用浓度为3%~5%。聚维酮有吸湿性。

5. 羟丙甲纤维素(hydroxypropylmethyl cellulose,HPMC) 纤维素的羟丙甲基醚化物;白色或类白色纤维状或颗粒状粉末,无臭,在无水乙醇、乙醚、丙酮中几乎不溶,在冷水中溶胀成澄清或微混浊的胶体溶液。羟丙甲纤维素在片剂中用作黏合剂,缓控制剂中作为亲水凝胶缓控释材料。易溶于冷水,不溶于热水,因此一般采用在冷水中溶胀的方法配制羟丙甲纤维素溶液。根据分子量不同分为多种规格,其中最常用的是黏度为5mPas~50mPas,常用浓度为2%~4%。

6. 羧甲纤维素钠(carboxymethylcellulose sodium,CMC-Na) 由纤维素经碱化再经醚化反应制得;白色或近白色,纤维状粉末或颗粒,易溶于水成胶体溶液,不溶于乙醇、乙醚、丙酮等有机溶剂。常用浓度为2%~10%。羧甲纤维素钠能和金属离子发生螯合反应,可以延缓含有金属离子杂质的片剂在贮藏期间的变色,且在空气中有吸湿性。

7. 其他黏合剂 明胶(gelatin)、甲基纤维素(methylcellulose,MC)、乙基纤维素(ethylcellulose,EC)、羟丙基纤维素(hydroxypropylcellulose,HPC),这些黏合剂一般浓度不超过10%,也可以使用50%~85%的蔗糖溶液。常用黏合剂使用浓度与性能比较见表11-3。

表11-3 常用黏合剂使用浓度与性能比较

黏合剂	溶剂中质量浓度(w/v)/%	优点	缺点
淀粉	8~15	价廉、易得	使用量大使药物含量相对降低
聚维酮	3~5	溶于水及乙醇	有吸湿性
羟丙甲纤维素	2~10	黏度大	使用不当会影响药物溶出
羧甲基纤维素钠	2~10	延缓金属离子变色	有吸湿性
明胶	2~10	加快药物溶出	与醛、醛糖、离子聚合物等有配伍禁忌
蔗糖	50~85	具有甜味	有吸湿性

四、润滑剂

颗粒(粉末)在压片时可能会黏附在冲模及冲头表面造成片面不光、不平、有凹痕,或由于流动性不好造成片重差异过大。因此压片时常需加入一些具有润滑作用的辅料,以增加物料流动性,减小摩擦力,此类辅料一般称为润滑剂,根据作用机制不同分为润滑剂、抗黏剂和助流剂。

（1）润滑剂（lubricants） 主要通过降低物料或片剂与冲模壁之间的摩擦力,以保证压片时应力分布均匀,防止裂片等。

（2）抗黏剂（antiadherents） 主要起到降低物料与冲头与冲模表面的黏附性,以保证压片操作的顺利进行以及片剂表面光洁。

（3）助流剂（glidants） 通过降低颗粒之间摩擦力,从而改善粉体流动性,减少片重差异。

润滑剂的作用机制主要有以下几种:①使物料静电荷传布于表面,降低黏附性;②一般润滑剂粒径较小,填充于颗粒表面,可以改善粒子表面的粗糙度;③可以优先吸附颗粒中的气体;④减弱粒子间的范德华力;⑤有些润滑剂有较低熔点,受压时溶化为液体,起到减小摩擦的作用。

1. 硬脂酸镁（magnesium stearate, MS） 为氯化镁与硬脂酸钠作用制得或由氢氧化镁、碳酸镁、氧化镁与硬脂酸作用制得;白色轻松无砂性的细粉,微有特臭,与皮肤接触有滑腻感,在水、乙醇或乙醚中不溶。常用量为 0.1%~1%。硬脂酸镁用量过大时,由于其疏水性,会影响片剂崩解。另外,镁离子会影响某些药物的稳定性。

2. 硬脂酸（stearic acid） 由脂肪或植物油制得;白色或类白色有滑腻感的粉末或结晶性硬块,在三氯甲烷或乙醚中易溶,在乙醇中溶解,在水中几乎不溶,熔点为 69℃~79℃。常用量为 1%~3%。硬脂酸为酸性物质,不适用于某些碱性盐类药物。如苯巴比妥钠与硬脂酸生成苯巴比妥和硬脂酸钠。

3. 滑石粉（talc） 来自含水硅酸盐矿物;白色或灰白色,无臭无味,润滑,结晶性粉末,易附着于皮肤,触感柔软,无颗粒感。常用量 1%~5%。滑石粉与季铵化合物有配伍禁忌。

4. 微粉硅胶（aerosil） 由氯代硅烷气相水解制得;质轻,疏松,蓝白色,无臭,无味,无沙砾感的无定型粉末。可用做粉末直接压片的助流剂。常用量为 0.1%~0.5%。由于微粉硅胶质轻,极易飞扬,人吸入后可引起呼吸道刺激,需要用防尘呼吸器。

5. 氢化植物油（hgdrogenated vegetable oil） 本品主要以植物来源的油,经精制漂白,以喷雾干燥法制得;白色微细粉末状。应用时,将其制成稀溶液后喷于干颗粒表面上边混合以利于均匀分布。常用量为 1%~5%。使用不当有可能影响药物溶出速度。与强酸和氧化剂有配伍变化。

6. 聚乙二醇类（polyethylene glycol, PEG） 由环氧乙烷与水聚合而成;白色蜡状固体薄片或颗粒状粉末,略有特臭,在水或乙醇中易溶,乙醚中不溶。PEG 4000 熔点为 50℃~54℃,PEG 6000 熔点为 53℃~58℃。常用量为 1%~5%。压片过程中如果物料过分发热则黏性增大,此时加入抗黏剂,避免发生粘冲。

表 11-4　　　　　　　　　　常用润滑剂、抗黏剂和助流剂性能比较

润滑剂	优点	缺点
硬脂酸镁	润滑性好	影响崩解；镁离子配伍禁忌
硬脂酸	润滑性良好	与碱性盐类药物有配伍禁忌
滑石粉	抗黏着性好	与季铵化合物有配伍禁忌
微粉硅胶	助流性好	质轻，易飞扬
氢化植物油	润滑性好	影响溶出；与强酸和氧化剂有配伍变化
聚乙二醇类	润滑性好	发热黏性增大

五、色、香、味调节剂

片剂中通常需要加入一些着色剂、矫味剂等辅料以改善外观和口味。但无论加入何种辅料，都应符合药用规格。口服色素有胭脂红、苋菜红、柠檬黄、亮黄、靛蓝、棕红色氧化铁等，最大用量一般不超过0.05%。香精可将其乙醇溶液喷入干颗粒中。一般使用甜味剂来改善口味，如山梨醇、甘露醇、蔗糖、乳糖、甜菊素、阿司帕坦等，甜味剂在处方中用量通常不会超过5%。常用甜味剂性能比较见表11-5。

表 11-5　　　　　　　　　　常用甜味剂性能比较

名　称	相对甜度	味　感	稳定性
蔗糖（sucrose）	1	优　良	相对稳定
葡萄糖（glucose）	0.7	良　好	相对稳定
木糖醇（xylitol）	0.6	清凉甜味	对热和 pH 值 3~8 稳定
甜叶菊苷（stevioside）	300	后苦味	相对稳定
安赛蜜（acesulfame-k）	200	极微后苦味	稳定
阿司帕坦（aspartame）	200	近蔗糖	对碱和热稳定
蔗糖素（sucralose）	600	近蔗糖	光热酸碱稳定

六、预混辅料

这是一类新兴辅料，并非单一成分，而是由几种辅料预先适当配比，并按一定工艺生产制成的复合辅料。预混辅料具有以下特点：①各自化学性质没有改变。预混辅料是物理混合物，制备预混辅料的各种辅料只是发生了物理性状的改变，化学性质没有改变，其毒副作用和安全性都没有发生变化。因此，比开发全新辅料容易得多。②具有多种优良性能。由于预混辅料中每一种辅料都有其独有的特性，因此，在一个完整的制剂中都发挥着各自的作用。预混辅料可以做到流动性、可压性、外观、口感等都比单一辅料有很大改善。③节约时间和成本。使用预混辅料可以与药物直接混合后进行生产，免去了处方优选的过程，简化了原来

多种辅料反复采购、质量检验以及储存等大量工作，降低了生产成本，使生产效率明显提高。④质量稳定。预混辅料是经过大量处方筛选，得到严格的配方组成，并在一定条件下生产而得，使用预混辅料比采用多种辅料投料进行生产制剂的质量要稳定的多。目前，已经上市可用于片剂的预混辅料有：

Ludipress® LCE：由 BASF 公司开发。由 96.5% 乳糖，3.5% PVP Kollidon® 30 组成的复合物，粉末休止角 29.5°，平均粒径（筛分径）260μm，干燥失重（105℃）5.75%，松密度 0.57g/ml，因此流动性、混合性和可压性好，片剂硬度与机器速度无关，适用于口含片、泡腾片，咀嚼片和调整释放片，尤其适合低含量药物的直接压片。

DiPac®：由 Domino Sugar 公司开发复合物，由蔗糖 96.5% ± 1.5%，麦芽糊精 3.0 ± 0.75% 组成，干燥失重 0.5% ± 0.25%，其特点是完全水溶、优良流动性、较低的吸湿性、具甜味及不与其他药物配伍反应等，主要用于直接压片的填充剂。

Prosolv：Prosolv 是 JRS Pharma 公司一项将微晶纤维素和胶体二氧化硅相结合生成的一种新型的高功能性预混辅料。根据不同处方组成分为 Prosolv SMCC50（微晶纤维素 101 + 胶态二氧化硅）、Prosolv SMCC90（微晶纤维素 102 + 胶态二氧化硅）、Prosolv SMCCHD90（微晶纤维素 12 + 胶态二氧化硅）等型号。采用 Prosolv 技术，胶态二氧化硅颗粒能够均匀地分散到 MCC 颗粒的表面和细孔里，硅化增加了表面积，赋予了极佳的流动性和可压性。

Avicel® CE-15：是由美国 FMC 公司开发微晶纤维素和瓜尔豆胶的结合物，属于专利产品，由于该产品是旋转卷曲而成的，而不是拉长的，因为这样可使粒子边缘较软，不易裂开以减少黏牙的感觉，降低易碎性，提供较柔软的口感，改善整个药片的味道，主要用于咀嚼片。

ForMaxx®：美国 Merck 公司开发。处方组成为碳酸钙 70%，山梨醇 30%，该产品松密度 0.7g/ml，粒径 212~850μm，休止角 26°，含水量 <1%。因此，具有良好流动性，可用于直接压片，并有矫味作用。

Microcelac® 100：由 Meggle 公司开发生产的喷雾干燥复合物，由 75% α-水乳糖和 25% 微晶显微素组成。粉末粒径 <250μm，休止角 34°，松密度 0.5g/ml，因此具有极佳的可压性，优良的流动性，能够使流动性很差的药物制得高剂量的但体积小的片剂。

Pharmatose® DCL40：由 DMV Veghel 公司开发的由 95% β-乳糖，5% 乳糖醇组成的共同处理物。由于是球形颗粒和合适的粒径，因此表现出良好的流动性，不需或需较少润滑剂，吸湿性小等特点。

StarLac®：由 Roquette 公司开发生产的喷雾干燥复合物，由 85% α-水乳糖和 15% 玉米淀粉组成。粉末粒径 <250μm，休止角 30°，松密度 0.57g/ml。具有良好的流动性和可压性，主要用于速溶片、低剂量处方、直接压片等。

Cellactose® 80：由 Meggle 公司开发生产的喷雾干燥复合物，由 75% α-水乳糖和 25% 粉末纤维素组成。粉末粒径 <200μm，休止角 32°~32°，松密度 0.38g/ml，因此具有极佳的可压性，优良的流动性，主要用于直接压片。

第三节 片剂的制备

制备片剂的方法主要有以下四种：
（1）湿法制粒压片法　将湿法制粒的颗粒经干燥后压片的工艺。
（2）干法制粒压片法　将干法制粒的颗粒进行压片的方法。
（3）粉末（结晶）直接压片法　不经过制粒过程直接把药物和辅料混合进行压片的方法。
（4）半干式颗粒（空白颗粒）压片法　半干式颗粒压片法是将药物粉末和预先制好的辅料颗粒（空白颗粒）混合进行压片的方法。

一、工艺流程图

（一）湿法制粒压片工艺流程图

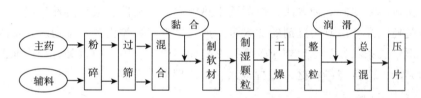

图 11-1　湿法制粒压片工艺流程图

（二）干法制粒压片工艺流程图

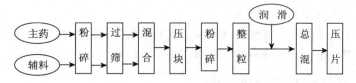

图 11-2　干法制粒压片工艺流程图

（三）粉末（结晶）直接压片工艺流程图

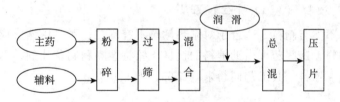

图 11-3　粉末（结晶）直接压片工艺流程图

（四）半干式颗粒（空白颗粒）压片工艺流程

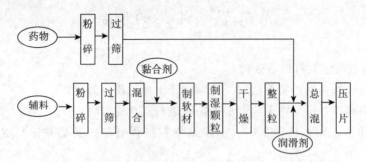

图 11-4　半干式颗粒（空白颗粒）压片工艺流程图

二、制法

（一）湿法制粒压片法

湿法制粒压片靠黏合剂的作用使粉末粒子间产生结合力，制成的颗粒具有良好的流动性和可压性，是应用最多的一种方法，但不适于热敏性、湿敏性、极易溶性物料。该方法的关键步骤主要是控制黏合剂或润湿剂的加入量，加入量少则颗粒松散，细粉多，加入量过多则软材太湿，颗粒成条状，干燥后颗粒较硬，影响片剂崩解。生产中对黏合剂或润湿剂加入量主要凭经验判断，以所制得软材"手握成团，触之即散"为佳。

（二）干法制粒压片法

干法制粒压片法靠压缩力使粒子间产生结合力，其制备方法有压片法和滚压法。压片法系利用重型压片机将物料粉末压制成直径约为20~25mm的胚片，然后破碎成一定大小颗粒的方法。滚压法系利用转速相同的两个滚动圆筒之间的缝隙，将药物粉末滚压成条状物，然后破碎成一定大小颗粒的方法。

干法制粒压片法常用于热敏性、遇水易分解的物料，方法简单、省工省时。采用干法制粒时，应注意由于高压引起的晶型转变及活性降低等问题。

（三）粉末（结晶）直接压片法

该法不需要制粒过程，因而具有省时节能、工艺简便、工序少、特别适用于湿热不稳定的药物，但对直接压片物料的流动性、可压性要求较高，目前在欧美国家是主要的片剂制备方式，但是国内很多辅料难以满足，致使该工艺的应用受到了一定限制。

（四）半干式颗粒（空白颗粒）压片

该法由于药物不参与制粒，适合于对湿热敏感不宜制粒，而且压缩成形性差的药物，也可用于含药较少物料，这些药可借助辅料的优良压缩特性顺利制备片剂，因此该法若采用一些无需再制粒的预混辅料，其工艺同粉末（结晶）直接压片法。

表 11-6　　　　　　　　　　　制备片剂的方法优缺点比较

压片方法	优点	缺点
湿法制粒压片法	颗粒流动性好	不适于湿热敏感药物
干法制粒压片法	适于湿热敏感药物	高压可能影响药物活性
粉末（结晶）直接压片法	工艺简便	对物料要求高
半干式颗粒（空白颗粒）压片法	适于湿热敏感药物	工艺繁琐

三、主要仪器与设备

常用压片机按其结构分为单冲压片机和旋转压片机；按压缩次数分为一次压制压片机和二次压制压片机；按片层分为双层压片机、有芯片压片机等。

（1）单冲压片机　主要组成为上冲、下冲、模具、调节器、加料装置。通过调节下冲推片时抬起的高度，使恰与模圈的上缘相平，从而使加料器把药片顺利推出；通过调节下冲下降的深度，从而调节模孔的容积而控制片重；调节上冲下降的深度来调节压片压力，下降越深，上、下冲间的距离越近，压力越大，反之则小。

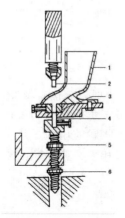

1.加料器　2.上冲　3.冲模　4.下冲
5.出片调节器　6.片重调节器

图 11-5　单冲压片机主要构造示意图

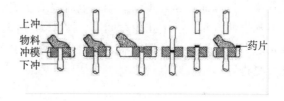

① ② ③ ④ ⑤ ⑥

图 11-6　单冲压片机压片流程

单冲压片机的压片过程见图 11-6。①上冲上升，加料器移到模孔之上；②下冲下降到适宜位置，加料器抖动使物料填满模孔；③加料器从模孔上移开，并刮平模孔中物料；④上冲下降将物料压制成片；⑤上冲上升，下冲随之上升与模孔上缘相平；⑥加料器再次移到模孔之上，将片剂推开，同时进行第二次饲粉，如此反复进行。

单冲压片机的产量一般 60 片/分，最大压片直径为 12mm，最大填充深度 11mm，最大压片厚度 6mm，最大压力 15kN。除压制圆形片外，还可以压制异形片和环形片剂。单冲压片机的优点是外形小巧，结构简单，整机重量轻，操作方便，适应能力强，但仅适用于实验室和小批量、多品种片剂的小试生产。

（2）旋转压片机 结构示意图与工作原理如图 11-7 所示。旋转压片机是将多副冲模呈圆周状装置在工作转盘上，各上、下冲的尾部由固定不动的升降导轨控制。当上、下冲随工作转盘同步旋转时，又受导轨控制做轴向的升降运动，从而完成压片过程。旋转压片机的主要工作部分有：机台、压轮、片重调节器、压力调节器、加料斗、饲粉器等 6 个部分组成。旋转压片机有多种型号，按冲数分有 16 冲、19 冲、27 冲、33 冲、55 冲、75 冲等。按流程分单流程和双流程两种。单流程有一对压轮，双流程有两对压轮，在冲模数一样的情况下双流程生产速度是单流程的一倍，并且可以压双层片和夹心片。

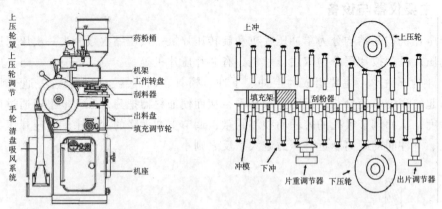

图 11-7 旋转压片机的结构与工作原理示意图

旋转压片机的压片过程如下：①填料：当下冲转到填充架之下时，其位置最低，颗粒填入模孔中；当下冲行至片重调节器之上时略有上升，经刮粉器将多余的颗粒刮去；②压片：当上冲和下冲行至上、下压轮之间时，两个冲之间的距离最近，将颗粒压缩成片；③出片：上冲抬起，下冲行至出片调节器之上时将片剂抬到恰与模孔上缘相平，药片被刮粉器推开，如此反复进行。

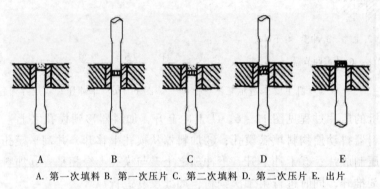

A. 第一次填料 B. 第一次压片 C. 第二次填料 D. 第二次压片 E. 出片

图 11-8 二层片的形成过程

旋转压片机具有填粉方式合理、片重差异小；由上、下冲同时加压，压力分布均匀；生产效率高等优点。目前国外发展了封闭式高速压片机，最高产量达每小时 100 万片以上。当前压片机朝着密闭化、模块化、自动化、规模化的方向发展,新型的全自动旋转压片机,除能将片重差异控制在一定范围外,对缺角、松裂片等不良片剂也能自动鉴别并剔除。

把组分不同的片剂物料按二层或三层堆积起来压缩成片剂叫多层片或积层片。双室双层渗透泵片的制备用到该类型的压片机。二层片的形成过程如下:

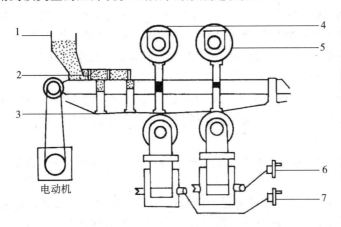

1. 加料斗 2. 括粉器 3. 下冲轨道 4. 初压轮 5. 二次压轮
6. 二次压轮压力调节器 7. 初压轮压力调节器

图 11-9 二次压缩片机示意图

四、典型处方与分析

例1 阿奇霉素分散片

【处方】阿奇霉素 250g,羧甲淀粉钠 20g,低取代羟丙基纤维素 20g,微晶纤维素 200g,阿司帕坦 10g,10%聚维酮(K30)水溶液适量,硬脂酸镁适量。

【制法】①将原料药粉碎过 80 目筛;辅料 50℃~60℃干燥 2~3 小时,过 100 目筛,备用;②按处方称取阿奇霉素、羧甲淀粉钠、低取代羟丙基纤维素、微晶纤维素、阿司帕坦按照等量递增法混合均匀;③加入 10%聚维酮-K30 水溶液适量制软材,过 30 目筛制湿颗粒;④将湿颗粒 50℃~60℃干燥,至颗粒含水量在 1%~3%;⑤干颗粒过 28 目筛整粒;干颗粒称重,加入 1%硬脂酸镁混匀,物料含量测定,压成 1000 片,即得。

【注释】①阿奇霉素属难溶性广谱抗菌药,制成分散片比普通片剂及胶囊吸收快,吸收后能迅速而广泛地渗入人体组织,特别是优先分布于感染部位,浓度超过很多病原菌的最小抑菌浓度,并保持一个很长的时间,还特别适合于吞咽困难的患者,因而备受临床欢迎。②本品采用湿法制粒压片。处方中阿奇霉素为有效成分;羧甲淀粉钠、低取代羟丙基纤维素为高效崩解剂;微晶纤维素为填充剂;阿司帕坦为矫味剂;10%聚维酮(K30)为黏合剂;硬脂酸镁为润滑剂。③为了使药物含量均匀,采用等量递增法混合。为了保证颗粒的流动性及片重均一性,采用 30 目筛制粒、28 目筛整粒。

例2 辛伐他汀片

【处方】辛伐他汀 5g,微晶纤维素(PH102)40g,乳糖 50g,微粉硅胶 2g,硬脂酸镁

2g，叔丁基-4-羟基苯甲醚0.1g。

【制法】将叔丁基-4-羟基苯甲醚加5g乳糖研磨，过100目筛，与辛伐他汀混合。然后将混合物与剩余乳糖、微晶纤维素、微粉硅胶、硬脂酸镁等量递增法混合均匀，采用冲模为7mm浅凹冲压片，调节片重使每片约100mg，调节压力使硬度为6~10kgf。

【注释】①本品采用粉末（结晶）直接压片。辛伐他汀为有效成分；微晶纤维素、乳糖为填充剂；微粉硅胶、硬脂酸镁为润滑剂；叔丁基-4-羟基苯甲醚为抗氧剂。②辛伐他汀在湿热、氧化条件下不稳定，在碱性条件可以完全降解。若用常规湿法制粒压片，受湿热、氧化及碱性条件影响易发生含量下降。为此，采用粉末直接压片并加入抗氧剂可避免辛伐他汀降解。③由于叔丁基-4-羟基苯甲醚的用量较小，制备时先与一部分乳糖混合均匀，然后再直接与辛伐他汀混合，目的是防止辛伐他汀在制备过程中被氧化。

例3 阿司匹林片

【处方】阿司匹林50g，预胶化淀粉24g，羟丙甲基纤维素16g，糊精4g，微粉硅胶2g，滑石粉8g。

【制法】取上述处方量已粉碎并过100目筛的阿司匹林，加入处方量的预胶化淀粉、羟丙甲基纤维素、糊精及微粉硅胶混合均匀再用干放式炼胶机压制成2mm厚的薄长条状的干片，过14目筛网的颗粒机进行整粒后，制成干颗粒，并与处方量的滑石粉混合，采用冲模为6mm冲压片，即得。

【注释】本品采用干法制粒压片。阿司匹林为有效成分；预胶化淀粉为填充剂兼崩解剂；羟丙甲基纤维素、糊精为黏合剂；微粉硅胶、滑石粉为润滑剂。

例4 复方丹参片

【处方】丹参450g，三七141g，冰片8g，微晶纤维素9g，淀粉5g，15%淀粉浆适量，硬脂酸镁2g。

【制法】丹参加乙醇加热回流1.5小时，提取液滤过，滤液回收乙醇并浓缩至适量，备用；药渣加50%乙醇加热回流1.5小时，提取液滤过，滤液回收乙醇并浓缩至适量，备用；药渣加水煎煮2小时，煎液滤过，滤液浓缩至适量。三七粉碎成细粉，与上述浓缩液和微晶纤维素、淀粉混合均匀，加入15%淀粉浆适量制成颗粒，干燥。将冰片研细后连同硬脂酸镁与上述颗粒混匀，压制成1000片，或包糖衣或薄膜衣，即得。

【注释】①本品为中药片剂。处方中丹参、三七、冰片为药物；微晶纤维素、淀粉作为填充剂；15%淀粉浆为黏合剂；硬脂酸镁为润滑剂。②因为冰片熔点低易升华，所以冰片在制粒后加入，并采用包衣的方法，防止储存过程中的挥发。

第四节 片剂的包衣

片剂的包衣主要有以下几方面作用：①避光、防潮、防止有效成分挥发、隔离配伍禁忌成分，以提高药物的稳定性；②遮盖药物的不良气味、改善外观，增加患者的顺应性；③包衣后表面光洁，提高流动性，便于包装、运输和服用；④改变药物释放的位置及速度，如胃溶、肠溶、缓控释等；⑤采用不同颜色包衣，增加药物的识别能力，增加用药的安全性。

包衣的基本类型有糖包衣、薄膜包衣、压制包衣等方式。常用的包衣方式为前两种。薄膜包衣具有很多优势（表11-7），将逐步取代糖包衣。

表11-7　　　　　　　　　　　糖包衣与薄膜包衣比较

项目	糖包衣	薄膜包衣
包衣材料	易霉变、软化、开裂	防潮、抗湿、遮光
外观	颜色不均匀、标识不清	片型美观、色彩鲜艳、标志清新、形象生动
包衣增重	增重一般为片重50%以上	增重一般为片重0.5%~3%
包衣时间	10~16小时	2~3小时
使用对象	糖尿病人慎用	适应广泛人群
崩解性能	影响崩解	影响很小
品种	胃溶	胃溶、肠溶、口含、缓释、控释等

一、包衣工艺流程

（一）糖包衣工艺流程

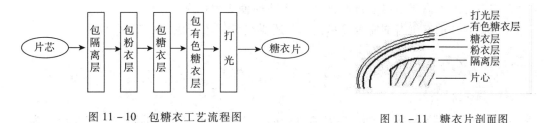

图11-10　包糖衣工艺流程图　　　　图11-11　糖衣片剖面图

糖包衣可以按照以下流程进行：

1. 隔离层　包隔离层目的是防止后续包衣过程中包衣液中的水分浸入片芯，也可以防止某些成分迁移到片子表面。包隔离层使用的是有机溶剂，应注意防爆防火，采用低温干燥（40℃~50℃）。

2. 粉衣层　片芯的棱角不利于在包衣锅内滚动，糖衣层也很难包均匀，为消除片剂的棱角，在隔离层的外面包上一层较厚的粉衣层。操作时洒一次浆，撒一次粉，然后热风干燥20~30分钟（40℃~55℃），重复以上操作，直到片剂的棱角消失。包糖衣的增重主要来自该层。

3. 糖衣层　包粉衣层的片子表面比较粗糙、疏松，不能继续包色衣层，因此再包糖衣层使其表面光滑平整、细腻坚实。操作要点是加入稍稀的糖浆（70%），逐次减少用量（湿润片面即可），在低温（40℃）下缓缓吹风干燥，一般约包制10~15层。

4. 有色糖衣层　包色衣层目的是增加片剂的美观，也易于识别。包衣糖浆中加有所需色素，按上述包糖衣层工艺操作即可。

5. 打光 包色衣层后，片剂外表有些暗，为了增加片剂的光泽和表面的疏水性而进行打光。

（二）薄膜包衣工艺

包薄膜衣的生产工艺主要如下：

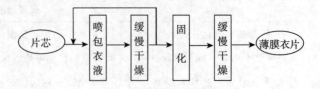

图 11-12 包薄膜衣工艺流程

具体操作过程如下：

（1）在包衣锅内装入适当形状的挡板，以利于片芯的转动与翻动。

（2）调节包衣锅，使成一定倾斜度和适当转速。

（3）将片芯放入锅内，喷入一定量的薄膜衣材料的溶液，使片芯表面均匀湿润。

（4）吹入缓和的热风使溶剂蒸发（温度最好不超过40℃，以免干燥过快，出现"皱皮"或"起泡"现象；也不能干燥过慢，否则会出现"粘连"或"剥落"现象）。如此重复上述操作若干次，直至达到需要的厚度为止。

（5）在室温或略高于室温下自然放置6~8小时使之固化完全。

（6）为使残余的有机溶剂完全除尽，一般还要在50℃下干燥12~24小时。

二、包衣材料

（一）糖衣材料

1. 糖浆 常用糖浆浓度为65%~75%（g/g），主要用于粉衣层的黏结与糖衣层。为了增加糖浆的黏度，也可在糖浆中加入10%的明胶或阿拉伯胶。

2. 隔离层材料 可用于隔离层的材料有：10%的玉米朊乙醇溶液、15%~20%的虫胶乙醇溶液、10%聚乙烯醇酞酸酯（PVAP）乙醇溶液、10%的醋酸纤维素酞酸酯（CAP）乙醇溶液。其中最常用的是玉米朊包制的隔离层。PVAP、CAP为肠溶性高分子材料，使用时注意包衣厚度以防止在胃液中溶解。

3. 滑石粉 主要用于粉衣层消除片剂的棱角和增重。

4. 打光剂 川蜡、白蜂蜡、巴西棕榈蜡等，主要为川蜡。用前应精制，方法为：加热80℃~100℃熔化后过100目筛，去除杂质，并掺加20%硅油混匀，冷却，粉碎，过80目筛备用。

（二）薄膜衣的材料

薄膜包衣材料通常由成模材料、增塑剂、速度调节剂、固体物料、色料以及溶剂等组成。

1. 成模材料 按衣层的作用分为胃溶膜、肠溶膜、口溶膜（含片）、缓释膜、控释膜、复合膜,以及最新型的多层膜、微孔膜、渗透泵包衣、靶向给药包衣,其中主要为胃溶型、缓释型和肠溶型三大类。

（1）胃溶型薄膜包衣材料　主要用于改善素片的吸潮和防止粉尘污染等,如甲基纤维素（MC）,羟丙甲纤维素（HPMC）、羟丙纤维素（HPC）、羟乙基纤维素（HEC）等。

（2）缓释型包衣材料　中性的甲基丙烯酸酯共聚物（如Eudragit RS和RL）在整个生理pH值范围内不溶,对水及水溶性物质有渗透性,因此可作为调节释放速度的包衣材料。乙基纤维素（EC）具有良好的成膜性疏水性好,不溶于胃肠液,常与水溶性聚合物共用改变其通透性,调节EC与水溶性聚合物的比例可控制衣膜层的释药速度,现在已有调节释放速度的薄膜包衣专用的EC水分散体。

（3）肠溶包衣材料　常用醋酸纤维素酞酸酯（CAP）,聚乙烯醇酞酸酯（PVAP）,甲基丙烯酸共聚物,醋酸纤维素苯三酸酯（CAT）,羟丙基纤维素酞酸酯（HPMCP）,丙烯酸树脂EuS100、EuL100等,这些材料具有耐酸性,在胃液中不溶,而在十二指肠部位很易溶解。

2. 增塑剂　能增加成膜材料的可塑性,使其更柔软且更具柔顺性的材料。聚合物与增塑剂之间要具有化学相似性,一般认为增塑剂分子嵌入聚合物的链间,一定程度上阻断了聚合物分子之间的相互作用,使聚合物穿梭移动的机会增多,从而改善聚合物的柔顺性。常用增塑剂有：甘油、聚乙二醇、甘油单醋酸酯、甘油三醋酸酯、二丁基癸二酸酯和邻苯二甲酸二丁酯（二乙酯）、精制椰子油、蓖麻油、玉米油、液状石蜡等。

3. 着色剂与遮盖剂　着色剂与遮盖剂的作用是遮盖片芯的底色或避光,增加美观度,增加产品识别能力,常用的是天然色素和二氧化钛。

4. 溶剂　溶剂主要是用来配置包衣液。常用水和乙醇、异丙醇、丙酮等。

三、包衣的方法与设备

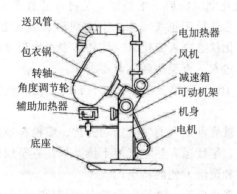
图11-13　传统包衣锅

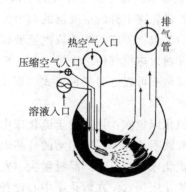
图11-14　埋管包衣锅

包衣常用方法有滚转包衣法（锅包衣法）、流化包衣法、压制包衣法。

1. 传统包衣锅和埋管包衣锅　如图11-13,形似荸荠的糖衣锅体,当敞口锅体转动时,片剂在锅体内随之翻滚,由人工间歇地向锅内喷洒包衣材料,被送风管吹送的热风干燥,反复进行完成包衣。这种包衣锅空气交换效率低，干燥慢；气路不能密闭，有机溶剂污染环境等不利因素影响其广泛应用。为提高这种包衣锅的包衣性能已采用了许多改进的装备，如在物料层内插进喷头和空气入口的埋管包衣锅（图 11-14），可以有效进行热交换和防止喷液的飞扬。

2. 高效包衣机　传统包衣锅、埋管包衣锅虽然对使用有机溶剂包薄膜衣取得了成功，但还不具有水性薄膜包衣时应用侧边通风包衣锅的优点，为改善传统的包衣锅的干燥能力差的缺点而开发的新型包衣锅即高效包衣锅（图 11-15），该装置通常为一卧式的旋转圆柱筒，圆筒曲面均匀地分布着通气孔，片子在筒中既能翻转又能侧转混合，干空气从远离片床对侧的通气孔进入筒中，再由安装在片床下与强制排风机相连的排气管吸过片床。沿排气孔排出。高效包衣锅干燥速度快，包衣效果好，已成为包衣装置的主流。

该类型包衣锅有个最小装载量问题，如果批量过低，很可能出现大部分挡板露出片床，也会出现强制通风的出气小孔不能完全被覆盖，干燥空气会绕过片子进入排气管道。

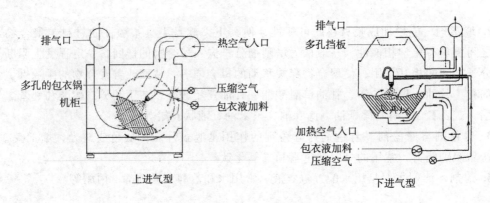

图 11-15　高效包衣机

3. 流化包衣装置　流化包衣的原理与流化制粒原理基本相似，是将片芯置于流化床中，通入气流，借急速上升的空气流的动力使片芯悬浮于包衣室内，上下翻动处于流化（沸腾）状态，然后将包衣材料的溶液或混悬液以雾化状态喷入流化床，使片芯表面均匀分布一层包衣材料，并通入热空气使之干燥，如此反复包衣，直至达到规定要求。

流化床包衣可以分为三种形式（图 11-16）：顶喷流化床包衣、底喷流化床包衣、侧喷流化床包衣。

顶喷流化床包衣：片芯置于流化床中，被底部通入的气流推动流化，喷枪在最高位，喷嘴喷出包衣液附着在不规则运动的片芯表面，继续通入热空气使干燥，如此直至到达规定要求。顶喷流化床包衣具有产品批量大，安装和清洗方便的特点。

底喷流化床包衣：在流化床中心设置圆形导向筒，喷枪雾化器在底部分布板中央，分布板在导向筒区域内具有较大开孔率，大部分风量在此区域内经过，片芯被气流加速沿导向筒上升，再离开导向筒进入扩展室，然后落入床体与导向筒之间的环隙区域，如此循环，在此循环过程中喷枪雾化器向片芯喷包衣液，继续通入热空气使干燥，如此直至到达规定要求。底喷流化床包衣衣膜质量好、应适用范围广、适于中等批量生产。

侧喷流化床包衣：流化床底部有一个可变速转盘，转盘可上下移动，可以调节气流量，包衣液通过料槽壁上的雾化器喷向片芯，片芯在料槽内呈螺旋状运动，均匀有序。侧喷流化床包衣与底喷流化床包衣效果相近，但会产生较大的机械摩擦力，不适用于脆碎物料。

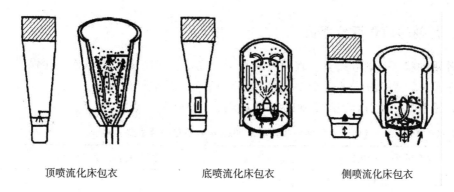

图 11-16　流化包衣装置

5. 压制包衣法　压制包衣法分两个步骤完成（图 11-17）：第一步完成片芯的压制，与普通压制片过程相同；第二部完成包衣层的压制，首先在冲模中填充物料作为包衣层下部，然后通过机械将片芯准确送入冲模内，再填充上部物料，最后压缩完成压制包衣过程。为了使片芯侧面也覆盖有包衣材料，压制包衣的冲模直径应该比片芯直径稍大。压制包衣生产流程短、自动化程度高、劳动条件好，特别适用于对湿热敏感药物的包衣，但对压片机械的精度要求较高。

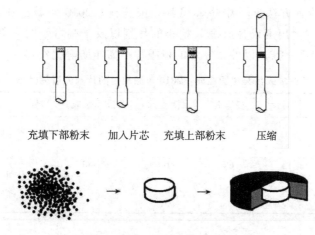

图 11-17　压制包衣示意图

第五节　片剂的质量评价及影响因素

一、片剂的质量评价项目

1. 外观性状　片剂应完整、表面色泽均匀、光洁，无杂斑，无异物，并在规定的有效期内保持不变，良好的外观可增强病人对药物的信任，故应严格控制。

2. 片重差异　应符合现行药典对片重差异限度的要求，见表 11-8。

表 11-8　《中华人民共和国药典》2010 年版规定的片重差异限度

片剂的平均重量（g）	片剂差异限度（%）
<0.30	±7.5
≥0.30	±5.0

检查法：取 20 片，精密称定总重量并求得平均片重，再分别精密称定每片的重量，然后以每片片重与平均片重比较，超出上表中差异限度的药片不得多于 2 片，并不得有 1 片超出限度 1 倍。

糖衣片的片芯应检查重量差异，并符合上表规定，包衣后不再检查片重差异。薄膜衣片在包薄膜衣后检查重量差异并符合规定。凡已规定检查含量均匀度的片剂，不必进行片重差异检查。

3. 崩解时限　检查方法见《中华人民共和国药典》2010 年版药典，其具体要求见表 11-9。凡规定进行"溶出度或释放度"检查的片剂以及某些特殊的片剂（如缓控释片剂、口含片、咀嚼片、阴道片等）以外，一般的口服片剂需作崩解度检查。

表 11-9　《中华人民共和国药典》2010 年版规定的片剂的崩解时限

片剂	普通片	浸膏片	糖衣片	薄膜包衣片	肠溶包衣片
崩解时限（分钟）	15	60	60	60	人工胃液中 2 小时不得有裂缝、崩解或软化等，人工肠液中 60 分钟全部溶或崩解并通过筛网

4. 溶出度或释放度　对于难溶性药物而言，虽然崩解度合格却并不一定能保证药物快速而完全地溶解出来。因此，《中华人民共和国药典》2010 年版对许多药物规定必须进行溶出度检查或释放度检查（溶出度检查用于普通片剂，而释放度检查用于缓控释制剂及肠溶制剂）。

5. 含量均匀度　含量均匀度系指小剂量药物在每个片剂中的含量符合标示量的程度。片剂每片标示量不大于 10mg 或主药含量小于每片重量 5% 者均需检查含量均匀度。小剂量药物由于混合不均匀可能造成的每片含量差异。含量均匀度的检查方法及其判断标准,详见《中华人民共和国药典》2010年版规定。

6. 脆碎度 片剂受到震动或磨擦之后容易引起碎片、顶裂、破裂等。脆碎度反映片剂的抗磨损震动能力,也是片剂质量标准检查的重要项目。常用脆碎度测定仪,按《中华人民共和国药典》2010版二部附录ⅩG片剂脆碎度检查法进行检测。

7. 硬度 是片剂的径向破碎力(kgf),常用硬度测定仪测定。在一定压力下压制的片剂的直径和厚度相同的片剂,其硬度越大压缩成形越好。硬度过大会影响片剂崩解,硬度太小不利于运输,通常硬度在4~10kgf。

二、片剂成形的影响因素

(一)压片过程

1. 物料移动 颗粒填充入模孔后,上冲向下压,使颗粒发生整体移动。

2. 重新排列 无规则的颗粒的重新排列,使体积进一步缩小。

3. 物料破碎 当压力进一步增大,会促使大的颗粒破碎成小颗粒,填充到物料之间的小空隙,使体积又进一步缩小。

4. 塑性、弹性变形 当物料被压缩到一定程度,继续增大压力,物料会发生弹性、塑性变形,使体积缩小。

在以上过程中,主要存在以下两个方面的结合力,促使形成片剂:①物料受压时熔点降低,而且颗粒间相互擦摩会产生热量,会使相邻颗粒的接触点发生熔融现象,当压力解除后,在这些部位发生重新结晶而形成"固体桥",使众多的相邻颗粒借助于这种"固体桥"而联接起来。另外,在加压过程中,水分被挤压到颗粒表面,可使颗粒表面的可溶性成分溶解,当压成的药片失水后,发生重结晶现象而在相邻颗粒间也形成"固体桥"。②破碎的颗粒具有较大的比表面积和表面自由能,因此表现出较强的结合力,加之静电力的作用,也是形成片剂的重要结合力。

(二)影响因素

根据以上原因,在形成片剂过程中主要有以下几方面的影响因素:

1. 物料的可压性 压片过程物料会发生形变,若是主要发生塑性变形,易于固结成型;若是主要发生弹性变形,当撤去压力,物料趋向恢复到原来的性状,可能导致片剂松片甚至裂片。因此,认为加压过程主要发生塑性变形的物料可压性好。

2. 药物的熔点及结晶形态 药物的熔点较低有利于"固体桥"的形成,形成片剂的硬度大(但熔点过低,压片时容易粘冲);立方晶系的结晶对称性好、表面积大,压缩时易于成型;鳞片状或针状结晶容易形成层状排列,流动性好,但压缩后的药片容易分层裂片;树枝状结晶易发生变形而且相互嵌接,可压性较好,易于成型,但流动性差。

3. 黏合剂 加入黏合剂,可以增加颗粒之间的结合力,使片剂易于成型,但应注意避免硬度过大而造成崩解、溶出的困难。

4. 水分 颗粒水分存在也会促使形成"固体桥",有利于片剂的成型,但注意过量水分会发生粘冲。另外，水分在压缩时被挤到颗粒的表面形成薄膜，起到一种润滑作用，使颗粒易于互相靠近，从而使片剂易于形成。

5. 压力 主要有两个方面，一是压力大小：一般而言，压力愈大，颗粒间的距离愈近，结合力愈强，压成的片剂硬度也愈大，但当压力超过一定范围后，压力对片剂硬度的影响减小，甚至出现裂片；二是加压时间：因为物料发生形变时是塑性和弹性形变同时存在，加压时间的延长有利于发生塑性变形，从而利于片剂成型，并使时间延长硬度增大。单冲压片机属于撞击式压片，加压时间很短极易出现裂片（顶裂）现象，旋转式压片机的加压时间较长，因而不易裂片。

第六节 片剂工业化存在的问题与解决措施

一、片剂生产工艺中的问题与解决措施

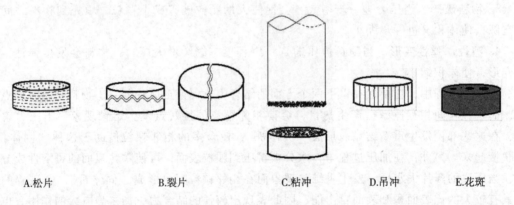

A.松片　　　　B.裂片　　　　C.粘冲　　　　D.吊冲　　　　E.花斑

图 11-18 片剂常见问题

1. 松片 片剂压成后，硬度不够，表面有麻孔，用手指轻轻加压即碎裂，见图 11-18A。其产生原因主要有：①药物本身可压性差；②辅料使用不当，处方中使用了纤维性辅料成分或黏合剂用量过少；③颗粒太干、颗粒流动性差、颗粒不均匀；④压力过小、多冲压片机冲头长短不齐、车速过快或加料斗中颗粒时多时少。

以上原因可通过选用可压性更好的辅料、重新制粒或通过调节压片机械压力、调整车速等方法克服。

2. 裂片 片剂受到震动或经放置时，从腰间裂开的称为腰裂；从顶部裂开的称为顶裂，腰裂和顶裂总称为裂片，见图 11-18B。其产生原因主要有：①药物本身可压性差；②颗粒太干、细粉过多、含结晶水药物失去过多造成裂片；③颗粒中润滑剂使用过量，粉末中部分空气不能及时逸出而被压在片剂内，当撤去压力后，片剂内部空气膨胀造成裂片；④压片机压力过大，当撤去压力后反弹力大而造成裂片；车速过快，物料主要发生弹性形变，也易裂片；冲模不符合要求，中部磨损，其中部大于上下部或冲头向内卷边，使片剂顶出时造成裂片。可调节压力与车速，改进冲模配套，及时检查调换。

若是润滑剂使用过量,可适当减少润滑剂用量或筛去部分细粉加以克服。其他情况与松片解决方案类似。

3. 粘冲与吊冲 粘冲是压片时冲头和冲模表面黏附细粉,致使片面不光、不平有凹痕,甚至粘去一薄层或一部分。吊冲的边缘粗糙有纹路。见图11-18C、D。其产生原因主要有:①颗粒含水量过多、含有引湿性易受潮的药物易产生粘冲;②润滑剂用量过少或混合不匀、细粉过多;③冲模表面粗糙、刻字太深有棱角或表面不干净,冲头与冲模配合过紧造成吊冲或使机械发热而造成粘冲。

生产中粘冲、吊冲若不及时发现,很容易造成压片机械损坏。因此,应严格控制颗粒含水量和润滑剂的用量,必要时停机检查。

4. 片重差异超限 指片重差异超过药典规定的限度。其产生原因主要有:①颗粒中细粉过多、颗粒流动不畅、物料稀释后粘堵加料斗;②冲头与模孔吻合性不好,下冲外周与模孔壁之间漏下较多药粉,致使下冲发生"涩冲"现象,造成物料填充不足,压片车速过快或不稳定,填充量不足,旋转压片机各下冲长短不一,造成填料不一。应针对原因及时解决。

片重差异超限是片剂生产时经常遇到的问题,提高颗粒质量、冲头与模孔吻合性,控制压片车速是解决这类问题的关键。

5. 崩解延缓 指片剂不能在规定时限内完成崩解,影响药物的溶出、吸收和发挥药效。影响片剂崩解的因素主要有以下几个方面:

(1) **片剂孔隙率** 水分的透入是片剂崩解的首要条件,而水分透入的快慢与片剂内部具有很多孔隙状态有关,影响水分透入片剂的主要因素是毛细管孔径、数量、液体的表面张力和接触角。

(2) **物料润湿性差** 生产中应注意疏水性辅料的应用,减小疏水性润滑剂混合时间,使之不能完全覆盖颗粒表面,会使崩解时缩短。加入适量表面活性剂降低液体表面张力,使药物及辅料具有较小的接触角 θ,加快水分的渗入,从而加快片剂的崩解。

(3) **崩解剂选用不当或用量过少** 筛选处方时可以选用崩解性能优良的崩解剂或适当提高崩解剂的用量。如可选用低取代羟丙基纤维素、羧甲基淀粉钠、交联聚维酮、交联羧甲基纤维素钠作为崩解剂。另外,崩解剂与合适填充剂配合能够取得更好崩解性能和可压性,如与微晶纤维素配合使用能取得更好的崩解效果,因微晶纤维素具有海绵状的多孔管状结构,受压时的多孔结构由杂乱无章而成为线性排列再加之塑性变形,使MCC遇水后,水分子能够快速进入片剂内部。

(4) **黏合剂** 黏合剂主要起固体架桥作用,黏合力越大,固体架桥作用力越大,片剂崩解时间越长。在具体的生产实践中,必须把片剂的成型与片剂的崩解综合加以考虑,选用适当的黏合剂以及适当的用量。

(5) **片剂贮存条件的影响** 片剂经过贮存后,会缓缓地吸湿,使崩解剂无法发挥其崩解作用,片剂的崩解因此而变得比较迟缓。

6. 溶出超限 片剂在规定的时间溶出的药物量达不到规定值称之为溶出超限或称为溶出度不合格。对于许多难溶性药物片剂来说,即使崩解合格,但是由于药物难溶,溶出过程很慢,也会影响药物的吸收。影响药物溶出及其解决方案如下:

(1) 药物理化性质 ①药物溶解度小。可通过加入表面活性剂、助溶剂、制成易溶性盐、提高药物的表面积，使溶出速度加快。②药物晶型。药物由于结晶条件不同可形成针状、柱状、鳞片状的晶型。晶型不同，导致晶格能不同，药物的熔点、溶解速度也不同，无定型为无结晶结构的药物，无晶格束缚，自由能大，所以溶解度和溶解速度较结晶型大。可通过改变结晶条件提高药物溶解速度。

(2) 辅料对药物溶出的影响 ①辅料的亲水性差。可选用亲水性好的辅料或加入表面活性剂提高物料亲水性加以克服。②崩解剂。崩解剂的崩解性能好，可以促进药物溶出，而崩解剂黏度过大，一般来说也会影响药物的溶出。在处方有选时尽量选用崩解性能好、黏度小、亲水性强的辅料。

(3) 制备工艺的影响 片剂制备工艺不同也会对溶出造成很大影响，通常可以将药物与辅料共同研磨或制成固体分散物来提高药物的溶出速度。

(4) 压力 压力对溶出的影响类似对崩解的影响，压力增大溶出减慢，生产时注意控制压力不宜过大。

7. 片剂含量不均匀 片剂含量不均匀主要发生在小剂量片中，因为主药含量小，难以混合均匀，即使片重符合要求，含量也会有很大差异，所以药物含量小的片剂要求检查含量均匀性。往往有以下原因会造成片剂含量差异：①混合不均匀主要是由于主药与辅料量比相差悬殊、主药与辅料粒度相差悬殊或主药与辅料密度相差悬殊时造成的，此时应适当延长混合时间或采用等量递加的方法混合。②可溶性成分在颗粒之间的迁移由于在制湿颗粒时加入的黏合剂含有水，可溶性药物会有部分溶解到水中，在湿颗粒干燥时水由颗粒内部向外蒸发，被溶解的药物也随之迁移到颗粒的表面，造成颗粒内外药物含量不均匀，而对于颗粒在盘中铺成薄层，下层颗粒中的水分向上扩散到上层颗粒的表面进行气化，在此过程中溶解的药物也随之迁移到上层颗粒，使上层颗粒中的可溶性成分含量增大，最终导致片剂含量不均匀。生产中可以通过选择对药物不溶解的溶剂，或尽量降低对药物有溶解性的溶剂用量，更换干燥方法，如采用流化（床）干燥法或箱式干燥法，经常翻动颗粒，以减少颗粒间的迁移来解决。

8. 花斑与印斑 片剂表面有色泽深浅不同的斑点，造成外观不合格，见图11-18。产生的主要原因和解决方法：①色素的迁移。产生过程同有效成分的迁移，可以通过更换不溶性色素来解决；②混合不均匀。制粒前应先将原料磨细，颗粒应混匀才能压片；③压片过程中有色品种清场不彻底而被污染，应彻底清场。

9. 叠片 指两片叠成一片。由于粘冲或上冲卷边等原因致使片剂粘在上冲，此时颗粒填入模孔中又重复压一次成叠片或由于下冲上升位置太低，不能及时将片剂推出，而随后又将颗粒加入模孔内重复加压而成。出现叠片应立即停机找出原因，排除故障。

10. 爆冲 冲头爆裂缺角。其原因可能由于冲头热处理不当，经不起加压或压片机压力过大，以及压制结晶性药物时均可造成爆冲。如果发现爆冲，应立即停机查找碎片并找出原因，排除故障。

11. 蹦片 片剂压制后前挡板推之跳起，也称跳片。主要是因为下冲推片位置过低，没有完全将片推出，此时加料器将片推走时不顺畅会引起蹦片，甚至会使片子缺边破裂。应停机调节下冲位置。

生产中一旦投料生产，出现以上问题可能会造成巨大经济损失。其中有些问题是可以通过前期工作来避免的，而有些问题可以通过后期适当调整来解决，以减小经济损失。表11-9中列举了一些最常见的问题以及一些弥补解决方案。

二、包衣工艺中的问题与解决措施

1. 起泡 片剂衣膜上有圆形的突起，中间有空气，称为起泡。其原因是固化条件不当，干燥速度过快，应掌握成膜条件和适宜的干燥速度。

2. 粘连 包衣过程中出现药片会粘在锅壁上，或是药片相互间粘在一起的现象。产生的主要原因和解决方法：①喷液速度太快，包衣锅干燥效率不高。应降低喷液速度，增加进风温度，提高干燥效率。②包衣锅转速太低，包衣锅转速过低，片子容易粘连，可以适当提高包衣锅转速。③喷枪雾化效果不佳，造成喷液过于集中，不能及时干燥，应提高雾化压力。

表11-9　　　　　　　　　　　片剂常见问题及解决方案

出现问题	原因	解决方案
松片	颗粒太干	喷入适量稀乙醇（50%~60%）
	压力太小	增大压力
裂片	细粉过多	将细粉重新制粒
	压片速度太快	降低压片速度
粘冲与吊冲	颗粒含水量过多	颗粒进行适当干燥
	颗粒吸湿性大	降低环境湿度
片重差异超限	颗粒中细粉过多	将细粉重新制粒
	颗粒流动性不畅	适当加入润滑剂用量，重新混合均匀
崩解延缓	压力过大	减小压力
溶出超限	压力过大	减小压力
出现问题	原因	解决方案
花斑与印斑	清场不彻底而被污染	重新清场
叠片	粘冲	停机检查，排除故障
爆冲	冲头质量	调换冲头
蹦片	下冲位置过低	调节下冲位置

3. 橘皮样粗糙 包衣液黏度过大或包衣液雾化效果不好，结果聚合物没有分散开，干燥后在片子表面不规则沉积或黏附而成橘皮样粗糙。可以降低包衣液的固含量、黏度，或增大雾化压力，提高雾化效果进行纠正。

4. 衣膜颜色差异 片与片之间或片子的不同部位产生色差的现象。产生的主要原因和解决方法：①色素与包衣材料未充分混匀，生产时可将薄膜衣材料配成稀溶液多喷几次，或将色素与薄膜衣材料先在胶体磨或球磨机中碾磨均匀细腻后加入。②包衣液的固含量过高或色素浓度过高也会造成色差，此时应当降低包衣液的固含量和色素浓度。③干燥时色素随溶剂迁移到衣膜表面，应注意选择合适的色素。④包衣锅转速太慢使片与片无法达到混合均匀，可以提高转速或在包衣锅内加入挡板。⑤喷枪的雾化不好，喷出色素在片子表面不均匀。可以适当增大雾化压力，提高雾化效果。⑥包衣液覆盖力差，应选择覆盖能力强的包衣材料。

5. 衣膜破裂 聚合物衣膜出现裂缝、破裂、剥落现象，这种现象发生时，可能会在包衣进行了几个小时后发生。衣膜的机械强度太低、黏附性差、片芯的热膨胀系数与包衣膜差别较大、包衣机转速太快、包衣液喷量太小等都会引起衣膜破裂，可以在包衣液中加入分子量较大的聚合物，选择黏附性强包衣材料，增加增塑剂的用量，适当调节包衣机转速和包衣液喷速会避免这一情况发生。

6. 架桥 指刻字片包衣后造成刻字模糊。产生的主要原因和解决方法：①包衣膜的附着力不佳。选择附着力强的包衣材料。②干燥速度太快，使聚合物覆盖在刻痕之上。应调节合适的喷速和干燥速度。③不恰当的标识（如：太复杂或刻痕太细）。调整刻痕至合适宽度和深度。④由于片面磨损致使刻痕不清晰。提高片子硬度，适当降低包衣锅转速。

7. 衣膜表面有针孔 是由于配制包衣液时卷入过多空气而引起的，应在配液时避免卷入过多的空气。

8. 崩解不合格 片剂包衣后势必会对崩解造成影响，甚至导致崩解不合格。应注意包衣材料的溶解性能，包衣层不宜太厚。

思 考 题

1. 按照药物释放速度如何将片剂分类？
2. 说明固体制剂和液体制剂各自的优缺点。以片剂为例说明固体制剂在体内的过程。如何改善固体制剂的药物溶出速度？
3. 片剂的赋形剂有哪几类？各自的应用特点是什么？举例说明。

第十二章 丸　剂

本章要求

1. 掌握　中药丸剂、滴丸、微丸的含义、分类、特点、质量要求；中药丸剂、滴丸、微丸的处方组成及制备方法；中药丸剂的种类、特点与制备。
2. 熟悉　中药丸剂的常用辅料；滴丸常用基质的种类、性质和用途。
3. 了解　中药丸剂的质量要求；丸剂可能出现的问题与解决措施。

第一节　概　　述

丸剂（pills）系指中药细粉或中药提取物加适宜的黏合剂或其他辅料制成的球形或类球型固体剂型，主要供内服。

一、丸剂的特点

1. 作用迟缓　传统丸剂作用迟缓，多用于慢性病的治疗。与汤剂、散剂等比较，传统的水丸、蜜丸、糊丸、蜡丸内服后在胃肠道中溶散缓慢，发挥药效迟缓，但作用持久，故多用于慢性病的治疗。正如李东垣所说，"丸者缓也，不能速去病，舒缓而治之也"。

2. 溶化快，奏效迅速　某些由药材提取的有效成分或化学物质与水溶性基质制成的丸剂，溶化快，奏效迅速。可用于急救。例如苏冰滴丸、复方丹参滴丸、麝香保心丸等。

3. 可缓和某些药物的毒副作用　有些毒性、刺激性药物，可通过选用赋形剂，如制成糊丸、蜡丸，以延缓其吸收，减弱毒性和不良反应。

4. 可减缓某些药物成分的挥散　有些芳香性药物或有特殊不良气味的药物，可通过制丸工艺，使其在丸剂中心层，减缓其挥散。

5. 服用剂量大　丸剂服用剂量大，小儿服用困难，尤其是水丸的溶散时限难以控制，原料多以原粉入药，微生物易超标。

二、丸剂的分类

1. 根据赋形剂分类　丸剂可分为水丸、蜜丸、水蜜丸、浓缩丸、糊丸、蜡丸。
2. 根据制法分类　丸剂可分为泛制丸、塑制丸、滴制丸。

第二节 中药丸剂

一、常用辅料

（一）黏合剂

常用的黏合剂有蜂蜜、米糊或面糊、蜂蜡、清膏或浸膏等。

1. 蜂蜜 蜂蜜既能益气补中，又可缓急止痛；既能滋润补虚，又能止咳润肠；还能起解毒、缓和药性、矫味矫臭等作用，是蜜丸剂的主要赋形剂。蜜丸按其规格分为大蜜丸与小蜜丸，其中每丸重量在 0.5g（含 0.5g）以上的称大蜜丸，每丸重量在 0.5g 以下的称小蜜丸。近代有将中药细粉以蜂蜜和水为黏合剂制成的丸剂，称为水蜜丸。

2. 米糊或面糊 以米、糯米、小麦等的细粉加水加热或蒸熟制成糊。用米糊或面糊为黏合剂制成的丸剂称为糊丸。

3. 蜂蜡 为黄色、淡黄棕色或黄色固体，内含软脂酸约80%，游离蜡酸约15%，还含有芳香性有色物质蜂蜡素以及各种杂质，用前应精制除去杂质。用蜂蜡为黏合剂制成的丸剂称为蜡丸。

4. 清膏或浸膏 将处方中的一些富含纤维、质地坚硬、黏性大且难以制粉的药物，采用煎煮、渗漉等方法制备成清膏或浸膏。用药材提取的清膏或浸膏与药材细粉或适宜赋型剂制成的丸剂称之为浓缩丸。

（二）润湿剂

常用的润湿剂有水、黄酒、醋、稀药汁等。

1. 水 为水丸最常用的赋形剂，一般采用蒸馏水、冷沸水或离子交换水。其本身无黏性，但可诱导中药某些成分，如黏液质、胶质、糖、淀粉产生黏性。

2. 酒 酒性大热，味甘、辛。常用白酒和黄酒。借"酒力"发挥引药上行、祛风散寒、活血通络、矫腥除臭等作用。由于酒能溶解中药的树脂、油脂，而增加中药细粉的黏性，但其诱导中药黏性的能力较水小，因此，应用时应根据中药质地和成分酌情选用。另外，酒本身还具有防腐能力，使药物在泛丸过程中不易霉败。酒易挥发，利于成品的干燥。

3. 醋 醋味酸苦，性温。常用米醋，含乙酸3%～5%。醋具有引药入肝、理气止痛、行水消肿、解毒杀虫、矫味矫臭等作用。另外，醋可使生物碱变成盐，增加中药中碱性成分的溶解度，利于吸收，提高药效。

4. 药汁 如果处方中含有一些不易制粉的中药，可根据其性质制成药汁，既可以利用药汁诱导其他中药的黏性，利于制丸，又可以减少服用体积，保存药性。处方中富含纤维的药物、质地坚硬的药物、黏性大难以制粉的药物、树脂类、浸膏类，以及可溶性盐类、液体药物（如乳汁、牛胆汁），可煎汁或加水溶化后泛丸。另外，新鲜中药可捣碎压榨取汁或煎汁，用以泛丸。

药材细粉用水、黄酒、醋、稀药汁等作润湿剂而产生黏合作用制成的丸剂称为水丸。

二、丸剂的制备

中药丸剂常采用泛制法或塑制法制备。

(一) 泛制法

1. 工艺流程图

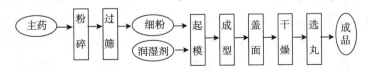

图 12-1 泛制法工艺流程图

2. 制法 系将中药细粉置于转动的适宜的容器或机械中,撒布适宜的赋形剂,润湿起模,不断翻滚,逐渐增大的一种制丸方法。主要用于水丸、水蜜丸、糊丸、浓缩丸的制备。

(1) 原料的准备 除另有规定外,通常将药物粉碎,过六号筛,备用。若处方中有中药需制药汁等,应按规定制备。

(2) 起模 系利用水的润湿作用诱导药粉产生黏性而使药粉之间相互黏着成细小的颗粒,并经泛制,层层增大而成丸模的操作。

起模是泛制法制备丸剂的关键操作,也是泛丸成型的基础,因为模子的圆整度直接影响着成品的圆整度(外观),模子的粒径和数目影响成型过程中筛选的次数、丸粒规格及药物含量均匀度。起模的关键在于选择黏性适宜的药粉起模。

起模的方法有两种:①粉末直接起模:在泛丸锅中喷少量水使之润湿,撒布少量药粉,转动泛丸锅,刷下锅壁附着的粉粒,再喷水、撒粉,如此反复循环多次,使粉粒逐渐增大至直径约1mm左右的球形丸粒时,筛取一号筛与二号筛之间的丸粒,即为丸模。②湿颗粒起模:将药粉用水制成适宜的软材,以二号筛制粒,取颗粒置泛丸锅中,经旋转、滚撞、摩擦,即成圆形,取出,过筛分等,即得丸模。

起模用药粉量应控制,才能保证各批次及每批丸模数量、大小符合要求,进而控制成品丸剂的规格标准。大生产起模用粉量可根据经验公式计算:

$$C : 0.625 = D : X$$

$$X = \frac{0.625 \times D}{C} \tag{12-1}$$

式中,C 为成品水丸 100 粒干重 (g);D 为药粉总量 (kg);X 为一般起模用粉量 (kg);0.625 为标准模子 100 粒重量 (g)。

用湿法混浆起模,成型率高,丸模均匀,比传统法制得丸模均匀度好。

(3) 成型 系指将已经筛选均匀的丸模,反复加水润湿,撒粉,滚圆,筛选,使丸模逐渐加大至接近成品的操作。如有必要,可根据中药性质不同,采用分层泛入的方法。在成型过程中,应控制丸粒的粒度和圆整度。每次加水、加粉量要适宜,撒布要均匀。

有些药厂采用混浆泛丸,其方法是将药粉与水搅拌混匀,制成适宜相对密度的混浆(用时搅拌均匀),另将筛选均匀的丸模置泛丸锅中转动片刻,至丸模沿锅壁滚动滑利时,喷浆枪口对着逆转的方向喷浆泛丸，按"少→多→少"的原则不断循环加料。若在泛丸过程中发生粘锅、粘丸时可加少许干粉并搅拌予以克服。泛丸锅的转速一般应控制在每分钟45转左右，若低于每分钟35转时易出现上述粘连现象。

（4）盖面　是指将已经加大、合格、筛选均匀的丸粒，用中药细粉或清水继续在泛丸锅内滚动操作，使达到成品规定的大小标准，丸粒表面致密、光洁、色泽一致。

（5）干燥　水泛制丸含水量大，易发霉，应及时干燥。《中华人民共和国药典》2010年版规定水丸的含水量不得超过9%。常用烘房、烘箱干燥，干燥温度一般应在80℃以下，含挥发性中药的水丸，应控制在50℃~80℃。若采用沸腾干燥，床内温度控制在75℃~80℃，其优点是干燥、速度快，水分可达2.5%以下，节约能源。一般烘房干燥需15小时，而改用FG-230型沸腾干燥床仅需1.5小时。水丸也可采用微波干燥，其特点是干燥速度快，内外干湿度均匀，产生膨化作用利于溶散，且有低温灭菌的效果，节约能源。

（6）选丸　为保证丸粒圆整、大小均匀、剂量准确，丸粒干燥后，可用手摇筛、振动筛、滚筒筛、检丸器及连续成丸机组等筛选分离。

3. 常用设备

（1）泛丸锅　包衣机也可作为泛制法制丸，因此也可称之为泛丸锅。包括包衣锅、动力部分、加热器及鼓风设备。近年来改进的包衣锅（Freund式），在锅内装有特殊挡板，增加丸剂在锅内的翻动；也有在锅壁上开有数个小孔，使热量充分利用，干燥速率比传统的包衣锅法约快10倍。

（2）筛分设备　①手摇筛：药匾，系用竹皮编织而成的圆形匾，有平底和弧形底两种，大小有（以直径计）有多种规格；套筛，系由不锈钢丝、铜丝、尼龙丝等编织的筛网，固定在圆形或长方形的竹圈或金属圈上。按照筛号大小依次叠成套。②振动筛：又称筛箱，系用偏心轮对连杆所产生的往复振动而筛选粉末的装置。③滚筒筛：筛子为薄铁皮卷成的圆筒，筒上布满筛孔，分三段，筛孔由小到大，目的为使丸粒在随筛筒滚动时按不同大小分档。

（3）检丸器　分上下两层，每层装3块斜置玻璃板，且相隔一定距离。利用丸粒圆整度不同、滚动速度不同筛选，丸粒愈圆，滚动愈快，能越过全部间隙到达好粒容器，而畸形丸粒与之相反，不能越过间隙漏于坏粒容器。该检丸机仅适用于体积小、质硬的丸剂。

（4）立式检丸器　由薄的金属铁皮制成。丸粒沿一螺旋形的斜面滚下，利用滚动时产生的离心力不同，将合格与畸形的丸粒分开。从螺旋板的外侧收集合格的丸粒，从螺旋板的内侧收集畸形的丸粒。

4. 典型处方与分析

例　左金丸

【处方】黄连600g，吴茱萸100g。

【制法】以上二味，粉碎成细粉，过筛，混匀，用水泛丸，干燥，即得。

【注释】左金丸历来以常规法制备水丸应用。近有制成左金片，即将黄连浸膏与吴茱萸粉（120目）及适量淀粉混合，制粒（14目），干燥，压片；另有左金胶囊，即将黄连浸膏加吴茱萸细粉（120目）混合，干燥，粉碎，分装于胶囊内。实验证明三种不同剂型的左金制剂的溶散或崩解时限大小不相同。如表 12-1 所示。

表 12-1　　　　　　　　三种左金制剂的崩解时限数据

剂　型	左金丸	左金片	左金胶囊
溶散或崩解时限（分钟）	65	36	8

三种不同剂型以转蓝法在人工胃液中作释放度测定，采用最小二乘法求出 T_{50}、T_d。如表 12-2 所示。

表 12-2　　　　　　　　三种左金制剂的释放度测定数据

释放参数	左金丸	左金片	左金胶囊
T_{50}	52.58	26.51	60.99
T_d	86.20	38.74	83.29

从 3 种剂型的溶散或崩解度与释放速率的比较可以看出：左金丸、左金片的溶散或崩解度与释放度具有良好的相关性。即溶散或崩解快，释放也快。而左金胶囊虽然崩解最快，但释放最慢。其原因可能是由于胶囊的填充物为未加崩解剂的干浸膏颗粒。崩解后虽然颗粒通过筛网，还需进一步颗粒溶散，所以释药缓慢，故胶囊的 T_{50} 最大。左金片的崩解时限为 36 分，T_{50} 为 26 分，T_d 为 38.7 分，且片剂较水丸易于控制质量，工艺简单，适于大生产的要求，据此将左金丸改为左金片是可以的。

（二）塑制法

1. 工艺流程图

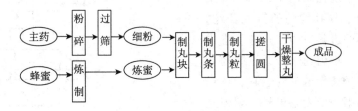

图 12-2　塑制法工艺流程图

2. 制法　塑制法系指中药细粉加适宜的黏合剂，混合均匀，制成软硬适宜、可塑性较大的丸块，再依次制丸条、分粒、搓圆而成丸粒的一种制丸方法。用于蜜丸、糊丸、蜡丸、浓缩丸、水蜜丸制备。

（1）物料的准备　根据处方中药物性质，依法炮制，粉碎，过筛，得细粉或最细粉，备用。

（2）制丸块　制丸块又称和药、合坨。这是塑制法的关键工序，丸块的软硬程度及黏稠度，直接影响丸粒成型和在贮存中是否变形。优良的丸块应能随意塑形而不开裂，手搓捏而不粘手，不黏附器壁。将混合均匀的中药细粉加入适量的黏合剂，用带有 S 型浆的混合机

(单桨或双桨),充分混匀,制成软硬适宜,具有一定可塑性的丸块。

若用蜂蜜作黏合剂除了考虑用蜜量对丸块质量的影响外,还应注意以下几个影响因素:①炼蜜程度:应根据处方中药物性质、粉末的粗细、含水量的高低、当时的气温及湿度,决定所需黏合剂的黏性强度来炼制蜂蜜。否则,蜜过嫩则粉末黏合不好,丸粒搓不光滑;蜜过老则丸块发硬,难以搓丸。②和药蜜温:一般处方用热蜜和药。如处方中含有多量树脂、胶质、糖、油脂类的中药,黏性较强且遇热易熔化,加入热蜜后熔化,使丸块黏软,不易成型,待冷后又变硬,不利制丸,服用后丸粒不易溶散,故此类药粉和蜜温度应以60℃~80℃为宜。若处方中含有冰片、麝香等芳香挥发性药物,也应采用温蜜和药。若处方中含有大量的叶、茎、全草或矿物性中药,粉末黏性很小,则须用老蜜,趁热加入。

(3) 制丸条、分粒与搓圆 大生产中多采用光电自控制丸、全自动制丸机等机械制丸。

(4) 干燥 根据所用黏合剂的特性不同采用不同的干燥方法。用米糊或面糊、蜂蜡、清膏或浸膏作黏合剂一般采用烘房、烘箱干燥。用蜂蜜作黏合剂一般成丸后应立即分装,以保证丸药的滋润状态,为防止蜜丸霉变,成丸也常采用微波干燥、远红外辐射干燥,可达到干燥和灭菌的双重效果。

3. 常用设备

(1) 混合机与滚筒式制丸机 混合机带有S形桨(单桨或双桨),用于制备可塑性的丸块;用塑制法制备小蜜丸或糊丸时药厂里多用滚筒式制丸机。

(2) 光电自控制丸机 生产上采用HZY-14C型制丸机、PW-1型蜜丸机。系采用光电讯号系统控制出条、切丸等工序,即将已混合、搅拌均匀的蜜丸药坨,间断投入到机器的进料口中,在螺旋推进器的连续推进下,挤出药条,通过跟随切药刀的滚轮,经过渡传送带到达翻转传送带,当药条碰到第一个光电讯号,切刀立即切断药条。被切断的药条继续向前碰上第二个光电讯号时,翻转传送带翻转,将药条送入碾辊滚压,输出成品。

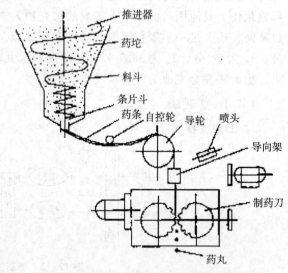

图12-3 ZW-80A型中药自动制丸机工作原理示意图

(3) 全自动制丸机 ZW-20型、ZW-80型全自动制丸机,可制备蜜丸、水蜜丸、浓缩丸、水丸,实现一机多用。如图12-3所示,其主要部件由加料斗、推进器、出条嘴、导轮及一对刀具组成。药料在加料斗内经推进器的挤压作用通过出条嘴制成丸条,丸条经导轮被直接递至刀具切、搓,制成丸粒。其制丸速度可通过旋转调节钮调节,在使用中积累了许多经验,应在制丸工艺及生产中注意。

4. 典型处方与分析

例 补中益气丸

【处方】黄芪（炙）200g，党参60g，甘草（炙）100g，白术（炒）60g，当归60g，升麻60g，柴胡60g，陈皮60g。

【制法】以上8味，粉碎成细粉，过筛，混匀。另取生姜20g，大枣40g，加水煎煮两次，滤过，滤液浓缩。每100g粉末加炼蜜100～120g及生姜和大枣的浓缩煎液制成小蜜丸；或100g粉末加炼蜜100～120g制成大蜜丸，即得。

【注释】蜜丸的制法虽简单，但若掌握不当，则质量低劣，影响疗效。蜜丸多采用塑制法，系指药物细粉加入适量炼制过的蜂蜜，混合均匀，制成软硬适宜的可塑性软材，再依次制成丸条、分粒、搓圆而成的丸粒。若制法不当，则会影响其质量，因此需按处方检选药材，依法炮制，再按药材性质，对药材用水洗涤，用流通蒸汽灭菌法、射线灭菌法等进行灭菌后，干燥，粉碎。粉碎时药材可以掺合粉碎，同时要保证细度，否则既影响药效又会造成丸粒表面粗糙。根据方中药材性质，可选用中蜜。和药温度宜控制在100℃，温度过高，有效成分易破坏；温度过低，易影响蜜丸质量。

三、丸剂的质量评价与包装贮藏

（一）丸剂的质量评价

1. 外观检查 丸剂外观应圆整、色泽一致。大蜜丸和小蜜丸应细腻滋润，软硬适中。蜡丸表面应光滑无裂纹。丸内不得有蜡点和颗粒。滴丸应大小均匀，色泽一致，表面的冷凝液应除去。

2. 水分 取供试品照《中华人民共和国药典》2010年版一部（附录ⅨH）水分测定法测定。除另有规定外，蜜丸、浓缩蜜丸中所含水分不得超过15.0%；水蜜丸、浓缩水蜜丸不得超过12.0%；水丸、糊丸和浓缩水丸不得超过9.0%。蜡丸不检查水分。

3. 重量差异 按丸数服用的丸剂按《中华人民共和国药典》2010年版一部附录ⅠA第一法检查，按重量服用的丸剂照第二法检查。滴丸剂按《中华人民共和国药典》2010年版一部附录ⅠK法检查。

包糖衣的丸剂应在包衣前检查丸芯的重量差异并应符合规定，其他包衣丸剂应在包衣后检查重量差异并应符合规定，凡进行装量差异检查的单剂量包装丸剂，不再进行重量差异检查。

4. 装量差异 单剂量分装的丸剂，装量差异限度应符合规定。其检查法是，取供试品10袋（瓶），分别称定每袋（瓶）内容物的重量，每袋（瓶）装量与标示装量相比较，应符合规定，超出装量差异限度的不得多于2袋（瓶），并不得有1袋（瓶）超出装量差异限度1倍。

多剂量分装的丸剂，照《中华人民共和国药典》2010年版一部（附录ⅫC）最低装量检查法检查，应符合规定。

5. 溶散时限 按照《中华人民共和国药典》2010年版一部（附录ⅫA）崩解时限检查法片剂项下的方法加挡板进行检查。除另有规定外，小蜜丸、水蜜丸和水丸应在1小时内全部溶散；浓缩丸和糊丸应在2小时内全部溶散。滴丸应在30分钟内溶散，包衣滴丸应在1小时内溶散，以明胶为基质的滴丸可改在人工胃液中进行检查。如操作过程中供试品黏附挡板防碍检查时，应另取供试品6丸，不加挡板进行检查。

上述检查应在规定时间内全部通过筛网。如有细小颗粒状物未通过筛网，但已软化无硬心者可作合格论。

蜡丸照《中华人民共和国药典》2010年版一部（附录ⅫA）崩解时限检查法项下的肠溶衣片检查法检查，应符合规定。大蜜丸不检查溶散时限。

(二) 丸剂的包装与贮藏

1. 丸剂常用的包装材料与包装方法 各类丸剂的性质不同，包装材料和包装方法亦不同。小丸常用玻璃瓶、塑料瓶、瓷瓶等包装。为防止运输时冲击，常用棉花、纸填塞瓶内空隙，并以软木塞浸蜡或塑料内衬浸蜡为内盖再加外盖密封。大蜜丸、小蜜丸、浓缩丸多用纸盒、蜡壳、塑料小圆盒、铝塑泡罩等材料包装。具体方法：如蜜丸先用蜡纸包裹，装于蜡浸过的纸盒内，封盖后再浸蜡，密封防潮。或将药丸装于两个螺口相嵌形成的塑料小圆球内，外面蘸取一层蜡衣，将接口封严。生产中多采用机械化包装，用塑料大泡罩热封机封口，材料为医用PVC泡罩盒与医用铝箔，齿轮链传动，网状热压全方位封闭，整个过程约需80秒。生产能力为每小时1万~1.5万丸。与蜡壳包装对比，菌数增加明显低于蜡壳包装。

2. 蜡壳包装 系指先将蜡壳制成一个圆形空壳，割开两个相连的半球形蜡壳，装入丸剂，再密封而成。用蜡壳包装是从唐代创用，至今一直沿用，现已经开发出中药蜡壳蜜丸包装机，既可制蜡壳，又用于包装。蜡壳包装可因蜡壳通透气差，可隔绝空气、水分、光线，防止丸剂吸潮、虫蛀、氧化，同时能保证有效成分不挥发。因此，凡含有芳香性物质或含贵重中药的丸剂，均采用蜡壳包装，确保丸剂在贮存期内不发霉、变质。

(1) 蜡壳原料组成 一般用40%蜂蜡与60%石蜡的混合物，常用石蜡的量调节蜡壳的硬度，蜡壳以软不变形，硬不裂口（切口时不产生裂缝）为佳。机制蜡壳配方以实验优选。采用LW-1500型蜡壳包装机制蜡壳所用配方：食用石蜡2.95kg，聚乙烯125g，松香550g，钙化松香550g，凡士林250g，蓖麻油150g。所制蜡壳可塑性和柔曲性好，自动化程度高，生产量为每小时150丸。

(2) 蜡壳制备 将原料置锅内加热熔化，控制温度在65℃~74℃以保持熔融状态，取用水浸湿的木球，除去表面水分后插在铁签上，立即浸入熔融蜡液中1~2秒，取出，使剩余的蜡液滴尽后，再同法浸入，如此重复操作数次，至蜡壳厚薄适中，再浸于18℃~25℃冷水中使凝固取出，取下蜡球，水滴用布吸干，将蜡壳割成两个相连的半球，取出木球，即得蜡壳，置阴凉通风处干燥。

(3) 蜡壳内装丸 将两个半球形蜡壳掰开，装入药丸后使两个半球形蜡壳吻合，用封口钳将切口烫严，再插在铁签上浸一次蜡，使切割处熔封，整丸成一圆球，插铁签的小孔用封口钳或小烙铁烫严。在封口的蜡壳较厚处印刻丸名，即可。

3. 丸剂的贮藏 丸剂应密封贮藏。蜡丸应密封并置阴凉干燥处贮藏。滴丸剂宜密封贮存，防止受潮、发霉、变质。

四、丸剂生产中可能出现的问题与分析

中药丸剂在生产中存在着一些较为突出的问题，如溶散缓慢，影响药物溶出与吸收，特别是浓缩丸溶散时间过长，患者时有感到肠胃不适；部分品种染菌严重（特别是蜜丸类），易霉变，卫生学不易达到要求；丸剂中多有全粉入药，而目前由于环境污染严重和农药的使用，造成了丸剂中重金属、农药等有害物质的残留较为普遍，从而严重影响了质量。

（一）溶散超时限问题与分析

《中华人民共和国药典》2010年版对各类丸剂的溶散时限及其测定方法都有明确规定，生产中浓缩丸、水丸及水蜜丸往往有溶散超时限的现象，会影响质量与疗效。

1. 丸剂的溶散过程　丸剂的溶散、释药过程较为复杂，作用机理还不十分清楚，但与丸粒表面的润湿性、毛细管作用、膨胀作用及溶化作用等有密切关系。泛制丸在成型过程中，粉粒相互堆集，形成许多毛细管和空隙，这是丸剂干燥时水分向外的通道，也是溶散时水分向内渗透的主要通道。当丸粒遇水后其表面被润湿，水经毛细管和空隙不断进入丸粒内部，丸中的淀粉、纤维等吸水膨胀，加之其他因素的作用，使丸粒结构疏松破裂而溶散，这类丸剂溶散过程中润湿作用、毛细管作用及淀粉和纤维的吸水膨胀作用占主导地位。浓缩丸（尤其是含浸膏量较多的浓缩丸）、小蜜丸、水蜜丸，虽也有上述过程，但起主要作用的是丸粒表面的浸膏等黏性物质逐渐溶化，粉粒也随之散于水中，由外而内溶化分散而完成溶散过程，类似于中药浸膏片、半浸膏片的蚀解过程。

2. 丸剂溶散超时限的原因与分析

（1）药材成分的性质　处方中药材含有较多黏性成分者如黏液质、树胶等，在润湿剂的诱发和泛丸时的滚压下，药物间黏性逐渐增大，若干燥时温度又高，则形成胶壳样屏障，阻碍水分进入丸内，延长溶散时间。如熟地、大枣、菟丝子、白及、牵牛子、黄柏及桑枝等。另外，含有较多疏水性成分的药材如树脂类、油脂类等，也阻碍水分进入丸内，延长溶散时间。这类丸剂可加适量崩解剂淀粉、预胶化淀粉、高直链交联淀粉、低取代羟丙基纤维素、羟丙甲纤维素（HPMC）、甲壳素等，缩短溶散时间。

（2）药粉的粒径　粉末的粗细可以影响丸粒中形成毛细管的数量和孔径，过细的粉末在成型时粉粒相互紧密堆集镶嵌于颗粒间的空隙中。因此，泛丸用药粉不宜过细，一般过5号筛或6号筛即可。

（3）丸剂泛制的时程　以泛制法制备的水丸、水蜜丸、浓缩丸，在加大与盖面的操作中，若滚动时间过长，丸粒过分结实，则溶散时间延长。因此，在生产中只要不产生大量小丸，尽可能增加每次的加粉量，缩短滚动时间，加速丸剂溶散。

（4）丸剂的含水量　实验研究表明丸剂的含水量与溶散时间基本上成反比关系，即含水量降低溶散时间延长。其原因为丸剂含水量过低易使结构致密，质地坚硬，以致水分不易透入，溶散时间延长。但是，含水量过高的丸剂在贮藏时易生霉变质。药典对各类丸剂含水量都有规定，因此，生产中含水量应该是在规定范围内略再稍低些即可，使含水量及溶散时间两项都能符合规定。

（5）丸剂的干燥方法　水丸、水蜜丸、浓缩丸在成型后均含有50%左右水分，必须即

时干燥。干燥的方法、温度及速度均会影响丸剂的溶散时间。实验研究表明减压干燥法在50℃条件下，真空度越大，溶散时间越短；常压烘房干燥法一般控制在75℃烘2~2.5小时，继之提高到90℃左右烘1.5小时，再降至75℃烘4小时，再焖一些时间，使内部水分向外扩散，有利于充分干燥。若开始时温度很高，干燥速度很快，则淀粉在水分存在下"糊化"，黏液质、胶质等形成"胶壳"，树脂等热时熔化冷后发硬，均能延长溶散时间。

（6）丸剂的赋形剂　赋形剂的性质与用量，对溶散时间有影响。丸剂中黏合剂黏性越大，用量越多，丸粒越难溶散。某些难溶性的丸剂以10%~25%乙醇起模泛丸能使溶散时间缩短。也可在较难溶散的丸剂中加入适量崩解剂，可加速溶散，如1%~5%低取代羟丙基纤维素、羧甲基淀粉钠、淀粉及吐温-80等。

（二）卫生学问题与分析

1. 丸剂染菌途径　主要包括原药材大量带菌；直接入药的药材粉末进行处理或处理不彻底；制备过程污染；包装材料不洁净、包装不严密；贮存过程中微生物增殖，尤其是蜜丸含糖量较高易霉变、全药材粉入药污染微生物机会多等，造成成品中含菌数往往超过《药品卫生标准》的规定。因此对丸剂生产和质量控制，应从药材到成品，都要高度注意这一问题，针对不同的药材、成分，采取合理灭菌的措施。

2. 丸剂的防腐、灭菌措施

（1）加强原药材的前处理　加强原药材前处理是丸剂防腐的关键，必须按药材性质分类进行处理，既达到灭菌的目的，又避免药材成分的损失。

含较耐热成分的原药材灭菌法：①综合处理法。一般药材可采用抢水洗（即水多药少短时泡洗），经流通蒸汽灭菌，再进行高温迅速干燥的综合处理措施。水洗可除去大量泥沙、附着在表面的微生物及虫卵。②炮制法灭菌。药材大部分需经炮制后投料，而许多炮制法如砂烫、蒸制等，既达到炮制的目的，又可除去或杀死部分或全部微生物和虫卵。③干热灭菌法。含菌量较高属非芳香挥发性的原药粉，可采用100℃干热灭菌法处理。④热压灭菌法。含菌量较高属非芳香挥发性的原药粉，亦可采用热压灭菌法处理，即将原药粉置适宜容器中，放入热压灭菌柜，调整压力98.07kPa（1kg/cm^2），温度121.5℃，时间30分钟，再干燥10分钟，用经此法灭菌的原药粉制丸。

含热敏性成分的原药材灭菌法：①乙醇喷洒（润湿）灭菌法。具有挥发性的药材细粉，如麝香、天然牛黄等，可用80%~85%的乙醇喷洒（润湿），再密封放置24小时，即能达到灭菌的目的。此法灭菌效果好，但成本较高，每1g药材细粉平均消耗乙醇0.2~0.3ml。②环氧乙烷灭菌法。含挥发性或热敏性成分的原药材，可采用此法灭菌。该法灭菌前后药材外观、色泽、有效成分的含量无明显改变，灭菌后环氧乙烷残留约经3日即可消失。③^{60}Co-γ射线灭菌法。有人选择22种常用易霉变的中药材，在霉菌生长最适宜条件下，进行^{60}Co-γ射线灭菌试验观察，结果表明$5×10^3$Gy剂量辐射后，其中有15种药材始终未长霉（占试验药材的69%）；经$8×10^3$Gy剂量辐射处理后全部无霉菌生长；只要包装严密、未被再污染，就不会长霉、虫蛀。经$1×10^4$Gy临界剂量射线辐射处理的10种药材，有效成分基本不变。由于药材在辐照时，没有与放射源直接接触，因此，不会产生由于放射源而对药材的污染。该法灭菌彻底且快，在常温常压下进行，因此适用于含有挥发性及热敏成分的中药材和中成药。但设备投资高,钴源难处理,难以推广应用。④远红外射线灭菌法。应用于含有挥发性成分的药材、中药丸剂的灭菌干燥。研究结果表明,含挥发性成分的中药材经100℃干燥灭菌30分钟,其挥发油保留率在95%以上,灭菌率在91.7%~99.9%,对霉菌的灭菌率在86.00%~99.9%,该法灭菌后对药品外观、色泽、溶散时限无影响。

(2) 控制丸剂生产过程中的污染　药材经适当的方法处理后,含菌数可显著减少,如在此基础上,严格控制生产工序的污染,则能提高成品的质量。常用方法有:①防止药材粉碎时染菌。在粉碎前对设备应清洗干净或采用75%乙醇抹擦,用后要及时整理洁净,同时密封。盛装药粉的容器应消毒灭菌后使用。粉碎车间的空气应净化。配料前应检查药粉含菌数,若含菌数过高,可根据药粉的性质采用适宜的灭菌方法,如干热灭菌法、热压灭菌法、乙醇喷洒(润湿)法等,灭菌后转入下道工序。药粉最好当天粉碎使用,存放时间不宜超过2日。②采用热蜜合坨灭菌。蜜丸合坨设备由槽形混合机加金属夹层套改装而成。将生蜜炼至105℃,趁热加入夹层搅拌机中,再投入药粉,加盖,搅拌均匀,搅拌过程中夹层通蒸汽,表压49.04~68.65kPa(0.5~0.7kg/cm^2),当药坨温度升至100℃~105℃时,开始保温,每10分钟搅拌1次,30分钟后出坨。结果表明,56个品种420批次蜜丸的灭菌效果显著,平均灭菌率可达99.9%以上。③辅料经灭菌处理。制丸用的辅料如水、药汁、蜂蜜等,除其他质量应符合规定外,还应经灭菌处理后方可使用。炼蜜过程中可杀灭微生物,炼好的蜜应趁热使用,或保存在密闭容器中。④车间净化与无菌操作。进入车间的空气应净化;从药粉配料到成品包装的全过程中,应采用避菌操作,建立岗位责任制,尽量避免染菌。

(3) 丸剂成品灭菌　采取上述措施后如仍有少数品种达不到《药品卫生标准》,则要进行成品灭菌,如大蜜丸可采用密闭丸药恒温灭菌法,或采用远红外干燥灭菌法,或在包装后采用^{60}Co-γ射线灭菌法等。

(4) 包装材料灭菌　凡接触丸药的内包装材料必须经灭菌处理,包装务求严密,防止污染和吸潮。

(三) 农药残留问题与分析

丸剂多以全粉入药,常因药材生长过程中使用农药,而造成农药在中药材中的残留。《中华人民共和国药典》2000年一部附录收载了有机氯类农药残留量的测定法,2005年一部增加了拟除虫菊酯类、有机磷类农药残留量的测定法,标志着我国对于药材农药残留的研究日益重视。

我国常用农药主要为有机氯类、有机磷类、氨基甲酸酯类和拟除虫菊酯类等。这些农药在中药材生长过程中经吸收和富集而积累,应用此类药材饮片后会导致农药在体内积聚,对人体造成极大的伤害。目前控制丸剂中农药残留可行的方法有:①绿色种植,规范化生产,尽量将药材饮片中的农药残留脱除。用于脱除中药材残留农药的方法主要有水洗法、炮制法和超临界流体萃取技术(SFE);②完善质量标准,制定丸剂中农药残留量的检测方法和残留量限度。

第三节 滴　丸

一、概述

滴丸剂系中药经过加工提取后，与固体基质加热熔融成溶液、混悬液或乳浊液，再滴入与基质互不相混溶的冷凝剂中，收缩冷凝而制成的制剂。滴丸剂主要供口服，亦可供外用和局部如眼、耳、鼻、直肠、阴道等使用。

滴丸剂的主要特点有：①发挥药效迅速、生物利用度高、副作用小。适用于中药急症制剂。如苏冰滴丸、速效救心丸、复方丹参滴丸等，这些制剂与传统丸剂相比，具有颗粒小，起效快，剂量小，疗效高等优点。②液体药物可制成固体滴丸，便于服用和运输。③增加药物的稳定性。因药物与基质熔合后，与空气接触面积减小，不易氧化和挥发；且基质为非水物，不易引起水解。④生产设备简单，操作容易，重量差异较小，成本低，无粉尘，有利于劳动保护。⑤根据需要可制成适用于内服、外用、缓释、控释或局部治疗等多种类型的滴丸剂。

滴丸剂在生产与贮藏期间均应符合下列有关规定：①滴丸外观：滴丸应大小均匀，色泽一致，表面的冷凝液应除去。②重量差异限度：滴丸的差异限度随着重量的降低而增大，丸重小于30mg的重量差异限度为15%。③溶散时限：用崩解时限检查法即转篮法检查，全部溶散时限为30分钟。

二、滴丸的制备

（一）工艺流程图

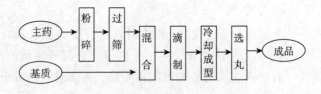

图12-4　滴丸剂制备工艺流程图

（二）制法

1. 滴丸的主要生产过程　滴丸的主要生产过程分为配料、混合、滴制成丸、洗涤、干燥、定剂量分装。即先将主药溶解、混悬或乳化在已选择好的加热熔融的基质中，保持恒定的温度（80℃~100℃），经过一定大小管径的滴头，以一定速度滴入冷却液中，凝固形成的丸粒徐徐沉于器底，或浮于冷却液的表面，取出，洗去冷却液，干燥即成滴丸。

混合是生产滴丸的关键工序，制备滴丸用药材应先根据其有效成分的理化性质，选用不同的溶剂及不同提取方法，采用适宜的有效成分或有效部位纯化方法，提取纯化有效成分或成分后加入适宜基质中；中药提取物应当有必要的细度，有利于机体的吸收，直接加入到熔融的基质中，或添加适当的辅料，混匀，至其充分分散；挥发油类可直接加入，也可通过添加吐温等增溶剂，以增溶法使其在基质中得以均匀分散。

滴丸的重量差异、圆整度是滴丸的重要指标。它与滴嘴的大小，滴料的表面张力及液滴在冷却液中的界面张力、移动速度、冷却剂温度及温度分布等有关。所以在滴制成丸过程中基质、冷却剂及相关参数的选择十分重要。

洗涤对于纯化已冷却的滴丸，除去依附于滴丸表面的冷却剂是很重要的。不同滴丸品种、不同冷却剂使用洗涤剂及洗涤方法有可能不同。洗涤液应仅与冷却剂混溶而与滴丸不溶，洗涤过程保持低温和少量多次进行。干燥应在低温下进行（不超过40℃），也可采用软胶囊去湿的方法进行。

滴丸中药物在其中所占比例小。通常中药的粗提取物体积大而生物活性低，选择滴丸作为给药剂型就不合适。所以，滴丸同其他剂型相比，还要求中药提取物具有更高的活性和纯度。

2. 滴丸基质 滴丸基质应具有良好的化学惰性，与主药不发生化学反应，也不影响主药的药效和检测，对人体无害并要求熔点较低，在60℃~100℃条件下能熔化成液体，遇冷又能立即凝成固体（在室温下仍保持固体状态）。基质可分为水溶性及非水溶性两大类，常用的水溶性基质有：聚乙二醇类、聚氧乙烯单硬脂酸酯（S-40）、硬脂酸钠、甘油明胶、尿素、泊洛沙姆、聚氧乙烯聚氧丙烯共聚物等；非水溶性基质有：硬脂酸、单硬脂酸甘油酯、虫蜡、氢化植物油、十八醇（硬脂醇）、十六醇（鲸蜡醇）等。在实际应用时亦常采用水溶性与非水溶性基质的混合物作为滴丸的基质，混合基质的特点是：①可增加药物熔化时的溶解量；②两种溶解性各异的基质，具有相差较大的极性和介电常数，可相互调节成与药物相近的极性和介电常数，从而增加药物的溶解量，起到复合溶剂提高溶解度的作用；③混合基质还可用以调节溶出速度或溶散时限。

3. 滴丸的冷却剂 滴丸的冷却剂必须符合以下基本要求：①既不溶解主药与基质，也不与基质、药物发生作用，不影响疗效；②适宜的相对密度，即冷却剂与液滴相对密度要相近，以利于液滴逐渐下沉或缓缓上升而充分凝固，丸形圆整；③适当的黏度，使液滴与冷却剂间的黏附力小于液滴的内聚力而能收缩凝固成丸。冷却剂的选用应根据基质的性质而定，水溶性基质的滴丸常选用二甲基硅油、液体石蜡、植物油等冷却剂，脂肪性基质的滴丸常选用水或不同浓度的乙醇等冷却剂。

滴丸的成型基于固体分散原理。药物在基质中呈高分散状态，骤冷时基质迅速凝固，药物分散体被阻隔而不能聚集增大。该剂型要求药物料液有适宜的熔点、凝点、黏度、表面张力、相对密度，使滴入冷却剂后能形成圆整并且大小、色泽、重量和含量都均匀的丸球，且丸球的溶出度和稳定性均能符合质量要求。

实际上，没有药物能够直接满足这些要求。但是，通过添加赋形剂和辅料，进行载体处方优化后，可以改善料液的性质，达到上述要求。所以，滴丸剂的工艺研究内容应包括：质量评价体系的建立及其方法学研究、处方前研究、处方设计、成型工艺研究等。

4. 成型工艺研究 滴丸成型工艺评价的指标有粒径、圆整度、丸重、丸重差异等。反应滴丸成型的主要指标有：①色泽均匀性和圆整度。通常滴丸成形力越大，收缩性越强，圆整度越好；熔融液与冷凝液之间密度差越小，滴丸在冷凝液中缓缓下落，收缩越好，梯度冷却温度的冷凝液更利于滴丸的外形圆整；②滴丸的丸重差异。丸重差异主要受滴制条件的影响，包括熔融液的温度、滴孔的内外径、冷凝液的温度、滴距、滴制速度、冷凝柱长等。此外室温的控制也是保证滴丸制备工艺稳定的重要因素。

滴丸的生产与质量受许多因素影响，尤其中药滴丸往往不是单一成分，难以从理论上推出适当的工艺条件。因此在工艺研究中，首先确定重点需要考察的指标，在单因素分析的基础上，采用正交试验、均匀设计等方法来优选最佳工艺。

(1) 熔化温度与凝固温度测定　所谓熔化温度，系指制剂处方各物质，于水浴加热开始熔化时的温度。凝固温度系指熔融混合液在搅拌冷却下开始凝固时的温度。通过测定制剂处方药物与基质的熔化温度与凝固温度，可初步确定滴丸滴制的温度。

(2) 滴制工艺条件的选择　通常滴管的口径、滴制温度以及滴管口与液滴之间的距离对滴丸的丸重差异有较大的影响，因此工艺研究时常采用正交试验法，以丸重差异的相对标准偏差为考察指标，筛选合适的滴制温度、滴口径以及滴口与冷却液面的距离。

(3) 冷却工艺条件的选择　滴丸在冷却、收缩成型的过程中，冷却剂的性质及冷却条件对滴丸的成型影响极大。

(三) 常用设备

目前常用的滴丸制备设备机可分为三大类：①向下滴的小滴丸机。药液借助重力由滴头管门滴出，丸重主要由滴头口径的粗细来控制，管口过粗时药液充不满，使丸重差异增大，因此这种滴丸机只能生产丸重70mg以下的小滴丸。②大滴丸机可用定量泵，由柱塞的行程来控制丸重。③向上滴的滴丸机，适用于药液密度小于冷凝液的品种，如芳香油滴丸。由于该油的相对密度小，含量又高，液滴的相对密度小于冷凝液而不下沉，需将滴出口浸入在冷凝柱底部向上滴出，这类滴丸的丸重可以比一般滴丸大。

滴丸机主要部件有：滴管系统（滴头和定量控制器）、保温设备（带加热恒温装置的贮液槽）、控制冷凝液温度的设备（冷凝柱）及滴丸收集器等。型号规格多样，有单滴头、双滴头和多至20个滴头者，可根据情况选用。

目前国内滴丸机的滴出方式有：单品种滴丸机、多品种滴丸机、定量泵滴丸机及向上滴的滴丸机等四种。冷凝方式有静态冷凝与流动冷凝两种。熔化方式可在滴丸机或熔料锅中进行，这些都可根据生产的实际情况选择。

(四) 典型处方与分析

例　复方环维黄杨星D滴丸

【处方】环维黄杨星D 3.0g，冰片1.0g，冰醋酸6.0g，亚硫酸氢钠0.4g，聚山梨酯80 3.0g，聚氧乙烯硬脂酸酯17.0g，聚乙二醇6000 70.0g。

【制法】取处方量环维黄杨星D，加2倍量加冰醋酸水浴温热溶解。另取处方量聚乙二醇6000、聚氧乙烯硬脂酸酯水浴加热熔化，加入亚硫酸氢钠细粉（100目）、聚山梨酯80适量，混匀；将环维黄杨星D的冰醋酸溶液加入上述熔融基质中，混匀，熔融，置密闭的贮液罐中，80℃保温，滴制，滤过，擦拭，选丸，分装，即得。

【注释】

（1）剂型选择　复方环维黄杨星 D 滴丸由环维黄杨星 D、冰片组成，临床用以治疗心律失常有确切疗效。选择滴丸剂型适应处方药物性质和临床治疗心律失常的需要，同时生产、使用、贮藏、运输、携带方便。

（2）溶剂－熔融法制备分散体系时溶剂的选择　将环维黄杨星 D 溶解于适宜溶剂中，再与熔融基质混匀，进而滴制成丸。比较了无水乙醇及不同用量冰醋酸对环维黄杨星 D 溶解能力以及对滴丸成型等影响，最终选择将环维黄杨星 D 温热溶于 2 倍量的冰醋酸中，再与熔融基质混匀，供滴制用。

（3）滴丸基质、附加剂的种类及用量选择　为了促进滴丸中药物的溶出且便于成型，实验设计以滴丸的溶散时间以及滴丸成型、外观及成品黏结程度等为指标，考察基质的种类、药物与基质的比例、附加剂的种类及用量的影响，得出适宜的药物与基质比例以及附加剂的种类及用量。结果表明，应用 0.4% 亚硫酸氢钠，可较好地防止滴丸氧化变色。

（4）滴制工艺条件对滴丸丸重差异、圆整度的影响　①冷却剂种类的选用。冷却剂的种类对滴丸的圆整度影响较大，试验比较了甲基硅油、液状石蜡以及植物油对滴丸圆整度的影响。结果表明甲基硅油为冷却剂所得的滴丸外形圆整，而液状石蜡、植物油对滴丸的冷却效果较差。②考察滴制时熔融液的温度、滴口径以及滴口与冷却液面的距离对丸重及圆整度的影响。结果确定最佳的滴制条件为滴制温度 80℃，滴头口径 2.4mm，滴头口与冷却液面之间的距离 8cm，冷却液温度 12℃～15℃，冷却柱长为 80cm。

（5）环维黄杨星 D 滴丸制备工艺验证　根据以上实验结果，按照所确定环维黄杨星 D 滴丸的制备工艺制备环维黄杨星 D 滴丸。按《中华人民共和国药典》一部附录滴丸剂项下有关规定，对样品进行丸重差异限度检查、溶散时限检查及微生物限度检查，同时进行含量测定，结果均符合相应规定。

三、滴丸剂的质量评价

1. 以滴丸外观　滴丸应大小均匀，色泽一致，表面的冷凝液应除去。

2. 重量差异限度　随着重量的降低滴丸的差异限度增大，丸重小于 30mg 的重量差异限度为 15%。

3. 溶散时限　用崩解时限检查法即转篮法检查，全部溶散时限为 30 分钟。

四、滴丸剂生产中可能出现的问题与分析

由于滴丸处方、生产工艺、操作技术及机械设备等方面的因素，在生产过程中可能会出现某些问题，需要具体分析，找出原因，加以解决，常见的问题有：

1. 滴丸的重量差异不合格　从理论上讲，丸重等于 $2\pi r \gamma$，所以影响丸重的因素主要有滴管口径、料液的温度，此外，滴制速度、滴管口与冷却剂液面之间的距离对丸重也有影响，这些因素的微小波动常常会造成丸重差异不合格。如当温度升高时，料液的表面张力变小，丸重变轻，反之，温度降低时，丸重增大；液滴的滴速加快，滴管口的残液量减少，丸

重增加，反之则减少；储液筒内料液量的变化导致滴管口的静压改变，从而影响液滴的滴速；所以在滴制过程中要尽量保持这些参数恒定。当滴丸重量波动太大时，应按不同原因寻找解决对策。

2. 滴丸叠丸和滴丸在冷却管底部发生黏结　造成叠丸的原因有滴速太快下沉速度太快。滴速太快或滴丸在冷却剂中下沉太快时，液滴间距离很近，由于滴丸在冷却剂中所受的作用力并非只有重力和浮力，其他力的作用很容易改变滴丸的运动轨迹，发生重叠或粘连。另外，液滴大小不均匀时，液滴的沉降速度就会不一致，速度快的会赶上速度慢的，也会导致叠丸。所以要克服滴丸叠丸现象，可通过调节滴速、液滴下沉的速度和保持恒定的液滴重量来防止叠丸。如控制液滴大小、液滴与冷却剂之间的密度差以及冷却剂的黏度。

滴丸在冷却管底部黏结的主要原因是冷却不够彻底。滴丸进入冷却剂后，在向下移动的同时被冷却。如果冷却剂温度不够低，或冷却管高度不够长，当滴丸到达冷却管底部时，就不能被充分冷凝，发生黏结现象。通过降低冷却剂的温度、增加冷却管的高度等，都能提高冷却效果，防止滴丸黏结。另外如果冷却剂中混有少量水时，由于水沉于冷却管底部，使沉集于此的滴丸遇水溶解也会发生黏结。对于此类原因，可改用其他易挥发溶剂如乙醇溶解药物，或减少水的用量。

3. 滴制过程中的"拖尾"现象　液滴自滴管口分离时，液滴各部位受到的作用力主要有重力、空气阻力、冷却剂阻力和浮力的综合作用，在滴制过程中，液滴前部较平圆，而尾部带有分离时拉丝的痕迹。如果有充足的时间，液滴借界面张力的作用会自然收缩成球体。但是，如果液滴在空气中下落的时间不够，冷却剂的温度太低，料液的黏度太大、保温温度太低等，滴制过程中滴丸就会产生"拖尾"现象。所以要克服滴制过程中的"拖尾"现象，可适当调整滴管口与冷却剂液面间的距离、升高冷却管上部的温度、提高保温温度或调整配方料液黏度。

4. 滴丸粒中的空洞　制备的滴丸中含有空洞，主要是由于在熔料和冷却的工艺环节引入了空气又未能排除所致。料液在滴制前常含有空气，熔料过程中，搅拌将空气带入了料液中。如料液有没有挥发尽的乙醇，熔料时乙醇气化也会产生大量气泡。所以将料液在滴制前脱气及尽量挥去乙醇，可避免滴丸中空洞产生。另外，料液在滴制过程中，如果冷却剂温度太低，液滴迅速被凝固，使滴丸中含有空洞。如属于此类情况，则需升高冷却剂上部温度，采用梯度冷却法。

5. 溶散时限或溶出度不合格　溶散时限或溶出度慢，要增加水溶性基质或减少水不溶性基质；溶出度快的则需作相反调整。有的滴丸刚刚滴出时呈透明状，这是不稳定的玻璃态，具有较快的溶散时限、溶解性及吸潮性，宜浸在冷凝液中待转变成不透明的稳定态，再进行测定，以免测定结果不准确。

6. 老化现象　滴丸在储存过程中，出现硬度变大、析出结晶、药物的溶解度降低的情况称为老化现象。通常是由于药物浓度过高、载体不合适。如载体 PEG6000 在温度高出 55℃时，本身黏度发生变化，开始的结晶逐渐变为稳定的长晶型，产生所谓的双重熔化的转变，影响药物的溶出速率。针对上述情况，应采取适当措施加以解决，如调整药物和基质比例、选择合适载体、加入适宜的稳定剂等。

第四节 微 丸

一、概述

(一) 含义与特点

微丸 (pellets) 是指将药物与适宜的辅料均匀混合,选用适宜的黏合剂或润湿剂并以适当的方法制成的球状或类球状固体制剂。直径在 0.5~3.5mm。它具有流动性好,易填装胶囊,装量差异小,释药稳定、可靠、均匀等特点。微丸的抗压效果好;粒径分布均匀的微丸具有较固定的表面积,释药稳定,且在消化道中的滞留时间较普通片剂长一倍左右,分布面积大,具有较高的吸收百分率,生物利用度高,局部刺激性小。另外,根据释药目的需要,微丸可进一步制成缓控释制剂、定位定时给药系统。

(二) 分类

根据处方组成、成型结构以及释药方式不同,微丸一般分为以下三种类型:

1. 膜控型微丸 常通过微丸外包衣方式达到释药目的,其包衣材料一般包括成膜材料、增塑剂,或加致孔剂、着色剂、抗粘剂、消泡剂、避光剂以及溶剂或分散介质等。采用亲水聚合物如羟丙基甲基纤维素 (HPMC)、低取代羟丙基纤维素 (L-HPC) 等为包衣材料的小丸,口服后在消化液中亲水聚合物吸水溶胀,形成凝胶屏障控制了药物的释放。常见的有:①普通膜控型微丸。此类微丸的成膜材料为水和胃肠液不溶的聚合物,如聚丙烯酸树脂、乙基纤维素等,此类微丸内服后水分渗入衣膜,药物溶解成饱和溶液,通过扩散和渗透释药。②通道型膜控微丸。此类微丸在水不溶性薄膜包衣微丸的膜材中加入致孔剂,口服后致孔剂遇水溶解或脱落,在微丸的衣膜上形成许多微孔,从而调节药物的释放。③脉冲型膜控微丸。此类微丸在微丸丸芯外包几层性质不同的包衣材料可以达到脉冲式控制释放药物的目的。

2. 骨架型微丸 是由一些疏水性骨架物质如单硬脂酸甘油酯、乙基纤维素等或水不溶但能吸水溶胀形成凝胶骨架的亲水性聚合物如微晶纤维素、羟丙基纤维素等骨架材料同其他一些辅料经适当方法制成的微丸。此类微丸一般采用挤压-滚圆法和热熔挤压法制备。

3. 膜控、骨架复合型微丸 系采用骨架和膜控法相结合制成的微丸,是在骨架小丸的基础上,进一步包衣制成的,从而获得更好的释药效果。

(三) 质量要求

微丸在生产与贮藏期间均应符合下列有关要求:①除另有规定外,供制丸剂用的药粉,应通过六号筛或五号筛。②除另有规定外,微丸应在80℃以下进行干燥;含较多挥发性成分或多量淀粉成分的微丸应在60℃以下进行干燥;不宜加温干燥的应用其他适宜的方法进行干燥。③凡需包衣的微丸,应采用各该品种制法项下规定的包衣材料进行包衣。④外观应圆整均匀、色泽一致。⑤一般应密封贮藏。

二、微丸的制备

微丸的制备方法主要分为旋转式制丸（agitation procedure）、层积式制丸（layering procedure）、压缩式制丸（compaction procedure）及球形结聚法制丸（globulation procedure）以及熔融法制丸（melting procedure）等。

（一）微丸形成机理

微丸具有较高机械强度，这一性质在制丸过程及其后续包衣和胶囊填充过程中起着重要作用。微丸的强度大小与微丸化过程中的结合力（bonding forces）有密切关系。结合力即是使粉末或细粉结合成微丸的力，这种结合力既包括成丸过程如滚动、揉捏、旋转、挤压等机械作用力，也包括成丸过程中黏合剂或润湿剂等成分产生的液体界面力、毛细管力以及粒子与粒子之间的黏附力及内聚力等。微丸形成过程中，力的类型主要有以下四种：

1. 固体粒子间的相互作用力 固体粒子间的相互作用力是小范围作用力（short range forces），即如果固体粒子靠得足够近，这种力能使粒子结合在一起，但它随着粒子的增大和粒子间距离增加而变小，这种相互作用力可能是分子间范德华力、价键力、静电力或磁力。

2. 液体毛细管力和表面张力 在湿法制备微丸过程中，最初使粒子间产生黏合力的是制备过程中的液相（如润湿剂），因此，液相类型、用量以及加入时间直接影响微丸的硬度及质量。

3. 固体桥中的黏附力和内聚力 高浓度黏合剂黏附到固体粒子表面，在粒子之间产生较强的固体桥，而形成较硬的粒子聚集体。

4. 机械连锁 粒子的机械连锁可能出现在纤维状、片状及大粒子的搅拌和压缩过程中，形成机械连锁对微丸的强度仅产生较小的影响。

（二）工艺流程图

以固体物料制备微丸，大多采用旋转式、层积式、压缩式制丸，其制备工艺流程图如下：

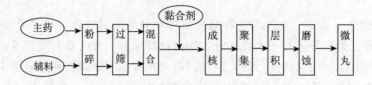

图12-5 微丸制备工艺流程图

1. 成核 将液体小心加入或喷入药粉中，通过液桥聚集形成空气-水-固体三相核。随着时间的延长，体系中不断加入固体粉末和黏合剂，丸核数量也随之增加。

2. 聚集 是指已成形丸核随机碰撞形成较大粒子的过程。只有那些表面稍带过量水分的核才能发生有效碰撞，否则聚结过程难以完成，除非补加足够的机械压力。仅仅依靠液桥的粘力不足以抵抗如滚动等产生的破碎力，在这一过程中虽然核数进行性下降，但体系总量不变。聚结过程主要是通过液滴状态丸核的结合作用完成的。

3. 层积　是指继续加入原粉到已成核的体系中，使核成长的过程。加入物可以是干燥的，也可以是润湿的，但加入物粒径必须比已成核直径要小，由于每次加入的量较小，核成长速度也较慢。在这过程中丸核总数量不变，然而其大小和物质总量则随时间而变化。

4. 磨蚀转移　是丸芯在相互撞击过程中，物质从一个丸芯上剥落而黏附到另一个丸芯表面的过程。很明显，在这一过程中，丸芯总量不变，仅仅是丸芯大小发生变化，而且随着时间延长，这种磨蚀转移变化会逐渐变小。

在丸芯最初形成过程中，特别在层结和聚结过程中，有三种使丸芯变小的作用，即磨损、破碎和粉碎。那些脱落的细粉和破碎的碎片，主要通过层结过程，重新黏合到没有破碎的核上，完成核的成长过程。如那些细粉的碎片具有足够的表面黏性，它们可能通过碰撞聚结成较大的粒子，在核长大过程中，磨损、破碎和粉碎是微丸制备过程中一个常出现的问题。

球形结聚法制丸的工艺流程图为：

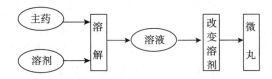

图 12-6　球形结聚法制丸工艺流程图

熔融法制丸的工艺流程为：

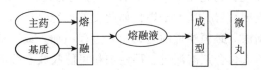

图 12-7　熔融法制丸工艺流程图

（三）微丸的制备方法

1. 旋转式制丸　系将丸核母核置于旋转的转子上，利用离心力与摩擦力形成丸核母核的粒子流，再将药物与辅料的混合物及包衣液分别喷洒其上，直至滚制成圆整性较好的微丸。其主要形成机理是成核、聚结和层结过程。首先是原粉粒子的随机碰撞形成较大粒子（成核）和随后的聚结过程，最终形成较好的丸核。丸核的大小取决于原粉粒子的大小、水分、黏合剂溶液的黏度、基质的湿度、滚动和干燥速度以及其他影响丸核形成速度和程度的各种因素。丸核成型后首先是聚结，即在大粒子相互碰撞过程中，一些粒子被撞碎并且聚结在另一些粒子表面。其次是层积，由于粒子磨损或碰撞产生的细粉被丸核黏附，同时由于丸核以一定速度随着容器旋转及丸核间相互摩擦，丸核表面的棱角逐个被消除而形成球状丸核。滚动对原粉粒子形成丸核和丸核间的重新分配以及形成较硬的微丸均起重要作用。为了避免过多地产生不能被黏附的细粉，必须降低旋转速度，但同时也降低了微丸的成长速度。因此，层结过程是微丸成长的主要过程，此时粒子中的水分含量对细粉的黏附起着决定性作用。

2. 层积式制丸 又称丸模法。该法系以空白丸芯为载体，根据药物的溶解性能、给药剂量和稳定性等，将药物以溶液、混悬液或粉末形式沉积在空白丸芯表面而制备成载药微丸的成丸方法。层积法制丸常有两种方法：一是液相层积法；二是粉末层积法。

（1）**液相层积法** 取空白丸芯适量置于包衣锅中，将药物的溶液或混悬液少量多次喷至空白丸芯表面，干燥，使处方药物层积在丸芯表面而制成含一定药量的微丸。

药物溶液或混悬液中分散介质的性质直接影响溶液或混悬液在丸芯表面的铺展性，必要时为了增加药物的层积黏附力，可以在药物的溶液或混悬液中添加适宜适量的黏合剂。将药物的溶液或混悬液喷雾后，液体因表面张力而在丸核表面铺展，随后溶剂挥发，形成层积层。雾滴的铺展性取决于溶剂的性质、固体物料的润湿性以及雾滴的动力学性质。随着液体的蒸发，溶解物结晶析出，最初是悬浮在雾滴溶液中，由于毛细管力作用及表面张力作用，结晶相互聚集，最后在粒子间形成固体桥，固体桥强度取决于黏合剂、附加剂及药物的性质。在溶液层积过程中由于药物和黏合剂完全混合，以及药物结晶化的作用，通常所需黏合剂浓度较低，而在混悬液层积过程中，由于粒子溶解度小，相互黏结力差，在大多数情况下，固体桥是由固化型黏合剂形成的。因此，需要较高浓度的黏合剂。

层积过程中控制喷雾速度、雾滴大小、干燥速度和液体浓度等条件。当磨损、喷雾、干燥速度和液体浓度等工艺条件不适宜，或黏合剂类型或浓度不理想时，层积时会产生细粉，而导致微丸生长缓慢，甚至能使已成形微丸磨损或破碎。

（2）**粉末层积法** 将空白丸芯置于包衣锅中，先用黏合剂溶液喷湿空白丸芯表面，然后加入适量药物细粉（预先微粉化至 $10 \mu m$ 以下），潮湿的丸核在旋转容器中利用液体毛细管力黏附粉末粒子，形成细粉层，适度干燥，如此交替进行直至制成含一定药量的微丸。

该法类似于传统泛制法。必须注意的是，制丸过程中加入或摩擦产生的细粉可能不能被丸核完全黏附，当再次喷入黏合剂溶液时，那些细粉可能吸收水分而相互聚集成假核，而增加了体系中的丸核数量，从而导致微丸大小不一、含量不均匀。

3. 压缩式制丸 系指用机械力将药物及赋形剂混合均匀后压制成一定大小微丸的过程。压缩式制丸技术可分为加压式和挤压式两种，目前常用挤出滚圆法。压缩式制丸一般经过以下几步：①将配制混合好的粉料与适量的黏合剂捏和均匀；②混合均匀的物料经挤出机挤成直径相等的条状；③条状物料在球形微丸造粒机中切断并进行高速滚制；④在高速滚制过程中将颗粒墩圆；⑤在不断的滚制过程中将墩圆的颗粒修整成大小均一、球形度好的圆球；⑥把滚制好的圆球进行干燥处理。该法的特点有：①生产能力大，设备费用较低；②颗粒直径由筛板孔径决定，容易控制，适用于制造粒径 0.3～30mm 的球丸；③因为挤出的孔径一定，颗粒直径大小相同，粒径分布范围集中；④制成的球粒内药物或其他活性成分的含量均匀。适合于基质型缓控释微丸的制备。

4. 球形结聚法制丸 是指药物在溶剂中结晶的同时发生聚结以制备颗粒或微丸的一种技术。该方法的特点有：①整个操作过程在液相中完成，操作简单，仪器要求低；②缩短了操作时间；③实验条件（辅料、方法）选择范围大。

球形结聚（spherical agglomerates）的基本方法有两种，一种称为乳化溶剂扩散法（emulsion solvent diffusion，ESD），另一种是溶剂变换法（solvent variation）。该法的关键在于选择溶剂体系种类和比例，药物浓度、操作温度和搅拌速度等也影响制剂的质量。

(1) 乳化溶剂扩散法　系将药物溶解在与水不相混溶的有机溶剂中，当滴加该溶液至含有适宜表面活性剂的水溶液中时，在一定的搅拌条件下即形成乳滴。随着非水溶剂从准乳滴中逐渐扩散进入水相，在乳滴表面开始形成结晶。当扩散完成后，药物结晶保持了原乳滴的形状即得到球状的结晶集合体（微丸）。结晶颗粒的大小与药物的浓度和搅拌速度有关。浓度愈高、搅拌速度愈慢，粒径愈大。

(2) 溶剂变换法　将溶解于适宜有机溶剂中的药物溶液以一定速度在搅拌条件下滴入水中，药物则以微晶形式析出，在该系统中加入适量与溶剂混溶但却与水不相混溶的另一溶剂（称为凝聚溶剂或架桥溶剂），随着相分离过程的进行，凝聚溶剂在微晶之间形成液桥并重复架桥过程使之结聚成球状颗粒。在该法中，各溶剂的比例和互溶度对于结聚过程有重要影响，而且，药物在凝聚溶剂中的溶解度也应大大低于在主溶剂中的溶解度。凝聚溶剂的作用是润湿析出的片状结晶，使之产生一定的黏着力而达到架桥结聚的效果。所以，球状颗粒的大小与凝聚溶剂的用量和润湿能力成正比。在溶剂系统中如果加入一定量的表面活性剂，由于降低架桥剂的界面张力及凝聚力，粒径随之减小。

5. 熔融法制丸　是采用低熔点的辅料（如硬脂酸、十八醇、聚乙二醇、各种蜡类等）作黏合剂，与药物及其他辅料一同置于高速搅拌制粒机内加热（通过夹层水浴锅或摩擦升温）、搅拌至熔融，利用熔融液体的高表面塑性及搅桨的剪切力可获得大小分布较为均匀的缓释微丸。熔融法制备微丸工艺简单，产率高，重现性好，且节能省时。制得的微丸表面光滑，尤适于对水敏感对热不敏感的药物。制备时应注意以下几点：①应使机内物料不粘壁，运动状态良好；②温度应适宜，既保证物料最终聚集成微丸，又不致使物料过"湿"；③如果外观不圆整时，还可进行二次滚圆。其制备方法主要有以下类型：

(1) 熔融制粒法　又可分为熔融高速搅拌混合制粒法和流化熔融制粒法。所用黏合剂通常熔点小于120℃并且能够抵抗胃肠道酶的破坏作用。熔融高速搅拌混合制粒法主要步骤为：在一个高速搅拌器中，在操作温度高于黏合剂熔点的条件下，将熔融的黏合剂与固体药物粉末进行搅拌、黏合而成颗粒或微丸。

(2) 滴制法　将熔融的丸芯通过振动喷嘴滴入冷却液中制备一定大小的微丸。微丸大小取决于喷嘴的口径、振动频率及振幅。丸芯必备的条件为：① 室温为固态，加热为液态；② 丸芯不溶于冷却液，不扩散；③ 密度大于冷却液。

(四) 常用设备

1. 旋转式制丸机　旋转式制丸技术是最早的机械制丸工艺，其主要设备是旋转式金属容器如普通包衣锅及改进型包衣锅（如包衣造粒机）。主要型号有 Pellegrini 型锅（Pellegrini - coater）、Accela - cota 型包衣锅。普通包衣锅组件有各种形状与大小的包衣锅、供气排气系统、喷雾系统、饲料系统及动力系统。改进型包衣锅改善了空气流动状况和混合效果，充分采用了自动化组件及电子系统，成品的重现性好，劳动强度低。典型设备主要有气流变换系统、空气调节系统、产品自动排出系统、数据微处理系统、喷雾系统及自动清理系统等。采用这种方法制备微丸必须先起模然后再成丸。将药粉置离心机内，喷入适量的雾化浆液，从而获得球形母粒，母粒直径一般为 0.2~0.8mm，与用包衣锅起模和其他起模法（如用湿法制粒）相比，该机具有起模速度快，颗粒圆粒度均匀，废渣少，省力等特点。将丸芯放入锅中，旋转后适量的喷射雾化的浆液并供给粉料，把颗粒逐渐增大到所需大小。整套方法成丸速度快；真球度高；药粉粘锅结团少，比较适合药物中含贵重药材的药物制备微丸。

2. 流化造丸设备 制备时常用的设备是流化床。粉末层积法是将物料置于流化室内，一定温度的空气由底部经筛网进入流化室，使药物、辅料在流化室内悬浮混合，然后喷入雾化黏合剂，粉末开始聚结成均一的球粒，当颗粒大小达到规定要求时，停止喷雾，形成的颗粒直接在流化室内干燥。液相层积法与粉末层积法不同之处在于该法喷入的雾化黏合剂中含有药物。此设备所得微丸大小均匀，过程简单，生产周期短，流化床设有粉末回收装置，原辅料不受损失，包衣液的有机溶剂也可回收，有利于操作环境的改善和生产成本的降低，产品质量易控制，易于自动化生产。Glatt 旋转式颗粒机是一种改良的流化床装置，制丸、干燥可同时进行，适合于大剂量药物的微丸制备，损耗少。

3. 挤出滚圆设备 挤压式制丸包括 3 个单元操作：首先是用黏合液把干粉制成湿颗粒，这一过程主要是依靠毛细管作用力以及液桥作用。粒子的硬度取决于黏合液浓度，随之是把湿颗粒移入挤压机械中挤压成高密度的条状物。这些条状物的黏合力主要来源于毛细管力、失水后形成固体桥、机械连锁以及一定程度的分子间作用力。这些条状物最后在离心式球形化机械中打碎成颗粒并搓圆，制成微丸。在球形化过程期间，微丸内部水分被压至外层，在微丸表面产生黏性，这种黏性粒子在球形化设备的旋转滚动作用下，形成圆形微丸，随着液体慢慢地挥发，溶解物在微丸内部及表面析出结晶，形成固体桥，表面结晶就形成微丸外壳，以减少水分的进一步丢失，保留一定的水分在微丸内，被包裹的水分虽少，但对微丸的硬度有显著的作用，否则，在干燥过程中，缺乏机械强度的多孔微丸可能会松散。

（五）典型处方与分析

例 1 萘普生微丸

【处方】空白丸芯 400g，萘普生 400g，微晶纤维素 100g，3% PVP 溶液适量。

【制法】取空白丸芯于包衣锅中，先用 3% PVP 溶液喷湿空白丸芯表面，然后间断地加入萘普生细粉（预先微粉化至 10μm 以下），烘干，重复操作直到制成含一定药量的微丸。取出，60℃烘干，即得微丸。

【注释】本品采用空白丸芯层积上样制丸，其中 3% PVP 溶液为黏合剂。操作过程中注意调整适宜达包衣锅热空气条件外，还必须注意黏合剂与粉料重复交替添加的时间和用量。该法具有较高的微丸收率和上药率，含量均匀度良好，微丸黏结的发生率均较低，且药物损失少。

例 2 微晶纤维素空白微丸

【处方】微晶纤维素 400g，水 470ml。

【制法】将微晶纤维素投入 BJZ-360M 型离心包衣制粒机中，控制喷浆泵转速 25r/min，主机转速 330r/min，黏合剂用量 470ml，即得空白微丸。

【注释】本品采用离心包衣制粒法制丸。影响离心造粒制备微丸的主要因素有主机转速、热风温度、喷浆速度、润湿剂或黏合剂的用量等。工艺研究时应注意优化考察上述参数。

例3 法莫替丁微丸

【处方】法莫替丁650g，微晶纤维素350g，水适量。

【制法】将药粉与微晶纤维素过筛混匀，加水1∶1制成软材，经挤出机筛板（孔径0.9mm，挤出转速300r/min）挤成细条状，置ZDR-6B型滚圆机内，调节转速（1000r/min）及滚圆时间（4分钟），使颗粒完全滚圆，取出微丸于50℃干燥3~4小时，筛取18~24目的微丸即得。

【注释】本品采用挤出滚圆法制丸。影响挤出滚圆法制备微丸的主要因素有软材的塑性、挤出速度与滚圆速度等，其中软材的塑性取决于粉料的性质及其与润湿剂或黏合剂的用量比，工艺研究时应注意优化考察上述工艺参数。

例4 盐酸苯丙醇胺（PPA）微丸

【处方】空白丸芯800g，PPA 420g，微晶纤维素170g，微粉硅胶10g，2%HPMC溶液。

【制法】采用NQS25型气流粉碎机将药物微粉化，并与微晶维生素和微粉硅胶混合均匀，取空白丸芯置喷雾装置的物料槽内，调节底盘转速和流化风量，使丸芯呈螺旋式流化状态。喷入黏合剂至丸芯表面润湿，即开启供粉槽加入物料粉末，调节黏合剂喷液速率和供粉速率，保持上药操作顺利进行，上药后同法对微丸进行隔离层包衣，即得微丸。

【注释】本品采用流化床法制丸。影响流化造粒制备微丸的主要因素有粉料的流化状态、润湿剂或黏合剂的雾化状态以及腔体内温度等。工艺研究时应注意优化考察底盘的转速、流化风量与温度、黏合剂喷雾的速度与用量等主要工艺参数。

例5 硫酸锌微丸

【处方】硫酸锌900g，滑石粉400g，乳糖400g。

【工艺】以上粉末置快速搅拌制粒机（卸除制粒刀）中混合均匀后，喷入黏合剂丙烯酸树脂Ⅱ（5g加乙醇至100ml）搅拌，选取16~24目的硫酸锌微丸。

【注释】本品采用快速搅拌制丸，将混合、制粒、滚圆成丸等操作一体化完成。

例6 辛伐他汀微丸

【处方】辛伐他汀200g，丙烯酸树脂Eu RS PO 200g，乙基纤维素200g，微粉硅胶400g；乙醇适量，氯仿适量，0.08%SDS的水溶液60L。

【制法】取处方量的辛伐他汀、高分子材料溶解，固体分散体载体分散在混合溶剂中，在500r/min的条件下搅拌，加入150ml的0.08%SDS的水溶液中，20分钟后，补充150ml的0.08%SDS的水溶液，继续搅拌1小时，乙醇、氯仿进一步扩散进入水中，乳滴在水中固化，形成微丸，在60℃~70℃烘箱中干燥。微丸粒径范围为20~40目。

【注释】本品采用液相球形积聚法制丸。其中，药物浓度、非水溶剂加入量、搅拌速度等会影响微丸的形成。

例7 清肺止咳平喘微丸

【处方】麻黄900g，苦杏仁900g，炙甘草600g，生石膏1800g。

【制法】取炙甘草水提醇沉浓缩后于60℃下干燥得炙甘草粗提物。另取苦杏仁，去油，然后加入麻黄、石膏水提醇沉、减压浓缩后加入炙甘草粗提物，真空干燥得混合提取物；将混合提取物粉碎过60目筛，于其中加入少量无水乙醇，60℃搅拌熔融，加入熔融的2.5倍量的PEG6000混匀。以外径为6.44mm、内径为4.80mm的滴头，在85℃~90℃下以每分钟23滴的速度滴入甲基硅油冷却液（深度70cm）中冷却，即得清肺止咳平喘微丸。

【注释】本品采用熔融滴制法制备微丸，工艺研究时应注意熔融温度、滴制速度、冷却温度及时间等工艺参数的优化。

三、微丸的质量评价

1. 水分 取供试品照现行《中华人民共和国药典》一部水分测定法项下测定。除另有规定外，微丸按其所属丸剂类型的规定判定。

2. 重量差异 按丸服用的丸剂照第一法检查，按重量量服用的丸剂照第二法检查。检查方法参见现行《中华人民共和国药典》一部丸剂项下有关规定测定。

3. 装量差异 按一次（或一日）服用剂量分装的丸剂应按现行《中华人民共和国药典》一部附录丸剂项下有关规定测定。

4. 溶散时限 除另有规定外，取丸剂6丸，按现行《中华人民共和国药典》一部丸剂项下有关规定进行。要求小蜜丸、水蜜丸和水丸应在1小时内全部溶散；浓缩丸和糊丸应在2小时时内全部溶散；微丸的溶散时限按所属丸剂类型的规定判定。

5. 卫生学检查 按卫生部《药品卫生检验方法》检查，符合规定。

四、微丸生产中存在的问题与分析

（一）微丸粒径差异大、圆整度差

微丸的粒径分布、圆整度等仍然是微丸工业药剂学研究的主要问题，微丸的释药稳定性依然是微丸生物药剂学研究的主要课题。微丸的处方组成、赋形剂的选用以及成型方法的选择直接影响微丸的粒径、粒径分布以及微丸的圆整度。

依据药物释放性能需要而研制的规定释药性能的微丸，在材料选择、成型方法上是否满足药物释放的需要，释药的稳定性如何等等，一直是微丸课题研究的主要内容。

（二）中药微丸存在的主要问题分析

1. 中药微丸制剂应用适宜性尚不明确 大多数中药或中药复方一般为有效部位或有效部位群，其提取物多为膏状物或无定形粉末，物理化学性质也比较复杂，给辅料的筛选及制剂处方的设计增加了困难，成型工艺的难度也较大。有些中药有效成分溶解性极低，若制成微丸后其释药性能更差，严重降低了药物的生物利用度；而对于那些药效弱、药量小、易挥发的中药，如果将其制成微丸制剂，不但不能发挥微丸制剂的优势，反而可能影响其药理效应。目前，关于微丸制剂适用于哪些中药品种尚难定论，仍需在实践中不断探索和总结。

2. 适宜于中药微丸剂型选择合理性的体内外评价方法难以建立 对中药微丸中起主治作用的有效组分体内过程研究甚少，优选适合中药微丸的体内外评价模型还存在很大的问题。如何准确地评价药物在体内的动力学过程和产生药理效应的动态变化之间的关系，如何通过体内药代动力学参数的测定，来研究各效应组分的生物利用度及其在体内的分布情况，怎样确定各效应组分在治疗中所起作用大小，如何评价各效应组分所占权重，用以作为中药微丸的工艺评价指标还研究甚少。如何构建基于 DDS 药物传输系统与 ADME/TOX 为基础中药微丸新型制剂的研究平台；如何构建中药微丸制剂的指纹图谱，并在此基础上进行微丸制剂体外释药特性、体内药物代谢动力学过程及体内外释药的相关性测定，均是亟待解决的问题。

3. 中药微丸制剂在质量控制等方面存在许多问题 目前，中药提取物质量标准的研究比较落后，还不能满足复杂中药制剂过程对中药提取物质量控制的要求，建立中药提取物物理性质相关的质量标准，用以充实和完善中药制剂的质量标准是问题的关键。如何根据中药提取物的性质来控制中药微丸的粒径及脆碎度等微丸的粉体学性质；怎样防止药物的突释、控制同步释药等问题尚未得到有效解决；不同有效成分制备的中药微丸，各成分的释放速度难以控制，释放速度对疗效的影响尚不确定。一些中药微丸制剂的制备工艺稳定性差，无法实现工业化生产，许多中药微丸难以建立有效的质量监控指标和方法。如何对中药微丸进行合理有效的质量评价和控制尚需作进一步研究。

思 考 题

1. 简述滴丸与微丸的制备原理与释药特点。
2. 简述滴制法制备滴丸的工艺流程及其操作关键。
3. 试分析影响滴丸重量差异与圆整度的因素有哪些？
4. 简述制备微丸的方法及其操作关键。
5. 试分析影响微丸重量差异与圆整度的因素有哪些？

第十三章 膜剂与栓剂

本章要求
1. 掌握 膜剂和栓剂的概念、特点、处方组成及制备方法;栓剂的种类与质量要求;栓剂基质品种、性质。
2. 熟悉 膜剂常用成膜材料的种类、性质和用途;栓剂中药物吸收的途径及特点及影响栓剂中药物吸收的因素;栓剂置换价计算方法和栓剂质量检查项目及其意义。

第一节 膜　　剂

一、概述

(一) 含义

膜剂 (films) 系指药物溶解或均匀分散于成膜材料中加工成的薄膜制剂。膜剂可供口服、口含、舌下给药、口腔内贴敷,也可用于眼结膜囊内或阴道内;外用可作皮肤和黏膜创伤、烧伤或炎症表面的贴敷覆盖。膜剂的形状、大小和厚度等视用药部位的特点和含药量而定。一般膜剂的厚度为 $0.1\sim0.2\mu m$,面积为 $1cm^2$ 的可供口服,$0.5cm^2$ 的供眼用。

膜剂是在 20 世纪 60 年代开始研究并应用的一种新型制剂;70 年代国内对膜剂的研究应用已有较大发展,并投入生产。目前国内正式投入生产的膜剂有 30 余种,用于临床深受患者的欢迎。

(二) 膜剂的分类

1. 按结构特点分 单层膜剂、多层膜剂(又称复合膜剂)和夹心膜剂(缓控释膜剂)等。

2. 按给药途径分 内服膜剂、口腔用膜剂(包括口含、舌下给药及口腔内局部贴敷)、眼用膜剂、皮肤及黏膜用膜剂等。

(三) 膜剂的主要特点

1. 重量轻,体积小,应用、携带及运输方便。
2. 采用不同的成膜材料可制成具有不同释药速度的膜剂,多层复合膜剂便于解决药物间的配伍禁忌以及对药物分析上的干扰等问题。
3. 成膜材料用量小,可以节约辅料和包装材料。
4. 制备工艺简单,制备过程中无粉尘飞扬,有利于劳动保护。

5. 含量准确，稳定性好，吸收快。

6. 膜剂最主要的缺点是载药量少，只适用于小剂量的药物，膜剂的重量差异不易控制，收率不高。

（四）膜剂的质量要求

膜剂可供口服或黏膜外用，在质量要求上，除要求主药含量合格外，《中华人民共和国药典》2010年版对膜剂的质量有明确的规定，主要包括：

1. 成膜材料及辅料应无毒、无刺激性、性质稳定，与药物不起作用。

2. 水溶性药物应溶于成膜材料中；水不溶性药物应粉碎成极细粉，并与成膜材料均匀混合。

3. 膜剂应完整光洁，厚度一致，色泽均匀，无明显气泡；多剂量膜剂的分格压痕应均匀清晰，并能按压痕撕开。

4. 除另有规定外，膜剂应密封保存，防止受潮、发霉、变质，微生物检查也应符合规定。

5. 重量差异检查：除另有规定外，取膜片20片，精密称定总重量，求得平均重量，再分别精密称定个片的重量。每片重量与平均重量相比较，超出重量差异限度的膜片不得多于2片，并不得有1片超出差异限度1倍。

二、常用成膜材料与附加剂

（一）常用成膜材料

成膜材料的性能、质量不仅对膜剂的成形工艺有影响，而且对膜剂的质量及药效产生重要影响。理想的成膜材料应具有下列条件：

生理惰性，无毒、无刺激。

性能稳定，不降低主药药效，不干扰含量测定，无不适臭味。

成膜、脱膜性能好，成膜后有足够的强度和柔韧性。

用于口服、腔道、眼用膜剂的成膜材料应具有良好的水溶性，能逐渐降解、吸收或排泄，用膜剂应能迅速、完全地释放药物。

来源丰富、价格便宜。

常用的成膜材料是一些高分子物质，按来源可分为天然高分子物质和合成高分子物质两类。

1. 天然的高分子化合物 天然的高分子材料有明胶、虫胶、阿拉伯胶、琼脂、淀粉、糊精等。此类成膜材料多数可降解或溶解，但成膜性能较差，故常与其他成膜材料合用。

2. 聚乙烯醇（PVA） 为白色或淡黄色粉末或颗粒，由醋酸乙烯在甲醇溶剂中进行聚合反应生成聚醋酸乙烯，再与甲醇发生醇解反应而得。其性质主要取决于分子量和醇解度，分子量越大，水溶性越小，水溶液的黏度大，成膜性能好。一般认为醇解度为88%时，水溶性最好，在冷水中能很快溶解；当醇解度为99%以上时，在温水中只能溶胀，在沸水中才能溶解。目前国内常用两种规格的PVA，即PVA_{05-88}和PVA_{17-88}，其平均聚合度分别为500

~600和1700~1800（用前两位数字05和17表示），醇解度均为88%（用后两位数字88表示），分子量分别为22000~26200和74800~79200。这两种PVA均能溶于水，但PVA05-88聚合度小，水溶性大，柔韧性差；PVA17-88聚合度大，水溶性小，柔韧性好。常将二者以适当比例（如1:3）混合使用，能制成很好的膜剂。PVA是目前较理想的成膜材料，他对眼黏膜及皮肤无毒性、无刺激性，眼用时能在角膜表面形成一层保护膜，且不阻碍角膜上皮再生，是一种安全的外用辅料；口服后在消化道吸收很少，80%的PVA在48小时内由直肠排出体外。

3. 乙烯-醋酸乙烯共聚物（EVA） 为无色粉末或颗粒，是乙烯和醋酸乙烯在过氧化物或偶氮异丁腈引发下共聚而成的水不溶性高分子聚合物，可用于制备非溶蚀型或膜剂的外膜。其性能与分子量及醋酸乙烯含量关系很大，当分子量相同时，醋酸乙烯含量越高，溶解性、柔韧性、弹性和透明性也越大。按醋酸乙烯的含量可将EVA分成多种规格，其释药性能各不相同。

EVA无毒性、无刺激性，对人体组织有良好的适应性；不溶于水，溶于有机溶剂，熔点较低，成膜性能良好，成膜后较PVA有更好的柔韧性。

4. 聚乙烯吡咯烷酮（PVP） 为白色或淡黄色粉末，微有特殊嗅味，无味；在水、乙醇、丙二醇、甘油中均易溶解；常温下稳定，加热至150℃时变色；无毒性和刺激性；水溶液黏度随分子量增加而增大，可与其他成膜材料配合使用；易长霉，应用时需加入防腐剂。

5. 羟丙基甲基纤维素（HPMC） 为白色粉末，是应用最为广泛的纤维素类成膜材料。本品在60℃以下的水中膨胀溶解，超过60℃时则不溶于水，在纯的乙醇、氯仿中几乎不容，能溶于乙醇-二氯甲烷（1:1）或乙醇-氯仿（1:1）的混合液中。其成膜性能良好，坚韧而透明，不易吸湿，高温下不黏着，是抗热抗湿的优良材料。

此外，还有醋酸纤维素（CA）、羟丙基纤维素（HPC）、乙基纤维素（EC）等纤维素衍生物。

（二）附加剂

主要有增塑剂（甘油、山梨醇、苯二甲酸酯等）（0~20%）和着色剂（TiO_2、色素等）（1%~2%），必要时还可加入填充剂（$CaCO_3$、SiO_2、淀粉、糊精等）（0~20%）及表面活性剂（聚山梨酯80、十二烷基硫酸钠、豆磷脂等）（0~2%），脱膜剂（液体石蜡）（适量）等。

三、膜剂的制备

（一）工艺流程图

膜剂的制备方法国内主要采用涂膜法，其工艺流程如图13-1：

（二）制法

1. 制备方法

（1）匀浆制膜法 又称涂膜法、流涎法，是目前国内制备膜剂常用的方法。这种方法是将膜材料溶解于适当溶剂中，再将药物及附加剂溶解或分散在上述成膜材料溶液中制成均匀的药浆，静置除去气泡，经涂膜、干燥、脱膜、主药含量测定、剪切包装等，最后制得所需膜剂。

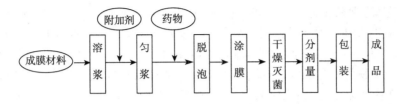

图 13-1　涂膜法膜剂制备的工艺流程图

（2）热塑制膜法　此法是将药物细粉和成膜材料如 EVA 颗粒相混合，用橡皮滚桶混碾，热压成膜，随即冷却、脱膜即得。或将成膜材料如聚乳酸、聚乙醇酸等加热熔融，在热熔状态下加入药物细粉，使二者均匀混合，在冷却过程中成膜。

（3）复合制膜法　此法是以不溶性的热塑性成膜材料（如 EVA）为外膜，分别制成具有凹穴的底外膜带和上外膜带，另用水溶性成膜材料（如 PVA 或海藻酸钠）用匀浆制膜法制成含药的内膜带，剪切后置于底外膜带凹穴中；也可用易挥发性溶剂制成含药匀浆，定量注入到底外膜带凹穴中，经吹风干燥后，盖上外膜带，热封即得。这种方法需一定的机械设备，一般用于缓释膜剂的制备。

2. 制备要点、关键及注意事项
（1）成膜材料应先用适当的溶剂处理，加入蒸馏水中使其溶胀，再加热溶解。
（2）匀浆制膜法如加热过程中水分损失过多，应适当补充水分。
（3）制膜后应根据药物及溶剂的性质采用适当的方法干燥。

（三）常用设备

小量制备时可将药浆倾倒于平板玻璃上，经振动或用推杆涂成厚度均匀的薄层。涂膜后烘干，根据药物含量确定单剂量的面积，再按单剂量面积切割、包装。大量生产是将成膜材料制成黏稠溶液，然后加入药物，搅拌均匀，通过涂膜机（图 13-2）的流液嘴，以一定的宽度和恒定的流速涂于不锈钢传送带上，经热风（80℃～100℃）干燥使迅速成膜，经含量测定分析后，计算出单剂量分格的面积，热烫划痕，包装，即得。

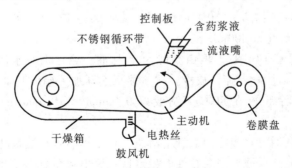

图 13-2　涂膜机示意图

(四) 典型处方与分析

例1 外用避孕药膜

【处方】壬苯基聚乙二醇（10）醚 5g，PVA$_{05-88}$ 14g，甘油 1g，纯化水 50ml。

【制法】取 PVA 加甘油和适量纯化水浸泡，等充分膨胀后，在水浴上加热溶解，加入壬苯基聚乙二醇（10）醚，搅拌均匀，静置，消去气泡，在涂膜机上制成面积为 40mm×40mm 的薄膜，每张药膜含主药 50mg。将药膜夹在装订成册的纸片中包装，即得。

【注释】①壬苯基聚乙二醇（10）醚含有聚氧乙烯基，具有表面活性，在搅拌过程中会产生气泡，因此搅拌不可过于剧烈。壬苯基聚乙二醇（10）醚具有起昙现象，加热到 70℃ 时，溶解度会急剧下降，使溶液变得混浊，因此在水浴过程中要防止水温超过 70℃。②甘油为增塑剂。也可加入乙二醇与甘油成为复合增塑剂，可有效地降低聚乙烯醇的熔融温度和结晶温度，复合增塑剂的加入为聚乙烯醇材料的热塑加工提供了技术可行性。③本品使用的 PVA05-88，也可选用 PVA17-88，但用量应适当减少。PVA 在加热溶解过程中，水浴温度应控制在 85℃~90℃。

例2 复方替硝唑膜

【处方】替硝唑 2g，氧氟沙星 0.45g，聚乙烯醇 15g，羧甲基纤维素钠 5g，甘油 3.5ml，稀盐酸适量，加纯化水至 100ml。

【制法】取聚乙烯醇 486、羧甲基纤维素钠分别加适量蒸馏水浸泡 24 小时，将聚乙烯醇 486 水浴加热溶解，再加入溶解的羧甲基纤维素钠液，搅拌均匀待用。取替硝唑、氧氟沙星加适量水，滴加稀盐酸使其溶解，加入甘油搅拌均匀，再加入到已溶解的成膜材料浆液中，搅匀，置 55℃~65℃ 水浴保温脱膜 30 分钟，涂膜机上制成面积为 35mm×90mm 的薄膜，干燥脱膜，包封即得。

【注释】① 替硝唑为抗厌氧菌等抗感染药物。氧氟沙星为第三代喹诺酮类药物，广谱高效，对革兰阳性菌及阴性菌、沙眼衣原体等均有强大的抗菌作用。用于治疗口腔溃疡等口腔疾病。② 成膜材料聚乙烯醇、羧甲基纤维素钠在水中浸泡时间要充分，水温不宜超过 40℃，否则溶解不完全。③ 膜剂制备过程中，保温静置时，要使膜料中空气逸尽，制膜时不得搅拌，否则易产生气泡膜。

例3 硝酸甘油膜

【处方】硝酸甘油乙醇溶液（10%）100ml，聚乙烯醇 17-88 78g，聚山梨酯 80 5g，二氧化钛 3g，甘油 5g，纯化水 400ml。

【制法】取聚乙烯醇 17-88、聚山梨酯 80、甘油、纯化水在水浴上加热搅拌使溶解，再加入二氧化钛研磨，过 80 目筛，放冷。在搅拌下逐渐加入硝酸甘油乙醇溶液，放置过夜以消除气泡。次日用涂膜机在 80℃ 下制成厚 0.05mm、宽 10mm 的膜剂，用铝箔包装，即得。

【注释】① 硝酸甘油可直接松弛血管平滑肌，扩张小静脉和冠状动脉，主要用于治疗心绞痛；二氧化钛为遮光剂，增加硝酸甘油的稳定性；聚山梨酯 80 为增溶剂，甘油为增塑剂，同时可增加硝酸甘油稳定性。② 硝酸甘油微溶于水，故应配成 10% 乙醇溶液应用；当乙醇溶液被稀释后，硝酸甘油以极细的油滴析出，因聚乙烯醇本身是良好的分散剂，因而使硝酸甘油均匀地分散在膜料中。③ 硝酸甘油膜剂的稳定性远比其片剂好，约高5倍。其稳定的主要原因之一是聚乙烯醇对硝酸甘油物理的包覆作用而减少挥发损失。④ 本品应用铝箔包装，在贮存过程中要避光、密闭保存。

例4　氟康唑眼用膜

【处方】氟康唑 0.5g，聚乙烯醇 05-88 3g，聚乙烯醇 17-88 3g，甘油 1g，加纯化水至 28ml。

【制法】取聚乙烯醇 05-88、聚乙烯醇 17-88、甘油加适量蒸馏水于 90℃水浴上溶解；取氟康唑，用适量水溶解后，加入聚乙烯醇溶液中，搅匀，加水至足量，研匀，静置一定时间，消泡后制膜，室温干燥，切成 10mm×10mm 薄膜，用紫外光灯照射 20 分钟，无菌分装即得。

【注释】① 氟康唑为双三唑类第三代抗真菌药物，全身和局部均可应用。本品具有抗菌，消炎作用。主要用于治疗眼部真菌感染。② 氟康唑用适量水超声振荡即可溶解。③ 聚乙烯醇 05-88 聚合度小，成膜性差，水溶性好；聚乙烯醇 17-88 聚合度大，成膜性好，但水溶性及柔软性差，二者联用成膜性更好，采用聚乙烯醇 05-88 与聚乙烯醇 17-88 以 3:1 的比例混合，成膜效果较好。

第二节　栓　　剂

一、概述

（一）栓剂的含义

栓剂（suppositories）系指将药物和适宜的基质制成的具有一定形状供腔道给药的固体剂型。栓剂在常温下为固体，塞入人体腔道后，在体温下基质发生熔融、软化或溶解于分泌液，逐渐释放药物而产生局部或全身作用。

栓剂的使用已有两千多年历史，公元前 1550 年埃及的《伊伯氏纸草本》中即有记载。我国古代将栓剂称为坐药或塞药。《史记·仓公列传》有类似栓剂的早期记载；《伤寒论》、《千金方》、《肘后备急方》、《本草纲目》等医籍中均记载有栓剂的制备与应用。栓剂最初是作为肛门、阴道等部位用药而起局部作用的，如润滑、收敛、抗菌、杀虫、局麻等作用。随着医药的发展，栓剂逐渐成为可起全身作用的剂型，以治疗各种疾病，如适用于作为镇痛、镇静、兴奋、抗菌、扩张支气管和血管等药物的剂型。

（二）栓剂的分类

1. 按给药途径分类　栓剂按使用腔道分为肛门栓、阴道栓、尿道栓、喉道栓、耳用栓和鼻用栓等。目前，常用的是直肠栓和阴道栓。

栓剂的形状和大小随腔道而异，肛门栓的形状有圆锥形、圆柱形、鱼雷形等；阴道栓的形状有球形、卵形、鸭嘴形等；尿道栓呈笔形，一端稍尖。肛门栓、阴道栓每粒重 2~5g。最近几年也出现了作为直肠用软胶囊、阴道用软胶囊。

2. 按制备工艺与释药特点分类　　随着新技术的应用、新基质的不断出现，国内外对栓剂的研究及使用显著增加，为了达到更理想的治疗作用、产生特定的药物释放效果，出现了泡腾栓、中空栓、双层栓、主药微囊化或包合栓剂、海绵栓、凝胶栓、渗透泵栓等新型栓剂，中药栓剂也有一定发展。下面简要介绍几种特殊的栓剂。

（1）泡腾栓（effervescent suppository）　　泡腾栓又称产气栓，是在栓剂中加入发泡剂，使用时利用泡腾作用加速药物释放，有利于药物快速分散和渗入黏膜皱襞，多为阴道用。发泡剂多由碳酸氢钠或碳酸钠与不同的有机酸组成。

（2）中空栓（hollow type suppository，HTS）　　中空栓剂其外壳为空白或含药基质，中空部分填充液体或固体药物。中心是液体的中空栓剂放入体内后外壳基质迅速熔融破裂，药物以溶液形式一次性释放，达峰时间短、起效快，较普通栓剂有更高的生物利用度。中空栓剂中心的药物若添加适当赋形剂或制成固体分散体也可使药物快速或缓慢释放，从而发挥速释或缓释作用。

（3）双层栓（double-layered suppository）　　双层栓一般有三种，第一种为内外两层栓，内外两层含有不同药物，可先后释药而达到特定的治疗目的；第二种为上下两层栓，其下半部的基质可迅速释药，上半部基质起到缓释作用，使血药浓度保持平稳；第三种也是上下两层栓，不同的是其上半部为空白基质层，下半部是含药栓层，空白基质可阻止药物向上扩散，减少药物经直肠上静脉吸收进入肝脏而发生的首过效应，提高了药物的生物利用度。有的双层栓后端基质吸收水分能迅速膨润形成凝胶塞而抑制栓剂向上移动，可避免栓剂在直肠逐渐自动进入深部，达到避免肝首过效应的目的。

（4）主药微囊化或包合栓剂（microcapsule suppository or inclusion compound suppository）　　为改善药物的某些性质，可将主药微囊化或作包合处理，再制成栓剂。制成微囊栓剂，主要用于延缓药物的释放，产生长效作用。制成包合栓剂，可改善药物的溶解性、渗透性、稳定性等。

（5）海绵栓（sponge suppository）　　是指海绵状栓剂，多为阴道用。有用聚醚型聚氨酯泡沫塑料为基质制成阴道海绵栓，也有用明胶为基质的阴道海绵栓。但聚醚型聚氨酯泡沫塑料为非生物降解材料，在使用上有一定的局限性。明胶海绵在体内可被酶解吸收，使用方便。海绵栓具有缓释作用，还可避免一般栓剂因基质熔化而流失的缺点。

（6）凝胶栓（gel suppository）　　是利用亲水凝胶为载体的栓剂。在体内吸收水分，体积膨胀，柔软而富弹性，因此避免了异物感。更因凝胶对生物黏膜具有特殊黏合力，能延长药物的停留和释放时间，促进药物的吸收，提高药物的生物利用度。

（7）渗透泵栓剂（osmotic pump suppository）　　是采用渗透泵原理研制的一种长效栓剂。栓剂的最外层为一可透过水分不能透过药物的半透膜，半透膜内部包含有药物、渗透压产生剂，在半透膜上一般有一个药物释放微孔。纳入体内后，水分进入栓剂内部产生渗透压，压迫储药库使药液透过半透膜上的小孔慢慢释放出来，因而可较长时间持续释放药物，是一种较理想的控释型栓剂。

（三）栓剂的特点

栓剂作为直肠给药与口服制剂比较，由于直肠生理环境对药物吸收的影响不同，有如下特点：①药物不受胃肠 pH 值的影响或酶的破坏；②对胃黏膜有刺激性的药物用直肠给药，可免受刺激；③药物直肠吸收，较少受肝脏首过作用破坏；④直肠吸收比口服干扰因素少；⑤适合不便于吞服给药的病人，如婴儿和儿童给药、伴有呕吐患者的治疗。栓剂的主要缺点是不如口服剂型使用方便；栓剂生产成本比片剂、胶囊剂高。

（四）栓剂中药物的吸收及影响吸收的因素

1. 栓剂药物的吸收 栓剂给药时，药物在直肠的吸收主要有两条途径：一条途径是药物通过直肠上静脉，经门静脉进入肝脏，由肝脏进行代谢后再进入大循环；另一条途径是药物通过直肠下静脉和肛门静脉，经髂内静脉绕过肝脏进入下腔大静脉，而进入大循环。因此，栓剂纳入肛门的深度会影响药物的吸收，愈靠近直肠下部时，药物直接进入大循环的量亦愈多，通常给药部位距肛门 2cm 处最佳。由直肠给药有 50%~70% 不经肝脏而直接进入大循环。

对于阴道附近的血管，几乎均与大循环相连，所以阴道药物的吸收可直接进入大循环。此外，淋巴系统对直肠中的药物有一定的吸收。

2. 影响直肠吸收的因素 药物在直肠中的吸收主要受生理因素、药物的性质、基质的种类以及附加剂的影响。

（1）生理因素的影响

pH 值及直肠液缓冲能力：直肠液基本上是中性而无缓冲能力，溶解的药物能决定直肠的 pH 值，给药的形式（药物的解离状态）一般不受直肠环境的影响。分子型药物易透过肠黏膜，而离子型药物则不易透过。因此，弱酸、弱碱比强酸、强碱、强电离药物更易吸收。

结肠内容物：直肠充满粪便时对栓剂中药物吸收量要比无粪便时少，在空肠状态，药物有较大的接触吸收表面，所以，可在应用栓剂以前先灌肠排便。

其他情况：如腹泻、结肠梗塞以及组织脱水等，均能影响药物从直肠部位吸收的速率和程度。

（2）药物的理化性质因素

溶解度：药物的溶解度对直肠的吸收有较大影响，因直肠中的分泌液量较少，导致溶解度小的药物溶出速度或溶出程度较低，影响药物的吸收。

粒度：以未溶解状态存在于栓剂中的药物，其粒度大小影响药物释放的速度，对吸收产生相应影响。药物粒径愈小，溶出速度愈快，吸收亦愈快。

脂溶性与解离度：脂溶性药物、非解离型药物通常以被动扩散转运方式透过直肠脂质屏障，容易吸收；水溶性药物不易透过直肠脂质屏障，吸收较差。弱酸、弱碱性药物的解离度与 pK_a 及 pH 值相关，非解离型分子愈多，愈利于吸收。因此，酸性条件利于弱酸性药物的吸收，碱性条件有利于弱碱性药物的吸收。如水杨酸的吸收率随 pH 值上升而下降，而季铵盐等完全电离的药物则不吸收。直肠中 pH 值约 7.4，pK_a 在 4 以上的弱酸性药物能迅速地吸收，pK_a 在 3 以下的吸收速度则较慢。碱性药物中 pK_a 低于 8.5 的弱碱性药物吸收速度较快，pK_a 在 9~12 之间的吸收速度很慢。

（3）基质的影响 栓剂纳入腔道后，首先药物必须从基质中释放、溶解于分泌液中，才能被吸收或产生疗效。药物从基质中释放快，则局部浓度大、作用强；反之则作用持久而缓慢。但由于基质性质的不同，释放药物的速度也不同。

在油脂性栓剂基质中，若所含的药物为水溶性成分，基质融化后，药物能很快释放于分泌液中，出现的局部作用或吸收作用也较快。若所含的药物系脂溶性成分，则药物须从油相中逐渐转相进入分泌液中，药物的释放速度与油水分配系数有关。若药物的脂溶性较大则难以进入分泌液，药物释放将受到一定的阻碍，作用亦比较迟缓。因此宜采用油/水分配系数适当小的药物，既易转移到分泌液中又易透过脂质膜。

水溶性基质中，若药物为水溶性成分，则不易透过脂质膜，吸收差。若系脂溶性药物，则易透过脂质膜，吸收好。

（4）附加剂的影响　表面活性剂能增加药物的亲水性，加速栓剂中的药物向分泌液的转入，因而有助于药物的释放。但表面活性剂的浓度不宜过高，若表面活性剂在分泌液中形成胶团，则可能导致药物吸收反而下降。另某些吸收促进剂、药物载体等也有助于药物的吸收。

（五）栓剂的质量要求

栓剂中的药物与基质应混合均匀，栓剂外形应完整光滑，应无刺激性；塞入腔道后，应能融化、软化或溶化，并与分泌液混合，逐渐释放出药物，产生局部或全身作用；并应有适宜的硬度，以免在包装或贮藏时变形。除另有规定外，应在30℃以下密闭保存，防止因受热、受潮而变形、发霉、变质。

二、栓剂的基质

（一）栓剂的基质应具备的要求

栓剂给药后，必须经过基质熔化或溶解，并分散于直肠黏膜中，药物才能从基质中释放，最后与黏膜接触而被吸收。因此基质不仅赋予栓剂成型，而且影响药物释放的速率及药物的作用。

栓剂的基质应符合下列要求：①室温时具有适宜的硬度，当塞入腔道时不变形，不破碎，在体温下易软化、融化，能与体液混合或溶于体液；②具有润湿或乳化能力，有较高水值；③与主药混合后不发生变化，也不影响主药的作用和含量测定；④对黏膜无刺激性、毒性、过敏性，其释药速度须符合治疗要求；⑤本身稳定，在贮藏过程中理化性质不发生变化，不易长霉变质；⑥基质的熔点与凝固点的间距不宜过大，适用于冷压法及热熔法制备栓剂。

（二）栓剂基质的种类

常用的栓剂基质主要分油脂性基质和水溶性基质两大类。

1. 油脂性基质　主要为高级脂肪酸的甘油酯类，包括天然油脂及半合成油脂类。此类基质熔点较低，可在体温条件下融化而释放药物。

（1）可可豆脂（cocoa butter）　可可豆脂是从梧桐科植物可可树种仁中得到的一种固体脂肪。主要含有硬脂酸、棕榈酸、油酸、亚油酸和月桂酸的甘油酯。可可豆脂在常温下为白色或淡黄色固体。熔点为29℃~34℃，气味较好，无刺激性，能与多种药物配伍而不发生禁忌。加热至25℃时即开始软化，在体温时能迅速熔化。在10℃~12℃时容易粉碎成粉末，可可豆脂粉末能与多数药物混合制成可塑性团块，当加10%以下的羊毛脂时能增加其可塑性。

可可豆脂抗热性较差，当加热至36℃（即熔点以上）时，熔点降至24℃。原因是晶型转化所导致，可可豆脂具有同质多晶的性质，有α、β、β′、γ四种晶型，其中以β型最稳定（熔点为34℃），熔点降低的现象是因为β型部分转化为α型（熔点22℃）、γ型（熔点18℃）。通常应缓缓加热待熔化至2/3时，停止加热，让余热使其全部熔化，可避免上述现象。

有些药物如樟脑、薄荷脑等能使可可豆脂的熔点降低，适量的蜂蜡或鲸蜡可提高其熔点。

（2）半合成或全合成脂肪酸甘油酯　系由椰子油或棕榈油等天然植物油水解所得 C_{12} ~ C_{18} 游离脂肪酸，经部分氢化再与甘油酯化而得的三酯、二酯、一酯的混合物，即称半合成脂肪酸酯（semi-synthetic glycerides）。这类基质化学性质稳定，成形性能良好，具有保湿性和适宜的熔点，抗热能力强，酸价和碘价低，不易酸败。目前为取代天然油脂的较理想的栓剂基质。国内已生产的有半合成椰油酯、半合成山苍子油酯、半合成棕榈油酯。全合成脂肪酸甘油酯有硬脂酸丙二醇酯等。

①半合成椰油酯：系由椰油加硬脂酸再与甘油酯化而成。本品为乳白色块状物，其规格有34型（33℃~35℃）、36型（35℃~37℃）、38型（37℃~39℃）、40型（39℃~41℃）等，具油脂臭，吸水能力大于20%，无明显刺激性、无毒性。

②半合成山苍子油酯：系由山苍子油水解，分离得月桂酸再加硬脂酸与甘油经酯化而得的油酯。也可直接化学合成，又称混合脂肪酸酯。为黄色或乳白色块状物。根据熔点也有不同的规格（33℃~41℃），理化性质与可可豆脂相似。

③半合成棕榈油酯：系以棕榈油经处理而得的棕榈油酸，加入不同比例的硬脂酸、甘油经酯化而得的油酯。本品为乳白色固体，也有不同的规格（33℃~41℃），性质与上述两种基质相似。

④硬脂酸丙二醇酯（propylene glycol stearates）：是硬脂酸丙二醇单酯与双酯的混合物，为乳白色或微黄色蜡状固体，稍有脂肪臭。熔点为35℃~37℃，对黏膜无明显的刺激性、无毒性。

另外，香果脂、乌桕脂曾作为可可豆脂代用品，现很少使用；氢化植物油也可作栓剂的基质，但其释药性能差，一般不可单独使用。

2. 水溶性基质　常用的有甘油明胶、聚乙二醇、聚氧乙烯（40）单硬脂酸酯类、泊洛沙姆等。此类基质通过吸收腔道中的体液而缓慢溶解、逐渐释放药物。

（1）甘油明胶（gelatin glycerin）　甘油明胶系将明胶、甘油、水三者按一定的比例（如20:70:10）在水浴上加热融合，蒸去大部分水，放冷后经凝固而制得。本品具有很好的弹性，不易折断；在体温下能缓慢溶于分泌液中逐渐释放药物，故有药效缓慢、持续的特点。其溶解速度与明胶、甘油及水三者用量有关，甘油与水的含量越高则越容易溶解。通常用量为明胶与甘油约等量，水分含量在10%以下，水分过多将导致成品变软。

本品多用做阴道栓剂基质，明胶是胶原的水解产物，凡与蛋白质能产生配伍变化的药物，如鞣酸、重金属盐等均不能用甘油明胶作基质。

甘油明胶系凝胶状基质，高温或高湿及干燥条件均会影响栓剂的外观。如环境干燥易失水，潮湿则吸水，高温易溶化。因此，须密封、阴凉条件贮存。

本品易滋长霉菌，应注意防腐，通常应用时加入适量的防腐剂。

（2）聚乙二醇（polyethylene glycol，PEG）　PEG 在体温下不熔化，但能缓缓溶于体液中而释放药物。通常选用两种配比作为栓剂基质，如 PEG 4000 与 PEG 400 配比，一般含 30% PEG 400，其硬度较为适宜，栓剂在水中的溶解度随液体 PEG 比例的增多而加速。

本品吸湿性较强，对黏膜有一定刺激性，加入约 20% 的水，则可减轻刺激性。为避免刺激还可在纳入腔道前先用水湿润，也可在栓剂表面涂一层蜡或硬脂醇薄膜。

PEG 基质不宜与银盐、鞣酸、奎宁、水杨酸、乙酰水杨酸、苯佐卡因、氯碘喹啉、磺胺类配伍。

（3）聚氧乙烯（40）单硬脂酸酯类（polyoxyl 40 stearate）　系聚乙二醇的单硬脂酸酯和二硬脂酸酯的混合物，商品名 Myri52（代号为 S-40）。为一种表面活性剂，呈白色或微黄色，无臭或稍有脂肪臭味的蜡状固体。熔点为 39℃~45℃；可溶于水、乙醇、丙酮等，不溶于液体石蜡。S-40 可以与 PEG 混合使用，可制得释放性能较好的稳定的栓剂。

（4）泊洛沙姆（poloxamer）　本品为乙烯氧化物和丙烯氧化物的嵌段聚合物（聚醚），为一种表面活性剂。本品型号有多种，随聚合度增大，物态从液体、半固体至蜡状固体，易溶于水，可用做栓剂基质。较常用的型号为 poloxamer 188，商品名为 pluronic F68，熔点为 52℃。型号 188，编号的前两位数 18 表示聚氧丙烯链段分子量为 1800（实际为 1750），第三位 8 乘以 10% 为聚氧乙烯分子量占整个分子量的百分比，即 $8 \times 10\% = 80\%$，其他型号类推。本品可作为固体分散物的载体，能促进药物的吸收。

（三）栓剂的附加剂

栓剂的处方中，除基质外，可根据成型和药物释放加入适宜的附加剂，常用的附加剂如下：

（1）硬化剂　若制得的栓剂在贮藏或使用时过软，可加入适量的硬化剂，如白蜡、鲸蜡醇、硬脂酸、巴西棕榈蜡等较高熔点的物质可增加油脂性基质的熔点及硬度。

（2）增稠剂　当药物与基质混合时，因机械搅拌情况不良或生理上需要时，栓剂制品中可酌加增稠剂，常用的增稠剂有：氢化蓖麻油、单硬脂酸甘油酯、硬脂酸铝等。

（3）乳化剂　当栓剂处方中含有与基质不能相混合的液相，特别是在此相含量较高时（大于 5%）可加适量的乳化剂。

（4）吸收促进剂　起全身治疗作用的栓剂，为了增加全身吸收，可加入吸收促进剂以促进药物被直肠黏膜的吸收。常用的吸收促进剂有：①表面活性剂：在基质中加入适量的表面活性剂，能增加药物的亲水性，尤其对覆盖在直肠黏膜壁上的连续的水性黏液层有胶溶、洗涤作用并造成有孔隙的表面，从而增加药物的穿透性，提高生物利用度；②氮酮：将不同量的 Azone 和表面活性剂基质 S-40 混合后，含 Azone 栓剂均有促进直肠吸收的作用，说明 Azone 直接与肠黏膜起作用以改变生物膜的通透性，能增加药物的亲水性，能加速药物向分泌物中转移,因而有助于药物的释放、吸收。但随 Azone 的含量增加无显著性差异,不含 Azone 的栓剂吸收则较少。此外尚有氨基酸乙胺衍生物、乙酰醋酸酯类、β-二羧酸酯、芳香族酸性化合物,脂肪族酸性化合物也可作为吸收促进剂。

(5) 着色剂 可选用脂溶性着色剂,也可选用水溶性着色剂,但加入水溶性着色剂时,必须注意加水后对 pH 值和乳化剂乳化效率的影响,还应注意控制脂肪的水解和栓剂中的色移现象。

(6) 抗氧剂 对易氧化的药物可加入抗氧剂,如叔丁基羟基茴香醚(BHA)、叔丁基对甲酚(BHT)、没食子酸酯类等。

(7) 防腐剂 当栓剂中含有植物浸膏或水性溶液时,可使用防腐剂,如对羟基苯甲酸酯类。使用防腐剂时应验证其溶解度是否达到有效浓度,考察配伍禁忌以及直肠对它的耐受性。

三、栓剂的制备

(一) 工艺流程图

栓剂的制备基本方法有两种。即冷压法(cold compression method)与热熔法(fusion method),其中热熔法最为常用。冷压法制备栓剂的工艺流程图如下:

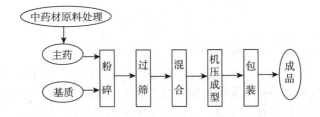

图 13-3 冷压法制备栓剂的工艺流程图

热熔法制备栓剂的工艺流程图:

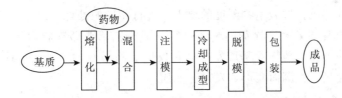

图 13-4 热熔法制备栓剂的工艺流程图

(二) 制法

1. 冷压法 将药物与基质锉末并通过六号筛。置于冷却的容器内混合均匀,然后装入制栓模型机内压成一定形状的栓剂。

2. 热熔法 将计算量的基质锉末,用水浴或蒸汽浴加热熔化,温度不宜过高,然后可根据药物性质以不同方法加入,混合均匀,迅速注入涂有润滑剂的模型中至稍微溢出模口为度。放冷，待完全凝固后，削去溢出部分，开模，取出。热熔法应用较广泛，工厂生产一般均已采用机械自动化操作来完成。

栓模孔内涂的润滑剂通常有两类：①脂肪性基质的栓剂，常用软肥皂、甘油与95%乙醇（1:1:5）混合所得；②水溶性或亲水性基质的栓剂，则用油性润滑剂，如液状石蜡或植物油等。有的基质不粘模，如可可豆脂或聚乙二醇类，可不用润滑剂。

3. 栓剂的制备要点及注意事项

（1）栓剂的置换价　栓剂制备中基质用量的确定：同一栓模制得的栓剂容积是相同的，但因基质和药物密度不同，其栓剂的重量也有差异。而一般栓模容纳重量（如1g或2g）是指以可可豆脂为代表的基质重量。因此引入置换价（displacement value，DV）的概念。即栓剂中药物的重量与同体积基质重量的比值称为该药物对基质的置换价。如鞣酸的可可豆脂置换价为1.6，即1.6g鞣酸与1.0g可可豆脂所占的体积相同。

栓剂制备中，可通过简单方法测定置换价：取基质制作空白栓，称得平均重量为G；另取基质与药物定量混合做成含药栓，称得平均重量为M；每粒栓剂中药物的平均重量为W。根据置换价的含义将这些数据导入，即可求得某药物对某一新基质的置换价：

$$DV = \frac{W}{G - (M - W)} \qquad (13-1)$$

用测定的置换价可以准确地计算出制备这种含药栓需要基质的重量x：

$$x = \left(G - \frac{W}{DV}\right) \times n \qquad (13-2)$$

式中，W为每粒栓剂中药物的重量；n为拟制备栓剂的枚数。

（2）栓剂中药物的处理与混合　以利于混合均匀为原则，对于油溶性药物可直接溶于已熔化的油脂性基质中；中药材水提浓缩液或不溶于油脂而溶于水的药物可直接与熔化的水溶性基质混合，或药物加少量水溶解，再以适量羊毛脂吸收后与油脂性基质混合，也可通过乳化剂使药物相与基质乳化；难溶性固体药物，一般应先粉碎成细粉（过六号筛）混悬于基质中。为了提高药物在基质中的均匀性，可用适当的溶剂将药物溶解后再与基质混合。

（3）卫生要求　制备栓剂时环境应洁净，用具、容器需经适宜方法清洁或灭菌，原料和基质也应根据其性质，按微生物限度的要求，进行相应的处理。

（4）栓剂的包装、贮存　栓剂的包装材料一般为铝箔或塑料膜盒等。栓剂所用内包装材料应无毒性，并不得与药物或基质发生理化反应。除另有规定外，成品应在30℃以下密闭保存，防止因受热、受潮而变形、发霉、变质。

（三）常用设备

1. 实验室制备模具　实验室制备或小量生产栓剂中，通常使用金属模具。常用的有子弹形栓模（图13-5）、扁形栓模（图13-6）及球型栓模。

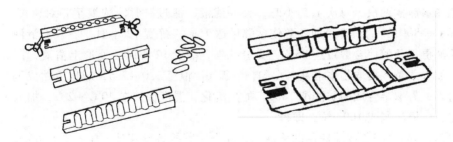

图 13-5 子弹形栓模　　　图 13-6 扁形栓模

2. 工业生产设备　工业生产栓剂，目前多采用全自动栓剂灌封机组（图13-7）。机组设备由栓剂制壳机、栓剂灌装机、栓剂冷冻机、栓剂封切机组成。能自动完成栓剂的制壳、灌注、冷却成形、封口、打批号、打撕口线、切底边、齐上边、计数剪切全部工序。

工作原理：成卷的塑料片材（PVC、PVC/PE）经栓剂制壳机正压吹塑形成栓模，自动进入灌注工序，已搅拌均匀的药液通过高精度计量泵自动灌注至空壳后，被剪成多条等长的片段，经过若干时间的低温定型，实现液态-固态转化，变成固体栓粒，通过整形、封口、打批号和剪切工序，制成成品栓剂。

全自动栓剂灌封机组生产能力：6000~14000粒/小时，高速全自动栓剂灌封机组生产能力达20000粒/小时；灌装温度控制范围：30℃~85℃，栓剂重量可通过计量装置调节在0~4.6g范围。并且具有瘪泡不灌装并自动剔除功能、对色标自动纠偏功能及灌装量检测功能。

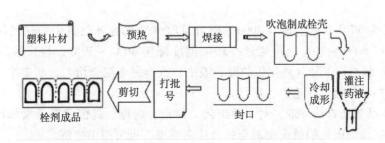

图 13-7 全自动栓剂灌封机组原理示意图

（四）典型处方与分析

例1　小儿消炎栓

【处方】金银花2500g，连翘5000g，黄芩2500g，半合成脂肪酸酯780g，制成1000粒。

【制法】以上3味，黄芩加水煎煮3次，第1次2小时，第2、3次各1小时，合并煎液，滤过，滤液浓缩至适量，浓缩液在80℃时加2mol/L盐酸溶液，调pH值至1.0~2.0，保温1小时后静置24小时，滤过，沉淀物加6~8倍量水，用40%氢氧化钠液调pH值至7.0~7.5，加等量乙醇，搅拌使溶解，滤过。滤液用2mol/L盐酸溶液调pH值至2.0，60℃保温30分钟，静置12小时，滤过，沉淀用水洗至pH值至5.0，继用70%乙醇洗至pH值至7.0。沉淀物加水适量，用40%氢氧化钠溶液调pH值至7.0~7.5，搅拌使溶解。金银花、连翘加水煎煮两次，每次1.5小时，合并滤液，滤过，滤液浓缩至相对密度为1.20～1.25（70℃～80℃）的清膏，加乙醇使含醇量达75%，静置12小时，滤取上清液，回收乙醇，浓缩液再加乙醇使含醇量达85%，充分搅拌，静置12小时，滤取上清液，回收乙醇至无醇味。加上述黄芩提取物水溶液，搅匀，并调pH值至7.0～7.5，减压浓缩成稠膏，低温干燥，粉碎；另取半合成脂肪酸酯780g，加热溶化，温度保持在40℃±2℃，加入上述干膏粉，混匀，注模，制成1000粒，即得。

【注释】本品为棕色或深棕色的栓剂。每粒含黄芩按黄芩苷计，应不少于65mg。用于外感风热引起的发热、咳嗽、咽痛等症。适用于病毒或细菌感染引起的肺炎，上呼吸道感染等症。

例2 保妇康栓

【处方】莪术油82g，冰片75g，聚山梨酯80 75g，聚氧乙烯硬脂酸酯1551g，制成1000粒。

【制法】以上2味，将莪术油与聚山梨酯80混匀，冰片用适量的乙醇溶解，与上述油溶液混合均匀。另取聚氧乙烯硬脂酸酯1551g，置水浴上熔化，加入上述药液，充分搅匀，灌入栓剂模中，冷却后取出，制成1000粒，即得。

【注释】本品具有行气破瘀、生肌、止痛。用于霉菌性阴道炎、老年性阴道炎、宫颈糜烂。每粒重1.74g（含莪术油80mg）。

例3 聚维酮碘栓

【处方】聚维酮碘200g，聚乙二醇1000 789g，聚乙二醇4000 767g，纯净水40ml，制成1000粒。

【制法】称取PEG 1000、PEG 4000，同时量取纯净水置乳化机中加热使融化后搅拌混合，维持温度在60℃～70℃；再通过冷却使温度降至40℃～50℃；将聚维酮碘细粉（过120目筛）在不断搅拌下加入乳化机的混合液中，直至完全混合均匀，测定半成品含量，合格后灌装，冷却，热封，除毛边，即得。

【注释】本品为消毒防腐剂，对多种细菌、芽孢、病毒、真菌等有杀灭作用。用于念珠菌性外阴阴道病、细菌性阴道病及混合感染性阴道炎，也可用于痔疮。

例4 甲硝唑栓（灭滴灵栓）

【处方】甲硝唑500g，甘油明胶 适量，制成1000粒。

【制法】将甘油明胶在水浴上加热熔化，待温度降至约50℃，取出少量基质与甲硝唑细粉搅拌成均匀糊状，再将剩余基质分次加入，随加随搅拌，搅匀后注入用润滑剂涂擦过的栓剂模中，凝固，刮平，脱模，包装即得。

【注释】①本品具有抗滴虫、阿米巴虫和厌氧菌的作用。用于治疗阴道滴虫、阴道炎、各种阿米巴病及术后预防和治疗厌氧菌引起的感染等。②甘油明胶由明胶、甘油和水三者按一定比例组成。制备时明胶需先用水浸泡使之溶胀变软，加热时才易溶解，否则无限溶胀时间延长，且含有一些未溶解的明胶小块或颗粒。③甘油明胶多用作阴道栓剂基质，具有弹性，在体温时不熔融，而是缓缓溶于体液中释出药物，故作用持久。制备时须轻轻搅拌，以免胶液中产生不易消除的气泡，使成品含有气泡，影响质量。应注意基质中含水量过多栓剂太软，水量过少栓剂又太硬。④ 注模时如混合物温度太高会使稠度变小，所制栓剂易发生顶端凹陷现象，故应在适当的温度下于混合物稠度较大时注模，并注至模口稍有溢出为度，且一次注完。

甲硝唑栓还可用半合成脂肪酸甘油酯、聚乙二醇等基质。

四、栓剂的质量评价

《中华人民共和国药典》2010年版规定：栓剂中的药物与基质应混合均匀，栓剂外形要完整光滑；塞入腔道后应无刺激性，应能融化、软化或溶化，并与分泌液混合，逐渐释放出药物，产生局部或全身作用；应有适宜的硬度，以免在包装或贮存时变形。缓释栓剂应进行释放度检查，不再进行融变时限检查。除另有规定外，栓剂应作重量差异、融变时限和微生物限度等多项检查。

1. 重量差异 检查法：取栓剂10粒，精密称定总重量，求得平均粒重后，再分别精密称定各粒的重量。每粒重量与平均粒重相比较，超出重量差异限度的药粒不得多于1粒，并不得超出限度1倍。

2. 融变时限 照融变时限检查法（附录ⅫB）检查。除另有规定外，脂肪性基质的栓剂3粒均应在30分钟内全部融化、软化或触压时无硬心。水溶性基质的栓剂3粒在60分钟内全部溶解，如有一粒不合格应另取3粒复试，均应符合规定。

3. 微生物限度 照微生物限度检查法（附录ⅩⅢC）检查，应符合规定。

4. 其他检查 药物溶出速度和吸收试验、稳定性试验、刺激性试验等可作为栓剂质量评价的参考项目。

（1）溶出速度试验 常采用的方法是将待测栓剂置于透析管的滤纸筒中或适宜的微孔滤膜中，放入盛有溶出介质并附有搅拌器的容器中，于37℃每隔一定时间取样测定，每次取样后需补充同体积的溶出介质，求出介质中的药物量，作为在一定条件下基质中药物溶出速度的参考指标。

（2）体内吸收试验 可用家兔，开始时剂量不超过口服剂量，以后再两倍或三倍地增加剂量。给药后按一定时间间隔抽取血液或收集尿液测定药物浓度。最后计算动物体内药物吸收的动力学参数和AUC等。

（3）稳定性试验 是将栓剂在室温（25℃±3℃）和4℃下贮存，定期检查外观变化和软化点范围、主药的含量及药物的体外释放等。

（4）刺激性试验 是将基质检品的粉末、溶液或栓剂，施于家兔的眼黏膜上，或纳入动物的直肠、阴道，观察有何异常反应。在动物试验基础上，临床验证多在人体肛门或阴道中观察用药部位有无灼痛、刺激以及不适感觉等反应。

五、栓剂生产中存在的问题与分析

栓剂生产中或贮存中可能出现的问题有：药物含量不均匀、融变时限延长、容易破碎、外观不光滑有暗纹等。

1. 药物含量不均匀 药物与基质的相混性较差时容易出现此现象。如中药浸膏粉与油脂性基质混合时，粉末本身容易聚结或因吸湿聚结，使不易混匀；另外药物微粒沉降较快也可造成。对此问题应控制环境的温度、湿度、浸膏的水分及粉末的粒度。制备方面采用甘油或吐温等先将粉末分散，再逐渐加入基质混合，并不断搅拌在基质近凝固时注模。

2. 融变时限延长　贮存时期栓剂可能受环境条件影响或其他影响导致融变时限延长。如油脂性基质熔点升高或水溶性基质溶解性变化，可能原因为受环境条件影响，也可能受某些药物成分（如中药复杂成分）的影响。改进办法一要考虑基质的型号，二要注意包装、贮存条件，此外还要注意处方成分配伍是否适合。

3. 容易破碎　主要原因基质脆性易碎，多见于PEG基质。需提高液体PEG比例或加甘油等增加可塑性。

4. 外观不光滑有暗纹　注模时基质凝固过快或有局部凝固时有时出现栓剂的外观不一致，可以发现有暗纹甚至沟痕。可改变基质配方通过凝固点的调节而降低凝固速度，注模时快速一次性注入以避免局部凝固，注模温度、冷却温度也应适当。

思 考 题

1. 膜剂的主要成膜材料有哪些？PVA作为常用的成膜材料有哪些优点？
2. 膜剂的制备方法有哪些？制备时如何防止气泡的产生？
3. 与口服制剂相比栓剂具有哪些特点？
4. 影响栓剂中药物吸收的主要因素有哪些？
5. 热熔法制备栓剂的工艺包含哪些过程？

第十四章 软膏剂、眼膏剂与凝胶剂

本章要求
1. 掌握 软膏剂的组成、特点、制备方法及质量要求。
2. 熟悉 软膏剂的常用设备；眼膏剂和凝胶剂的含义、特点、基质及制法。
3. 了解 软膏剂生产中存在的问题与分析及眼膏剂、凝胶剂的质量要求。

第一节 软膏剂

一、概述

软膏剂（ointments）系指药物与适宜基质混合制成的均匀的半固体外用制剂。其中用油脂性基质制成的软膏称为油膏，用乳剂型基质制成易于涂布的软膏称乳膏剂（creams）。

按分散系统分类，软膏剂可分为三种类型：溶液型、混悬型和乳剂型，其中乳剂型又可分为水包油型（O/W）与油包水型（W/O）。

按基质的性质和特殊用途分，软膏剂可分为油膏剂、乳膏剂、凝胶剂、糊剂和眼膏剂等。其中，糊剂系指大量的固体粉末（一般25%以上）均匀分散在适宜的基质中制成的半固体外用制剂。

软膏剂多用于慢性皮肤病，主要具有保护创面、润滑皮肤和局部治疗作用，禁用于急性皮肤疾患。少数软膏中的药物能经皮吸收，产生全身治疗作用。

一般软膏剂应具备下列质量要求：①均匀、细腻，对皮肤无刺激性、过敏性及其他不良反应；②应无酸败、异臭、变色、变硬和油水分离等变质现象；③稠度适宜，易于涂布；④用于烧伤或严重创伤的软膏应无菌。

二、软膏剂的基质

基质（bases）是软膏剂成型和载药的重要组成部分，对软膏剂的质量及药物的释放、吸收影响较大。因此对基质有如下要求：①润滑，易于涂布，无毒，无刺激性，不妨碍皮肤的正常功能；②具有吸水性，能吸收伤口分泌物；③性质稳定，与主药不发生配伍变化；④具有良好释药性能；⑤不污染衣服，易于洗除。但目前还没有一种基质能同时具备上述要求。应用时，应根据药物的性质及临床治疗的需要，采用添加附加剂或几种基质混合使用等方法来调制理想软膏基质。目前常用的基质主要有：油脂性基质，乳剂型基质及亲水或水溶性基质。

（一）油脂性基质

油脂性基质包括油脂类、类脂类、烃类及硅酮类等疏水性物质。此类基质特点是润滑、无刺激性，涂于皮肤能形成封闭性油膜，促进皮肤水合作用，对皮肤的保护及软化作用强，主要用于遇水不稳定的药物制备软膏剂。但由于油腻性大，吸水性、释药性差，与分泌物不易混合等原因，很少单独使用。为克服其疏水性，常加入表面活性剂或制成乳剂型基质来应用。

1. 油脂类 多来源于动、植物的高级脂肪酸甘油酯及其混合物，贮存易受温度、光线、氧气等影响，引起分解、氧化和酸败，可酌加抗氧剂及防腐剂。常见的有豚脂、植物油、氢化植物油。但这类基质目前应用较少，其中植物油常与熔点较高的蜡类熔合，以调节基质稠度。

2. 烃类 系指从石油中得到的各种烃的混合物。

（1）凡士林（vaselin） 又称软石蜡（soft paraffin）是由液体烃类和固体烃类组成的半固体混合物，熔程为38℃～60℃，有黄、白两种，后者为漂白而成，化学性质稳定，无刺激性，特别适用于遇水不稳定的药物。凡士林仅能吸收约5%的水，故不适用于有多量渗出液的患处。凡士林中加入适量羊毛脂、表面活性剂、胆固醇或某些高级醇类可提高其吸水性能。

（2）固体石蜡（solid paraffin）与液体石蜡（liquid paraffin） 固体石蜡为固体饱和烃混合物，熔程为50℃～65℃，液体石蜡为各种液体烃的混合物，二者多用于调节软膏基质的稠度。

3. 类脂类 系指高级脂肪酸与高级脂肪醇化合而成的酯及其混合物，与脂肪相比，物理性质相似，化学性质较稳定，且有表面活性作用和吸水性能，多与油脂类基质合用，常用的有羊毛脂、蜂蜡、鲸蜡等。

（1）羊毛脂（wool fat） 一般是指无水羊毛脂（wool fat anhydrous），为淡黄色黏稠有微臭的半固体，熔程为36℃～42℃，主要成分是胆固醇类的棕榈酸酯及游离的胆固醇。本品吸水性强，为取用方便，常吸收30%的水分以改善黏稠度，称为含水羊毛脂。羊毛脂可吸收2倍的水而形成乳剂型基质。本品由于过于黏稠而不宜单用，常与凡士林合用，以改善凡士林的吸水性与渗透性。

（2）蜂蜡（beeswax）与鲸蜡（spermaceti） 蜂蜡有黄、白之分，后者是由精制而得。蜂蜡的主要成分为棕榈酸蜂蜡醇酯，熔程为62℃～67℃；鲸蜡主要成分为棕榈酸鲸蜡醇酯，熔程为42℃～50℃。两者均含有少量游离高级脂肪醇而具有一定的表面活性作用，属较弱的W/O型乳化剂，在O/W型乳剂型基质中起增加稳定性与调节稠度的作用。

4. 硅酮类（silicones） 硅酮类俗称二甲基硅油（dimethicone）或硅油，是一系列不同相对分子质量的聚二甲硅氧烷的总称。本品为无色或淡黄色的透明油状液体，无臭，无味，黏度随相对分子质量的增加而增大，化学性质稳定，疏水性强，具有很好的润滑作用且易于涂布，对皮肤无刺激性，故能与羊毛脂、硬脂醇、鲸蜡醇、硬脂酸甘油酯、聚山梨酯类、山梨坦类等混合。常用于乳膏中作润滑剂，最大用量可达10%～30%，也常与其他油脂性原料合用制成防护性软膏。

(二) 乳剂型基质

乳剂型基质是将固体的油相加热熔化后与水相混合,在乳化剂的作用下形成乳剂,最后在室温下形成为半固体的基质。形成基质的类型及原理与乳剂相似。可分为油包水(W/O)型与水包油(O/W)型两类,前者能吸收部分水分,水分从皮肤蒸发时有缓和冷却作用,习称冷霜,油腻性小。后者能与大量水混合,色白如霜,习称雪花膏,无油腻性,易洗除。乳化剂的作用对形成乳剂基质的类型起主要作用。

乳剂型基质不阻止皮肤表面分泌物的分泌和水分蒸发,对皮肤的正常功能影响较小,一般乳剂型基质特别是O/W型基质软膏中药物的释放和透皮吸收较快,但O/W型基质外相含水量多,在贮存过程中易霉变、干燥,常须加入防腐剂和甘油、丙二醇、山梨醇等保湿剂。遇水不稳定的药物不宜用乳剂型基质制备软膏。

另外,O/W型基质制成的软膏在使用于分泌物较多的皮肤病,如湿疹时,其吸收的分泌物可重新透入皮肤(反向吸收)而使炎症恶化,故需正确选择适应证。通常乳剂型基质适用于亚急性、慢性、无渗出液的皮肤损伤和皮肤瘙痒症,忌用于糜烂、溃疡、水泡及化脓性创面。

乳剂型基质常用的乳化剂有:

1. 皂类 有一价皂、二价皂、三价皂等。

(1) 一价皂 常为一价金属离子钠、钾、铵的氢氧化物、硼酸盐或三乙醇胺、三异丙胺等的有机碱与脂肪酸(如硬脂酸或油酸)作用生成的新生皂,HLB值一般在15~18,为O/W型乳化剂。硬脂酸为最常用的脂肪酸,其用量常为基质总量的10%~25%,主要作为油相成分,并与碱反应形成新生皂。未皂化的部分存在于油相中,被乳化而分散成乳粒,由于其凝固作用而增加基质稠度。

用硬脂酸制成的O/W型乳剂基质光滑美观,但单用润滑作用小,常加入凡士林、液体石蜡等加以调节。另外此类基质易被酸、碱以及钙、镁、铝等离子或电解质破坏,忌与含钙、镁离子类药物配伍。

例 含新生有机铵皂为乳化剂的乳剂型基质

【处方】硬脂酸120g,单硬脂酸甘油酯35g,凡士林10g,羊毛脂50g,液体石蜡60g,甘油50g,三乙醇胺4g,羟苯乙酯1g,加蒸馏水适量至1000g。

【制法】将硬脂酸、单硬脂酸甘油酯、凡士林、羊毛脂、液体石蜡置蒸发皿中,在水浴上加热(70℃~80℃)使熔化。另取三乙醇胺、羟苯乙酯、甘油与适量蒸馏水混匀,加热至同温度,缓缓加入油相中,边加边搅直至乳化完全,放冷即得。

【注释】三乙醇胺与部分硬脂酸形成有机铵皂(三乙醇胺皂),为O/W型乳化剂。

$$CH_{17}H_{35}COOH + N(C_2H_4OH)_3 \rightarrow CH_{17}H_{35}COONH(C_2H_4OH)_3$$

单硬脂酸甘油酯增加油相的吸水能力,并作为稳定剂。液体石蜡、凡士林用以调节基质稠度,羊毛脂增加基质的吸水量,羟苯乙酯作为防腐剂。

(2) 多价皂 系由二、三价的金属(钙、镁、锌、铝)氧化物与脂肪酸作用形成的多价皂为W/O型乳化剂,如硬脂酸钙、硬脂酸镁、硬脂酸铝等,形成的乳剂型基质(W/O型)较以一价皂为乳化剂形成的O/W型乳剂型基质稳定。

例 含多价钙皂的乳剂型基质

【处方】硬脂酸12.5g,单硬脂酸甘油酯17g,液体石蜡410ml,地蜡75g,双硬脂酸铝10g,白凡士林67g,蜂蜡5g,氢氧化钙1g,羟苯乙酯1g,蒸馏水401.5ml。

【制法】取硬脂酸、单硬脂酸甘油酯、蜂蜡、地蜡在水浴上加热熔化,再加入液体石蜡、白凡士林、双硬脂酸铝,加热至85℃,另将氢氧化钙、羟苯乙酯溶于蒸馏水中,加热至85℃,逐渐加入油相中,边加边搅拌,直至冷凝。

【注释】处方中氢氧化钙与部分硬脂酸作用形成的钙皂及双硬脂酸铝(铝皂)均为W/O型乳化剂,水相中氢氧化钙为过饱和态,应取上清液加至油相中。

2. 脂肪醇硫酸(酯)钠类 常用的有十二烷基硫酸(酯)钠(月桂醇硫酸钠 sodium lauryl sulfate)为O/W型乳化剂,常用量为0.5%~2%,适宜pH值为6~7。为达到油相所需范围的适当HLB值,常与十六醇或十八醇、硬脂酸甘油酯、脂肪酸山梨坦类等W/O型乳化剂合用。本品与阳离子型表面活性剂作用形成沉淀并失效,加入1.5%~2%氯化钠可使之丧失乳化作用。

例 含十二烷基硫酸钠的乳剂型基质

【处方】硬脂醇220g,羟苯甲酯0.25g,羟苯丙酯0.15g,白凡士林250g,十二烷基硫酸钠15g,丙二醇120g,加蒸馏水至1000g。

【制法】取硬脂醇与白凡士林在水浴上熔化,加热至75℃,加入预先溶在水中并加热至75℃的其他成分,搅拌至冷凝。

【注释】十二烷基硫酸钠为乳化剂。硬脂醇与白凡士林同为油相,前者还起辅助乳化及稳定作用,并可调节基质稠度;后者可防止基质水分蒸发并产生油膜,利于角质层水合并有润滑作用。羟苯甲、丙酯为防腐剂,丙二醇为保湿剂。

3. 高级脂肪醇及多元醇酯类

(1) 高级脂肪醇 常用十六醇(鲸蜡醇,cetylalcohol)与十八醇(硬脂醇,stearylalcohol),二者均不溶于水,为弱的W/O型乳化剂,但有一定的吸水能力,吸水后可形成W/O型乳剂型基质的油相,可增加乳剂的稳定性和稠度。

(2) 硬脂酸甘油酯(glyceryl monostearate) 即单、双硬脂酸甘油酯的混合物,不溶于水,溶于热乙醇、液体石蜡及脂肪油中,是一种较弱的W/O型乳化剂,与较强的O/W型乳化剂合用时,则制得的乳剂型基质稳定,且产品细腻润滑,用量为15%左右。

(3) 脂肪酸山梨坦与聚山梨酯类 二者均为非离子型表面活性剂。脂肪酸山梨坦,即司盘类,为W/O型乳化剂。聚山梨酯类,即吐温类,为O/W型乳化剂。二者均可单独制成乳剂型基质,但为调节HLB值而常与其他乳化剂合用。聚山梨酯类可降低一些防腐剂的效能,如与羟苯酯类、季铵盐类、苯甲酸等络合而使之部分失活,但可适当增加防腐剂用量予以克服。

例 含聚山梨酯类的乳剂型基质

【处方】硬脂酸60g,聚山梨酯80 44g,油酸山梨坦16g,硬脂醇60g,白凡士林60g,液状石蜡90g,甘油100g,山梨酸2g,加蒸馏水至1000g。

【制法】将油相成分(硬脂酸、油酸山梨坦、硬脂醇、液状石蜡及白凡士林)与水相成分（聚山梨酯80、甘油、山梨酸及水）分别加热至80℃，将油相成分加入水相成分中，边加边搅拌至冷凝成乳剂型基质。

【注释】处方中聚山梨酯80为主要乳化剂，油酸山梨坦（Span80）为反型乳化剂（W/O型），以调节适宜的 HLB 值而形成稳定的 O/W 型乳剂型基质。硬脂醇为增稠剂，甘油为保湿剂，山梨酸为防腐剂。

例 含油酸山梨坦为主要乳化剂的乳剂型基质

【处方】单硬脂酸甘油酯120g，蜂蜡50g，石蜡50g，白凡士林50g，聚山梨酯80 10g，油酸山梨坦20g，液状石蜡250g，羟苯乙酯1g，加蒸馏水至1000g。

【制法】将油相成分（单硬脂酸甘油酯、蜂蜡、石蜡、白凡士林、液状石蜡、油酸山梨坦）与水相成分（聚山梨酯80、羟苯乙酯、蒸馏水）分别加热至80℃，将水相成分加入到油相成分中，边加边搅拌至冷凝即得。

【注释】处方中油酸山梨坦与硬脂酸甘油酯同为主要乳化剂，形成 W/O 型乳剂型基质，聚山梨酯80用以调节适宜的 HLB 值，起稳定作用。单硬脂酸甘油酯、蜂蜡、石蜡均为固体，有增稠作用，单硬脂酸甘油酯用量大，制得的乳膏光亮细腻且本身为 W/O 型乳化剂。蜂蜡中含有蜂蜡醇也能起较弱的乳化作用。

4. 聚氧乙烯醚的衍生物类

常用的有平平加 O（peregal O）与乳化剂 OP，前者是以十八（烯）醇聚乙二醇-800醚为主要成分的混合物，后者是以聚氧乙烯（20）月桂醚为主的烷基聚氧乙烯醚的混合物。二者均为非离子型表面活性剂，其 HLB 值分别为 15.9、14.5，均属 O/W 型乳化剂，但单独应用不能制成稳定的乳剂型基质，常与其他乳化剂及辅助乳化剂配合使用。且二者均不宜与酚羟基类化合物，如苯酚、间苯二酚、麝香草酚、水杨酸等配伍，以免形成络合物，破坏乳剂型基质。

（三）水溶性基质

水溶性基质是由天然或合成的水溶性高分子物质所组成，溶解后形成水凝胶，属凝胶基质。该类基质释放药物较快，无油腻性，易洗除，对皮肤、黏膜无刺激性，但润滑作用较差。

目前常见的水溶性基质主要是合成的聚乙二醇（PEG）类高分子物，以其不同相对分子质量配合而成。药剂中常用固体 PEG 与液体 PEG 适当比例混合可得半固体的软膏基质，且较常用，可随时调节稠度。此类基质易溶于水，能与渗出液混合且易洗除，能耐高温不易霉败。但由于其较强的吸水性，用于皮肤常有刺激感，且久用可引起皮肤脱水产生干燥感，不宜用于遇水不稳定的药物的软膏，与季胺盐类、山梨糖醇及羟苯酯类等配伍有变化。

例 含聚乙二醇的水溶性基质

【处方】聚乙二醇3350 400g，聚乙二醇400 600g。

【制法】将两种聚乙二醇混合后，在水浴上加热至65℃，搅拌至冷凝，即得。若需较硬基质，则可取等量混合后制备。若药物为水溶液（6%～25%的量），则可用30～50g硬脂酸取代同重聚乙二醇3350，以调节稠度。

三、软膏剂的制备

软膏剂的制备,按照形成的软膏类型、制备量及设备条件不同,采用的方法也不同。溶液型或混悬型软膏常采用研和法或熔和法。乳剂型软膏常在形成乳剂型基质过程中或在形成乳剂型基质后加入药物,称为乳化法。在形成乳剂型基质后加入的药物常为不溶性的微细粉末,实际上也属混悬型软膏。

制备软膏的基本要求,必须使药物在基质中分布均匀、细腻,以保证药物剂量与药效,这与制备方法的选择特别是加入药物方法的正确与否关系密切。

(一) 工艺流程

1. 研和法

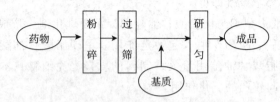

图 14-1 研和法工艺流程图

2. 熔和法

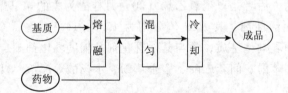

图 14-2 熔和法工艺流程图

3. 乳化法

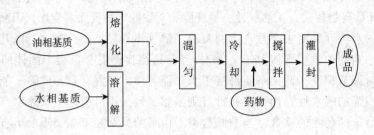

图 14-3 乳化法工艺流程图

(二) 制备方法

油脂性基质的软膏主要采用研和法和熔和法。乳剂型基质的软膏一般采用乳化法。

1. 研和法 主要适用于油脂性半固体基质软膏的小量制备,且药物为不溶于基质者。一般在常温下将药物与基质等量递增混合均匀。用软膏刀在陶瓷或玻璃的软膏板上调制,也可在乳钵中研制。大量生产可采用电动乳钵。

2. 熔和法　主要用于熔点较高、常温下不能均匀混合的软膏基质，该法适用于大量软膏的制备。方法是先加热熔化高熔点基质后，再加入其他低熔点成分熔合成均匀基质。然后再加入药物，搅拌均匀冷却即可。不溶于基质的药物必须先研成极细粉后加入熔化或软化的基质中，搅拌混合均匀。常用三滚筒软膏机。

3. 乳化法　将处方中的油脂性和油溶性组分一起加热至80℃左右成油溶液（油相），另将水溶性组分溶于水后一起加热至80℃成水溶液（水相），使温度略高于油相温度，然后将水相逐渐加入油相中，边加边搅至冷凝，最后加入水、油均不溶解的组分，搅匀即得。油溶性药物先溶于油相，水溶性药物先溶于水相，油水都不溶解的药物经粉碎后加入成形基质中。大量生产时由于油相温度不易控制均匀冷却，或二相混合时搅拌不匀而使形成的基质不够细腻，因此在温度降至30℃时，再通过胶体磨等使其更加细腻均匀。也可使用旋转型热交换器的连续式乳膏机。

（三）常用设备

1. 胶体磨　由于对外用乳膏剂的固体粒子有一定要求，一般来说越细越好。通常在出配料罐后再用胶体磨研磨加工。常用胶体磨有立式和卧式两种。

2. 制膏机　在软膏的制备过程中，制膏机是配制软膏的关键设备。所有物料都在制膏机内搅拌均匀、加温、乳化。在制备时要求搅拌器性能好、操作方便、便于清洗。优良的制膏机能制成细腻、光滑的软膏。目前有很多多功能的制膏机设备被应用于工业化大生产中。如新型制膏机、FRYMA公司的真空匀质制膏机及OLSA公司的真空制膏机等。

3. 软膏灌装设备　常用软膏剂软管自动灌装机，该机主要包括输管、灌装、封口、出料等主要功能。如GZ100软膏自动灌封机、TFS型软膏灌注机、DBF 35B自动灌装机等。

4. 软膏剂的包装设备　软膏剂灌注封口后，首先装入小盒，有时包括说明书；其次一定数量的小盒再装入中盒，最后一定数量的中盒再装入大盒。如PM-120A自动软管装盒机是目前工业生产中常用的一种装盒设备，可以与自动灌装封口机联用组成自动包装线。

（四）典型处方与分析

1. 乳剂型基质软膏处方

例　硝酸咪康唑乳膏

【处方】硝酸咪康唑20g，液状石蜡30g，二甲基亚砜100ml，甘油50g，单硬脂酸甘油酯20g，白凡士林100g，羟苯乙酯1g，十八醇90g，十二烷基硫酸钠10g，加蒸馏水至1000ml。

【制法】取单硬脂酸甘油酯、十八醇、白凡士林及液状石蜡加热熔化为油相，80℃保温。另将甘油及蒸馏水加热，再加入十二烷基硫酸钠及羟苯乙酯溶解作为水相，并保持温度80℃。然后将水相缓缓加入油相中，边加边搅拌，直至冷凝，即得乳剂型基质；然后将处方量的硝酸咪康唑细粉溶于二甲基亚砜后，加入上述基质中，搅拌均匀即得。

【注释】①硝酸咪康唑不溶于水，将其溶于二甲基亚砜中后加入基质中，有利于小剂量药物分散，也利于基质中药物的释放和穿透，从而提高疗效。②本品为O/W型乳膏，其中十二烷基硫酸钠为主要乳化剂，与十八醇及单硬脂酸甘油酯二者混合应用，可调节适宜

HLB，二者同时起到辅助乳化及稳定剂作用，制得的乳剂细腻润滑。③在 O/W 型乳膏剂中加入白凡士林可以克服应用上述基质时有干燥的缺点，有利于角质层的水合而有润滑作用。④凡士林、硬脂酸、液体石蜡为油相成分，起润滑作用；甘油为保湿剂；羟苯乙酯为防腐剂。

2. 油脂性基质软膏处方

例 清凉软膏（清凉油）

【处方】樟脑 160g，薄荷脑 160g，薄荷油 100g，桉叶油 100g，石蜡 210g，蜂蜡 90g，氨溶液（10%）6.0ml，凡士林 200g。

【制法】先将樟脑、薄荷脑混合研磨使其共熔，然后与薄荷油、桉叶油混合均匀，另将石蜡，蜂蜡和凡士林加热至 110℃（除去水分），必要时滤过，放冷至 70℃，加入芳香油等，搅拌，最后加入氨溶液，混匀即得。

【注释】本品较一般油性软膏稠度大些，近于固态，熔程在 46℃~49℃，处方中石蜡、蜂蜡、凡士林三者用量配比应随原料的熔点不同加以调整。

四、软膏剂的质量评价

软膏剂的质量评价主要包括药物的含量、软膏剂的性状、刺激性、稳定性等的检测以及软膏中药物释放、吸收的评定。另外，软膏剂应作粒度、装量、无菌及微生物限度等项目检查。混悬型软膏还需进行粒度检查。

（一）主药含量测定

采用适宜的溶剂提取软膏中药物，再进行含量测定，必要的方法学考察要符合要求。

（二）物理性质的检测

1. 熔点 一般软膏以接近凡士林的熔点为宜。按照药典方法测定或用显微熔点仪测定，由于熔点的测定不易观察清楚，需取数次平均值来评定。

2. 黏度与流变性 测定软膏剂黏度与流变性的仪器有黏度计和流变仪。目前常用的有旋转黏度计（适用黏度范围 10^2~10^{14} mPa·s）、落球黏度计（适用范围 10^{-2}~10^6 mPa·s）、穿入计等。流变性是软膏基质的最基本的物理性质，测定流变性主要是考察半固体制剂的物理性质。

3. 酸碱度 软膏剂常用凡士林、液体石蜡、羊毛脂等原料在精制过程中需用酸碱处理，故药典规定应检查酸碱度及其他杂质，以免产生刺激性。测定方法见《中华人民共和国药典》2010 年版二部羊毛脂检查项下的酸碱度检查方法。

（三）刺激性

软膏剂涂于皮肤或黏膜时，不得引起疼痛、红肿或产生斑疹等不良反应。药物和基质引起过敏反应者不宜采用。具体方法见《药物技术研究指导原则》（2005）化学药物刺激性、过敏性和溶血性研究技术指导原则。

（四）稳定性

根据《中华人民共和国药典》2010 年版二部有关稳定性的规定，软膏剂应进行性状

(酸败、异臭、变色、分层、涂展性）、鉴别、含量测定、微生物限度检查、皮肤刺激性试验等方面的检查，在贮存期内应符合规定要求。

（五）药物释放、穿透及吸收的测定方法

1. 体外试验法 有离体皮肤法、凝胶扩散法、半透膜扩散法和微生物法等，其中以离体皮肤法较接近应用的实际情况。

（1）将人或动物皮肤固定在扩散池（常用 Franz 扩散池）上，将软膏置于皮肤表面层，测定皮肤下接收池中药物含量，以计算在不同时间由供给池穿透皮肤到接受池溶液中的药物量，计算药物的皮肤渗透速率。

（2）半透膜扩散法 取软膏装于内径及管长约为 2cm 的短玻璃管中，管的一端用半透膜封管并扎紧，将软膏置于玻璃管紧贴于半透膜上，接触面应无气泡，放入装有 100ml 37℃ 的水中，以一定的时间间隔取样，测定主药含量，并绘制释放曲线。

2. 体内试验法 将软膏涂于人体或动物的皮肤上，经一定时间后进行测定，测定方法与指标有：体液与组织器官中药物含量的分析法、生理反应法、放射性示踪原子法等，具体方法见第十九章经皮吸收制剂的质量评价。

五、软膏的包装与贮存

软膏剂应无酸败、变色、变硬、油水分离及胀气现象。一般药厂大量生产均采用软膏管（锡管、铝管、铝塑复合软膏管等）包装，铅锡软膏管已淘汰。包装好的软膏剂一般在常温下避光、密闭条件贮存，温度不宜过高或过低，以免基质分层或药物降解而影响均匀性和疗效。

六、生产中存在的问题与分析

软膏剂生产中存在问题较多，主要有以下方面：

1. 原辅料质量问题 原辅料主要包括软膏剂所用的主药和基质，由于主药和基质的来源不同（相同基质不同厂家、同厂家不同批次），造成质量程度不一致，可能会影响成品质量（如颜色、气味、主药含量等）。

2. 生产环节问题 软膏剂生产环节主药包括备料、投料、灌装、包装等生产工序。备料不仔细会出现基质混淆或称错；投料工序操作不当会出现物料不平衡、半成品膏体异常（带色、含有气泡、结块、乳化不完全、冷凝不好等）、装量差异不合格、微生物限度超标、失水等问题。

第二节 眼膏剂

一、概述

眼膏剂（eye ointments）系指由药物与适宜的基质制成无菌眼用的半固体制剂。与滴眼液相比，具有疗效持久且能减轻对眼球的摩擦。但有油腻感，并造成视觉模糊，因此一般在睡前使用。

眼膏剂常用的基质，一般用黄凡士林8份，液状石蜡、羊毛脂各1份混合而成。根据气温可适当增减液状石蜡的用量。基质中羊毛脂有表面活性作用，具有较强的吸水性和黏附性，使眼膏与泪液容易混合，并易附着于眼黏膜上，基质中药物容易穿透眼膜。

眼膏剂的质量要求是：眼膏剂应均匀、细腻，易涂布，无刺激性，无细菌污染。用于眼部手术或创伤的眼膏应灭菌或无菌操作，且不添加抑菌剂或抗氧剂。

二、眼膏剂的制备

（一）眼膏剂的制备

眼膏剂的制备与一般软膏剂制法基本相同，但应在避菌的环境中进行，注意防止微生物的污染。所用的器具、容器等须用适宜的方法清洁、灭菌。基质应融化后滤过，并经150℃灭菌至少1小时。

眼膏剂所用的包装容器应紧密，易于防止污染，方便使用，并不应与药物或基质发生理化作用。包装用软膏管，洗净后用70%乙醇或12%苯酚溶液浸泡，应用时用蒸馏水洗净，烘干即可。也有用紫外线照射灭菌者。

眼膏配制时，如主药易溶于水且性质稳定，先配成少量水溶液，用适量基质研磨和吸尽水后，再逐渐递加其余基质制成眼膏剂，灌装于灭菌容器中，密封。不溶于油相或水相的药物，可先研细过筛使颗粒细度符合要求，再与基质研和均匀；选用的基质应便于药物分散和吸收，必要时可酌加抑菌剂等附加剂。

（二）典型处方

例　红霉素眼膏

【处方】红霉素5g，加眼用基质至1000g。

【制法】取红霉素置于无菌乳钵中研细，加入适量灭菌基质研磨，再分次递加剩余眼膏基质至全量，研匀无菌分装即得。

【注释】本品用于沙眼、结膜炎、角膜炎、眼睑缘炎及眼外部感染。

三、眼膏剂的质量评价

《中华人民共和国药典》2010年版二部附录（ⅠG）规定眼膏剂应检查的项目有：装量、金属性异物、粒度、微生物限度等。

第三节　凝　胶　剂

一、概述

凝胶剂系指药物与能形成凝胶的辅料制成均一、混悬或乳状液型的稠厚液体或半固体制剂。

凝胶剂按形成机制可分为预先形成凝胶和原位凝胶。以预先形成凝胶的方式制成的凝胶剂最为常见,目前应用较多。而原位凝胶剂作为一种新型的药物剂型,广泛用于缓释、控释及脉冲释放等新型给药系统,可以从口腔、鼻腔、眼部、消化道黏膜、阴道、直肠、皮肤等多种途径给药。原位凝胶系指一类能以溶液状态给药后,立即在用药部位发生相转变,由液态转化形成非化学交联半固体凝胶的一类制剂。主要由水溶性高分子材料制备而成,具有高度亲水的三维网格结构及良好的组织相容性、生物黏附性和独特的液-半固体凝胶转变性质。原位凝胶有多种分类,从作用机制考虑可分为温度敏感、pH敏感型、离子敏感型和光敏感型;而从药物传递途径可分为眼用原位凝胶、鼻用原位凝胶、注射原位凝胶、直肠原位凝胶、口服原位凝胶等。其中眼用原位凝胶以液体方式滴入眼中,在眼部特殊的生理环境下(温度、离子、pH值)形成半固体状的凝胶,从而减少药物流失,延长药物在眼部的滞留时间,提高生物利用度。

凝胶剂按分散系统有单相凝胶和两相凝胶之分。两相凝胶是由小分子无机药物(如氢氧化铝)胶体小粒子以网状结构存在于液体中,也称混悬型凝胶剂。具有触变性,静止时形成半固体而搅拌或振摇时成为液体。局部应用的由有机化合物形成的凝胶剂系指单相凝胶,有水性与油性之分。

水性凝胶基质一般由水、甘油或丙二醇与纤维素衍生物、卡波姆和海藻酸盐、西黄蓍胶、明胶、淀粉等构成;油性凝胶基质常由液体石蜡与聚氧乙烯或脂肪油与胶体硅或铝皂、锌皂构成。在临床上应用较多的是水性凝胶。

二、水性凝胶基质

水性凝胶基质大多在水中溶胀成水性凝胶(hydrogel)而不溶解。本类基质一般易涂展和洗除,无油腻感,能吸收组织渗出液,不妨碍皮肤正常功能,释药快。但润滑作用较差,易失水和霉变,常需添加保湿剂和防腐剂,且用量较其他基质大。

1. 卡波姆(carbomer,Cb) 系丙烯酸与丙烯基蔗糖交联的高分子聚合物,商品名为卡波普(carbopol),按黏度不同常分为Cb934、Cb940、Cb941等规格,本品为白色粉末,引湿性强,可以在水中迅速溶胀,但不溶解。1%水分散液的pH值约为3.11,黏性较低。当用碱中和时,随大分子逐渐溶解,黏度也逐渐上升,在低浓度时形成澄明溶液,在浓度较大时形成半透明状的凝胶。pH值在6~11时有最大的黏度和稠度,其溶液的黏度与中和使用的碱及卡波普的浓度、类型有关。一般情况下,中和1g卡波普约消耗1.35g三乙醇胺或400mg氢氧化钠。且制成的基质无油腻感,涂用润滑舒适,特别适宜于治疗脂溢性皮肤病。盐类电解质可使卡波普凝胶的黏性下降,碱土金属离子以及阳离子聚合物等均可与之结合成不溶性盐,强酸也可使卡波普失去黏性,在配伍时必须避免。

例 卡波普基质

【处方】卡波普940 10g,氢氧化钠4g,羟苯乙酯1g,甘油50g,聚山梨酯80 2g,乙醇50g,加蒸馏水至1000g。

【制法】将卡波普与聚山梨酯80及300ml蒸馏水混合,氢氧化钠溶于100ml水后加入上液搅匀,再将羟苯乙酯溶于乙醇后逐渐加入搅匀,即得透明凝胶。

2. 纤维素衍生物 纤维素经衍生化后成为在水中可溶胀或溶解的胶性物。调节适宜的稠度可形成水溶性软膏基质。此类基质有一定的黏度,随着分子量、取代度和介质的不同而具有不同的稠度。因此,取用量也应根据上述不同规格和具体条件来进行调整。常用的品种有甲基纤维素(MC)和羧甲基纤维素钠(CMC-Na),两者常用的浓度为2%~6%。本类基质涂布于皮肤时有较强黏附性,较易失水,干燥而有不适感,常需加入10%~15%的甘油调节。制成的基质中均需加入防腐剂,常用0.2%~0.5%的羟苯乙酯。

三、水凝胶剂的制备

水凝胶剂的一般制法,药物溶于水者常先溶于部分水或甘油中,必要时加热,其余处方成分按基质配制方法制成水凝胶基质,再与药物溶液混匀加水至足量搅匀即得。药物不溶于水者,可先用少量水或甘油研细,分散,再混于基质中搅匀即得。或用少量乙醇溶解,慢加快搅加入基质中。

四、凝胶剂典型处方与分析

例 酮康唑凝胶

【处方】酮康唑20g,亚硫酸氢钠2g,羟苯乙酯1g,乙醇350ml,卡波普940 10g,三乙醇胺18ml,丙二醇100ml,加蒸馏水至1000g。

【制法】取卡波普940撒入适量蒸馏水中,搅拌使溶胀,加入亚硫酸氢钠与丙二醇搅拌溶解,搅拌下滴加三乙醇胺,制成凝胶基质;另取酮康唑与羟苯乙酯溶解乙醇中,搅拌下加入凝胶基质中,搅拌均匀,即得。

【注释】本品用于皮肤局部真菌感染。卡波普940与三乙醇胺中和后形成凝胶基质,酮康唑与羟苯乙酯易溶于乙醇,制备时先溶解。酮康唑会氧化变色,故加入抗氧化剂亚硫酸氢钠。羟苯乙酯为防腐剂,丙二醇为保湿剂。

五、凝胶剂的质量评价

《中华人民共和国药典》2010年版二部附录(ⅠU)"制剂通则"项下规定:应对凝胶剂进行装量和微生物检查,混悬型凝胶应进行粒度检查,用于创伤的凝胶剂还应作无菌检查,结果均应符合规定。

凝胶剂的内包装材料不应与药物或基质发生理化作用。

凝胶剂在生产与贮存期间应符合下述规定:

(1)混悬凝胶剂中胶粒应分散均匀,不应下沉结块,并在标签上注明"用前摇匀"。

(2)局部用凝胶剂应均匀、细腻,在常温时保持胶状,不干涸或液化。

(3)除另有规定外,凝胶剂应遮光密封,于25℃以下贮存,并应防冻。

凝胶剂放置后可变稠(形成触变胶),在使用前必须摇匀使凝胶液化便于倾出。

思 考 题

1. 软膏剂的制备方法有哪些？乳化法制备乳剂型基质时应注意哪些问题？
2. 眼膏剂的常用基质及有哪些特殊的质量要求？
3. 凝胶剂常用基质有哪些？简述卡波姆的性质及在药剂学中的应用。

第十五章 气雾剂、粉雾剂和喷雾剂

本章要求

1. 掌握　吸入制剂和非吸入气雾剂、粉雾剂或喷雾剂的概念、特点、类型及药物递送的原理和方法。
2. 熟悉　常用吸入制剂的辅料及影响吸入给药疗效的因素以及典型气雾剂、粉雾剂、喷雾剂制剂的处方和制备工艺及体外评价方法。
3. 了解　经口吸入制剂的最新进展。

第一节　概　述

气雾剂（aerosols）、粉雾剂（powder aerosols）和喷雾剂（sprays）最常用于呼吸道给药。近几年，该类剂型的研究越来越活跃，一是研究的产品越来越多，已不局限于治疗呼吸道疾病的药物，研究更多的是多肽和蛋白类药物的呼吸道释药系统，已上市的产品有加压素和降钙素鼻腔喷雾剂，而研究最热门的胰岛素干粉吸入剂于2006年在美国和欧洲批准上市，但是由于市场及不确定的肺部危害，该产品在上市一年多后即宣布了撤市。然而，尽管如此，吸入给药仍是当今国际最热门的研究领域之一。此外，一些疫苗及其他生物制品的喷雾给药系统也在研究中。二是新技术的应用越来越多，如新的给药装置的应用使吸入给药使用更为方便，病人更易接受。三是涉及的理论较多，如粉体工程学、表面化学、流体力学、空气动力学及微粉化工艺、增溶和混悬技术等。四是由于氟里昂的禁用而引起的替代品的研究，使得该类制剂开发的难度增加。

一、气、粉雾剂和喷雾剂的概念

气雾剂、粉雾剂和喷雾剂系指药物以特殊装置给药，经呼吸道深部、腔道、黏膜或皮肤等吸收发挥全身或局部作用的制剂。该类制剂的用药途径分为吸入、非吸入和外用。吸入气雾剂、吸入粉雾剂和吸入喷雾剂可以单剂量或多剂量给药。该类制剂应对皮肤、呼吸道与腔道黏膜和纤毛无刺激性、无毒性。

二、吸入制剂和非吸入制剂的区别

吸入制剂系指通过特定的装置将药物以粉状或雾状形式经口腔传输至呼吸道和/或肺部以发挥局部或全身作用的制剂。与普通口服制剂相比，吸入药物可直接达到吸收部位，吸收快，可避免肝脏首过效应、生物利用度高；而与注射制剂相比，也具有携带和使用方便而提高患者依从性等优点，同时可减轻或避免部分药物不良反应。因而在近年越来越为药物研发者所关注。

吸入制剂在制剂处方、容器、密闭系统、制剂工艺、质量研究、稳定性研究等方面均有其特殊关注点，可对吸入制剂的质量可控性以及安全有效性产生至关重要的影响，因此质量控制研究部分是吸入制剂的临床前乃至临床研究的重点之一。

第二节　气雾剂与喷雾剂

一、概述

气雾剂（aerosol）系指含药溶液、乳状液或混悬液与适宜的抛射剂共同装封于具有特制阀门系统的耐压容器中，使用时借助抛射剂的压力将内容物呈雾状喷出，用于肺部吸入或直接喷至腔道黏膜、皮肤及空间消毒的制剂。气雾剂一般由药物、耐压容器、定量阀门系统和喷射装置（计量阀杆、喷嘴、气体膨胀室）组成。按用药途径可分为吸入气雾剂、非吸入气雾剂及外用气雾剂。按处方组成可分为二相气雾剂（气相与液相）和三相气雾剂（气相、液相、固相或液相）。按给药定量与否，气雾剂还可分为定量气雾剂（metered dose inhalers, MDIs）和非定量气雾剂。本章主要讨论吸入气雾剂的制备、生产工艺和质量控制。

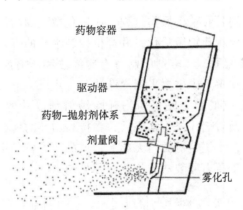

图 15 - 1　压力定量吸入气雾剂示意图

第一个用于治疗哮喘等肺部疾病的 MDIs 是由美国 3M 公司于 1956 年推出的 Riker's Medihaler Epi TM，1996 年 3M 又研制成功了第一个以氢氟烷烃（hydrofluoroalkane，HFA）为抛射剂的定量气雾剂。图 15 - 1 是典型的 MDIs 结构图。MDIs 产品的组成为溶解或混悬于抛射剂中的具有治疗活性的成分、抛射剂复合物或抛射剂与溶剂的混合物，和（或）密闭高压气雾剂容器中的其他辅料。一个 MDIs 产品可进行数百次定量一种或多种药物的给药，每揿的喷射体积为 25 到 100 微升之间，含药量为几微克到几毫克之间。尽管 MDIs 与其他药物品种有很多相似之处，但它在处方、容器、密闭系统、制造、生产过程与最终的质量控制和稳定性方面有很大的区别。在研发方案中需要考虑到这些区别，否则将会影响到产品在整个使用过程中保持稳定的剂量和药效。

气雾剂的主要特点为：直接到达作用部位，可速效定位，避免胃肠道的副作用；包装为密闭、定量系统，与外界隔绝，可准确控制剂量。但气雾剂需要耐压容器、阀门系统和特殊的生产设备，生产成本高；抛射剂具温室效应，并有一定的刺激性；部分患者，尤其是老人和儿童使用时存在协同困难；而阀门系统对药物的剂量有限制，一般单次剂量不宜大于1mg。

二、气雾剂的制备

气雾剂根据主药在制剂中的物理状态可分为溶液型和混悬型（以及乳剂型）两种，由主药、抛射剂、潜溶剂和表面活性剂组成；如果处方或装置许可，处方中可不含有表面活性剂或潜溶剂。

溶液型气雾剂要求主药溶解度达到用药剂量要求，该类气雾剂处方具有良好的物理稳定性，但化学稳定性可能会降低，喷雾微粒大小主要决定于处方蒸汽压和驱动器的喷孔大小；当主药溶解度达不到用药剂量要求时，常选择制备成混悬型气雾剂，主药的化学稳定性优于溶液型，但处方物理稳定性较低，体系中微粒会聚集，或因奥斯特瓦尔德成熟现象（ostwald ripening）引起药物小微晶溶解大微晶生长，微粒大小取决于主药固体颗粒大小及其在处方中的浓度。

气雾剂的生产环境、用具和整个操作过程，应避免微生物的污染。溶液型气雾剂应制成澄清溶液；混悬型气雾剂应将药物微粉化，并严格控制水分的带入。

1. 吸入气雾剂工艺流程图 气雾剂的制备有冷灌法和压力灌装法，压力灌装法又分为一步法和二步法，在工业化生产中主要采用冷灌法和一步压力灌装法。

（1）冷灌法 在室温或低温下先将药物和除抛射剂以外的辅料配制成浓配液，再在 -55℃以下，常压下加入抛射剂，搅拌均匀后，在持续循环的情况下定量灌装入罐中，安装阀门后轧盖即得。冷灌法速度快，对阀门无影响，成品压力较稳定。工业化程度达到一定规模后，冷灌法的成本可低于压力灌装法。工艺流程见图15-2。

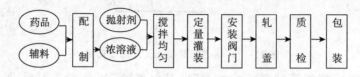

图15-2 MDI冷灌法配制流程图

（2）压灌法 压灌法分为一步压灌法和二步压灌法。后者采用的设备较为简单，对药液的要求亦较高，在抛射剂为氟氯 Chlorofluorocarbons（CFCs）时较为常用。当 CFCs 替换为 HFA 后，工业上以一步法较为常用。一步法系先将阀门安装在罐上，轧紧，再将药液和抛射剂在常温高压下配制成溶液或混悬液，通过阀门压入密闭容器中。采用该法灌装药液前需驱除容器中空气，避免药物在贮存期的氧化降解。一步灌装法的流程见图15-3。

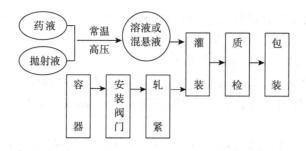

图 15-3 MDI 压力灌装一步法配制流程图

2. 气雾剂制备的关键点及注意事项 ①主药的性质：配制气雾剂，尤其是混悬型气雾剂时应注意主药的溶解度、微晶颗粒大小及形状、密度、多晶型等药物的固态物性。②药物的微粉化：制备混悬型气雾剂时，必须事先对药物进行微粉化处理，要求药物的粒径在 $7\mu m$ 以下，并提供 d_{10}、d_{50}、d_{90} 的粒度分布数据，同时注意微粉化工艺对药物的影响，如：主药高温降解、多晶型转化、粉末特性等。③物理稳定性和蒸气压：处方筛选中混悬型 MDIs 需着重研究药物的聚集；通过复配抛射剂，或加入短链醇（如乙醇）等潜溶剂的方法以获得适宜蒸汽压；结合质量和临床研究结果，分析剂量损失的原因。④表面活性剂：表面活性剂有助于混悬和润滑阀门，保证剂量的准确。但在葛兰素公司（GSK）上市的沙丁胺醇气雾剂中，采用了 GSK 的特有专利技术，制剂中不含有表面活性剂和潜溶剂，但使用了特殊的阀门，并对压力罐内壁进行了特殊的涂层以避免药物的吸附。⑤水分和环境湿度的控制。抛射剂具亲水性，易将水分带入成品中。而处方中的水分含量较高可能对气雾剂性能（例如化学稳定性、物理稳定性、可吸入性）有潜在影响。产品中水分的来源主要有：原料和辅料中带入；生产环境引入；容器和生产用具带入。所以在处方筛选过程中，应严格控制原料药和辅料的水分，也要避免生产环境以及生产用具、容器中水分的带进，以最大限度地避免水分带来的影响。⑥此外，在配制过程式中要注意主药及附加剂成分的添加顺序、主药含量的稳定性、停产间歇时间的优化、车间的温度和湿度。

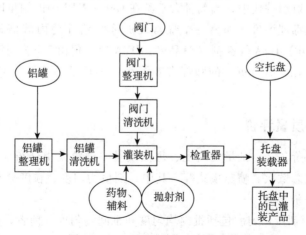

图 15-4 MDI 工业化生产流水线

3. 主要生产设备 药用定量气雾剂的生产设备较为复杂，要求较高，尤其是用于灌装

HFA 的生产设备国内生产的较少，主要由瑞士 Pamasol、美国 KP-Aerofill、意大利 Coster 生产，均为全自动生产线，集洗罐、整理、轧盖、灌装于一体，工业化程度较高，日产可高达5万罐。生产线的经典配置如图 15-4 所示。

4. 典型处方与分析　气雾剂的处方组成，除选择适宜的抛射剂外，主要根据药物的理化性质选择适宜的附加剂（如潜溶剂、表面活性剂），配制成一定类型的气雾剂，以满足临床用药的要求。

1995 年欧盟批准了 HFA 134a 和 HFA 227 替代 CFC 用于药用气雾剂的开发。1996 年，FDA 也批准了 HFA 134a 在吸入制剂的应用。首个 HFA 沙丁胺醇（albuterol）气雾剂来自 3M 公司（商品名：Proventil），与市场上原来使用的沙丁胺醇 CFC-MDI（商品名：Ventolin）相比，二者气体动力学半径相当，但 HFA Proventil 具有更好的剂量均一性、更小的氟里昂效应以及所有标定剂量喷射后更快的剂量消退。二者处方差异见表 15-1。

表 15-1　　不同抛射剂的沙丁胺醇气雾剂的处方及灌装体系比较

产品	Ventolin CFC	Proventil HFA
定量阀	Bespak 公司 63μl 阀（高聚体）	3M 公司 25μl 阀（不锈钢或不同的合成橡胶）
每揿药物量	沙丁胺醇 100μg	硫酸沙丁胺醇 120.5μg
抛射剂	CFC 12:11 = 72:28（重量比）	HFA 134a*
助溶剂	无	乙醇*
每剂表面活性剂	约 10μg 油酸	油酸*
生产	高速压力灌装	必须冷冻灌装
触动器	喷嘴直径为 0.4μm 的标准 CFC 喷槽	调节至 APSD 与 Ventolin CFC 的相当

必须注意，在抛射剂替代中，当剂量大于其在 CFC-MDI 中的用量时可能导致安全性问题，须进行相关药理毒理评价。如另一个最常用的哮喘治疗药丙酸倍氯米松（beclomethasone dipropionate，BDP）HFA 气雾剂（商品名：QVAR），仍由 3M 公司第一个研发成功，与 BDP 的 CFC-MDI 相比，具有更高的肺部有效沉积，小粒子的特性使 QVAR 用更低的药量就可以治疗哮喘。

三、气雾剂的质量评价

气雾剂的质量评价包括：剂量均匀度、每揿喷量、微粒大小分布、最低装量、泄漏率、每揿主药含量、每瓶总揿次、喷雾模式等。其中，剂量均匀度、粒度分布和喷雾模式是气雾剂研究中最重要的评价指标。

1. 剂量均匀度　剂量均匀度包括批内均匀度和批间均匀度。前者是分析 3 批样品，每批 10 只产品测定其每喷含量，要求 10 只产品的平均值均在 85%～115% 范围内，并不得有 1 只产品超出 80%～120%，且所有测定值均在 75%～125% 内；后者是分析 3 批样品，每批 3

只产品,每只测定开始、中间和最后喷次的药量,要求 9 个喷次的平均值在 85%~115% 范围内,并不得有一次超出 80%~120%,所有 9 个喷次均在 75%~125% 内。

2. 粒度分布 气雾剂的粒度分布分为静态粒径分布和气体动态粒径分布(aerodynamic particle size distribution,APSD)。静态粒径分布主要采用显微镜检测,较多地在配制中间体时用该法进行质控检验,吸入气雾剂要求药物粒径大小应控制在 10μm 以下,其中大多数应为 5μm 以下。对于吸入制剂而言,更为重要的是 APSD 的测定。粒子的空气动力学粒径决定粒子所能到达的呼吸道部位,各国药典所规定的吸入制剂空气动力学粒径的测定方法都是基于粒子惯性的碰撞器法。《中华人民共和国药典》收载的是双层液体碰撞器,而目前国际上较为常用的测定微细粒子分布的仪器为 Andersen 圆盘碰撞器和新一代碰撞器。现具体介绍如下:①双层液体碰撞器(twin-stage liquid impinger,TI)对于雾滴(粒)的空气动力学直径的控制,《中华人民共和国药典》(2010 版)采用模拟双层液体碰撞器的仪器(图 15-5)。其中,圆底烧瓶及垂直管 D 处为第一级(stage I),相当于主支气管;三角烧瓶及弯管 E,垂直管 H 处为第二级(stage II),相当于肺细支气管以下部位,即有效部位。使从吸入器释放出来的雾滴(粒)通过此仪器,然后测定仪器中第二级的药物沉积率,来控制雾滴(粒)大小分布。TI 是 1987 年,由 Hallworth 等提出的,广泛收入于美国药典、英国药典和欧洲药典,以及《中华人民共和国药典》。其主要原理是将雾滴(粒)通过模拟人体呼吸道的仪器,根据检测雾滴(粒)在仪器不同部位的分布情况,基于雾滴(粒)的大小和惯性来确定雾滴(粒)的空气动力学粒径。一般认为,在流速为 60L/min 时,可以到达该装置第二级的药物雾滴(粒)的中位径(D_{50})为 6.4μm。

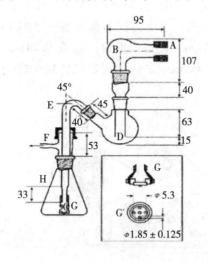
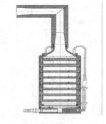

图 15-5 双层液体碰撞器示意图　　15-6 Andersen 圆盘碰撞器示意图

(2) **多级碰撞器** 多级碰撞器是将吸入制剂中的药物吸入雾粒分为多个空气动力学等级,并为欧洲药典和美国药典收载。通过检定药物在各撞击盘中的沉积量,可获得药物的空气动力学粒径分布。在测得微细粒子剂量(fine particle dosage,FPD)的同时,可得到质量中值空气动力学直径(mass median aerodynamic diameter,MMAD)和几何标准偏差(geomet-

ric standard deviation,GSD)。多级碰撞器中,应用最广泛的是为英国药典的收载的 Andersen 圆盘碰撞器(Andersen cascade impacter,ACI),见图 15-6。由于药物所沉积的表面不同,圆盘碰撞器和液体碰撞器所测得的粒径分布存在一定的差异。采用金属圆盘作为接收器的一大缺点是容易引起粒子飞散。在圆盘表面涂布甘油、硅油等可避免粒子飞散。ACI 的另一缺点是操作复杂,且层级间垂直分布,不易拆卸,较难实现自动化分析。ACI 各级圆盘的尺寸、号码,及各级所对应的粒子大小见表 15-2。

表 15-2　　ACI 的主要尺寸规格及各级对应的微粒粒径

名称	号码	尺寸(mm)	粒径(μm)
stage 0	96	2.55 ± 0.025	9.0 - 10.0
stage 1	96	1.89 ± 0.025	5.8 - 9.0
stage 2	400	0.914 ± 0.0127	4.7 - 5.8
stage 3	400	0.711 ± 0.0127	3.3 - 4.7
stage 4	400	0.533 ± 0.0127	2.1 - 3.3
stage 5	400	0.343 ± 0.0127	1.1 - 2.1
stage 6	400	0.254 ± 0.0127	0.65 - 1.1
stage 7	201	0.254 ± 0.0127	0.43 - 0.65

(3)新一代碰撞器　新一代碰撞器(next generation impactor,NGI)由 7 个层级和 1 个微孔收集器(micro-orifice collector,MOC)构成,也由英国药典收载,见图 15-7。气雾流以锯齿形式通过碰撞器。在 30L/min 至 100L/min 流速范围内,D_{50} 在 $0.24\mu m$ 到 $11.7\mu m$ 之间,有不少于 5 个级别的 D_{50} 落在 $0.5\mu m$ 到 $6.5\mu m$ 之间。测定时各层级之间干扰较少。粒径分布曲线形状较好,无拖尾现象。

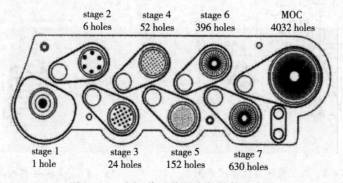

图 15-7　新一代碰撞器内部结构示意图

Kamiya A 等对比了 NGI 和 ACI 中粒子沉积的情况,结果表明,NGI 中粒子在各层级之间的沉积小于 ACI。由于 NGI 各级为水平分布,可以凭借托盘将各级碰撞杯一同取出,在进行分析测定时无相互干扰,因此有利于实现自动化分析。

3. 喷雾模式（spray pattern） 在进行气雾剂研究时，应进行配方的喷雾模式考察，以评估阀门和驱动器的质量，对容器释放的气雾形状、大小和雾团的直径比进行定量测定。方法如图15-8所示。

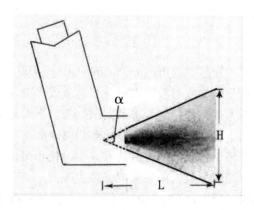

图15-8 气雾剂喷雾模式测定示意图

四、喷雾剂的概况

喷雾剂按照处方组成可分为：溶液型、乳剂型和混悬型。喷雾剂的处方组成与气雾剂相比，除没有抛射剂外，其他组成基本一致，因此，其需借助手动泵的压力、高压气体或超声波等方法将物料以雾状形式喷出。手动泵喷雾剂由于雾滴粒径较大，一般不适用于肺部给药，可用于舌下、鼻部和皮肤给药，一般由药物、溶剂、助溶剂、表面活性剂组成。有时根据药物理化性质的不同加入稳定剂。如使用防腐剂，应关注其对安全性的影响。有关原料药、辅料、雾滴的粒度和粒度分布以及微粉化工艺、药物的聚集、灌装工艺以及其他方面均参见气雾剂有关内容，其主要研究项目与气雾剂相似，可以参照气雾剂相关章节进行研究。

用于肺部给药的喷雾剂仅指采用超声雾化吸入或雾化吸入进行给药的制剂，制剂内容物以无菌溶液的形式存在，其质量要求和配制与注射液相同，使用时经超声雾化装置（nebulizer）将液体药物变成细小的雾粒，然后通过面具或吸入器供患者吸入，故称之为吸入溶液（inhalation solution）。该剂型较多地在医院和家庭中使用，可用于治疗哮喘、慢性阻塞性肺疾病等，能提高患者舒适度，较好地控制病情，提高患者的自信心。

雾化装置可分为喷气型喷雾器和超声波型喷雾器。前者由压缩气源生成的高速喷气经排气孔喷出，同时产生气溶胶；后者由高频电源产生振荡从而在喷雾器内部形成气溶胶，然后由气体带出。但使用该装置给药时，药物易喷到咽喉后壁上造成剂量损失，且体积较大，不利于携带，而病人吸气的强度和吸入的气体量对药物的吸收会产生较大的影响。因此，近年来，雾化装置正朝着设计简单、携带方便、药物雾化效果提高，雾滴颗粒显著减小的方向发展，如Omron电动携带型喷雾器、Aeroneb微动泵喷雾器、OnQ™气溶胶及气雾发生器和AERx雾化溶液给药系统等。

第三节 粉雾剂

一、概述

粉雾剂按用途可分为吸入粉雾剂（dry powder inhalation，DPI）、非吸入粉雾剂和外用粉雾剂。吸入粉雾剂系指微粉化药物或与载体以胶囊、泡囊或多剂量贮库形式，采用特制的干粉吸入装置，由患者主动吸入雾化药物至肺部的制剂。非吸入粉雾剂系指药物或与载体以胶囊或泡囊形式，采用特制的干粉给药装置，将雾化药物喷至腔道黏膜的制剂。外用粉雾剂系指药物或与适宜的附加剂灌装于特制的干粉给药器具中，使用时借助外力将药物喷至皮肤或黏膜的制剂。本章主要介绍经肺部吸入的粉雾剂，即 DPI。

根据药物与辅料的组成，DPI 的处方一般可分为：①仅含微粉化药物的粉雾剂；②药物加适量的辅料，如润滑剂和助流剂，以改善粉末之间的流动性；③一定比例的药物和载体均匀混合体；④药物、适当的润滑剂、助流剂以及抗静电剂和载体的均匀混合体。

与 MDI 相比，DPI 具有如下一些特点：①患者主动吸入药粉，不存在给药协同配合困难；②无抛射剂氟里昂，可避免对环境的污染和呼吸道的刺激；③药物可以胶囊或泡囊形式给药，计量准确，无超剂量给药危险；④不含防腐剂及酒精等溶媒，对病变黏膜无刺激性；⑤给药剂量大，尤其适用于多肽和蛋白质类药物的给药。

粉雾剂质量研究项目部分与气雾剂相似，可以参照气雾剂相关章节进行研究。但由于粉雾剂与气雾剂在制剂特性、辅料组成、包装容器等方面存在差异，研究项目的选择还需考虑结合制剂特点进行。如制剂内容物的特性研究包括粉体性状、每吸主药含量（储库型）、每瓶总吸次（储库型）、含量均匀性（胶囊型和泡囊型）、排空率、水分等。

二、粉雾剂的制备

DPI 因给药形式不同，可分为胶囊型、泡囊型和贮库型三种，近年依据其是否可主动产生雾化粒子而将其分成主动和被动两种类型。主动型 DPI 装置可先将粉末（API 和辅料）雾化，再由病人吸入，如辉瑞公司曾上市的胰岛素吸入粉雾剂，其给药装置中包含有一个雾化腔（spacer）。

大多数 DPI 均含有载体，与一般的制剂不同，粉雾剂的载体及其在制备过程中均有一定的特殊性。

1. 粉雾剂制法

（1）主药的微粉化处理　常用的微粉化工艺有研磨法（球磨机、能流磨）、喷雾干燥法、超临界制备以及结晶法。要求与混悬型气雾剂相同。在获得微粉化产物后，由于药物的微粉化粉末之间、粉末与辅料以及与容器系统之间复杂的相互作用可能直接关系到产品的质量甚至安全性和有效性，故需对微粉化处理后药物的粉体学特性进行研究测定。粉体学参数一般包括：①粉体的粒径以及分布测定；②充填粉体临界相对湿度的测定。药物在进行微粉化处理后,由于比表面积的增大,吸湿性可能明显发生变化,而水分又是粉雾剂严格控制的检查项目,所以应该测定微粉化药物的临界相对湿度(critical relative humidity,CRH)。此外,如有试验条件,还应进行堆密度和孔隙率、粉体流动性、荷电性、比表面积的测定。

(2) 载体 粉雾剂常用的载体为乳糖,乳糖作为口服级药用辅料已收载于多国药典,但作为粉雾剂的载体,除符合药典标准外,还应该针对粉雾剂的剂型特点作出进一步的要求。例如,表面光滑的乳糖可能在气道中较易与药物分离;不同形态的乳糖和无定形态的乳糖,对微粉的吸附力可能不同,就可能导致粉雾剂在质量和疗效上的差异;所以作为粉雾剂的载体的乳糖除需要满足药典的要求外,还需要对乳糖的粉体学特点如形态、粒度、堆密度、流动性等进行研究。

甘露醇、氨基酸和磷酯等也可以作为粉雾剂的载体。对于采用其他载体的粉雾剂,在处方筛选前需要明确这种载体是否可用于吸入给药途径,同时还应该关注所选用的载体的安全性。

粉雾剂除了加入一定量的载体外,有时为了改善粉末的粉体学特性、改善载体的表面性质以及抗静电性能,以便得到流动性更好、粒度分布更均匀的粉末,常在处方中加入一定量的润滑剂、助流剂以及抗静电剂等。但上述辅料须通过试验或文献确认才可用于吸入给药途径制剂。对于国内外均未见在吸入制剂使用的辅料,需要提供相应的安全性数据。

(3) 载体和辅料的粉碎 改善粉末流动性最常用的方法就是加入一些粒径较大的颗粒作为载体或辅料。不同粒度的载体对微粉化药物的吸附力不同,太细的载体或辅料与微粉化的药物吸附力过强,并且可能进入肺部,导致安全性隐患,所以载体和辅料的粉碎粒度需要进行筛选,以满足粉末流动性和给药剂量均匀性的要求。

(4) 药物与载体的比例 对于在处方中加入载体的粉雾剂,需要在处方工艺筛选中考察药物与载体的不同比例对有效部位沉积量的影响。

(5) 药物与载体的混合方式 不同的混合方式对粉雾剂有效部位沉积率有影响。所以在处方工艺筛选中应注意混合方式和混合时间对产品质量的影响。

(6) 水分和环境湿度的控制 水分对粉雾剂的质量具有较大的影响,水分含量较高直接导致粉体的流动性降低,粒度增大,影响产品的质量。所以在处方筛选过程中,应保证原料药的水分保持一定,对微粉化的药物及辅料的水分进行检查。同时在混合和灌装过程中,应控制生产环境的相对湿度,使环境湿度低于药物和辅料的临界相对湿度。对于易吸湿的成分,应采用一定的措施保持其干燥。

2. 主要生产设备 DPI 生产中主要的生产设备包括:微粉化处理设备、常规制粒设备、粉末灌装设备、装配及包装设备。其中,与其他剂型相比,粉末灌装设备,尤其是应用于泡囊或储库型的灌装机较为特殊。大多数上市的新型 DPI,均由德国 HH 公司(Harro Hofliger)为其特别设计和制造灌装设备,如 Pfizer 的 Exubera、GSK 的 Advair。因灌装技术不同,可分为直接称重法和容积法两种。这两种方法均可采用连续式或间歇式灌装。直接称重法剂量最精确,但速度慢,故不适用于工业化生产,而容积法速度较快,常用于工业化大生产中,并可添加辅助设备在灌装过程中对剂量加以在线监控。

3. 典型处方与分析

【处方】氟替卡松丙酸酯 100/250/500mg，昔美酸沙美特罗 72.5mg，乳糖 12.5g。

【制法】将氟替卡松丙酸酯与昔美酸沙美特罗用适当方法制成极细的粉末，与处方量的乳糖充分混合均匀，分装到硬胶囊中，即得。

【注释】Glaxo Smith Kline 生产的泡囊型复方粉雾剂，商品名为 Advair Diskus，FDA 于 2000 年 8 月 24 日批准上市，内含活性成分：昔美酸沙美特罗（salmeterol xinafoate, long-acting β_2 agonist）和氟替卡松丙酸酯（fluticasone proprinate, steroidal anti-inflammatory），处方组成为每粒泡囊含 100/250/500mg 氟替卡松丙酸酯、72.5mg 昔美酸沙美特罗（=50mg base）和 12.5mg 乳糖。每只装置内含 60 剂药物，有计数显示。

三、粉雾剂的质量评价

粉雾剂部分研究项目与气雾剂相似，可以参照气雾剂相关章节进行研究。但由于粉雾剂与气雾剂在制剂特性、辅料组成、包装容器等方面存在差异，研究项目的选择还需考虑结合制剂特点进行。粉雾剂内容物的特性研究包括粉体性状、鉴别、检查和含量测定等，质量研究的特殊项目包括：

1. 每吸主药含量（储库型） 由于每吸主药含量是处方因素的综合体现，也是容器和剂量系统质量的体现，因而该项是粉雾剂重要的过程控制和终点控制项目之一。通过对批间和批内每吸主药含量的测定，可以有效控制产品的质量，保证临床给药的一致性，确保临床疗效。每吸主药含量的测定方法可以参考现行版《中华人民共和国药典》或其他文献方法。

2. 每瓶总吸次（储库型） 为保证每瓶粉雾剂的给药次数不低于规定的次数，需要进行每瓶总吸次的测定。每瓶总吸次与每吸主药含量一样，也是粉雾剂重要的检查和控制项目，相应检查方法可参考现行版《中华人民共和国药典》的有关内容。每瓶总吸次均应不少于每瓶标示总吸次。

3. 含量均匀性（胶囊型和泡囊型） 对于单剂量给药的胶囊型和泡囊型粉雾剂，为了保证每一剂量给药的准确性，应进行含量均匀性检查，相应检查方法可参考现行版《中华人民共和国药典》的有关内容。

4. 排空率 对于单剂量给药的胶囊型和泡囊型粉雾剂，为了保证每一剂量给药的准确性，应进行排空率检查，相应检查方法可参考现行版《中华人民共和国药典》的有关内容。

5. 水分 水分对粉雾剂的粒径分布、雾化程度、含量均匀度、结晶度、稳定性及微生物污染等方面均有显著影响，因此应对粉雾剂的水分进行严格控制，相应检查方法可参考现行版《中华人民共和国药典》的有关内容。

6. 其他 关于粉末的粒度及粒度分布、微生物限度等参见气雾剂有关内容。

思 考 题

1. 简述吸入制剂和非吸入气、粉或喷雾剂的类型、药物递送的原理和方法。
2. 影响吸入给药疗效的因素有哪些？

第三篇 新型剂型及其技术

第十六章 制剂新技术

本章要求

1. 掌握 固体分散体的概念、类型、速效与缓效原理；常用载体的性质与特点及常用的固体分散技术；包合作用的特点、常用的包合技术；单凝聚法和复凝聚法制备微囊的原理、条件及影响因素。

2. 熟悉 药物微囊化的特点、囊材的种类和性质、对囊心物的要求；脂质体的组成、特点、制备材料与方法、作用机制及质量评价；纳米乳、亚微乳、纳米囊、纳米球制备技术。

3. 了解 固体分散体的物相鉴定与包合物的验证；其他微囊化方法、微囊的性质及质量评价；微球、纳米囊、纳米球的特点及制备方法。

第一节 固体分散技术

一、概述

（一）定义与特点

固体分散体（solid dispersion，SD）是指药物高度分散在适宜的载体材料中形成的固态分散物。药物在载体材料中以分子、胶态、微晶或无定形状态分散，这种分散技术称为固体分散技术。固体分散体作为制剂的中间体，可以根据需要制成胶囊剂、片剂、微丸剂、滴丸剂、软膏剂、栓剂以及注射剂等多种剂型。

固体分散体具有以下特点：

（1）不同性质的载体材料可使药物达到不同的用药要求 如采用水溶性载体，将难溶性药物制成速释型固体分散体，可改善药物的溶解性能，提高溶出速率，使其速释。如尼莫地平以熔融法制成聚乙二醇（polyethylene glycol，PEG）固体分散体后，药物的溶出较原料药明显提高；也可将水溶性药物以难溶性载体材料制成缓释型固体分散体，达到长效的目的。如将茶碱以乙基纤维素为载体用溶剂蒸发法制成固体分散体并压片，其体外释放90%药物的时间长达12~13小时；还可选用肠溶性载体材料制成肠溶型迟释制剂，控制药物在肠中释放。如以羟丙基甲基纤维素酞酸酯（hydroxypropylmethylcellulose phthalate，HPMCP）为载体制得的硝苯地平固体分散体在人工胃液中不溶，在人工肠液中逐渐溶出，延长释放时间并提高了生物利用度。

（2）增加药物的化学稳定性　因为载体材料对分散的药物分子具有包蔽作用。

（3）可使液体药物固体化　将液体药物与载体材料混合后制得固体分散体，有利于液体药物的广泛应用。

在制备固体分散体时应注意如下问题：①固体分散体适用于剂量小的药物，药物含量应在5%～20%左右，否则难以高度分散。液态药物在固体分散体中所占比例一般不宜超过10%，否则不易固化成坚脆物，难以进一步粉碎。②固体分散体在贮存过程中会逐渐老化。贮存时固体分散体的硬度变大、析出晶体或结晶粗化，从而降低药物的生物利用度的现象称为老化。老化与药物浓度、贮存条件及载体材料的性质有关，因此必须选择合适的药物浓度及载体材料，常采用混合载体材料以弥补单一载体材料的不足。还应保持良好的贮存条件，如避免较高的温度和湿度等，以保持固体分散体的稳定性。

（二）分类

固体分散体除按载体材料可分为速释型、缓释型外，还可以根据药物的分散状态，将固体分散体分为以下几类：

1. 低共熔混合物（eutectic mixture）　药物与载体按适当比例混合，在较低温度下融合，骤冷固化形成固体分散体，药物仅以微晶状态分散于载体中，为物理混合物。

2. 固态溶液（solid solution）　药物溶解于熔融的载体中，呈分子状态分散，为均相体系。

3. 共沉淀物（coprecipitate）　也称共蒸发物，是由药物与载体材料以适当比例混合，形成的非结晶性无定形物，有时称玻璃态固熔体。

（三）固体分散体的速释与缓释原理

1. 速释原理　药物在固体分散体中以分子状态、胶体状态、亚稳定态、微晶态以及无定形存在，同时载体材料提高药物的可润湿性并阻止已分散的药物再聚集粗化，从而有利于药物溶出。

2. 缓释原理　难溶性载体材料形成网状骨架结构，药物虽高度分散于骨架内，但药物必须首先通过载体材料的网状骨架才能溶出和扩散，故释放缓慢。

若一个制剂为载体控释体系，则药物的理化性质、粒径大小及熔融温度等对制备都没有显著的影响，而载体的分子量大小和表面活性剂的加入等因素将会影响释放速率。若为药物控释体系，药物自身的性质则非常重要，例如冷却快慢会影响药物的晶型、粒径，从而影响释放速率。因此，根据载体的特性，选择合适的载体与药物配伍，并应用恰当的制备技术，可以使药物释放达到速释、缓释或两者兼有的不同效果，这为固体分散技术应用于缓控释制剂的研究提供了理论依据。

二、常用的载体材料

固体分散体所用载体材料的特性决定了它的溶出速率。常用载体材料可分为水溶性、难溶性和肠溶性三大类,几种载体材料可联合应用,以达到所要求的效果。

(一) 水溶性载体材料

1. 高分子聚合物类

(1) 聚乙二醇类(PEG)　此类载体为结晶性聚合物,毒性小,具有良好的水溶性,且能溶于多种有机溶剂,熔点低(50℃~63℃),可采用熔融法或溶剂法制备固体分散体。PEG 4000 和 PEG 6000 是最常用的水溶性载体材料。当药物为油类时,宜用分子量较高的 PEG 12000 或 PEG 6000 与 PEG 20000 的混合物为载体。

(2) 聚维酮类(polyvinylpyrrolidone, PVP)　化学名称为聚 N-乙烯基吡咯烷酮,为非结晶性聚合物,无毒,对热稳定(但加热到150℃变色),易溶于水和多种有机溶剂。由于 PVP 熔点较高且融化时易分解,故常采用溶剂法制备固体分散体。成品对湿稳定性差,易吸湿而析出药物结晶。常用规格有 PVP_{K15}、PVP_{K30}、PVP_{K90} 等。

2. 表面活性剂类　此类载体材料可溶于水和有机溶剂,熔点低,可用熔融法或溶剂法制备固体分散体。常用的品种多为含有聚氧乙烯基的非离子型表面活性剂,如泊洛沙姆188 (poloxamer 188)、聚氧乙烯(polyoxyethylene, PEO)、聚羧乙烯(carbopol, CP)等。

3. 有机酸类　此类载体材料的分子量较小,易溶于水而不溶于有机溶剂,常采用熔融法制备固体分散体,不适用于对酸敏感的药物。常用品种有柠檬酸、富马酸、酒石酸、琥珀酸、胆酸及脱氧胆酸等。

4. 糖类与醇类　该类材料水溶性好、毒性小。适用于剂量小、熔点高的药物。糖类载体常用右旋糖酐、半乳糖和蔗糖等,常配合 PEG 类高分子聚合物作联合载体,可避免 PEG 溶解时形成富含药物的表面层妨碍基质进一步溶蚀。醇类常用甘露醇、山梨醇、木糖醇等,由于分子中含有多个羟基,可同药物以氢键结合生成固体分散体。

5. 纤维素衍生物类　此类载体材料为非离子型纤维素醚,无毒,溶于水及大多数极性有机溶剂。在冷水中溶胀成澄清或微浊的胶体溶液,水溶液具有表面活性,透明度高、性能稳定。常用羟丙基纤维素(hydroxypropylcellulose, HPC)、羟丙基甲基纤维素(hydroxypropylmethylcellulose, HPMC)等,它们与药物制成的固体分散体难以粉碎,需加入适量乳糖、微晶纤维素等加以改善。

(二) 难溶性载体材料

1. 纤维素类　常用的为乙基纤维素(ethylcellulose, EC),其特点是溶于有机溶剂,黏性大,载药量大,稳定性好,不易老化。常以乙醇为溶剂,以溶剂法制备固体分散体。EC 固体分散体中释药速率受扩散控制,EC 用量对释药速度有很大影响。

2. 含季铵基团的聚丙烯酸树脂类　此类产品在胃液中可溶胀,在肠液中不溶,不被吸收,对机体无害,多用于制备缓释性的固体分散体,制备时多采用溶剂法。常用品种有聚丙烯酸树脂 Eudragit E、Eudragit RL 和 Eudragit RS 等。

3. 脂质类　此类载体材料可减慢药物的溶出、延缓药物的释放。制备固体分散体时常用熔融法。常用的品种有胆固醇、β-谷甾醇、棕榈酸甘油酯、胆固醇硬脂酸酯、蜂蜡、巴西棕榈蜡及氢化蓖麻油、蓖麻油蜡等。

以上缓释载体材料中可通过加入羟丙基纤维素、表面活性剂、糖类、PVP、PEG等水溶性材料，适当提高释药速率，以达到满意的缓释效果。

（三）肠溶性载体材料

1. 纤维素类 常用的有醋酸纤维素酞酸酯（cellulose acetate phthalate，CAP）、羟丙基甲基纤维素酞酸酯（hydroxypropyl methyl cellulose phthalate，HPMCP）及羧甲基乙基纤维素（carboxymethyl ethylcellulose，CMEC）等。这些品种因化学结构不同，黏度存在差异，导致释药速率也不相同。

2. 聚丙烯酸树脂类 常用 Eudragit L 100 和 Eudragit S 100，分别相当于国产Ⅱ号及Ⅲ号聚丙烯酸树脂。二者分别在 pH 值 6 以上和 pH 值 7 以上的介质中溶解，有时两者联合使用，可制成释药速率较理想的肠溶型固体分散体。

三、制备方法

（一）工艺流程图及制备要点

采用何种分散技术，主要取决于药物的性质和载体材料的结构、性质、熔点及溶解性能等，通常采用以下几种方法制备固体分散体：

1. 熔融法 将药物与载体材料混匀并加热至熔融，或将载体材料加热熔融后再加入药物混匀，在剧烈搅拌下迅速冷却成固体，或将此熔融物倾倒在不锈钢板上成薄层，在板的另一面吹冷空气或用冰水，使其骤冷成固体，再将此固体放在干燥器中在一定温度下放置变脆，即得。

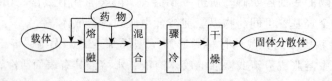

图 16-1　熔融法制备固体分散体工艺流程图

制备要点：本法的关键在于必须由高温迅速冷却，以达到较高的过饱和状态，使迅速形成多个胶态晶核而不形成粗晶，达到高度分散的目的。骤冷后的固体分散体在干燥器中放置温度及时间视不同的品种而定，如 PEG 类只需在室温放置，而灰黄霉素-枸橼酸固体分散体需 37℃ 或更高温度下放置多日才能完全变脆。产品在冷却时容易吸潮，故在制备过程中应注意防潮。大规模生产和实验室制备的固体分散体因加热和冷却速度的不同，其物理化学特性及稳定性也可能不同。如以 PEG 6000 为载体大规模制备时，PEG 6000 分子链可能会出现分裂现象。

熔融法制备固体分散体最适宜的剂型是直接制成滴丸，即将熔融物滴入冷凝液中使之迅速收缩、凝固成丸。滴丸的制备流程请参见相关章节。

本法适用于对热稳定的药物，载体材料多选用熔点低、不溶于有机溶剂的载体材料，如 PEG 类、柠檬酸、糖类等。

2. 溶剂法 即共沉淀法。将药物与载体材料共同溶于有机溶剂中，蒸去有机溶剂后使药物与载体材料同时析出,即得。若采用喷雾或冷冻干燥法除尽溶剂,又称溶剂-喷雾(冷冻)干燥法。

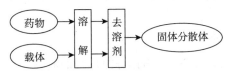

图16-2 溶剂法制备固体分散体工艺流程图

制备要点:蒸发溶剂时,宜先用较高温度蒸发至黏稠时,然后突然冷冻固化。

本法适用于对热不稳定或易挥发的药物。常用的有机溶剂有氯仿、无水乙醇、95%乙醇、丙酮等。载体材料可选用能溶于水或多种有机溶剂、熔点高、对热不稳定的物质,如PVP类、半乳糖、甘露醇、胆酸类等。但此法有机溶剂的用量较大,成本高,难以完全除去的有机溶剂易引起药物的重结晶而降低主药的分散度。

3. 溶剂-熔融法 将药物先溶于适当溶剂中,将此溶液直接加入已熔融的载体中混合均匀,按熔融法固化即得。

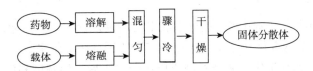

图16-3 溶剂-熔融法制备固体分散体工艺流程图

制备要点:药物溶液在固体分散体中所占的量一般不得超过10%(W/W),否则难以形成脆而易碎的固体。制备时应注意搅拌均匀,防止药物析出结晶。

此法适用于液态药物或剂量小于50mg的药物。凡适用于熔融法的载体材料均可采用本法。

4. 机械分散法 将药物与较大比例的载体材料混合后,强力持久地研磨或挤压一定时间,不需加溶剂而借助机械力降低药物的粒度,或使药物与载体材料以氢键相结合,形成固体分散体。常见的方法有研磨法和双螺旋挤压法。

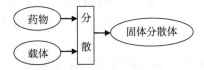

图16-4 机械分散法制备固体分散体工艺流程图

制备要点:注意机械分散时间的长短因药物而异。

常用的载体材料有微晶纤维素、乳糖、PVP或PEG等。由于需用载体材料的比例大,故此法仅适用于小剂量药物的制备。本法无需有机溶剂,可同时采用两种以上载体材料。制备温度可低于药物熔点和载体材料的软化点,因此药物不易破坏,有利于提高固体分散体的稳定性并防止有机溶剂带来的不利影响。

(二) 常用设备

制备固体分散体的设备均为常规的制药设备,如加热、混合、蒸发、干燥等设备,请参阅相关章节。

(三) 典型处方与分析

例 尼群地平(nitrendipine,NT)固体分散体片的制备

【处方】尼群地平 10g,PVP_{K30} 30g,乳糖 40g,共制 1000 片。

【制法】尼群地平 10g 和 PVP_{K30} 30g,加适量无水乙醇溶解,混匀,60℃水浴上挥去溶剂。黏稠物置60℃的电热恒温真空干燥箱中干燥 24 小时,粉碎过 80 目筛,即得尼群地平的固体分散体。加乳糖40g混匀,以 20%乙醇为润湿剂,湿法制粒、烘干、整粒,加硬脂酸镁 0.4g 混匀,压片,每片 80mg。

【注释】尼群地平为主药,用于抗高血压;PVP_{K30} 为水溶性载体材料,用以提高主药的溶解度;乳糖为填充剂。固体分散体的制备采用的是溶剂法。

四、质量评价

固体分散体中药物在载体材料中的分散状态是质量评价的主要指标,以下是进行物相鉴别的几种常用方法。为得到确切结论,应综合多种鉴别方法的结果。

1. 溶解度及溶出速率测定 将药物制成固体分散体后,溶解度和溶出速率会发生改变,由此可初步判断固体分散体是否形成。

2. 热分析法 主要包括两种方法:①差示热分析法(differential thermal analysis,DTA):又称差热分析。以固体分散体为测试物,测试是否存在药物晶体的吸热峰或测量吸热峰面积的大小并与物理混合物比较,考察药物在载体中的分散程度。②差示扫描量热法(differential scanning calorimetery,DSC):又称差动分析。DSC 曲线中出现的热量变化峰或基线突变的温度与测试样品的转变温度相对应。固体分散体中若有药物晶体存在,则 DSC 曲线中会出现吸热峰,药物晶体存在越多,吸热峰总面积越大。

3. X 射线衍射法 该法可以用来了解固体分散体的分散性质。固体分散体中若有药物晶体存在,则在衍射图上就会出现其衍射特征峰;若药物以无定形状态存在,则药物晶体的衍射峰消失;若药物以低共熔物状态存在,则会出现药物的晶体衍射特征峰,但峰强度可能减小。

4. 红外光谱法 该法主要用于确定固体分散体中是否有复合物形成或其他相互作用。在固体分散体的红外光谱中,药物与高分子载体间发生某种反应后可使药物吸收峰发生位移或强度改变以及吸收峰的产生或消失。

5. 扫描电镜法 即以扫描电镜直接观察药物与载体材料在制备固体分散体前后各自晶体状态的变化。

6. 核磁共振谱法 核磁共振谱法主要通过观察核磁共振图谱上共振峰的位移或消失等现象,确定药物和载体是否存在分子间或分子内的相互作用。

五、固体分散技术存在的问题与分析

固体分散技术是药剂学中提高难溶性药物溶出度和控制水溶性药物缓慢释放的有效方法，但上市品种很少。主要是因为在工业化大生产中存在以下问题，制约了该项技术的广泛应用。

1. 固体分散体制备成剂型难度大　因为固体分散体常较软且黏，难以粉碎和过筛，流动性不佳，可压性差，这些因素均限制了固体分散体的剂型制备。同时固体分散体中载体比例往往很大，如果主药的剂量高，将难以制成易于服用的片剂或胶囊。

解决方案：①将固体分散体直接填充胶囊，但应注意胶囊壳中的水分对固体分散体稳定性的影响；②对于大剂量药物，应选用或开发载药量大的载体材料。

2. 生产设备需要调整和完善　固体分散体各种制备方法的研究多为实验室规模，大规模生产中缺少相配套的设备。在应用固体分散技术的剂型中，滴丸制剂产业化最为成功，在全国已经有近百条生产线。不足之处是存在丸重限制（<70mg），因而滴丸在大处方中药的应用上存在较大局限性。

解决方案：研制适合固体分散体分散、冷却、干燥的设备。可首先进行大滴丸（>100mg）设备的开发，扩大滴丸剂的适用范围，促进固体分散体的发展。对于大规模生产的冷却过程，可用传送带表面冷却或旋转冰柱冷却或喷洒冷冻剂的方法。

3. 固体分散体的稳定性有待提高　固体分散体在贮存中的老化现象会影响药物的长期分散效果，是限制其广泛应用的一个重要因素。

解决方案：①降低药物与载体材料的比例；②选用较低温度时药物溶解度也较大的载体材料；③严格防潮，避免药物分子迁移而重结晶。

第二节　包合技术

一、概述

（一）定义和特点

包合技术系指一种分子被包藏于另一种分子的空穴结构内，形成包合物（inclusion compounds）的技术。包合物由主分子和客分子两种组分组成，具有包合作用的外层分子称为主分子（host molecules），被包合到主分子空穴中的小分子物质，称为客分子（guest molecules 或 enclosed molecules）。包合物的形成主要取决于主分子与客分子的立体结构和两者的极性。包合物的稳定性依赖于两种分子间的相互作用力，如范德华力（包括定向力、诱导力与色散力）、氢键、疏水键与电荷迁移力等。

药物作为客分子被包合后，具有以下特点：

（1）可增加药物溶解度和生物利用度：如难溶性药物前列腺素 E_2 经包合后溶解度大大提高，可以用来制成注射剂。

(2) 掩盖药物的不良气味，降低药物的刺激性。

(3) 减少挥发性成分的挥发损失，并使液体药物粉末化：大蒜精油制成包合物后，刺激性和不良臭味减小，药物也由液态变为白色粉末。

(4) 对易受热、湿、光照等影响的药物，包合后可提高稳定性：维A酸形成β环糊精包合物后稳定性明显提高。

目前国内利用包合技术生产上市的产品有碘口含片、吡罗昔康片、螺内酯片以及可减小舌部麻木副作用的磷酸苯丙哌林片等。

（二）分类

包合物的分类方法常见的有两种。

1. 按主分子形成空穴的几何形状分类

(1) 笼状包合物　是客分子进入几个主分子构成的笼状晶格中而成。如对苯二酚（氢醌）包合物，三分子对苯二酚通过 O－H⋯O 型氢键形成环状结构，分离出结晶。其空洞径为 4.2Å，约每两个对苯二酚环状结构能够容纳一个客分子（图16-5 A）。

(2) 管状包合物　是由一种分子构成管形或筒形空洞骨架，另一种分子填充其中而成。尿素、硫脲、环糊精、去氧胆酸等均能与客分子形成管状包合物（图16-5 B）。

(3) 层状包合物　如胶岭石黏土、石墨等组成的层状空间，可包封客分子成为层状包合物。药物与某些表面活性剂能形成胶团，某些胶团的结构也属于层状包合物。如月桂酸钾使乙苯增溶时，乙苯存在于表面活性剂亲油基的层间，形成层状包合物（图16-5 C）。

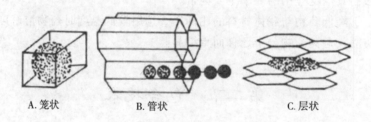

A. 笼状　　　B. 管状　　　C. 层状

图16-5　主分子形成的不同几何形状的空穴

2. 按包合物的结构和性质分类

(1) 单分子包合物　单分子包合物由单一的主分子和单一的客分子形成包合物。常用单一的主分子辅料为具有管状空穴的环糊精等。

(2) 多分子包合物　多分子包合物是若干主分子由氢键连结，按一定方向松散地排列形成晶格空穴，客分子嵌入空穴中而成。包合辅料有：硫脲、尿素、去氧胆酸、对苯二酚、苯酚等。

(3) 大分子包合物　大分子化合物可形成多孔的结构，容纳一定大小的分子后即形成大分子包合物。常见的大分子化合物有葡聚糖凝胶、沸石、糊精、硅胶等。

二、包合材料

包合材料有环糊精、胆酸、淀粉、纤维素、蛋白质、核酸等。制剂中常用环糊精及其衍生物。

(一) 环糊精的结构和性质

1. 环糊精 (cyclodextrin, CD) 系淀粉经酶解环合后得到的由 6~12 个葡萄糖分子连接而成的环状低聚糖化合物。常见的 CD 是有 6、7、8 个葡萄糖分子通过 α-1,4 苷键连接而成，分别称为 α-CD、β-CD、γ-CD。图 16-6 A、16-6 B 分别表示的是 β-CD 的环状构型和立体结构。

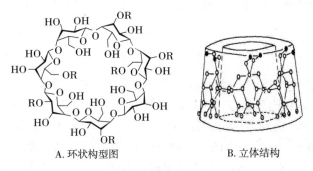

A. 环状构型图　　B. 立体结构

图 16-6　β-CD 环状构型图与立体结构

经 X 射线衍射和核磁共振证实，其分子构型呈上宽下窄中空的环筒状，分子中的伯羟基 (6-OH) 位于环筒窄边处，仲羟基 (2-, 3-OH) 位于宽边处。因此，环筒外面是亲水性的表面，内部则是一个具有一定尺寸的疏水管腔。β-CD 为白色结晶性粉末，熔点在 300℃~305℃。本品对碱、热和机械作用都相当稳定，对酸较不稳定，常发生水解反应生成线性低聚糖，其开环速率随分子中空腔尺寸增大而增大，即 α-CD < β-CD < γ-CD。

三种 CD 的空腔内径及物理性质有很大差别，其中 β-CD 的空腔大小适中，水中溶解度最小，最易从水中析出结晶。β-CD 随着水中温度升高溶解度增大。若水中含 20% 乙醇，常温下溶解度可增至 5.5%。这些性质对 β-CD 包合物的制备提供了有利条件。

2. CD 衍生物 主要对 β-CD 进行结构修饰，改善某些方面的性质，使之更适于药物的包合。β-CD 在圆筒两端有 7 个伯羟基与 14 个仲羟基，其分子间或分子内的氢键阻止水分子的水化，使 β-CD 水溶性降低。将甲基、乙基、羟丙基、羟乙基等基团通过与分子中的羟基进行烷基化反应引入到 β-CD 分子中，可以破坏 β-CD 分子内的氢键形成，使其理化性质特别是水溶性发生显著改变。

甲基 β-CD、羟丙基 β-CD、糖基 β-CD 等均易溶于水，为亲水性 β-CD 衍生物，能包合多种药物，使溶解度增加，毒性和刺激性下降，如 2,3-二羟丙基 β-CD 使一些难溶性药物的溶解度和稳定性增加，降低了局部刺激性和溶血性。

疏水性 β-CD 衍生物，目前主要为乙基化 β-CD，按取代程度不同而降低水中溶解度。用乙基化 β-CD 包合水溶性药物后可降低药物溶解度，可用作水溶性药物的缓释载体。

(二) CD 的安全性

CD 分子可被 α-淀粉酶，如人唾液淀粉酶和胰淀粉酶降解，形成直链低聚糖，其降解速率为 α-CD < β-CD < γ-CD，但不被葡萄糖淀粉酶降解，亦可被大多数结肠细菌生物

降解。

安全性试验证明 CD 毒性很低,日本和美国已批准用于医药和食品工业。用同位素标记的淀粉和 CD 进行动物代谢试验表明,初期 CD 被消化的数量比淀粉低,但 24 小时后两者代谢总量相近,体内分布也相似,说明 CD 可作为碳水化合物容易被人体吸收,无积蓄作用。

三、影响 CD 包合作用的因素

1. CD 与药物的比例 即主、客分子比例。包合物在水溶液或含有少量乙醇的水溶液中与药物呈动态平衡状态。

$$CD + G \underset{K_D}{\overset{K_R}{\rightleftharpoons}} CD \cdot G \qquad (16-1)$$

式中 K_D 为解离速率常数,K_R 为结合速率常数。从式中可知,CD 的浓度越高,包合物的生成量增加,最终达到饱和状态。大多数药物与 CD 以摩尔比 1:1 包合,形成稳定单分子包合物,若 CD 用量少,包合不完全,若 CD 过量时,包合物中药物含量低。

2. 药物的分子结构 药物分子的大小和分子形状应与 CD 提供的空穴相适应,若药物分子小,选择的 CD 较大,包合力弱,药物分子可自由进出空穴;若药物分子太大,嵌入空穴内困难或只有侧链或一部分进入空穴,包合力也弱。一般认为,有机药物分子的原子数大于 5,具有稠环结构,其稠环数应小于 5,分子量在 100~400 之间,水中溶解度小于 1%,熔点低于 250℃,宜于包合。无机药物大多不宜用 CD 包合。

3. 药物的极性或缔合作用 CD 空穴内为疏水区,低极性的客分子更容易取代空穴内已被包合的水分子,与疏水性空穴相互作用进而形成包合物。因此疏水性药物易被包合,形成的包合物溶解度较小;极性药物可嵌在空穴口的亲水区,形成的包合物溶解度大;非解离型的比解离型的药物易被包合。自身可缔合的药物,往往先发生解缔合,然后再嵌入 CD 空穴内。

4. 其他药物或溶剂 包合物在水溶液中与药物呈动态平衡状态,如加其他适当药物或有机溶剂时,可将原包合物中的药物取代出来。

四、常用的包合技术

(一) 工艺流程图

包合物制备的常用方法包括饱和水溶液法和研磨法。

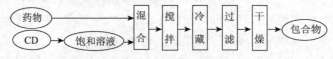

图 16-7 饱和水溶液法制备 CD 包合物工艺流程图

1. 饱和水溶液法 本法适用于水溶性或水难溶性的药物。即将 CD 配成饱和溶液,同药物或挥发油按一定的比例混合,在一定温度和一定时间条件下搅拌、振荡,经冷藏、过滤、干燥即得 CD 包合物。

为了提高包合率和包合物的制备效率,在工艺方面有两项改进:

(1) 超声波代替搅拌操作 将客分子药物加入到 CD 饱和水溶液中,混合后用超声波处理,析出沉淀经溶媒洗涤、干燥即得稳定的包合物。

(2) 水蒸气蒸馏与包合工艺组合 在中药挥发油或芳香化合物提取过程中,直接将蒸汽或冷凝液通入 β-CD 溶液中,进行包合。又称"液-液法和气-液法"。

2. 研磨法 取 CD 加入 2~5 倍量水研匀,加入药物置研磨机中充分混匀,研磨成糊状,经低温干燥,溶媒洗涤,再干燥,即得包合物。

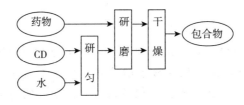

图 16-8 研磨法制备 CD 包合物工艺流程图

(二) 制备要点

1. 药物的加入方法 依据药物的性质,有 3 种操作:①水溶性药物,直接加至 CD 的饱和溶液,搅拌,制成包合物;②水难溶性固体药物,可先溶于少量丙酮或异丙醇等有机溶剂中,再加至 CD 的饱和溶液;③水难溶性液体药物(如挥发油等),直接加至 CD 的饱和溶液,经搅拌至包合物完全形成。

2. 包合温度和搅拌时间 包合时混合时间应在 30 分钟以上。包合温度一般定在 30℃~60℃较适宜。一般认为提高包合温度可增加包合率,但包合温度过高同时会影响药物的稳定性,并会使挥发油的挥发速率加快。

3. 包合物的干燥方法 一般采用真空干燥,也可选用冷冻干燥法和喷雾干燥法。冷冻干燥法适用于制成包合物后易溶于水,且在干燥过程中易分解、变质的药物;喷雾干燥法适用于易溶于水,遇热性质稳定的药物包合物。

4. 工艺优化指标 应以包合物收得率、药物利用率、包合物含药率为考察指标,对包合工艺进行综合评价,确定最佳制备工艺。

包合物收得率 = 包合物实际重量/(CD + 投药量)×100%

药物利用率 = 包合物中实际含药量/(投药量×空白回收率)×100%

包合物含药率 = 包合物中实际含药量/包合物实际重量×100%

(三) 常用设备

制备包合物的设备均为常规的制药设备,如加热、混合、搅拌、干燥等设备,请参阅相关章节。

(四) 典型处方与分析

例 吲哚美辛 - β - CD 包合物

【处方】吲哚美辛 1.25g,β - CD 15.9g。

【制法】称取 β-CD 15.9g，溶于 75℃的 500ml 水中，保持温度。另取吲哚美辛 1.25g，用 25ml 乙醇，微温溶解。将吲哚美辛溶液缓慢滴入 β-CD 溶液中，搅拌 30 分钟，停止加热，再继续搅拌 5 小时，得白色沉淀，室温静置 12 小时，滤过，将沉淀在 60℃ 干燥，过 80 目筛，经 P_2O_5 真空干燥即得。

【注释】吲哚美辛为有效成分；β-CD 为包合材料。包合物的制备采用饱和水溶液法。

吲哚美辛在水中溶解度极低，对胃的刺激性较大，经 β-CD 包合后，溶出度和生物利用度提高。

五、包合物的验证

1. X 射线衍射法 X 射线衍射法是一种鉴定晶体化合物的常用技术，各晶体物质在相同的角度处具有不同的晶面间距，从而显示衍射峰。用 X 射线衍射法作药物、环糊精、机械混合物和包合物粉末的 X 射线衍射谱，如萘普生（NAP）的包合物物相鉴定中，混合物显示了萘普生和 β-CD 衍射谱重叠，表明混合物为两者机械混合，而包合物形成新的衍射图形，衍射峰很少，强度小，而且宽，表示包合物是无定形状态，证明包合物已经形成。

2. 红外光谱法 红外光谱法主要用于含羰基药物的包合物检测。通过比较药物包合前后在红外区吸收的特征，根据吸收峰的变化情况，确认吸收峰的降低、位移或消失，证明药物与环糊精产生的包合作用，并可确定包合物的结构。

3. 核磁共振谱法 核磁共振谱法可从核磁共振谱上碳原子的化学位移大小，推断包合物的形成。根据药物的化学结构选择采用碳谱或氢谱，一般对含有芳香环的药物，可采用 ^1HNMR 技术，而对于不含有芳香环的药物可采用 $^{13}CNMR$ 技术。

4. 荧光光谱法 比较药物与包合物的荧光光谱，从曲线与吸收峰的位置和高度来判断是否形成包合物。例如盐酸氯丙咪嗪和环糊精形成包合物后，在 350nm 附近的荧光强度明显增加。

5. 圆二色谱法 对有光学活性的药物，可分别作药物与包合物的 Cotton 效应曲线，即圆二色谱，从曲线形状可判断包合与否。如维生素 A 酸溶于二甲基亚砜后有明显的圆二色性，而 β-CD 为对称性分子，无圆二色性。

6. 热分析法 热分析法中包括差示热分析法（DTA）和差示扫描量热法（DSC），是鉴定药物和环糊精是否形成了包合物的常用检测方法。例如对前列腺素 E_1（PGE_1）的包合物采用热分析法进行鉴定。PGE_1 与 β-CD 及 PGE_1 衍生物的物理混合物同包合物的热曲线明显不同，PGE_1 与二者的物理混合物热曲线上 116℃ 处仍有一个小的吸收峰，这是 PGE_1 的特征吸收峰，而包合物曲线上该处的吸热峰已完全消失，说明 PGE_1 已被包合。

7. 薄层色谱法 将药物及其包合物分别用适当的同种溶剂溶解制成供试液，通过选择适当的溶剂系统，在同样的条件下进行薄层色谱展开，观察所得色谱图中药物对应的斑点位置，若药物与 β-CD 已形成包合物，则包合物色谱的相应位置不出现斑点。

六、包合技术在工业化生产中存在问题及分析

包合物制备工艺中，溶剂用量、分散频率等因素对包合率有较大影响。工业化生产多采

用搅拌桨等设备实现包合物的制备，所得产物包合率常常偏低。实验室研究采用磁力搅拌器进行包合，或采用超声波包合，能有效提高包合率，但目前缺乏供工业化大生产的超声设备，大生产中仍无法实现。

解决方案：应重视环糊精包合物的生产工艺研究，开发相应的生产设备，提高产物包合率，推动包合技术的广泛使用。

第三节　微囊与微球的制备技术

一、概述

（一）定义与特点

微囊（microcapsules）系指利用天然的或合成的高分子材料（囊材）作为囊膜，将固体或液体药物（囊心物）包裹而成的微小胶囊。制备微囊的过程称为微型包囊工艺（microencapsulation），即微囊化。微球（microspheres）系指药物分散或被吸附在高分子材料中形成的骨架型（matrix type）微小球形或类球形实体。微囊与微球的粒径均属于微米级。

药物制备成微囊或微球后的特点与应用如下：

1. 掩盖药物的不良气味及口味，如鱼肝油、大蒜素、氯霉素等药物。
2. 提高药物的稳定性，如对于易氧化的 β - 胡萝卜素、易挥发的中药挥发油、对水分敏感的阿司匹林等通过微囊化可以改善其稳定性。
3. 防止药物在胃内失活或减少对胃的刺激性，如酶、多肽等易在胃内失活，吲哚美辛等对胃有刺激性，可用微囊化克服这些缺点。
4. 使液态药物固态化，便于贮存或再制成各种剂型。如可将油类药物制成微囊，可提高物料的流动性与可压性。
5. 减少复方药物的配伍变化，例如可以将难以配伍的阿司匹林与氯苯那敏分别包囊，再制成同一制剂。
6. 使药物具有缓释或控释性能，如应用成膜材料、可生物降解材料、亲水性凝胶等作为囊材可达到药物控释或缓释的目的。
7. 使药物具有靶向性，如将治疗指数低的药物或毒性大的药物制成微囊，使药物浓集于靶区，可提高药物的疗效，降低毒副作用。
8. 可将活细胞或活性生物材料包裹，从而使其具有很好的生物相容性与稳定性。如破伤风类毒素微囊等。
9. 栓塞性微球直接经动脉管导入，阻塞在肿瘤血管，断绝肿瘤组织养分和抑杀癌细胞，为双重抗肿瘤药剂。

目前国内外报道已有三十余种药物制成了微囊，包括解热镇痛药、避孕药、驱虫药、诊断用药、抗生素以及维生素等。国外上市的微囊化商品有红霉素片、β 胡萝卜素片等，微球制剂商品有亮丙瑞林缓释微球制剂。国内产品有肌内注射用丙胺瑞林微球、植入用黄体酮微球、口服用阿昔洛韦微球、布洛芬微球等。

(二) 微球的分类

微球按载体材料生物学性质不同可分为两类：生物降解微球与非生物降解微球，前者如白蛋白微球、明胶微球、淀粉微球和聚乳酸微球，后者如聚丙烯酰胺微球、乙基纤维素微球和离子交换树脂微球。按给药途径的不同可分为口服微球，静脉、肌内、皮下、腹腔、关节腔注射微球和动脉栓塞微球等。根据靶向性原理，靶向性微球又可分为四类：普通注射微球、栓塞性微球、磁性微球、生物靶向微球。

二、微球与微囊制剂的辅料

(一) 囊心物与微球内容物

微囊的囊心物 (core material) 与微球的内容物可以是固体，也可以是液体，囊心物与内容物除主药外可以包括附加剂，如稳定剂、稀释剂以及控制释放速率的阻滞剂和促进剂等。

(二) 囊材与载体材料

用于包裹所需要的材料称为囊材 (coating material)，用于制备微球所需要的材料称为载体材料。对囊材与载体材料的一般要求是：①性质稳定；②能控制适宜的药物释放速率；③无毒、无刺激性，注射用材料应具有生物相容性和可降解性；④能与药物配伍，不影响药物的药理作用；⑤成型性好，微囊囊材应能完全包封囊心物，微球载体材料应能比较完全地包裹药物与附加剂。

常用的囊材与载体材料可以分为下述三大类：

1. 天然高分子 天然高分子材料性质稳定、无毒、成型性好，是最常用的囊材与载体材料。

(1) 明胶 明胶 (gelatin) 是胶原蛋白温和水解的产物，其平均分子量在 15000～25000 之间。根据水解条件不同，明胶分酸法明胶 (A 型) 和碱法明胶 (B 型)。A 型明胶与 B 型明胶的等电点分别为 7～9、4.7～5.0，10g/L 溶液 (25℃) 的 pH 值分别为 3.8～6.0、5.0～7.4。两者的成囊性或成球性无明显差别，溶液的黏度均在 0.2～0.75cPa·s 之间，可生物降解，几乎无抗原性。通常可根据药物对酸碱性的要求选用 A 型或 B 型，用于制备微囊的用量为 20～100g/L，用作微球的量可达 200g/L 以上。

(2) 阿拉伯胶 阿拉伯胶 (acacia) 为糖及半纤维素的复杂聚集体，其主要成分为阿拉伯酸的钙盐、镁盐、钾盐的混合物。阿拉伯胶不溶于乙醇，能溶解于甘油或丙二醇。水中溶解度为 1:2.7，5% 水溶液的 pH 值为 4.5～5.0，溶液易霉变。一般常与明胶等量配合使用，作囊材时的用量为 20～100g/L，亦可与白蛋白配合作复合材料。

(3) 海藻酸盐 海藻酸盐 (alginate) 系多糖类化合物，为褐藻的细胞膜组成成分，一般以钙盐或镁盐存在。海藻酸钠可溶于不同温度的水中，不溶于乙醇、乙醚及其他有机溶剂及酸类 (pH 值 3 以下)；其黏度因规格不同而有差异。也可与甲壳素或聚赖氨酸配合作复合材料。因海藻酸钙不溶于水，故海藻酸钠可用 $CaCl_2$ 固化成囊。

（4）壳聚糖　壳聚糖（chitosan）是壳多糖在碱性条件下，脱乙酰基后制得的一种天然聚阳离子型多糖，可溶于酸或酸性水溶液，无毒、无抗原性，在体内能被溶菌酶等酶解，具有优良的生物降解性和成膜性，在体内可溶胀成水凝胶。

2. 半合成高分子　作囊材的半合成高分子材料多为纤维素衍生物，其特点是毒性小、黏度大、成盐后溶解度增大，容易水解，需临用前配制。

（1）羧甲基纤维素盐　羧甲基纤维素盐属阴离子型的高分子电解质，如羧甲基纤维素钠（CMC-Na）常与明胶配合作复合囊材。CMC-Na 遇水溶胀，体积可增大 10 倍，在酸性溶液中不溶。水溶液黏度大，有抗盐能力和一定的热稳定性，不会发酵，也可以制成铝盐 CMC-Al 单独作囊材。

（2）醋酸纤维素酞酸酯　醋酸纤维素酞酸酯（CAP）不溶于乙醇，可溶于丙酮与丁酮及醚醇混合液；在强酸中不溶解，可溶于 pH 值 >6 的水溶液，分子中游离羧基的相对含量决定其水溶液的 pH 值及能溶解 CAP 的溶液的最低 pH 值。用作囊材时可单独使用，用量一般为 30g/L，也可与明胶配合使用。

（3）乙基纤维素　乙基纤维素（EC）化学稳定性高，不溶于水、甘油和丙二醇，可溶于乙醇、甲醇、丙酮和二氯甲烷等，遇强酸水解，故不适用于强酸性药物。

（4）甲基纤维素　甲基纤维素（MC）在冷水中可溶，不溶于热水、无水乙醇、氯仿、丙酮与乙醚。用作微囊囊材的用量为 10~30g/L，可与明胶、CMC-Na、聚维酮（PVP）等配合作复合囊材。

（5）羟丙甲纤维素　羟丙甲纤维素（HPMC）能溶于冷水成为黏性溶液，不溶于热水、乙醇、乙醚及氯仿。配制 HPMC 水溶液时宜将其先分散于热水中。水溶液长期贮存稳定，有表面活性，表面张力为 $(42~56) \times 10^{-5}$ N/cm。

3. 合成高分子　合成高分子材料可分为可生物降解的和不可生物降解的两类。近年来，可生物降解的高分子囊材日益受到人们的重视，其主要优点是无毒、成膜性好、化学稳定性高，可用于注射或植入，目前已应用于研究或生产的有聚碳酯、聚氨基酸、聚乳酸（PLA）、丙交酯乙交酯共聚物（PLGA）、聚乳酸-聚乙二醇嵌段共聚物（PLA-PEG）、ε-己内酯与丙交酯嵌段共聚物等，其中，研究最多、应用最广的是聚酯类，它们基本上都是羟基酸或其内酯的聚合物。常用的羟基酸是乳酸（lactic acid）和羟基乙酸（glycolic acid）。由乳酸缩合得到的聚酯为 PLA，羟基乙酸缩合得到的聚酯为 PGA，由乳酸与羟基乙酸缩合得到的聚酯为乳酸-羟基乙酸共聚物，也称为丙交酯乙交酯共聚物，用 PLGA 表示。这类聚合物都具有降解溶蚀的特性。聚合比例与分子量是影响降解速率的两个因素。PLA 的平均分子量为 1 万~40 万时，降解时间为 2~12 个月，其中平均分子量为 9 万的熔点为 60℃，在体内 6 个月降解。消旋 PLGA 中各单体比例不同，降解速率不同，若丙交酯:乙交酯 =75:25 的共聚物在体内 1 个月可降解；比例为 85:15 的为囊材，在体内 3 个月可降解。FDA 批准的体内可降解材料有 PLA 和 PLGA，而且有产品上市。

三、微囊的制备

微囊的制备方法按成型原理可分为物理化学法、物理机械法和化学法三大类。根据药物和囊材的性质、微囊所需的粒径、释药性能以及靶向性要求，选择不同的制备方法。

（一）物理化学法

本法在液相中进行，其特点是改变条件使溶解状态的成膜材料从溶液中聚沉下来，并将囊心物包裹形成微囊。因成膜材料聚沉时产生了新相，故本法又称相分离法（phase separation）。

根据形成新相方法的不同，相分离法又分为单凝聚法、复凝聚法、溶剂－非溶剂法、改变温度法和液中干燥法。相分离工艺已成为药物微囊化的主要工艺之一，它所用设备简单，高分子材料来源广泛。

1. 单凝聚法（simple coacervation） 是相分离法中较常用的一种。

（1）基本原理 它是在高分子囊材溶液中加入凝聚剂以降低高分子溶解度而凝聚成囊的方法，如将药物分散在明胶材料溶液中，然后加入凝聚剂（可以是强亲水性电解质硫酸钠或硫酸铵的水溶液，或强亲水性的非电解质如乙醇或丙酮），由于明胶分子水合膜的水分子与凝聚剂结合，使明胶的溶解度降低，分子间形成氢键，最后从溶液中析出而凝聚形成微囊。但这种凝聚是可逆的，一旦解除促进凝聚的条件（如加水稀释），就可发生解凝聚，使微囊很快消失。这种可逆性在制备过程中可反复利用，直到凝聚微囊形状满意为止（可用显微镜观察）。最后再采取措施加以交联，使之成为不凝结、不粘连、不可逆的球形微囊。

（2）工艺流程图

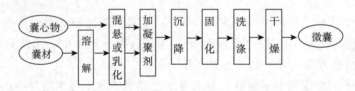

图 16-9 单凝聚法制备微囊的工艺流程图

（3）制备要点

①凝聚系统的组成：单凝聚法可以用三元相图来寻找成囊系统产生凝聚的组成范围。如明胶－水－硫酸钠系统的单凝聚三元相图，见图 16-10。

②明胶溶液的浓度与温度：增加明胶的浓度可加速胶凝，浓度太低则不能胶凝；温度愈低愈易胶凝；浓度愈高，则可胶凝的温度上限愈高。通常明胶应在37℃以上凝聚成凝聚囊，然后在较低温度下黏度增大而胶凝。如 CAP 单凝聚时，用 Na_2SO_4 作凝聚剂，成囊后凝聚相与水相的界面张力较大，囊形不好，需升高温度且加入水以降低界面张力，才能改善囊形。

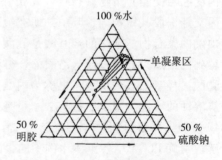

图 16-10 明胶－水－硫酸钠三元相图

③药物及凝聚相的性质：单凝聚法在水中成囊，因此要求药物难溶于水，但也不能过分疏水，否则仅形成不含药物的空囊。成囊时系统含有互不溶解的药物、凝聚相和水三相。微

囊化的难易取决于囊材同药物的亲和力,亲和力强的易被微囊化。

如果作为囊心物的药物过分亲水则易被水包裹,只存在于水相中而不能混悬于凝聚相中成囊,如淀粉或硅胶作囊心物都因过分亲水而不能成囊。如药物过分疏水,因凝聚相中含大量的水,使药物既不能混悬于水相中,又不能混悬于凝聚相中,也不能成囊。如双炔失碳酯,加入脱水山梨醇月桂酸酯(司盘20)可增大双炔失碳酯的亲水性,就可以成囊。

④凝聚囊的流动性及其与水相间的界面张力:为了得到良好的球形微囊,凝聚后的凝聚囊应有一定的流动性。如用 A 型明胶制备微囊时,可滴加少许醋酸使溶液的 pH 值在 3.2~3.8 之间,能得到更小的球形囊,因为这时明胶分子中有较多的 $-NH_3^+$,可吸附较多的水分子,降低凝聚囊-水间的界面张力。凝聚囊的流动性好,使凝聚囊易于分散呈小球形。若调节溶液的 pH 值至碱性则不能成囊,因接近等电点(pH 值8.5),有大量黏稠块状物析出。B 型明胶则不调 pH 值也能成囊。

⑤交联固化:欲制得不变形的微囊,必须加入交联剂固化,同时还要求微囊间的粘连愈少愈好。以明胶为囊材时,常用甲醛作交联剂,通过胺醛缩合反应使明胶分子互相交联而固化。交联的程度受甲醛的浓度、反应时间、介质的 pH 值等因素的影响,交联的最佳 pH 值是 8~9。若交联不足则微囊易粘连;若交联过度,所得明胶微囊脆性太大。若药物在碱性环境中不稳定,可改用戊二醛代替甲醛,在中性介质中使明胶交联固化。

(4) 成囊的影响因素

①凝聚剂的种类和 pH 值:常用凝聚剂有各种醇类和电解质。用电解质作凝聚剂时,阴离子对胶凝起主要作用,强弱次序为枸橼酸>酒石酸>硫酸>醋酸>氯化物>硝酸>溴化物>碘化物;阳离子也有胶凝作用,其电荷数愈高胶凝作用愈强。明胶的分子量不同,使用的凝聚剂不同,成囊 pH 值也不同。

②药物的性质:药物与明胶要有足够亲和力,使药物可吸附适量的明胶才能包裹成囊。

③增塑剂的影响:加入增塑剂可使制得的明胶微囊具有良好的可塑性,不粘连、分散性好,山梨醇、聚乙二醇、丙二醇或甘油是常用的增塑剂。在单凝聚法制备明胶微囊时加入增塑剂,可减少微囊聚集、降低囊壁厚度,且加入增塑剂的量同释药 $t_{1/2}$ 之间呈负相关。

(5) 典型处方与分析

例1 双氯芬酸微囊

【处方】双氯芬酸 10g,明胶 20g。

【制法】取处方量明胶,加蒸馏水 400ml 浸泡溶胀,置于 70℃ 水浴中溶解成胶浆状,在不断搅拌下,加入处方量双氯芬酸细粉,搅匀备用。另将 40% 硫酸镁溶液 2500ml 加稀盐酸调 pH 值 3~4,并加入 1~2g 滑石粉,液温控制在 (55±1)℃,搅匀,并在约 30 分钟内滴加药物明胶液。在开始滴加时,转速控制在 2500~3000r/min,随着明胶液的不断加入,转速调至 3500~4000 r/min。明胶液加完后仍保持 3500~4000 r/min 的转速搅拌 3~5 分钟,然后迅速降温至 5℃,保持 20 分钟。再加入甲醛 50ml 固化,时间 12 小时左右。抽滤收集微囊,以蒸馏水洗涤 5 次,直至不显镁盐与硫酸盐反应,pH 至中性。50℃ 干燥,过 100 目筛即得。

【注释】双氯芬酸为活性药用成分;明胶为成囊材料;硫酸镁溶液为凝聚剂;其中加滑

石粉的作用是防止微囊粘连；甲醛为固化剂。微囊的包封率为84.16%，粒径在4.0~7.0μm。

2. 复凝聚法（complex coacervation） 是经典的微囊化方法，它操作方便，适合于难溶性药物的微囊化。

（1）基本原理 本法利用两种具有相反电荷的高分子材料为囊材，将囊心物分散（混悬或乳化）在囊材的水溶液中，在一定条件下，相反电荷的高分子互相交联后，溶解度降低，自溶液中凝聚析出而成囊。

以明胶与阿拉伯胶为例，将溶液pH值调至明胶的等电点以下使之带正电（pH值4.0~4.5时明胶带的正电荷多），而阿拉伯胶带负电，由于电荷互相吸引交联形成正、负离子的络合物，溶解度降低而凝聚成囊，加水稀释，加入甲醛交联固化，洗去甲醛，即得。如氯贝丁酯复凝聚微囊。

可作复合材料的有明胶与阿拉伯胶（或CMC、CAP等多糖）、海藻酸盐与聚赖氨酸、海藻酸盐与壳聚糖、海藻酸与白蛋白、白蛋白与阿拉伯胶等。

（2）工艺流程图 复凝聚法制备微囊的工艺流程图与单凝聚法基本一致，只是凝聚的具体条件不同。

（3）制备要点

①凝聚系统的组成：如成囊材料为明胶与阿拉伯胶，水、明胶、阿拉伯胶三者的组成与凝聚现象的关系，可由图16-11三元相图说明。

图中K为复凝聚区，即可形成微囊的低浓度明胶和阿拉伯胶混合溶液；P为曲线以下两相分离区，两胶溶液不能混溶亦不能形成微囊；H为曲线以上两胶溶液可混溶形成均相的溶液区。A点代表10%明胶、10%阿拉伯胶和80%水的混合液，必须加水稀释，沿A→B虚线进入凝聚区K才能发生凝聚。

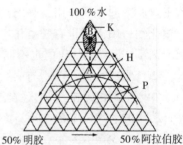

图16-11 明胶-阿拉伯胶-水的三元相图

相图说明，明胶同阿拉伯胶发生复凝聚时，除pH值外，浓度也是重要条件。

②药物表面性质与凝聚囊的流动性：与单凝聚法相似，复凝聚法制备微囊时也要求药物表面能被囊材凝聚相润湿，从而使药物能混悬或乳化于该凝聚相中，随凝聚相分散而成囊。因此可根据药物性质适当加入润湿剂。此外还应使凝聚相保持一定的流动性，如控制温度或加水稀释等，这是保证囊形良好的必要条件。

3. 溶剂-非溶剂法（solvent-nonsolvent） 是在囊材的溶液中加入一种对囊材不溶的溶剂（非溶剂），引起相分离，而将药物包裹成囊的方法。使用疏水囊材，要用有机溶剂溶解，疏水性药物可与囊材溶液混合，亲水性药物不溶于有机溶剂，可混悬或乳化在囊材溶液中。然后加入争夺有机溶剂的非溶剂，使材料降低溶解度而从溶液中分离，除去有机溶剂即得。

4. 改变温度法 本法通过控制温度成囊，而不加凝聚剂。如用聚异丁烯（PIB，M_{av} = 3.8×10^5）、乙基纤维素（EC）与环己烷组成的三元系统，在80℃溶解成均匀溶液，缓慢冷至45℃，再迅速冷至25℃，EC可凝聚成囊。PIB的作用为稳定剂，可减少微囊粘连。

5. 液中干燥法 从乳状液中除去分散相中的挥发性溶剂以制备微囊的方法称为液中干燥法（in - liquid drying），亦称为乳化 - 溶剂挥发法。干燥工艺包括两个基本过程：溶剂萃取过程（两液相之间）和溶剂蒸发过程（液相和气相之间）。制备中要先配制囊材的溶液，乳化后囊材溶液存在于分散相中，与连续相不混溶，但囊材溶剂在连续相中应有一定的溶解度，否则萃取过程无法实现。

用O/W型乳状液的连续干燥法所得微囊表面常含药物微晶体。但如果控制干燥速率，使初步干燥的微囊迅速萃取形成硬膜后再继续干燥，即可得满意的微囊，称间歇干燥法。

连续干燥法或间歇干燥法如用水作连续相，不宜制作水溶性药物的微囊，因其中的药物易进入水相而降低包封产率和载药量，此时可用O/O型乳状液。

（二）物理机械法

本法是将固态或液态药物在气相中进行微囊化的方法，需要一定设备条件，其中常用的方法是喷雾干燥法和空气悬浮法。

1. 喷雾干燥法（spray drying） 可用于固态或液态药物的微囊化。

（1）基本原理 本法是先将囊心物分散在囊材的溶液中，再用喷雾法将此混合物喷入惰性热气流使液滴收缩成球形，进而干燥即得微囊。如囊心物不溶于囊材溶液，可得到微囊；如能溶解，则得微球。溶解囊材的溶剂可以是水或有机溶剂，以水作溶剂更易达到环保要求，降低成本。

（2）工艺流程图

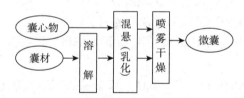

图16-12 喷雾干燥法制备微囊的工艺流程图

（3）制备要点 喷雾干燥法制备微囊时，首先需制备好囊心物与囊材溶液形成的乳化分散液，并且需保证不出现破乳、过早固化或干燥等情况，再通过雾化装置使乳状液形成小液滴并很快变成圆球状。

喷雾干燥法中影响成品质量的工艺参数包括混合液的黏度与均匀性、药物及囊材的浓度、喷雾的速率、喷雾方法及干燥速率等。囊心物所占的比例不能太大以保证被囊膜包裹，如囊心物为液态，其在微囊中含量一般不超过30%。

微囊的干燥或贮存过程中常因静电而引起的粘连，可从以下几个方面给以解决：①囊材中加入聚乙二醇作抗粘剂；②处方中使用水或水溶液；③采用连续喷雾工艺；④当包裹小粒径的囊心物时，在囊材溶液中加入抗粘剂；⑤在微囊贮存、压片及装空心胶囊时可再加入粉状抗粘剂以改善微囊的流动性。常用的抗粘剂有二氧化硅、滑石粉与硬脂酸镁等。

（4）常用设备 喷雾干燥设备，请参阅相关章节。

2. 空气悬浮法（air suspension） 亦称流化床包衣法（fluidized bed coating），囊心物通

常为固体粉末，利用垂直强气流使囊心物悬浮在包衣室中，将囊材溶液通过喷嘴喷射于囊心物表面，热气流将溶剂挥干，囊心物表面便形成囊材薄膜而成微囊。

3. 喷雾凝结法（spray congealing） 将囊心物分散于熔融的囊材中，再喷于冷却液体介质或冷气流中凝固而成囊的方法。常用的囊材有蜡类、脂肪酸和脂肪醇等，在室温均为固体，而在较高温下能熔融。

4. 多孔离心法（multiorifice-centrifugal process） 利用圆筒的高速旋转使囊材溶液形成液态膜，同时使囊心物在离心力作用下高速穿过液态膜形成微囊，再经过不同方法加以固化（用非溶剂法、凝结或挥去溶剂等），即得微囊。

其他的物理机械法还有锅包衣法、挤压法、静电结合法、粉末床法等。通常，采用物理机械法时囊心物有一定损失且微囊有粘连，但囊心物损失在5%左右、粘连在10%左右，生产中认为是合理的。

（三）化学法

化学法系指利用溶液中的单体或高分子通过聚合反应或缩合反应产生囊膜而制成微囊的方法。本法的特点是不加凝聚剂，先制成W/O型乳状液，再利用化学反应或射线辐照交联固化。

1. 界面缩聚法（interface polycondensation） 亦称界面聚合法，是在分散相（水相）与连续相（有机相）的界面上发生单体的聚合反应。例如，水相中含有1,6-己二胺和碱，有机相为含对苯二甲酰氯的环己烷、氯仿溶液，将上述两相混合搅拌，在水滴界面上发生缩聚反应，生成聚酰胺。由于缩合反应的速率超过1,6-己二胺向有机相扩散的速率，故反应生成的聚酰胺几乎完全沉积于乳滴界面成为囊材。

淀粉衍生物（如羟乙基淀粉HES或羧甲基淀粉CMS）用邻苯二甲酰氯发生界面交联反应亦可得微囊。

2. 辐射交联法（radiation crosslinking） 该法系将明胶在乳化状态下，经γ射线照射发生交联，再处理制得粉末状微囊。该工艺的特点是工艺简单，不在明胶中引入其他成分。

四、微球的制备

微球的制备原理与微囊基本相同。根据载体材料和药物的性质不同可采用不同的制备方法，故下面将介绍几种常见微球的制备方法。

（一）明胶微球

明胶微球通常以乳化交联法制备。将药物溶解或分散在囊材的水溶液中，与含乳化剂的油混合，搅拌乳化，形成稳定的W/O型或O/W型乳状液，加入化学交联剂甲醛或戊二醛，可得粉末状微球。现已成功制备米托蒽醌、盐酸川芎嗪、硫酸链霉素、卡铂、莪术油等明胶微球。

亦可用两步法制备微球，即先采用本法（或其他方法）制备空白微球，再选择既能溶解药物、又能浸入空白明胶微球的适当溶剂系统，用药物溶液浸泡空白微球后干燥即得。两步法适用于对水相和油相都有一定溶解度的药物，例如用两步法制得米托蒽醌靶向明胶微球。也有研究不采用交联剂而经乳化制备明胶微球，其固化的机理是使用有机溶剂使明胶乳滴脱水。

（二）白蛋白微球

白蛋白微球可用液中干燥法或喷雾干燥法制备。制备白蛋白微球的液中干燥法以加热交联代替化学交联，使用的加热交联温度不同（100℃~180℃），微球平均粒径不同，在中间温度（125℃~145℃）时粒径较小。

喷雾干燥法将药物与白蛋白的溶液经喷嘴喷入干燥室内，同时送入干燥室的热空气流使雾滴中的水分快速蒸发、干燥，即得微球。由于热变性后白蛋白的溶解度降低，所以微球的释放速度亦相应降低，如将喷雾干燥得到的微球再进行热变性处理，可得到缓释微球。

（三）淀粉微球

淀粉微球商品系由淀粉水解再经乳化聚合制得。淀粉微球制备中可用甲苯、氯仿、液状石蜡为油相，以脂肪酸山梨坦60为乳化剂，将20%的碱性淀粉分散在油相中，形成W/O型乳状液，升温至50℃~55℃，加入交联剂环氧丙烷适量，反应数小时后，去除油相，分别用乙醇、丙酮多次洗涤干燥，得白色粉末状微球。

（四）聚酯类微球

聚酯类微球常用液中干燥法制备。以药物与聚酯材料组成挥发性有机相，加至含乳化剂的水相中搅拌乳化，形成稳定的O/W型乳状液，加水萃取（亦可同时加热）挥发除去有机相，即得微球。采用本法制备的有利福平聚乳酸微球、胰岛素聚3-羟基丁酸酯微球、疫苗（破伤风、白喉、痢疾等）PLGA微球、醋酸亮丙瑞林PLGA微球、18-甲基炔诺酮PLA-PLGA微球等。

（五）磁性微球

磁性微球需同时包裹药物与磁流体，成型方法可依据囊材与药物性质不同加以选择，其制法的特殊之处在于磁流体的制备，一般通过共沉淀反应制得。

五、微球、微囊的质量评价

微囊、微球通常作为药物制剂的中间体，《中华人民共和国药典》制剂通则中没有收载，英、美药典也均未出现专门针对这两种剂型的质量要求，《中华人民共和国药典》附录ⅩⅨ中有相关的制剂指导原则，微囊、微球的质量评价通常包括下述内容。

1. 形态、粒径与粒径分布 形态通常呈圆整球形或椭圆形，有的表面光滑，有的表面粗糙，形态应通过光学显微镜或电子显微镜观察。

不同制剂对粒径有不同的要求。粒径及其分布的测定方法有筛析法、电子显微镜法、光学显微镜法、超速离心法、沉降法、库尔特计数法、吸附法、空气透射法和静态激光散射法等，这些方法测定的粒径范围各不相同，适用对象也不相同，可根据待测物的粒径大小选择方法。但同一样品采用不同测定方法时，结果往往有差异，应予注意。

2. 药物的含量 药物含量的测定可采用消解法、溶解法与研磨提取法。消解法适用于白蛋白微球与明胶微球；溶解法可用于聚乳酸微球与乙基纤维素微球；使用研磨提取法时溶剂的选择是关键，应通过实验证明提取完全，同时对载体材料的溶解较小，溶剂本身不干扰测定。

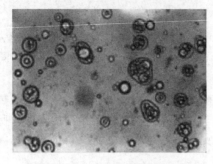
液状石蜡微囊光学显微镜照片×256

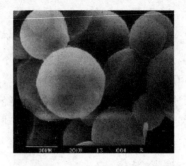
阿司匹林(L)PLA微球扫描电镜照片

图 16-13　微球、微囊的显微镜照片

3. 载药量与包封率　对于粉末状微囊（球），先测定其含药量后计算载药量（drug-loading rate）；对于混悬于液态介质中的微囊（球），先将其分离，分别测定液体介质和微囊（球）的含药量后计算其载药量和包封率（entrapment rate）。

载药量 = 微囊（球）中含药量/微囊（球）的总重量×100%

包封率 = 微囊（球）中含药量/微囊（球）和介质中的总药量×100%

包封产率可用下式表示：

包封产率 = 微囊（球）中含药量/投药总量×100%

包封产率取决于采用的工艺。用喷雾干燥法和空气悬浮法制得的微囊、微球的包封产率可达95%以上，但用相分离法制得的微囊、微球的包封产率常为20%~80%。包封产率对评价微囊、微球的质量意义不大，通常用于评价工艺。

4. 药物的释放速率　微囊（球）的药物释放速率测定一般将试样置于透析管内进行，可采用溶出度测定法中的桨法、转篮法或流室法测定。在释放试验时，微囊（球）表面吸附的药物会快速释放，称为突释效应。

5. 有机溶剂残留量　凡工艺中采用有机溶剂者，应测定有机溶剂残留量，并不得超过相关法规规定的限量。

六、微囊、微球在生产中存在的问题与分析

微囊、微球是近40年发展起来的新型给药系统，近年来日益引起人们广泛的研究兴趣，研究进展突飞猛进，但是上市产品依然不多，原因是实验室研究工艺过渡到工业化大生产还存在诸多问题。主要包括以下几个方面：

1. 工艺稳定性差　已有的研究结果表明，相似的工艺得到的产品在粒径分布及释放速率方面有很大的差异，这说明工艺过程中尚存在一些关键的影响因素未被关注或未进行系统深入的考察。

解决方案：在今后的研究中应注重对这些影响因素的挖掘与研究，同时，对释药机制也

应该进行不断深入地研究以便有的放矢地指导工艺改进，提高稳定性。此外，必须考察工业化生产中的设备与实验室用的小型设备之间在性能上的差异，进而缩小两者之间的差异，增加实验室工艺的可放大性。

2. 多数工艺中使用毒性较大的有机溶剂　除了单凝聚法、复凝聚法、喷雾凝结法与辐射交联法之外的其他制备方法或多或少地用到了有毒有机溶剂，包括四氢呋喃、氯仿、二氯甲烷、乙腈、环己烷、乙醚、乙酸乙酯与氯乙烯等。有机溶剂的使用关系到毒性、机器的防爆装置及大气污染。

解决方案：有的有机溶剂可以进行回收，有的可以在排空时燃烧。二氯甲烷与氯仿因其可能致癌而受到严格限制，且回收成本高，又难燃烧，工业化生产中不宜采用。丙酮可燃，闪点低，可适当采用，在排空时燃烧使其无害化。在多数处方中，将丙酮与醇合用，目前仍用于大量生产，其废气燃烧、凝结或用活性炭吸附都比较容易操作，有的国家允许其废气直接排空。异丙醇及乙醇毒性较低，如与水混用可避免燃烧并降低大气污染。用水代替有机溶剂，则可避免可燃性、毒性、大气污染等问题。在生产过程中引入有害有机溶剂时，应照药典有机溶剂残留量测定法测定。此外，凝聚法中常用的固化交联剂甲醛、戊二醛在成品中的残留量也应该进行控制。

3. 部分辅料没有法定药用标准　微囊/微球要投入工业化大生产必须采用具有法定标准的成囊/球材料与附加剂。然而，目前许多研究中使用的囊材并没有取得药品监管机构的批准，如羟乙基淀粉、马来酸酯化淀粉-丙烯酸共聚物、聚酰胺、聚碳酯等，有的研究中使用的是非药用化学合成品或动植物提取物的衍生物，有的材料仅在实验室小量合成，这些研究成果要投产首先要完成辅料的注册申报，这是一项艰巨的工作。目前，与西方发达国家相比国内微囊/球辅料的研发较落后。一些天然高分子材料，如阿拉伯胶、海藻酸盐、壳聚糖，国内尚无药典标准。美国 FDA 批准了两种可生物降解的合成高分子材料，聚乳酸与乙交酯丙交酯共聚物，而国内尚无相似品种被批准。

解决方案：加强微球、微囊产业化中亟需辅料的研发，加速注册申报。

第四节　脂质体的制备技术

一、概述

（一）定义

脂质体（liposomes）是指将药物包封于类脂质双分子层内而形成的微小囊泡，由于结构上类似生物膜，故脂质体又被称为"人工生物膜"。脂质体的粒径大小可从几十纳米到几十微米，双分子层的厚度约 4nm。

脂质体最初是 20 世纪 60 年代由英国学者 Bangham 和 Standish 发现的，他们看到磷脂分散在水中可自发形成球形的、自我封闭的多层囊泡，当时将这种小囊称为脂质体。后来 Ryman 等人将其作为药物载体加以应用，第一个脂质体注射剂两性霉素 B 制剂（AmBisome）

是 1995 年在欧洲上市的，随后愈来愈多的脂质体产品出现。近年来还有一些专门从事脂质体开发的公司也相继成立，并且也都拥有了自己的专利技术。随着脂质体制备和研究技术的不断提高，脂质体药物制剂的研究与开发已经成为当前一个十分活跃的领域。

（二）特点

脂质体可包封水溶性和脂溶性两种类型的药物，脂质体包裹药物后称为载药脂质体，它具有以下主要特点：

1. 靶向性 这是脂质体作为药物载体最突出的特征。载药脂质体进入体内可被巨噬细胞当作外界异物而吞噬，进而产生靶向性。脂质体以静脉给药时，主要被富含网状内皮系统巨噬细胞的肝、脾所摄取，可用于治疗肝肿瘤以及防治肝寄生虫病、利什曼病等网状内皮系统疾病。如抗肝利什曼原虫药锑剂被脂质体包裹后，药物在肝脏中的浓度可提高 200 ~ 700 倍。

2. 缓释性 许多药物在体内由于被迅速代谢或排泄而使其体内作用时间短，将药物包封于脂质体中，可减少肾排泄和代谢而延长药物在血液中的滞留时间，使某些药物在体内缓慢释放，从而延长药物作用时间。如按 6mg/kg 剂量分别静注阿霉素和阿霉素脂质体，两者在体内过程均符合三室模型，两者消除半衰期分别为 17.3 小时和 69.3 小时，表明脂质体的缓释性好。

3. 降低药物毒性 药物被脂质体包封后，在肝、脾和骨髓等网状内皮细胞较丰富的器官中集中，而使药物在心、肾中累积量比游离药物明显降低，从而降低药物的毒性。如两性霉素 B，它对多数哺乳动物的毒性较大，制成脂质体给药后可使其毒性大大降低而不影响抗真菌活性。

4. 细胞亲和性和组织相容性 脂质体结构类似生物膜，对正常细胞和组织无损害和抑制作用，有细胞亲和性与组织相容性，并可长时间吸附于靶细胞周围，使药物能透过靶细胞靶组织，脂质体也可通过融合进入细胞内，经溶酶体消化释放药物。如将抗结核药物包封于脂质体中，可将药物载入细胞内杀死结核菌，提高疗效。

5. 保护被包封药物 不稳定的药物被脂质体包封后受到脂质体双层膜的保护，可提高稳定性。如青霉素 G 或 V 的钾盐是酸不稳定的抗生素，口服易被胃酸破坏，制成药物脂质体可防止其在胃中破坏，从而提高其口服的吸收效果。

（三）脂质体的组成、结构

脂质体由磷脂和胆固醇等组成，磷脂与胆固醇都是两亲性物质，其结构中含有亲水基团和疏水基团。用它们作脂质体的膜材时，常常先将二者溶于有机溶剂，然后蒸发除去有机溶剂，在器壁上形成均匀的薄膜，此膜是由磷脂与胆固醇混合分子相互间隔定向排列的双分子层组成，其中磷脂分子的亲水基团呈弯曲的弧形，形如手杖，与胆固醇分子的亲水基团结合，在亲水基团的两侧接有两个亲油基团，形如"U形"结构（图 16 – 14），两组 U 形结构疏水链相对，形成双分子层结构的薄膜。薄膜形成后，加入磷酸盐缓冲液振荡或搅拌使磷脂膜水化，形成封闭双分子层结构的脂质体。在电镜下脂质体常见的是球形或类球形。

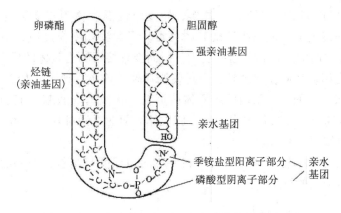

图 16-14 卵磷脂与胆固醇在脂质体中的排列形式

（四）脂质体的分类

1. 按脂质体的结构和粒径分类 凡由一层类脂质双分子层构成者，称为单室脂质体，它又分大单室脂质体（large unilamellar vesicles，LUVs，粒径在 0.1~1μm）和小单室脂质体（single unilamellar vesicles，SUVs，粒径在 0.02~0.08μm，亦称为纳米脂质体 nanoliposomes）。由多层类脂质双分子层构成的称为多室脂质体（multila-

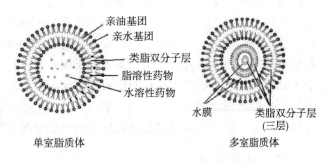

图 16-15 单室和多室脂质体结构示意图

mellar vesicles，MLVs），粒径在 1~5μm。单室脂质体中水溶性药物的溶液只被一层类脂质双分子层所包封，脂溶性药物则分散于双分子层中。多室脂质体中双分子层被含水溶性药物的水膜隔开，形成不均匀的聚合体，脂溶性药物则分散于几层双分子层中。脂质体的结构示意图如图 16-15。

2. 按脂质体性能分类 可分为一般脂质体和特殊性能脂质体。

（1）一般脂质体 包括上述单室脂质体、多室脂质体。

（2）特殊性能脂质体 包括：①热敏脂质体，为具有稍高于体温的相变温度的脂质体，其药物的释放对热具有敏感性；②pH 敏感脂质体，指对 pH（特别是低 pH）敏感的脂质体；③多糖被复脂质体，为结合了天然或人工合成的糖脂的脂质体；④免疫脂质体，类脂膜表面被抗体修饰的具有免疫活性的脂质体。另外还有超声波敏感脂质体、光敏脂质体和磁性脂质体等。

3. 按脂质体荷电性分类 可分为：①中性脂质体；②负电荷脂质体；③正电荷脂质体

（五）脂质体的几个重要理化性质

1. 相变温度 脂质体的物理性质与介质温度有密切关系。当温度升高时，脂质体双分子层中酰基侧键可从有序排列变为无序排列，从而引起一系列变化，如由"胶晶"变为

"液晶"态，膜的厚度减少、流动性增加等，转变时的温度称为相变温度（phase transition temperature），相变温度的高低取决于磷脂的种类。当达到相变温度时，由于膜的流动性增加，被包裹在脂质体内的药物释放速率变大，因而会直接影响脂质体的稳定性。

2. 电性 改变脂质体脂质材料种类，可使脂质体表面电荷改变。如含磷脂酸（PA）和磷脂酰丝氨酸（PS）等的酸性脂质的脂质体荷负电，含碱基（胺基）脂质如十八胺等的脂质体荷正电，不含离子的脂质体显电中性。脂质体表面的电性对其包封率、稳定性、靶器官分布及对靶细胞的作用均有影响。

3. 粒径和粒度分布 脂质体粒径大小和分布均匀程度与其包封率和稳定性有关，直接影响脂质体在机体组织的行为和处置。

（六）脂质体的作用机制

脂质体的结构与细胞膜相似，具有高度的组织相容性，能显著增加细胞的摄取。脂质体在体内与细胞的主要作用机制可包括吸附、脂交换、内吞、融合等。吸附是脂质体作用的开始，在适当条件下，脂质体通过静电、疏水等作用非特性吸附到细胞表面，或通过脂质体上的配体与细胞表面上的受体结合而特异性吸附到细胞表面。吸附使细胞周围药物浓度增高，药物可慢慢渗透到细胞内；脂交换是脂质体的脂质与细胞膜上脂质发生交换；内吞是脂质体的主要作用机制，脂质体易被网状内皮系统细胞特别是巨噬细胞作为外来异物所吞噬进入溶酶体，特异性地将药物集中释放于细胞内，也可使不能通过细胞膜的药物达到细胞内部；融合是脂质体的膜插入细胞膜的脂质层中而释放出药物到细胞内。

二、制备方法

（一）制备材料

脂质体的膜材主要由磷脂与胆固醇构成。

1. 磷脂类 磷脂类包括天然的卵磷脂、脑磷脂、大豆磷脂以及合成磷脂。其中合成磷脂分为饱和磷脂与不饱和磷脂，常用的饱和磷脂包括二硬脂酰磷脂酰胆碱（DSPC）、二棕榈酰磷脂酰乙醇胺（DPPE）等，不饱和磷脂包括二油酰磷脂酰胆碱（DOPC）等。饱和度影响脂膜排列的紧密度，因而影响脂质体的稳定性。就水溶性药物而言，饱和磷脂相对于不饱和磷脂排列更加紧密，所制备的脂质体更加稳定，药物泄漏少。

2. 胆固醇类 胆固醇具有调节膜流动性的作用，故可称为脂质体"流动性缓冲剂"（fluidity buffer）。当低于相变温度时，胆固醇可使膜减少有序排列而增加膜的流动性；高于相变温度时，可增加膜的有序排列而减少膜的流动性。

（二）工艺流程图

脂质体的制备方法很多，根据药物装载机理的不同，可分为主动载药与被动载药。主动载药是先制成空白脂质体，然后借助脂质体内外水相的不同离子或化合物梯度进行载药，两亲性物质常采用这种方法。被动载药是首先把药物溶于水相（水溶性药物）或有机相（脂溶性药物）中，然后按所选择的脂质体制备方法制备载药脂质体。本节介绍的pH梯度法和硫酸铵梯度法就属于主动载药，其他制备方法都属于被动载药。

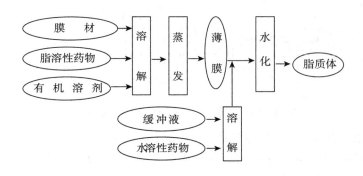

图 16-16　薄膜分散法制脂质体工艺流程图

1. 薄膜分散法　系将磷脂等膜材及脂溶性药物溶于有机溶剂（常为氯仿）中，然后将此溶液在烧瓶中旋转蒸发，使其在内壁上形成一薄膜，将水溶性药物溶于缓冲液中，加入烧瓶中不断搅拌水化，即得脂质体。所制脂质体通常为粒度分布不均，几微米至十几微米的多室脂质体。

2. 注入法　将磷脂等膜材及脂溶性药物共溶于有机溶剂（多采用乙醚、乙醇）中，将此药液经注射器缓缓注入于搅拌下的恒温（有机溶剂沸点以上温度）缓冲液（可含有水溶性药物）中，加完后，不断搅拌直至有机溶剂除尽为止，即制得多室脂质体，其粒径较大，不可静脉注射，也可进一步处理得到单室脂质体。

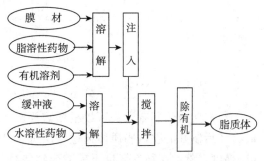

图 16-17　注入法制脂质体工艺流程图

3. 逆相蒸发法　系将磷脂等膜材溶于有机溶剂中，加入待包封的药物水溶液进行短时超声，直至形成稳定 W/O 型乳状液，然后减压蒸发除去有机溶剂，达到胶态后滴加缓冲液，旋转帮助器壁上的凝胶脱落，在减压下继续蒸发，制得水性混悬液，通过分离，除去未包入的游离药物，即得大单室脂质体。本法适合于包裹水溶性药物及大分子活性物质。

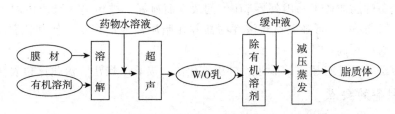

图 16-18　逆相蒸发法制脂质体工艺流程图

4. 冷冻干燥法　系将磷脂等膜材分散于缓冲液中，经超声波处理与冷冻干燥，再将干燥物分散到含药物的水性介质中，即得。

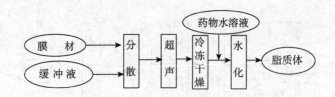

图 16-19　冷冻干燥法制脂质体工艺流程图

5. pH 梯度法　根据弱酸、弱碱药物在不同 pH 介质中的解离不同，通过控制脂质体膜内外 pH 梯度，可使待包封药物在外相缓冲液中得到很好的溶解，并且绝大多数以非解离形式存在，以便在孵育过程中可以有效通过脂质分子层，并在内水相中以离子形式存在而被包封。因此筛选合适的内、外相缓冲液非常重要，应根据药物性质来加以选择。

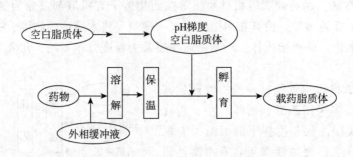

图 16-20　pH 梯度法制脂质体工艺流程图

空白脂质体制备过程可以根据需要选择，但制备空白脂质体时水化介质应采用内相缓冲液，然后制好的空白脂质体通过柱层析、pH 值调整等手段置换外相，造成磷脂膜内外跨膜 pH 梯度，然后在适宜温度下完成药物装载，该法包封率特别高且易于实现工业化。

6. 硫酸铵梯度法　此法制备过程与 pH 梯度法相似，不同的是使用硫酸铵浓度梯度的空白脂质体进行载药。当脂质体双分子层内的硫酸铵浓度远远大于外水相中的硫酸铵浓度时，内水相中的铵离子（NH_4^+）解离为氨分子（NH_3）。由于 NH_3 跨膜外溢速度远大于 H^+ 外溢速度，从而产生 pH 梯度，使药物逆硫酸铵梯度载入脂质体。与普通的 pH 梯度法相比，硫酸铵梯度法制备的脂质体不易因外界 pH 值的改变而泄漏。被包裹入脂质体内水相的药物一般为弱碱性，可与 SO_4^{2-} 形成具有难溶性的盐并在脂质体内部聚集，使其比普通 pH 梯度法更加稳定，包封率更高。

除以上方法外，还有超声分散法、二次乳化法、喷雾干燥法、流化床包衣法等。

（三）制备的要点

如前所述，制备脂质体的工艺非常多，不同制备工艺，影响产品最终质量的因素有所不同。这里给出一些共有的影响脂质体质量的关键因素。

1. 磷脂水化条件　虽然不同脂质体制备过程，其脂质体形成机理各有所不同，但磷脂在水中的分散水化都是非常重要的步骤。因而，应控制合适的水化条件，如水化温度、缓冲液的种类、浓度及 pH 值等，使其充分水化，否则产品粒度不均匀，甚至有可能产生磷脂沉淀，必将严重影响产品质量。

2. 处方组成 药物被包封入双分子层结构才能发挥靶向、缓释的特点。药脂比、类脂质膜材料的投料比、类脂质的品种对于药物的包封率与载药量都有重要影响，如类脂质材料中胆固醇含量提高，可以提高水溶性药物的包封率。

3. 粒径与粒度分布控制 脂质体的粒径影响其在体内的行为，特别是希望达到靶向目的的药物。为了达到所需的粒度与分布，应选择适当的制备工艺或将原有工艺加以改进，例如注入法现用交叉注射技术加以改良。另外还可通过选择一些合适的后处理操作如通过高压均质机、超声处理来达到要求。

4. 工艺参数 工艺参数的控制会显著影响脂质体的质量，如冷冻干燥法制备过程中冻干温度、速率及时间等因素对形成脂质体的包封率和稳定性都有影响。

（四）常用设备

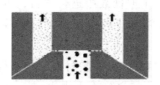
A.带环形均质阀的高压均质机

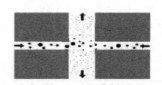
B.带交互作用腔的高压均质机

· 粉碎前粒子
· 粉碎后粒子

图 16-21 高压均质机工作原理简图

脂质体生产工艺中使用到超声设备、冷冻干燥设备、蒸发设备，这部分内容已经在其他章节介绍，这里不再赘述。另外，为了得到粒度适宜、粒度分布更加均匀的脂质体制剂，或者降低脂质体的层数可以采取高压均质机进行后处理。高压均质机根据其结构的不同可分为三种类型：带有环形均质阀的高压均质仪（图 16-21A）；带有交互作用腔的高压均质机（图 16-21B），交叉作用腔内两股高速液流相撞产生撞击效应从而将物料细化；高剪切混合机。这些设备都有市售的可产业化设备，这里主要介绍第一种类型的高压均质机。

此种高压均质机是由高压柱塞泵和特殊设计的阀门组合而成。物料在柱塞泵所造成的高压下进入可调节的均质阀的限流缝隙中以极高速度喷出，撞在阀组件之一的碰撞环上，产生的剪切效应、撞击效应等将物料均匀细化成微小的粒子。它破碎时间短且不会对粉碎的物料的生物活性造成任何影响，因而在脂质体粒径均质化中得以应用，同时还可用于纳米粒和脂肪乳剂。高压均质机产品规格较多，如工作流量可选范围为每小时 10～14000L，压力最大可达 1500bar，可满足从实验室到中试、工业大规模生产的各种需要。

（五）典型处方与分析

例1 盐酸小檗碱脂质体

【处方】注射用大豆卵磷脂 0.6g，胆固醇 0.2g，盐酸小檗碱 30mg，磷酸盐缓冲液（pH 值约 5.7）适量。

【制法】按处方量称取磷脂、胆固醇，置于 100ml 烧瓶中，加入无水乙醇 2～3ml，65℃～70℃水浴中，搅拌使之溶解，于旋转蒸发仪上旋转，使磷脂的乙醇液在壁上成膜，减压除去乙醇，制备磷脂膜。另称取适量的盐酸小檗碱，用磷酸盐缓冲液配成 1mg/ml 浓度的溶液，预热至65℃~70℃，加至含有磷脂膜的烧瓶中，在65℃~70℃水浴中水化10~20分钟。取出脂质体混悬液于烧杯中，置于磁力搅拌器上，室温，搅拌一段时间，即得。

【注释】盐酸小檗碱为有效成分。大豆卵磷脂、胆固醇为成膜材料。制备方法为薄膜分散法，制备时磷脂膜的水化过程，一定要充分保证所有脂质水化，不得存在脂质块。薄膜分散法大生产往往难以进行，须进一步摸索。

例2 盐酸多柔比星脂质体注射液

【处方】盐酸多柔比星20g，聚乙二醇二硬脂酰磷脂酰乙醇胺（PEG-DSPE）31.9g，胆固醇31.9g，氢化大豆卵磷脂（HSPC）95.8g。

【制法】将HSPC、PEG-DSPE、胆固醇的乙醇溶液注入到恒温的250mmol/L硫酸铵水溶液中得到多室脂质体，然后通过微孔滤膜依次挤压得到平均粒径为100nm的空白脂质体（内水相为硫酸铵液）。取脂质体混悬液装于透析袋中，于蔗糖液中进行透析，置换外水相，形成带有硫酸铵梯度的空白脂质体。加入盐酸多柔比星溶液进行保温孵育得到载药脂质体。调节药物浓度至2mg/ml，过滤除菌，灌封。

【注释】盐酸多柔比星为有效成分，PEG-DSPE、HSPC为磷脂材料，与胆固醇构成脂质体的成膜材料。制备采用硫酸铵梯度法，多柔比星以非解离型进入内水相后与SO_4^{2-}可以形成难溶性的盐，从而难以从脂质体膜穿透出来，制成稳定的可长期保存的脂质体，包封率可达95%以上。

三、质量评价

1. 形态与粒径及其分布 测定方法有光学显微镜法、电子显微镜法（小于2μm时须用扫描电镜或透射电镜）、库尔特法（Coulter）、激光散射法、离心沉降法和微孔滤膜—密度法等。

2. 包封率 测定脂质体中的总药量后，经色谱柱或离心分离，测定介质中未包入的药量，可得：

$$包封率 = \frac{药物总量 - 介质中未包入的药量}{药物总量} \times 100\%$$

3. 渗漏率 表示脂质体在贮存期间包封率的变化情况，是脂质体稳定性的主要指标。测定方法是一定条件下贮存脂质体，定时取样，测定脂质体包封药量或游离药物量，从而得到贮存后渗漏到介质的药量，与贮藏前包封的药物量比较，计算渗漏率。

$$渗漏率 = \frac{贮存后渗漏到介质中的药量}{贮存前包封的药量} \times 100\%$$

4. 主药含量 脂质体中主药的含量可采用适当的方法经提取、分离测定，如以柱层析分离结合分光光度法测定含量，也可用表面活性剂破坏脂质体双分子层，使药物释放再以分光光度法与标准品对照计算含量，或使用HPLC测定含量。

5. 体外释放度 体外释放度是脂质体制剂的一项重要质量指标。通过测其体外释药速率可初步了解其通透性的大小，以便根据需要调整适宜的释药速率。

6. 药物体内分布的测定 将脂质体静注给药，测定动物不同时间点的血药浓度，并定时将动物处死，取脏器组织，匀浆分离取样，以同剂量药物作对照，比较各组织的滞留量，进行药动学处理，评价脂质体在动物体内的分布情况。

7. 磷脂的氧化程度 磷脂容易被氧化，这是脂质体的突出缺点。在含有不饱和脂肪酸的脂质混合物中，磷脂的氧化分 3 个阶段：单个双键的耦合；氧化产物的形成；乙醛的形成及键断裂。因为各阶段产物不同，氧化程度很难用一种试验方法评价。《中华人民共和国药典》采用氧化指数为指标。

氧化指数的测定：氧化指数是检测双键耦合的指标。因为氧化耦合后的磷脂在波长 230 nm 左右具有紫外吸收峰而有别于未氧化的磷脂。测定磷脂脂质体时，药典规定其氧化指数应控制在 0.2 以下。测定方法是：将磷脂溶于无水乙醇配成一定浓度的澄明溶液，分别测定在波长 233 nm 及 215 nm 的吸光度，由下式计算氧化指数：

氧化指数 $= A_{233nm}/A_{215nm}$

8. 有机溶剂残留量 生产过程中引入有机溶剂时，应按有机溶剂残留量测定法进行测定，最终产品要符合相关限度要求。

四、脂质体在工业化生产中存在的问题与分析

尽管对脂质体研究了几十年但开发的产品很少，原因是多方面的，脂质体在工业生产中主要出现以下几个问题：

（一）稳定性

稳定性涉及到磷脂原料以及脂质体生产和贮藏的稳定性。

1. 磷脂中包含一定数量的不饱和脂肪烃链，易发生氧化反应，它的某些基团在制备过程中还可能发生水解。

解决途径：磷脂保存时应避光，并通入氮气或其他惰性气体保护。在制备过程中加入抗氧剂和金属离子螯合剂，并控制合适的 pH 值和温度，以减少氧化和水解。

2. 脂质体是热力学不稳定体系，脂质体粒子之间很容易发生聚集、融合等现象。尤其是灭菌时，脂质体采用加热灭菌法易出现聚集、水解等不稳定现象，同时它还对各种辐射及各种化学灭菌剂都较敏感。

解决途径：①选择合理的处方组成，有效控制脂质体的粒度。②灭菌时，脂质体只能通过过滤除菌。此外，还可以控制整个生产过程在无菌条件下完成，实现无菌操作，后者造价过于昂贵，在工业化生产时可以联合应用过滤技术和无菌操作。

（二）粒径重现性差

脂质体制剂的粒度和分布显著影响其体内行为，在工业化大生产中，容易出现粒径不均匀的问题。

解决途径：大生产中要使用粒度控制的设备，从而使批间具有良好的重现性，不同类型高压均质设备所得产品粒度分布不同，应合理选择。

（三）实验室工艺难以放大

目前脂质体的实验室制备工艺绝大部分不能应用于工业化生产。例如薄膜分散法就难以

实现工业化。

解决途径：研发初期，选择合适的工艺，尽可能保证使用的工艺可以有效放大。科研单位与生产单位应经常进行工艺方面的有效沟通，实验室的研究要立足生产实际并及时通过生产线加以检验。

（四）有机溶剂难以除尽

脂质体制剂为了制备时使各种类脂质分子均匀的分散于介质中，通常将其溶解在有机溶剂中。实验室试样少时，有机溶剂可有效除尽，但产业化中可能出现难以除尽的问题。常用的有机溶剂有氯仿、乙醚、甲醇等，若无除尽，产品中的有机溶剂残留不仅会影响用药者的健康，而且有时候还会影响脂质体的稳定性。

解决途径：①选择溶剂系统时，考虑其安全性与纯度，如果纯度不高，有机溶剂蒸发时，杂质也进一步浓缩了。还应尽量避免致癌或致畸的有机溶剂。②对有机溶剂残留量进行有效监控，并对残留溶剂的安全性作评价。

以上的工业中遇到的诸多问题，限制了脂质体的临床应用和工业化生产。为了使脂质体系统更好地发挥作用，人们进行了脂质体的粒子大小、pH值、渗透压、表面电荷、稳定性、药代动力学、药效学、内毒素和灭菌等方面的广泛的基础研究，脂质体的研究和临床应用得到了迅速发展，特别是近几年发展起来的新型脂质体对脂质体以往存在的问题如包封率、稳定性等具有实质性改进。相信随着现代生物技术的迅速发展和脂质体应用领域的不断拓宽，以及现代化药用设备的精密化发展，脂质体作为药物的靶向载体，必将迎来自己辉煌的发展时期。

第五节 纳米乳与亚微乳的制备技术

一、概述

纳米乳、亚微乳曾称微乳（microemulsion），是由英国化学家 Schulman 和 Hoar 于 1943 年首次发现的。

（一）纳米乳

纳米乳（nanoemulsion）是粒径为 10～100nm 的液滴分散在另一种液体中形成的热力学稳定的胶体溶液。其与普通乳剂有本质不同：乳滴形状和大小方面，纳米乳一般为球形，大小比较均匀，粒径在 10～100nm 之间，普通乳剂一般为球状，大小分布不均匀，粒径一般大于 100nm；分散性质方面，纳米乳为具有各向同性、低黏度（与水接近）、透明或半透明的液体，普通乳剂为不透明的液体，黏度远大于水；组成方面，纳米乳乳化剂用量大，约为 5%～30%，且一般需加助乳化剂，普通乳剂乳化剂用量多低于 10%，一般无需加助乳化剂；热力学稳定性方面，纳米乳稳定，可热压灭菌，离心后不分层，普通乳剂不稳定，不能热压灭菌，离心后分层；与油、水混溶性方面，纳米乳在一定范围内既能与油相混匀又能与水相混匀，普通乳剂只能与外相溶剂混溶。

近年来,纳米乳技术得到了飞速发展,目前已有环孢素 A(Cyclosporine A)、沙奎那韦(Saquinavir)以及利托那韦(Ritonavir)等纳米乳制剂上市。并出现了自乳化药物传递系统(self-emulsifying drug delivery system,SEDDS),即药物制剂口服后,遇体液,在胃肠蠕动下通常 37℃自发分散成 O/W 型纳米乳。另外,用聚乙二醇修饰的纳米乳,因增加了表面的亲水性,减少了被巨噬细胞吞噬,从而明显延长了在血液循环系统中滞留的时间,称为长循环纳米乳。

纳米乳作为极具潜力的新型药物载体,具有其他药物载体不可比拟的优点:

(1)可提高难溶性药物溶解度,且药物分散性好,生物利用度高,可经口服、注射或皮肤等多种途径给药。

(2)毒性小、安全性高,可根据需要达到缓释或靶向的目的。如油包水型纳米乳可延长水溶性药物的释放时间,起到缓释作用;纳米乳可改变某些药物的体内分布,具有一定的组织、器官靶向性,能降低药物在某些组织、器官的毒副作用和过敏反应,且黏度低,注射时不会引起疼痛,不会引起变态反应和脂肪栓塞。

(3)稳定性好,易于制备和保存。属热力学稳定系统,可以过滤、热压灭菌,离心后不分层;对于易水解的药物制成油包水型纳米乳可起到保护作用。

纳米乳的微观结构分为油包水型(W/O)、水包油型(O/W)和油水双连续结构(bi-continuous structure,BS)三种,结构模式如图 16-22 所示。极小的水滴分散于油相中,称为 W/O 型纳米乳(A);极小的油滴分散于水相中,称为 O/W 型纳米乳(B);水相和油相都是连续的,且相互交错,称为双连续结构(C),是 W/O 型与 O/W 型之间的过渡状态,又称为中相纳米乳,实际应用比较少。纳米乳的结构类型由处方中各组分的结构、性质与比例决定。无论何种类型,纳米乳各相间的界面张力均较低,并且纳米乳始终是一动态结构,表面活性物质分子构成的界面始终在自发地波动。

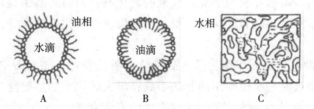

图 16-22 纳米乳的 3 种基本结构类型示意图

纳米乳的形成机理至今尚未完全明确,目前有负表面张力机理、增溶理论、热力学理论、双重膜理论、几何排列理论、R 比理论等分别从不同方面解释纳米乳的形成。其中,较为成熟的理论为 Schulman 和 Prince 等提出的瞬时负表面张力形成机理。该学说认为,纳米乳在乳化剂和助乳化剂的作用下,油水界面张力可下降至超低值 $10^{-3} \sim 10^{-5}$ mN/m,甚至瞬时负界面张力。由于负表面张力是不能存在的,体系将自发扩张界面,更多乳化剂和助乳化剂吸附于界面,纳米乳自发形成。如果纳米乳液滴发生聚结,则界面面积缩小,复又产生负界面张力,从而对抗纳米乳的聚结,纳米乳保持稳定。但该理论只能用于解释关于纳米乳的形成和稳定,关于纳米乳的类型和为什么有时只能得到液晶而不是纳米乳,未能作出明确解释。

(二) 亚微乳

亚微乳（subnanoemulsion）为粒径在 100～1000nm 之间的乳剂。外观不透明，呈混浊或乳状，稳定性不如纳米乳，可热压灭菌，但加热时间太长或数次加热会分层。亚微乳通常由油相、水相、乳化剂和稳定剂组成。早期的亚微乳中不加入药物，仅作为脂肪乳剂用于高能量的胃肠外营养。近年来，亚微乳作为一种载药体系日益受到重视，目前在市场上已有地西泮、异丙酚、依托咪酯、前列腺素 E 和脂溶性维生素等静脉注射用亚微乳产品。

亚微乳作为载药体系的特点：①提高药物稳定性；②增加难溶性药物溶解度；③使药物具有靶向性；④降低毒副作用和刺激性；⑤提高体内及经皮吸收率等。

二、常用的辅料

纳米乳和亚微乳作为药用载体对处方要求严格，不仅要求能在大范围内形成纳米乳和亚微乳，还要求药物载体无毒、无刺激、无不良药理作用及具有生物相容性，并对主药具有较大的增溶性，同时不影响主药的药效和稳定性。

(一) 常用辅料品种

1. 油相 要求成分较纯，形成的乳剂毒副作用小，化学性质稳定，对药物有一定的溶解能力，并能与乳化剂分子之间保持渗透和联系，以确保所制备的纳米乳能完全包封药物，且容易形成界面膜。以往主要采用植物来源的长链甘油三酯，如麻油、棉籽油、豆油等。但油相分子链过长不易形成微乳，现多采用中链（C_8～C_{10}）甘油三酯（Captex 355，Miglyol 812 等）和长链甘油三酯合用作为油相。

2. 乳化剂 包括天然乳化剂和合成乳化剂。天然乳化剂：如阿拉伯胶、西黄蓍胶及明胶、白蛋白和酪蛋白、磷脂及胆固醇等。合成的乳化剂：如脂肪酸山梨坦、聚山梨酯、聚氧乙烯脂肪酸酯类、聚氧乙烯脂肪醇醚类、聚氧乙烯聚氧丙烯共聚物类等。静注最常用的乳化剂是磷脂和 Poloxamer。

3. 助乳化剂 助乳化剂的作用为插入到乳化剂界面膜中，形成复合凝聚膜，提高膜的牢固性和柔顺性，促进曲率半径很小的膜的形成；增大乳化剂的溶解度，降低界面张力，甚至出现负值；调节表面活性剂的 *HLB* 值。常用的有低级醇（正丁醇、乙醇、丙二醇、甘油）、有机胺、单双烷基酸甘油酯等。

4. 稳定剂 乳剂的界面膜常因加入脂溶性药物而改变，需加入半亲油、半亲水，表面活性不高，能定位在界面膜内的稳定剂，以增大膜的强度，增大药物的溶解度，使亚微乳的 ζ 电位绝对值升高，增加亚微乳的稳定性。常用的稳定剂有油酸、油酸钠、胆酸、脱氧胆酸及其钠盐等。

(二) 辅料比例确定

纳米乳的形成需要外加功小，主要依靠体系中各组分的匹配，寻找这种匹配关系的主要办法有 PIT（相转换温度）法、*HLB* 值法（亲水-亲油平衡值法）和盐度扫描法等。在药剂学中研究纳米乳的主要方法是 *HLB* 值法。*HLB* 值是纳米乳处方设计的一个初步指标。一一般而言，体系 HLB 值在 4~7 间易形成 W/O 型纳米乳，在 8~18 间易形成 O/W 型纳米乳。

确定纳米乳组成后，多通过纳米乳的相图确定组分比例。纳米乳多由油、水、乳化剂和助乳化剂 4 个组分组成，一般可将乳化剂及其用量固定，水、油、助乳化剂三个组分占正三角形的三个顶点，滴定法恒温制作相图（图 16-23），即将一定组成的油、乳化剂、助乳化剂混合溶液用水滴定，每次加水后达到平衡时，用肉眼观察是否是透明的纳米乳或混浊的乳状液，或半固态凝胶。图中有两个纳米乳区，一个靠近水的顶点，为 O/W 型纳米乳区，范围较小，另一个 W/O 型纳米乳较为容易。

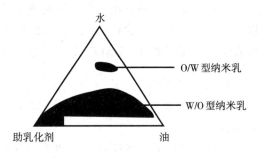

图 16-23　形成纳米乳三元相图

对于四组分和四组分以上的体系，也可采用变量合并法比如固定两组分的配比使实际变量不超过 3 个，从而仍可用三角相图来表示，这样的相图称为拟三元相图或伪三元相图。当研究如何制备含乳化剂量较少，且稳定的 O/W 型纳米乳时，常以乳化剂/助乳化剂、水、油为三组分制作经典的三元相图。但必须先确定乳化剂/助乳化剂比例（K_m）最佳值。

三、制备

（一）纳米乳的制备

1. 制备方法　纳米乳常规制备方法有两种：一种是把有机溶剂、水、乳化剂混合均匀，然后向该乳液中滴加醇，在某一时刻体系会突然间变得透明而制得纳米乳；另一种是把有机溶剂、醇、乳化剂混合为乳化体系，向该乳化液中加入水，体系也会在瞬间变成透明，而形成纳米乳。但只要纳米乳处方选择适当，微乳的制备与各成分的加入顺序无关。

2. 制备的要点　制备纳米乳最重要的是处方组成及组分比例的确定。微乳的处方组成及比例不恰当，就不能生成纳米乳或生成的纳米乳区域小，达不到增大难溶性药物溶解度、增加药物稳定性、提高生物利用度的目的。

3. 常用设备　纳米乳只要各组分比例适当，不需外力做功即可自发形成纳米乳，无需特殊设备。但常采用组织捣碎机、高剪切乳化分散机和高压均质机、超声波乳化器等设备，以适应各种选择的处方，或增大分散强度，缩短乳化时间，以尽快形成稳定的纳米乳。

4. 典型处方与分析

环孢素 A 纳米乳浓液软胶囊的制备

【处方】环孢素 A 100mg，1,2-丙二醇 100mg，无水乙醇 100mg，精制植物油 320mg，聚氧乙烯（40）氢化蓖麻油 380mg。

【制法】将环孢素 A 粉末溶于无水乙醇中，加入乳化剂聚氧乙烯（40）氢化蓖麻油、助乳化剂 1,2-丙二醇，混匀得澄明液体，测定乙醇含量合格后，加入精制植物油混合均匀，得澄明油状液体。由胶皮轧丸机制得环孢素 A 纳米乳浓液胶丸（软胶囊）。

【注释】环孢素 A 为有效成分。精制植物油为油相，聚氧乙烯（40）氢化蓖麻油为乳化剂，1,2-丙二醇为助乳化剂，无水乙醇为溶剂。

环孢素 A 是一种常用的免疫抑制剂。是由 11 种氨基酸组成的环状多肽化合物，不溶于水，几乎不溶于油，易溶于乙醇。口服很难吸收，生物利用度低。环孢素 A 纳米乳浓液软胶囊的生物利用度为市售软胶囊（内为 W/O 型乳剂）的 174%~239%。

（二）亚微乳

1. 制备　亚微乳的制备一般采用两步高压乳匀法。

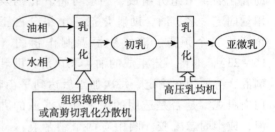

图 16-24　亚微乳制备工艺流程图

具体步骤如下：将药物及其他油溶性成分溶于油相中，将水溶性成分溶于水中，油相和水相都分别加热到一定温度；使用组织捣碎机或高剪切乳化分散机，在一定温度下制备初乳；初乳迅速冷却，用两步高压乳匀机乳化，并滤去粗乳滴与碎片；调节 pH 值，高压灭菌。

2. 制备的要点　制备静脉用亚微乳，关键是如何选择高效低毒的附加剂，并在确保亚微乳稳定的情况下，尽量减少用量；为避免造成毛细管阻塞，通常要求载体粒径小于微血管内径；如药物或其他成分易于氧化，则制备的各步都在氮气下进行，如有成分对热不稳定，则采用无菌操作。

3. 常用设备　常采用组织捣碎机、高剪切乳化分散机和高压均质机等设备。

4. 典型处方与分析

地西泮静脉注射用亚微乳的制备

【处方】地西泮 5g，poloxamer 188 40g，精制豆磷脂 3g，精制豆油 150g，注射用甘油 25g，加注射用水至 1000g。

【制法】将精制豆磷脂、地西泮溶入精制豆油中作油相，将 poloxamer 188 和注射用甘油溶入注射用水中作水相。油相与水相加热至 60℃，倾入组织捣碎机中捣 9 分钟得粗乳，将粗乳转入高压乳匀机中循环 3 次，过滤，分装，灭菌，即得。

【注释】地西泮为有效成分。poloxamer 188 和精制豆磷脂为乳化剂，精制豆油为油相，注射用甘油为等渗调节剂，注射用水为水相。

地西泮为苯二氮类抗焦虑药。在乙醇中溶解，在水中几乎不溶。制备成亚微乳可以克服市售地西泮注射液因含有机溶剂（40% 丙二醇和 10% 乙醇，其中还含有苯甲醇和苯甲酸）带来的毒性和血栓性静脉炎等副作用。

四、质量评价

1. 乳滴粒径及其分布　粒径及分布直接影响纳米乳制剂的质量，是纳米乳最重要的特征之一。测定乳滴粒径的方法有电镜法、激光衍射测定法、光子相关光谱法等。测定乳滴粒径及分布的方法有带有计算机软件的粒度分析测定仪等。

2. 药物的含量　纳米乳和亚微乳中药物含量的测定一般采用溶剂提取法。选择能最大限度溶解药物,最少溶解其他材料,本身不干扰测定的溶剂。

3. 稳定性 纳米乳通常是热力学稳定系统。亚微乳在热力学上仍是不稳定的,在制备过程及贮存中乳滴有增大的倾向。目前还没有评价纳米乳稳定性的完善的方法,实验中可以参照我国新药评审乳剂(普通乳剂)指导原则(乳剂稳定性重点考察项目为形状、分层速率、色谱检查降解产物及其含量等)对制备的纳米乳进行稳定性考察。

五、纳米乳与亚微乳技术在工业化生产中存在的问题与分析

纳米乳和亚微乳制备技术近年来取得了很大进展,并有一些成品上市,但仍有许多问题亟待解决,如纳米乳生产制备过程中的稳定性问题,纳米乳中高浓度的乳化剂和助乳化剂的毒性问题(大多对胃肠道黏膜有一定的刺激性,并对全身有慢性毒副作用),口服或静脉注射后,纳米乳被大量的胃液和血液迅速稀释时,如何保持纳米乳乳滴形态完整和性质稳定等。

解决途径:①加强对纳米乳和亚微乳的基础研究,如纳米乳界面的波动性对其结构稳定性的影响、纳米乳的微观结构、形成机理等;②努力寻找高效低毒的乳化剂;③通过优化纳米乳的工艺条件,寻找用最少乳化剂制备纳米乳的新方法;④完善纳米乳和亚微乳的质量评价体系。

第六节 纳米粒制备技术

一、概述

纳米粒(nonoparticle)是以高分子材料为载体,将药物溶解、吸附或包裹于材料中制成的粒径在 10~100nm 范围内的固态胶体载药微粒。可分为骨架实体型的纳米球(nanosphere)和膜壳药库型的纳米囊(nanocapsule)。纳米粒既可作为理想的静脉注射的药物载体,亦可供口服或其他途径给药。给药途径不同或使用的高分子材料不同,纳米粒在体内的分布和消除也不同。

使用纳米粒作为药物的载体,在递送药物方面具有以下优越性:①缓释药物,从而延长药物作用时间。例如纳米粒作为黏膜给药的载体,一般滴眼液半衰期仅 1~3 分钟,而纳米粒滴眼剂会黏附于结膜和角膜,大大延长了作用时间。②达到靶向输送的目的。纳米粒经静脉注射,一般被巨噬细胞摄取,主要分布于肝(60%~90%)、脾(2%~10%)和肺(3%~10%),少量进入骨髓。有些纳米粒具有在肿瘤中聚集的倾向,因此作为抗癌药物载体是纳米粒最有价值的应用之一。因肿瘤的血管壁间隙约为 100nm,对粒径小于 100nm 的粒子有生物通透性,纳米粒能从肿瘤部位的有隙漏的内皮组织血管中溢出而滞留在肿瘤中发挥疗效,有些纳米粒则对肿瘤的血管壁有生物黏附性。③可提高药物生物利用度,减少给药剂量,从而减轻或避免毒副作用。④保护药物,提高药物的稳定性。载体包裹后可避免多肽等一些药物在消化道的失活。

20世纪90年代还发展了一种新型纳米粒给药系统——固体脂质纳米粒（solid lipid nanoparticles，SLN），其以高熔点脂质材料为载体制成的纳米粒，粒径在50～1000nm之间。SLN既具有纳米粒的物理稳定性高、药物泄漏少、缓释性好的特点，同时毒性低、易于大规模生产，而且对亲脂药物载药量比较高，不用有机溶剂，因此是极有发展前途的新型给药系统的载体。

二、纳米粒的制备

纳米粒能通过单体或高分子材料制备。由单体制备必须包括聚合反应这一步，主要通过乳化聚合法制备。采用高分子材料为载体材料制备纳米粒时，适用材料与微囊微球的制备材料基本相同，可通过天然高分子固化法、液中干燥法和自动乳化法等进行制备。制备得到纳米粒的混悬液，再经过洗涤和分离（离心、冻干等）得到固态纳米粒。

（一）工艺流程图

1. 乳化聚合法 将单体分散于含乳化剂的胶束内或乳滴中，遇OH^-或其他引发剂分子发生聚合，胶束或乳滴作为提供单体的仓库，乳化剂对相分离的纳米粒也起防止聚集的稳定作用。如氰基丙烯酸烷酯单体，在聚合反应终止后，经相分离即可形成固态纳米粒。此纳米粒极易生物降解，在体内几天即可消除，其降解速率基本上随烷基碳原子数的增加而降低。在甲、乙、丁、异丁和己酯中，以丁酯降解最慢，体内耐受性好，应用较多。

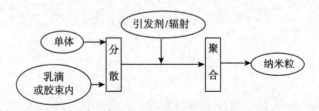

图16-25 乳化聚合法制纳米粒工艺流程图

2. 天然高分子固化法 天然高分子材料通过化学交联、加热变性或盐析脱水法等方法固化制得纳米粒。

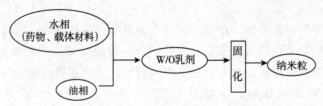

图16-26 天然高分子固化法制纳米粒工艺流程图

如制备白蛋白纳米球，白蛋白与药物作为内水相，可以经加热变性固化，也可通过甲醛或戊二醛作为交联剂固化。制备明胶纳米球，将乳状液中的明胶乳滴冷却至胶凝点以下，再用甲醛交联固化。

3. 液中干燥法（亦可称溶剂蒸发/挥发法） 典型工艺是由含高分子材料和药物的油相，

分散于有乳化剂的水相中,制成 O/W 型乳状液,油相中的有机溶剂被蒸发除去,原来的油滴逐渐变成纳米粒。

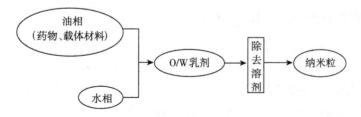

图 16-27 液中干燥法制纳米粒工艺流程图

4. 自动乳化法 在特定条件,乳状液中的乳滴由于界面能降低和界面骚动,而形成更小的纳米级乳滴,接着再交联固化,即得纳米粒。

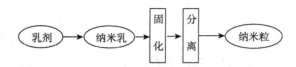

图 16-28 自动乳化法制纳米粒工艺流程图

除以上方法外,还有溶剂-非溶剂法、复乳法、盐析法等。

(二) 制备的要点

制备纳米粒时,应根据制备材料和药物性质及使用的要求,选择合适的制备方法和工艺。一般经过优选确定制备工艺实验条件。本段主要讨论乳化聚合法中影响包封率、收率和载药量的因素。

1. 处方组成 处方中不同的稳定剂及 pH 值对载药有影响,如对聚氰基丙烯酸烷酯类纳米球,聚合时介质 pH 值的影响很大,因为以 OH^- 为催化剂,pH 值太低时聚合难以进行,太高时反应太快形成凝块,而在 pH 值在 2~5 范围内可得到较好的纳米球。

2. 工艺参数 制备过程中的搅拌速度、温度等对纳米粒的粒径有影响,也进一步影响到载药量。

(三) 常用设备

纳米粒生产工艺中使用到超声设备、搅拌设备、蒸发设备、高压均质机,这部分内容已经在其他章节介绍,这里不再赘述。

(四) 典型处方与分析

例 曲安奈德聚乳酸纳米粒

【处方】曲安奈德 20mg,PLA 400mg。

【制法】取处方量曲安奈德与 PLA 溶于 2ml 氯仿中作为油相,与 0.5% 明胶溶液 40ml 在 15℃以下超声乳化 45 分钟制得 O/W 型乳状液,再升温至 40℃缓慢蒸发氯仿,再超声蒸发 45 分钟除尽氯仿,离心,水洗后将纳米粒混悬于水,冻干而得。

【注释】曲安奈德为有效成分;PLA 为载体材料。制备方法采用液中干燥法。粒径取决于溶剂蒸发前的乳滴的粒径。此法所制纳米粒平均粒径为476nm，纳米粒收率为79.2%，其中药物收率71%，载药量4.5%。

三、固体脂质纳米球（SLN）的制备

固体脂质纳米球的载体材料采用的是生物相容的高熔点脂质。常用的高熔点脂质材料有饱和脂肪酸（硬脂酸、癸酸、月桂酸、肉豆蔻酸、棕榈酸、山嵛酸）的甘油酯（三酯、双酯、单酯及其混合酯）、硬脂酸、癸酸、甾体（如胆固醇）等。乳化剂可用多种磷脂以及合成乳化剂等，以混合乳化剂的效果为好。下面介绍几种制备方法。

1. 熔融-匀化法 系制备SLN的经典方法，即将熔融的高熔点脂质、磷脂和表面活性剂在70℃以上高压匀化，冷却后即得粒径小（约300 nm）、分布窄的纳米粒。

2. 冷却-匀化法 系将药物与高熔点脂质混合熔融，再用液氮或干冰使之迅速冷冻成易碎的固态，再研磨，然后和表面活性剂溶液在低于脂质熔点5℃~10℃的温度进行多次高压匀化。此法所得纳米粒粒径较大，适用于对热不稳定的药物。

3. 纳米乳法 先在熔融的高熔点脂质中加入磷脂、助乳化剂与水制成微乳，再倒入冰水中冷却即得纳米粒。本法的关键是选用恰当的助乳化剂。助乳化剂应为药用短链醇或非离子型表面活性剂，其分子长度通常约为乳化剂分子长度的一半。

四、质量评价

纳米粒的质量要求基本上与微囊和微球有很多相似之处。现根据纳米囊和纳米球粒径较小及其贮存和应用的特点，提出以下几项内容。

（一）形态、粒径及其分布

通常采用电镜观察形态，应为球形或类球形，无粘连。粒径分布范围应狭窄，并符合其使用要求。

（二）再分散性

冻干品的外观应为细腻疏松的块状物，色泽均匀；加一定量液体介质振摇，应立即分散成几乎澄清的均匀胶体溶液。再分散性可以用分散有不同量纳米粒的介质的浊度变化来表示，如浊度与一定量介质中分散的纳米粒的量基本上呈直线关系，表示能再分散，直线回归的相关系数愈接近1，表示再分散性愈好。

（三）包封率与渗漏率

测定液体介质中纳米粒的药物包封率；冻干品应分散在液体介质后再测定。液体介质中纳米粒的分离方法包括透析、凝胶柱、低温超速离心等，分别测定系统中的总药量和游离药量，从而计算出包封率。纳米粒贮存一定时间后再测定包封率，计算贮存后的渗漏率。

（四）突释效应

纳米粒在开始0.5小时内的释放量应低于40%。

（五）杂质残留量

由于多数载药纳米粒供注射用，因而对载药纳米粒进行纯化十分重要。在制备纳米粒过

程中采用了有机溶剂的，须检查其残留量，残留量应符合《中华人民共和国药典》或 ICH 要求。另外残留的单体、聚合引发剂、未载入纳米粒的游离药物也应该加以分离。

五、纳米粒制备技术在工业化生产中存在的问题与分析

（一）稳定性

由于经常采用的高分子载体材料在灭菌、贮藏、生产过程中经常发生降解，引起纳米粒形态发生改变甚至发生聚集现象，也可能引起药物泄漏和变质。另外纳米体系的热力学稳定性也是一个突出的问题。

解决途径：

1. 灭菌时应根据具体情况选择适当的方法。可采用滤过除菌、无菌操作和辐射灭菌法。滤过除菌法对不黏稠、粒径较小的纳米粒系统较适合，但须注意滤膜孔径的大小，有时纳米粒通过滤膜时粒子的完整性将会被破坏。辐射灭菌不产生热效应，是目前对纳米粒制剂最理想的灭菌方法，但也应该注意是否会导致附加剂的分解。

2. 以干燥固体形式贮存，或者根据载体材料与实验考察结果选择适宜的贮存条件。如聚丙交酯－乙交酯（75:25 或 50:50）纳米球溶液以 4℃贮存为宜，不能常温贮存。

3. 采用合理的生产工艺。如冻干处理是纳米粒经常采用的生产工艺，应关注冻干前后粒径、包封率是否变化，对多肽、蛋白类药物纳米球，应考察冻干是否引起药物失活。

（二）可选择的载体材料比较有限

聚酯类聚合物是公认的毒性较小的载体材料，在肌内或皮下注射的微球制剂已有成功的应用，已被 FDA 接受，被认为是安全和可耐受的。但它们用于制备纳米粒时，被巨噬细胞摄取后在细胞内降解并显示细胞毒性，因而这类聚合物至今没有获得批准用于静注。其他合成高分子材料也可能产生有毒代谢物质。

解决途径：

1. 载体材料选择须慎重，基于毒副作用的考虑，天然的高分子材料具有一定的优势。如已上市的静脉注射用紫杉醇纳米粒就是以清蛋白为载体材料。若是口服或局部给药，可选择的载体材料显然有更多，但如果长期用药也需作一些重新评价。

2. 对于纳米粒的载体材料的降解规律与机制还须深入探讨。

3. 积极寻找与开发安全的载体材料。

思 考 题

1. 如何根据药物性质和临床需要选择制备固体分散体的载体材料？
2. 环糊精包合物在药剂学上有哪些用途？
3. 微囊与微球的制备方法有哪几种？请简述各法的原理与工艺要点。
4. 药物制成脂质体与纳米粒后具有哪些特点？
5. 纳米乳、亚微乳和普通乳剂的区别是什么？

第十七章 缓释、控释制剂

本章要求

1. 掌握 缓释、控释制剂的概念、特点、类型;缓释、控释制剂的释药原理和方法。
2. 熟悉 常用缓控释制剂的辅料;影响口服缓释、控释制剂设计的因素;典型缓释、控释制剂的处方;制备工艺及体内、外评价方法。
3. 了解 口服定时和定位释药系统等新的缓、控释制剂的最新进展。

第一节 概　　述

一、缓释、控释制剂的概念

缓释制剂（sustained - release preparations）系指在规定释放介质中,按要求缓慢地非恒速释放药物,其与相应的普通制剂比较,给药频率比普通制剂减少一半或有所减少,且能显著增加患者的顺应性的制剂。

控释制剂（controlled - release preparations）系指在规定释放介质中,按要求缓慢地恒速或接近恒速释放药物,其与相应的普通制剂比较,给药频率比普通制剂减少一半或有所减少,血药浓度比缓释制剂更加平稳,且能显著增加患者的顺应性的制剂。

迟释制剂（delayed - release preparations）系指在给药后不立即释放药物的制剂,包括避免药物在胃内灭活或对胃刺激的肠溶制剂,延迟到肠内释放（enteric - coated preparations）或在结肠定位释放的结肠定位制剂（colon - specific preparations）和在某种条件下突然释放的脉冲制剂（pulsatile - release preparations）等。

广义地讲,控释制剂包括控制释药的速度、方向和时间,靶向制剂、透皮吸收制剂等都属于控释制剂的范畴。狭义的控释制剂则一般是指在预定时间内以零级或接近零级速度释放药物的制剂。为了方便起见,本章将缓释与控释制剂一起讨论。图 17 - 1 为几种不同释放制剂的药 - 时曲线。

二、缓释、控释制剂的特点

缓释、控释制剂近年来有很大的发展,主要是由于其具有以下特点:

1. 减少服药次数。对半衰期短的或需要频繁给药的药物可大大提高病人服药的顺应性,使用方便。特别适用于需要长期服药的慢性疾病患者,如心血管疾病、心绞痛、高血压、哮喘等。

2. 血药浓度平稳，减少"峰谷"现象，有利于降低药物的毒副作用，提高疗效。
3. 药物治疗作用持久，用药总剂量减少。

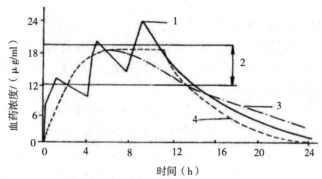

1. 普通制剂　2. 治疗窗　3. 缓释制剂　4. 控释制剂

图 17-1　几种不同释放制剂的药-时曲线

缓释、控释制剂也有不利的一面：①价格昂贵；②在临床应用中对剂量调节的灵活性降低；③易产生体内药物的蓄积，对于首过效应大的药物如普萘洛尔等制成缓控释制剂时生物利用度可能比普通制剂低。

三、缓释、控释制剂的适用范围

虽然缓释、控释制剂有其优越性，但并非所有药物都适合制成缓释、控释制剂，其立题应依据临床需要、药物的理化性质、胃肠道生理状态对药物吸收的影响、药物药效学和药代动力学特征等进行系统考虑。通常剂量很大（>1g）、半衰期很短（<1小时）、半衰期很长（>24小时）、药效很剧烈以及溶解度极差的药物，剂量需要精密调节的药物，不能在小肠下端有效吸收的药物，一般情况下不适于制成口服缓释制剂。对于口服缓释制剂，一般要求在整个消化道都有药物的吸收，因此具有特定吸收部位的药物，如维生素 B_2，制成口服缓释制剂的效果不佳。抗生素类药物，由于其抗菌效果依赖于峰浓度，故一般不宜制成普通缓释、控释制剂。

四、缓释、控释制剂类型

1. 根据药物在其中的存在状态　缓释、控释制剂可分为骨架型和贮库型两种。药物以分子或微晶、微粒的形式均匀分散在各种载体材料中，则形成骨架型缓释、控释制剂；药物被包裹在高分子聚合物膜内，则形成贮库型（或称膜控型）缓释、控释制剂。

骨架型缓释、控释制剂主要有：①骨架片；②缓释、控释颗粒（微囊）压制片；③胃内滞留片；④生物黏附片；⑤骨架型小丸。其中骨架片有：①亲水性凝胶骨架片；②蜡质类骨架片；③不溶性骨架片。

贮库型缓控释制剂主要有：①微孔膜包衣片；②膜控型小片；③肠溶膜控释片；④膜控释小丸。

2. 根据释药原理　缓释、控释制剂可分为溶出型、扩散型、溶蚀型、渗透泵型或离子交换型。

3. 根据给药途径与给药方式不同 缓释、控释制剂可分为口服、透皮、植入、注射缓释、控释制剂等。

4. 根据释药类型 缓释、控释制剂可分为定速、定位、定时释药。

(1) 定速释放 是指制剂以恒速或接近恒速在体内释放药物，基本符合零级释放动力学规律，口服后在一定时间内能使药物释放，定速释放可减少血药浓度波动情况，增加病人服药的顺应性。控释制剂属于定速释放型。

(2) 定位释放 可增加局部治疗作用或增加特定吸收部位对药物的吸收。在口腔或胃肠道适当部位长时间停留，并释放一定量药物，以达到增加局部治疗作用或增加特定吸收部位对药物的吸收。利用一些比重小于水以及具有高黏性的材料，也可以使制剂在胃内滞留较长时间并定速释药。胃内滞留系统有：胃漂浮系统、胃内膨胀系统、生物黏附系统。小肠定位给药系统（肠溶制剂）可避免药物在胃内降解或对胃的刺激，提高一些药物的疗效。常用的技术有：利用结肠高 pH 生理环境溶解适宜聚合物包衣材料，或利用结肠特殊酶或正常菌落分解特异性聚合物如 α-淀粉、果胶钙等。

(3) 定时释放 又称为脉冲释放，即根据生物时间节律特点释放需要量的药物，使药物发挥最佳治疗效果。针对某些疾病容易在特定时间发作的特点，研究在服药后可在特定时间释药的制剂，如通过调节聚合物材料的溶蚀速度可在预定时间释药，释药的时间根据药物时辰动力学研究结果确定。此外，有人研究了电控制 PDDS、超声波控制 PDDS 和微波辐射 PDDS 等。

第二节 缓控释制剂的设计

一、缓释、控释制剂的设计原则

1. 生物利用度（bioavailability） 缓释、控释制剂的相对生物利用度一般应在普通制剂 80%~120% 的范围内。若药物吸收部位主要在胃与小肠，宜设计每 12 小时服一次，若药物在结肠也有一定的吸收，则可考虑每 24 小时服一次。为了保证缓释、控释制剂的生物利用度，除了根据药物在胃肠道中的吸收速度、控制适宜的制剂释放速度外，主要在处方设计时选用合适的材料以达到较好的生物利用度。

2. 峰浓度与谷浓度之比 缓释、控释制剂稳态时峰浓度与谷浓度之比应小于普通制剂，也可用波动百分数表示。一般半衰期短、治疗指数窄的药物，可设计每 12 小时服一次，而半衰期长的或治疗指数宽的药物则可 24 小时服一次。若设计零级释放剂型，如渗透泵，其峰谷浓度比显著低于普通制剂，此类制剂血药浓度平稳。

二、缓释、控释制剂的剂量计算

缓释、控释制剂的剂量，一般根据普通制剂的用法和剂量，例如某药普通制剂，每日 2

次，每次 20mg，若改为缓释、控释制剂，可以每日 1 次，每次 40mg。也可采用药物动力学方法进行计算（可参考生物药剂学与药物动力学），但涉及因素很多，计算结果仅供参考。

三、缓释、控释制剂设计的原理与方法

（一）释药原理

缓释、控释制剂所涉及的释药原理主要有溶出、扩散、溶蚀、渗透压驱动或离子交换作用。

1. 溶出　由于药物的释放受溶出速度的限制，溶出速度慢的药物显示出缓释的性质。根据 Noyes – Whitney 溶出速度公式：

$$dC/dt = KS(C_s - C) \quad (17-1)$$

$$K = \frac{D}{V\delta} \quad (17-2)$$

式中，K 为溶出速度常数；D 为药物的扩散系数；δ 为扩散边界层厚；V 为溶出介质的量；S 为溶出界面积。C_s 为药物的饱和浓度；C 为溶液主体中药物的浓度。

通过减小药物的溶解度，增大药物的粒径，以降低药物的溶出速度，达到长效作用。

2. 扩散　以扩散为主的缓、控释制剂，药物首先溶解成溶液后再从制剂中扩散出来进入体液，其释药受扩散速率的控制。药物的释放以扩散为主的结构有以下几种：

（1）水不溶性包衣膜　如乙基纤维素包制的微囊或小丸就属这类制剂。

其释放速度符合 Fick's 第一定律：

$$\frac{dM}{dt} = \frac{ADK\Delta C}{L} \quad (17-3)$$

式中，dM/dt 为释放速度；A 为面积；D 为扩散系数；K 为药物在膜与囊心之间的分配系数；L 为包衣层厚度；ΔC 为膜内外药物的浓度差。若 A、L、D、K 与 ΔC 保持恒定，则释放速度就是常数，系零级释放过程。若其中一个或多个参数改变，就是非零级过程。

（2）含水性孔道的包衣膜　乙基纤维素与甲基纤维素混合组成的膜材具有这种性质，其中甲基纤维素起致孔作用。其释放速率可用式 17 – 4 表示：

$$\frac{dM}{dt} = \frac{AD\Delta C}{L} \quad (17-4)$$

式中，各项参数的意义同前，与上式比较，少了 K，这类药物制剂的释放接近零级过程。

（3）骨架型的药物扩散　骨架型缓、控释制剂中药物的释放符合 Higuchi 方程。

$$Q = \left[DS\left(\frac{P}{\lambda}\right)(2A - SP)t\right]^{\frac{1}{2}} \quad (17-5)$$

式中，Q 为单位面积在 t 时间的释放量；D 为扩散系数；p 为骨架中的孔隙率；S 为药物在释放介质中的溶解度；λ 为骨架中的弯曲因素；A 为单位体积骨架中的药物含量。

以上公式基于以下假设：①药物释放时保持伪稳态（pseudo steady state）；②$A >> S$，即存在过量的溶质；③理想的漏槽状态（sink condition）；④药物颗粒比骨架小得多；⑤D

保持恒定，药物与骨架材料没有相互作用。

假设方程右边除 t 外都保持恒定，则上式可简化为：

$$Q = k_H t^{1/2} \tag{17-6}$$

式中，k_H 为常数，即药物的释放量与 $t^{1/2}$ 成正比。

膜控型缓释、控释制剂可获得零级释药，其释药速度可通过不同性质的聚合物膜加以控制。其缺点是贮库型制剂中所含药量比常规制剂大得多，因此，任何制备过程的差错或损伤都可使药物贮库破裂而导致毒副作用。

骨架型结构中药物的释放特点是不呈零级释放，药物首先接触介质，溶解，然后从骨架中扩散出来，显然，骨架中药物的溶出速度必须大于药物的扩散速度。这一类制剂的优点是制备容易，可用于释放大分子量的药物。

3. 溶蚀与溶出、扩散结合 严格地讲，释药系统不可能只取决于溶出或扩散，只是因为其释药机制大大超过其他过程，以致可以归类于溶出控制型或扩散控制型。某些骨架型制剂，如生物溶蚀型骨架系统、亲水凝胶骨架系统，不仅药物可从骨架中扩散出来，而且骨架本身也处于溶蚀的过程。当聚合物溶解时，药物扩散的路径长度改变，形成移动界面扩散系统。此类系统的优点在于材料的生物溶蚀性能不会最后形成空骨架，缺点则是由于影响因素多，其释药动力学较难控制。

4. 渗透压驱动 渗透泵型控释制剂（osmotic pump controlled release system）由药物、半透膜材料、渗透压活性物质和推动剂等组成，通常表面用适当方法（如激光或微转头）开有细孔。它以渗透压为动力，以零级释放为根本特征，释药不受释药环境 pH 值的影响，极大地提高了药物的安全性和有效性。渗透泵片（osmotic pump tablet, OPT）是迄今为止口服控释制剂中较理想的一种。渗透泵型片剂通常分为单室、双（多）室两种，单室型渗透泵片剂又有单层渗透泵片和双层渗透泵片两类。

现以单室渗透泵片为例说明其原理和构造：片芯为水溶性药物和聚合物或其他辅料制成，外面用水不溶性的聚合物（如醋酸纤维素、乙基纤维素等）包衣，成为半渗透膜，水可渗进此膜，但药物不能。表面开有细孔。当片剂与水接触后，水即通过半渗透膜进入片芯，使药物溶解成为饱和溶液，其渗透压约 4053~5066kPa，（体液渗透压为 760kPa），由于渗透压的差别，药液由细孔持续流出，直到片芯内的药物溶解完全为止。

渗透泵型片剂片芯的吸水速度取决于膜的渗透性能和片芯的渗透压。从小孔中流出的溶液与通过半透膜的水量相等，片芯中药物未被完全溶解，则释药速率按恒速进行；当片芯中药物逐渐低于饱和浓度，释药速率逐渐以抛物线式徐徐下降。

若 dV/dt 为水渗透进入膜内的流速，K、A 和 L 分别为膜的渗透系数、面积和厚度，$\Delta\pi$ 为渗透压差，ΔP 为流体静压差，则：

$$\frac{dV}{dt} = \frac{KA}{L}(\Delta\pi - \Delta p) \tag{17-7}$$

若上式右端保持不变，则：

$$\frac{dV}{dt} = K' \tag{17-8}$$

如以 dm/dt 表示药物通过细孔释放的速率，C_s 为膜内药物饱和溶液浓度，则：

$$\frac{dm}{dt} = C_s \frac{dV}{dt} = K' C_s \qquad (17-9)$$

只要膜内药物维持饱和溶液状态，释药速率恒定，即以零级速率释放药物。

胃肠液中的离子不会渗透进入半透膜，故渗透泵型片剂的释药速率与 pH 值无关，在胃中与在肠中的释药速率相等。

此类系统的优点在于其可传递体积较大，理论上药物的释放与药物的性质无关，缺点是造价贵，另外对溶液状态不稳定的药物不适用。

5. 离子交换作用 由水不溶性交联聚合物组成的树脂，其聚合物链的重复单元上含有成盐基团，药物可结合于树脂上。当带有适当电荷的离子与离子交换基团接触时，通过交换将药物游离释放出来。

$$树脂^+ —药物^- + X^- \rightarrow 树脂^+ —X^- + 药物^- \qquad (17-10)$$
$$树脂^- —药物^+ + Y^+ \rightarrow 树脂^- —Y^+ + 药物^+ \qquad (17-11)$$

X^- 和 Y^+ 为消化道中的离子，交换后，游离的药物从树脂中扩散出来。药物从树脂中的扩散速度受扩散面积、扩散路径长度和树脂的刚性（为树脂制备过程中交联剂用量的函数）的控制。通过离子交换作用释放药物也可以不采用离子交换树脂，如阿霉素羧甲基葡聚糖微球，以 $RCOO^-NH_3^+R'$ 表示，在水中不释放，置于 NaCl 溶液中，则释放出阿霉素阳离子 $R'NH_3^+$，并逐步达到平衡。

$$RCOO^-NH_3^+R' + Na^+Cl^- \rightarrow R'NH_3^+Cl^- + RCOO^-Na^+ \qquad (17-12)$$

由于阿霉素羧甲基葡聚糖微球在体内与体液中的阳离子进行交换，阿霉素逐渐释放，发挥作用。

（二）延缓释药的方法

1. 延缓药物溶出的方法

（1）制成溶解度小的盐或酯　例如青霉素普鲁卡因盐的药效比青霉素钾（钠）盐显著延长。醇类药物经酯化后水溶性减小，药效延长，如睾丸素丙酸酯、环戊丙酸酯等，一般以油注射液供肌内注射，药物由油相扩散至水相（液体），然后水解为母体药物而产生治疗作用，药效约延长 2~3 倍。

（2）与高分子化合物生成难溶性盐　鞣酸与生物碱类药物可形成难溶性盐，例如 N-甲基阿托品鞣酸盐、丙咪嗪鞣酸盐，其药效比母体药显著延长，鞣酸与增压素形成复合物的油注射液（混悬液），治疗尿崩症的药效长达 36~48 小时。海藻酸与毛果芸香碱结合成的盐在眼用膜剂中的药效比毛果芸香碱盐酸盐显著延长。胰岛素注射液每日需注射 4 次，与鱼精蛋白结合成溶解度小的鱼精蛋白胰岛素，加入锌盐成为鱼精蛋白锌胰岛素，药效可维持 18~24 小时或更长。

（3）控制粒子大小　药物的表面积减小，溶出速度减慢，故难溶性药物的颗粒直径增加可使其溶出减慢。例如超慢性胰岛素中所含胰岛素锌晶粒大部分超过 $10\mu m$，故其作用可长达 30 余小时；含晶粒较小（不超过 $2\mu m$）的半慢性胰岛素锌，作用时间则为 12~14 小时。

(4) 将药物包藏于溶蚀性骨架中 以脂肪、蜡类等疏水性阻滞剂材料为主要基质制成的缓释片，称为溶蚀性骨架片。药物一般溶于或混悬于骨架材料中，其释放速度受基质溶蚀速度控制，与脂肪酸酯被水解的难易程度有关。例如三棕榈酸甘油酯最不易水解，因此棕榈酸甘油酯对磺胺释放速度的影响，依单、双、三酯的顺序而递降。

(5) 将药物包藏于亲水性高分子材料中 以亲水性高分子材料为骨架制成的片剂，在体液中逐渐吸水膨胀，形成高黏度的凝胶屏障层，药物必须首先通过该屏障层，才能进一步逐渐扩散到表面而溶于体液中，由于高黏度凝胶的存在，药物释放速度降低。常用的亲水性高分子材料有甲基纤维素、羧甲基纤维素钠、羟丙甲纤维素、聚维酮、卡波普、海藻酸钠等。

2. 延缓药物扩散的方法

(1) 包衣 将药物小丸或片剂用阻滞材料包衣。可以一部分小丸不包衣，另一部分小丸分别包厚度不等的衣层，包衣小丸的衣层崩解或溶解后，其释药特性与不包衣小丸相同。阻滞材料有肠溶材料和水不溶性高分子材料。

(2) 制成微囊 使用微囊技术制备控释或缓释制剂是较新的方法。微囊膜为半透膜，在胃肠道中，水分可渗透进入囊内，溶解药物，形成饱和溶液，然后扩散于囊外的消化液中而被机体吸收。囊膜的厚度、微孔的孔径、微孔的弯曲度等决定药物的释放速度。

(3) 制成不溶性骨架片剂 以水不溶性材料，如无毒聚氯乙烯、聚乙烯、聚乙烯乙酸酯、聚甲基丙烯酸酯、硅橡胶等为骨架（连续相）制备的片剂。影响其释药速度的主要因素为：药物的溶解度、骨架的孔率、孔径和孔的弯曲程度。水溶性药物较适于制备这类片剂，难溶性药物释放太慢。药物释放完后，骨架随粪便排出体外。

(4) 增加黏度以减少扩散速度 增加溶液黏度以延长药物作用的方法主要用于注射液或其他液体制剂。如明胶用于肝素、维生素 B_{12}、ACTH，PVP用于胰岛素、肾上腺素、皮质激素等。CMC（1%）用于盐酸普鲁卡因注射液（3%）可使作用延长至约24小时。

(5) 制成植入剂 植入剂为固体灭菌制剂。系将水不溶性药物熔融后倒入模型中形成，一般不加赋形剂，用外科手术埋藏于皮下，药效可长达数月甚至数年。例如孕激素的植入剂。

(6) 制成乳剂 对于水溶性的药物，以精制羊毛醇和植物油为油相，临用时加入注射液，猛力振摇，即成W/O乳剂型注射剂。在体内（肌内），水相中的药物向油相扩散，再由油相分配到体液，因此有长效作用。

四、影响口服缓释、控释制剂设计的因素

口服缓释、控释制剂的设计与药物的理化因素和生物因素有密切的联系。

(一) 药物的理化因素

1. 剂量大小 一般认为0.5~1.0g的单剂量是常规口服制剂的最大剂量，此对口服缓释制剂同样适用。随着制剂技术的发展和异型片的出现，目前上市的口服片剂中已有很多超过此限，有时对于大剂量药物可采用一次服用多片的方法降低每片含药量。

2. pK_a、解离度和水溶性　由于大多数药物是弱酸或弱碱，而非解离型的药物容易通过脂质生物膜，因此了解药物的 pK_a 和吸收环境之间的关系很重要。口服制剂是在消化道 pH 值改变的环境中释放药物，胃中呈酸性，小肠则趋向于中性，结肠呈微碱性，所以，必须了解 pH 值对释放过程的影响。对溶出型或扩散型缓、控释制剂，大部分药物以固体形式到达小肠。吸收最多的部位可能是溶解度小的小肠区域。

由于药物制剂在胃肠道的释药受其溶出的限制，所以溶解度很小的药物（<0.01mg/ml）本身具有内在的缓释作用。设计缓释制剂时，对药物溶解度要求的下限已有文献报道为 0.1 mg/ml。

3. 分配系数　当药物口服进入胃肠道后，必须穿过各种生物膜才有可能在机体的其他部位产生治疗作用。由于这些膜为脂质膜，药物的分配系数对其能否有效地透过起决定性的作用。分配系数过高的药物，其脂溶性太大，药物能与脂质膜产生强结合力而不能进入血液循环中；分配系数过小的药物，透过膜较困难，从而造成其生物利用度较差。因此具有适宜分配系数的药物可以得到理想的生物膜透过量。

4. 稳定性　口服给药的药物要同时经受酸、碱的水解和酶降解作用。对固体状态药物，其降解速度较慢，因此，对于存在这一类稳定性问题的药物最好选用固体制剂或选择其他给药途径。

（二）药物的生物因素

1. 生物半衰期　缓释、控释制剂一般适用于半衰期短的药物（$t_{1/2}$ 为 2～8 小时）一般半衰期小于 1 小时或大于 24 小时的药物不宜制成缓释、控释制剂。半衰期短的药物制成缓释制剂后可以减少用药频率，但对半衰期很短的药物，要维持缓释作用，单位药量必须很大，必然使剂型本身增大。半衰期长的药物（$t_{1/2}$ > 24 小时），如华法林，不采用缓释制剂，因为其本身已有药效较持久的作用。

2. 吸收　药物的吸收特性对缓释制剂设计影响很大。制备缓释制剂的目的是对制剂的释药进行控制，以控制药物的吸收。因此，释药速度必须比吸收速度慢。此外，大多数药物在胃肠道的运行时间是 8～12 小时，因此药物吸收时间很难超过 8～12 小时，则吸收的最大半衰期应近似于 3～4 小时；否则，药物还没有释放完，制剂已离开吸收部位。本身吸收速度常数低的药物，不太适宜制成口服缓释制剂。如果在结肠有吸收，则可能使药物释放时间增至 24 小时。

如药物是通过主动转运吸收，或者吸收局限于小肠的某一特定部位，制成口服缓释制剂则不利于药物的吸收。例如硫酸亚铁的吸收在十二指肠和空肠上端进行，因此药物应在通过这一区域前释放，否则不利于吸收。

3. 代谢　在吸收前有代谢作用的药物制成口服缓释制剂，生物利用度都会降低。大多数肠壁酶系统对药物的代谢作用具有饱和性，当药物缓慢地释放到这些部位，由于酶代谢过程没有达到饱和，使较多量的药物转换成代谢物。例如，阿普洛尔采用缓释制剂服用时，药物在肠壁代谢的程度增加；多巴-脱羧酶在肠壁浓度高，可对左旋多巴产生类似的结果。如果左旋多巴与能够抑制多巴脱羧酶的化合物一起制成缓释制剂，既能使吸收增加，又能延长其治疗作用。

第三节　缓释、控释制剂的制备

一、缓释、控释制剂的常用辅料

辅料是调节药物释放速度的重要物质。制备缓释、控释制剂，需要使用适当辅料，使制剂中药物的释放速度和释放量达到设计要求，确保药物以一定速度输送到病患部位并在组织中或体液中维持一定浓度，获得预期疗效，减小药物的毒副作用。辅料和剂型的发展有密切的联系。相对于常规剂型，缓释、控释制剂，透皮吸收制剂及靶向给药系统的辅料越来越显示出其重要性。

缓释、控释制剂中多以高分子化合物作为阻滞剂（retardants）控制药物的释放速度。其阻滞药物释放方式有骨架型、包衣膜型和增粘作用等。

（一）骨架型阻滞材料

1. 溶蚀性骨架材料　常用的有动物脂肪、蜂蜡、巴西棕榈蜡、氢化植物油、硬脂醇、单硬脂酸甘油酯等，可延滞水溶性药物的溶解、释放过程。

2. 亲水性凝胶骨架材料　有甲基纤维素（MC）、羧甲基纤维素钠（CMC-Na）、羟丙甲纤维素（HPMC）、聚维酮（PVP）、卡波普、海藻酸盐、脱乙酰壳多糖（壳聚糖）等。

3. 不溶性骨架材料　有乙基纤维素（EC）、聚甲基丙烯酸酯（Eu RS，Eu RL）、无毒聚氯乙烯、聚乙烯、乙烯—醋酸乙烯共聚物、硅橡胶等。

（二）包衣膜阻滞材料

1. 不溶性高分子材料　如用做不溶性骨架材料的 EC 等。

2. 肠溶性高分子　如：醋酸纤维素酞酸酯（CAP）、丙烯酸树脂 L 和 S 型、羟丙甲纤维素酞酸酯（HPMCP）和羟丙甲纤维素琥珀酸酯（HPMCAS）等。主要利用其肠液中的溶解特性，在适当部位溶解。

（三）增稠剂

增稠剂是一类水溶性高分子材料，溶于水后，其溶液黏度随浓度而增大，可以减慢扩散速度，延缓其吸收，主要用于液体制剂。常用的有明胶、PVP、CMC、PVA、右旋糖酐等。

控释或缓释，就材料而言，有许多相同之处，但它们与药物的结合或混合的方式或制备工艺不同，可表现出不同的释药特性。应根据不同给药途径，不同释药要求，选择适宜的阻滞材料及适宜的处方与工艺。

二、亲水凝胶骨架片

这类骨架片主要骨架材料为羟丙甲纤维素（HPMC），其规格应在 4000cPa·s 以上，常用的 HPMC 为 K4M（4000cPa·s）和 K15M（15000cPa·s）。HPMC 遇水后形成凝胶，水溶性药物的释放速度取决于药物通过凝胶层的扩散速度,而水中溶解度小的药物,释放速度由凝胶层的逐步溶蚀速度所决定,不管哪种释放机制,凝胶骨架最后完全溶解,药物全部释放,故生物利用度高。在处方中药物含量低时,可以通过调节 HPMC 在处方中的比例及 HPMC 的规格来调节释放速度,处方中药物含量高时,药物释放速度主要由凝胶层溶蚀所决定。直接压片或湿法制粒压片都可以。除 HPMC 外,还有甲基纤维素、羟乙基纤维素、羧甲基纤维素钠、海藻酸钠等。低分子量的甲基纤维素使药物释放加快,因其不能形成稳定的凝胶层。阴离子型的羧甲基纤维素能够与阳离子型药物相互作用而影响药物的释放。

(一) 工艺流程图

亲水凝胶骨架片的制备工艺流程类似普通片剂的制备,可以采用湿法制粒压片法和粉末直接压片法。相对而言,粉末直接压片法对物料流动性要求较高,现在大多采用湿法制粒压片法制备亲水凝胶骨架片。其工艺流程图如下:

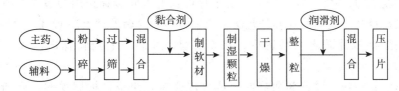

图 17-2 水凝胶骨架片工艺流程图

(二) 制备的要点

1. 亲水凝胶骨架片可以通过选择骨架材料,如 HPMC 的型号和用量来控制凝胶层,调节释药速率。

2. 亲水凝胶骨架片可考虑采用干法制粒或粉末直接压片工艺,如采用湿法制粒时,一般不用纯水作润湿剂,因为骨架材料遇水会形成凝胶,导致物料难以混合均匀。

3. 一般压力增大,物料内部孔径减少,水分难以渗入片剂内部,会影响凝胶的形成,片表面积大,服药后接触的体液面积大,会加速水分渗入和凝胶的形成,因此影响释药速率。

(三) 常用设备

亲水凝胶骨架片工艺的单元操作包括粉碎、过筛、混合、制粒、压片等所使用仪器与普通片剂操作相同,所使用仪器设备已在本教材其他章节介绍,这里不再赘述。

(四) 典型处方与分析

例 1 格列奇特缓释片

【处方】格列奇特 30g,羟丙基甲基纤维素 HPMC (100LV,50cps) 65g,海藻酸钠 20g,羟丙基甲基纤维素 HPMC (K4M,4000cps) 15g,磷酸氢钙 30g,5% 聚乙烯吡咯烷酮 (K90-D) 95% 乙醇溶液适量,硬脂酸镁适量。

【制法】原辅料分别过 120 目筛,按处方量称取格列奇特、磷酸氢钙等,混匀后加入 5% 聚乙烯吡咯烷酮 (K90-D) 95% 乙醇溶液适量制软材,过 30 目筛制粒,50℃~60℃ 干燥,整粒,加入硬脂酸镁混匀,采用直径 8mm 的浅凹冲压片,控制片剂硬度 6~8kg/mm^2。

【注释】格列奇特为有效成分；羟丙基甲基纤维素 K4M、K100LV 为亲水凝胶骨架材料；磷酸氢钙为填充剂；5% 聚乙烯吡咯烷酮（K90-D）、95% 乙醇溶液为黏合剂；硬脂酸镁为润滑剂。

三、膜控型缓释片的制备

膜控型缓、控释制剂主要适用于水溶性药物，用适宜的包衣液，采用一定的工艺制成均一的包衣膜，达到缓释、控释目的。主要包括：①微孔膜包衣片：微孔膜控释剂型通常是用胃肠道中不溶解的聚合物，如醋酸纤维素、乙基纤维素、乙烯-醋酸乙烯共聚物、聚丙烯酸树脂等作为衣膜材料，包衣液中加入少量致孔剂，如 PEG 类、PVP、PVA、十二烷基硫酸钠、糖和盐等水溶性的物质，亦有将药物加在包衣膜内既是致孔剂又是速释部分，用这样的包衣液包在普通片剂上即成微孔膜包衣片。②膜控释小片：将药物与辅料按常规方法制粒，压制成小片（minitablet），其直径约为 2~3mm，用缓释膜包衣后装入硬胶囊使用。每粒胶囊可装入几片至 20 片不等，同一胶囊内的小片可包上不同缓释作用的包衣或不同厚度的包衣。③肠溶膜控释片：是药物片芯外包肠溶衣，再包上含药的糖衣层而得。含药糖衣层在胃液中释药，当肠溶衣片芯进入肠道后，衣膜溶解，片芯中的药物释出，因而延长了释药时间。

包衣液由包衣材料、增塑剂和溶剂（或分散介质）组成，根据膜的性质和需要可加入致孔剂、着色剂、抗黏剂和遮光剂等。

由于有机溶剂不安全，有毒，易产生污染，目前大多将水不溶性的包衣材料用水制成混悬液、乳状液或胶液，统称为水分散体，进行包衣。水分散体具有固体含量高、黏度低、成膜快、包衣时间短、易操作等特点。目前市场上有两种类型缓释包衣水分散体，一类是乙基纤维素水分散体，商品名为 Aquacoat 和 Surelease，另一类是聚丙烯酸树脂水分散体，商品名为 Eudragit L 30D-55 与 Eudragit RL 30D。

（一）工艺流程图

膜控型缓释片的工艺分两步：第一步是片芯的生产。这一步与普通片剂的生产工艺相同。第二步是包衣。该类型缓释片药物释药速率主要是由包衣层的厚度以及包衣物料组成来控制的。因此，第二步是生产膜控型缓释片的关键。工艺流程图如下：

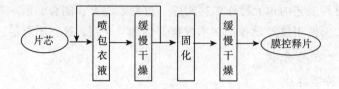

图 17-3 膜控型缓释片工艺流程图

具体操作过程如下：
1. 在包衣锅内装入适当形状的挡板，以利于片芯的转动与翻动。
2. 调节包衣锅，使成一定倾斜度和适当转速。
3. 将片芯放入锅内，喷入一定量的薄膜衣材料的溶液，使片芯表面均匀湿润。

4. 吹入缓和的热风使溶剂蒸发（温度最好不超过40℃，以免干燥过快，出现"皱皮"或"起泡"现象；也不能干燥过慢，否则会出现"粘连"或"剥落"现象）。如此重复上述操作若干次，直至达到需要的厚度为止。

5. 在室温或略高于室温下自然放置6~8小时使之固化完全。

6. 为使残余的有机溶剂完全除尽，一般还要在50℃下干燥12~24小时。

（二）制备的要点

1. 包衣液处方组成、包衣层厚度 膜控型缓释片的药物释放速率主要是通过片剂外面的衣膜来控制的，因此，包衣液的处方组成和包衣层的厚度是制剂生产的关键。增加包衣液处方中致孔剂的用量和减小包衣层的厚度都会使释药速率增大。

2. 片芯处方组成 膜控型缓释片虽然不是通过片芯组成来控制药物释放的速率，但是如果片芯中加入了可以延缓药物释放的成分依然会使膜控型缓释片的释药速率降低。

（三）常用设备

膜控型缓释片生产工艺中除了使用和片剂相同的仪器设备外，关键是包衣设备，这部分内容也已在其他章节介绍，这里不再赘述。

（四）典型处方与分析

例2 盐酸曲马多控释片

【片芯处方】盐酸曲马多200g，乳糖50g，5%的乙基纤维素的乙醇溶液适量，硬脂酸镁适量。

【包衣膜处方】4%醋酸纤维素适量，3%氯化钾适量。

【制法】取盐酸曲马多200g，乳糖50g，混合均匀后，加入5%乙基纤维素的乙醇溶液制软材，过16目筛制粒，于60℃干燥、整粒，加入硬脂酸镁混匀，压片。以含4%醋酸纤维素、3%氯化钾的包衣液包衣，使片剂增重20%。

【注释】盐酸曲马多为有效成分；乳糖为填充剂；5%的乙基纤维素的乙醇溶液为黏合剂；硬脂酸镁为润滑剂；醋酸纤维素为包衣材料；氯化钾为致孔剂。

例3 盐酸那可丁缓释包衣小片

【片芯处方】盐酸那可丁10g，有机酸67.4g，明胶溶液适量，滑石粉2.34g，硬脂酸镁0.26g。

【包衣膜处方】Eudragit RS: Eudragit RL（8:2）7.8g，苯二甲酸二丁酯10g，加丙酮:异丙醇（1:1）至100ml。

【制法】①药物与有机酸混匀，用明胶液制粒，干燥、整粒后加入润滑剂，用5mm凹面冲头压片，片重80mg每片含主药10mg。②片剂采用流化喷雾法包衣。将5片包衣小片装入2号胶囊，即得。

【注释】盐酸那可丁为有效成分；有机酸为填充剂；明胶溶液为黏合剂；滑石粉、硬脂酸镁为润滑剂；Eudragit RS: Eudragit RL（8:2）为包衣材料；丙酮/异丙醇为溶剂；苯二甲酸二丁酯为增塑剂。

四、渗透泵型控释片的制备

渗透泵片是由药物、半透膜材料、渗透压活性物质和推动剂等组成。常用的半透膜材料有纤维素类、聚乙烯醇类、聚丙烯酸树脂类等。渗透压活性物质（即渗透压促进剂）起调节药室内渗透压的作用，其用量多少关系到零级释药时间的长短，主要有无机酸盐类、有机酸盐类、碳水化合物类、水溶性氨基酸类，常用乳糖、果糖、葡萄糖、甘露糖的不同混合物。推动剂亦称为促渗透聚合物或助渗剂，能吸水膨胀，产生推动力，将药物层的药物推出释药小孔，常用者有分子量为3万到500万的聚羟甲基丙烯酸烷基酯，分子量为1万~36万的PVP等。除上述组成外，渗透泵片中还可加入助悬剂、黏合剂、润滑剂、润湿剂等。

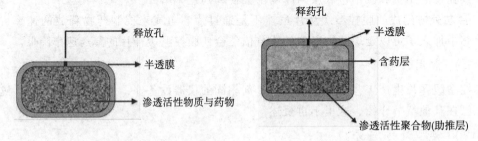

图17-4 单室渗透泵片构造和释药示意图　　图17-5 双室渗透泵片构造和释药示意图

渗透泵片有单室和双室渗透泵片，双室渗透泵片适于制备水溶性过大或难溶于水的药物的渗透泵片。分别如图17-4、图17-5。

（一）工艺流程图

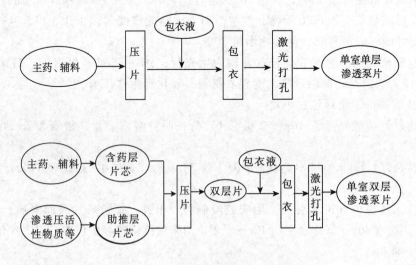

图17-6　渗透泵型控释片工艺流程图

（二）制备的要点

1. 片芯的处方组成　渗透泵型控释片的药物释放原动力来源于片芯的渗透压活性物质

形成的渗透压。因此，片芯中渗透压活性物质的种类、型号、用量等都会影响药物的释放速率。

2. 半透膜的厚度、孔径和孔率 半透膜的厚度、孔径和孔率会影响水分渗入片芯的速率，从而影响到释药速率。因此，生产时要保证半透膜的一致性。

3. 释药小孔的直径大小 药物溶液通过释药小孔流出，一般孔径增大，释药加快，孔径减小，释药减慢。目前工业生产主要采用激光打孔的方法，能保证一定的精度和均衡性。

（三）常用设备

高速激光打孔机是渗透泵控释制剂工业化生产中的关键设备。由于工业化生产要求高，研制难度大，一直是我国发展渗透泵控释制剂的最大障碍。目前我国已开发了新型高速激光打孔机，使打孔速度最高可达每秒20片，可两面打孔，并可用于双室渗透泵的智能化识别打孔，所开发设备已成功用于工业化生产；控释给药时间在12~24小时；单套设备的工业化生产速度达每小时36000片以上，为这一技术的推广提供了可能。下图是全自动双室渗透泵控释片激光打孔装置工作原理。

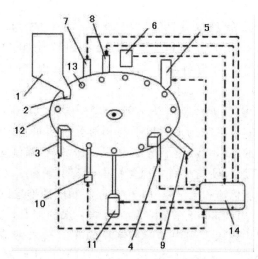

1. 料斗 2. 出口 3. 第一光电色别选择器 4. 第二光电色别选择器
5. 激光打孔装置 6. 摄像头 7. 废品出口 8. 合格品出口 9. 回收装置
10. 片剂翻身装置 11. 动力装置 12. 圆盘 13. 小孔 14. 计算机

图17-7 全自动双室渗透泵控释片激光打孔装置工作原理

（四）典型处方与分析

1. 单室单层渗透泵片的制备

例4 卡托普利渗透泵控释片

【片芯处方】卡托普利 37.5mg，羟丙基甲基纤维素（HPMC K15）10mg，氯化钠 140mg，微晶纤维素（MCC）50mg，硬脂酸镁 适量。

【包衣膜处方】醋酸纤维素 300mg，聚乙二醇400 400mg，邻苯二甲酸二丁酯 适量，丙酮 95ml，乙醇 5ml。

【制法】①片芯制备：将处方量的药物与过60目筛的HPMC K15、氯化钠、MCC混合均匀，10%淀粉浆作为黏合剂制软材，过20目筛制粒，在50℃下干燥1小时，用18目筛整粒，加入硬脂酸镁混匀，压片，即得。②包衣液制备：将适量醋酸纤维素溶于丙酮中配制一定浓度的醋酸纤维素丙酮溶液，加入PEG400、乙醇和一定量的邻苯二甲酸二丁酯，溶解，即得。渗透泵片制备：将片芯放入包衣锅中包衣，喷雾速度3ml/min，包衣温度30℃，包衣锅转20r/min，至包衣膜增重达到要求即可；用微转头在包衣片中心处打一定大小的释药孔，即得。

【注释】卡托普利为主要有效成分；HPMC K15为黏合剂；氯化钠为渗透压活性物质；微晶纤维素（MCC）为填充剂；硬脂酸镁为润滑剂；醋酸纤维素为包衣材料；聚乙二醇（PEG）400为致孔剂；邻苯二甲酸二丁酯为增塑剂；丙酮、乙醇为溶剂。

2. 单室双层渗透泵片的制备

例5　尼索地平双层渗透泵控释片

【含药层片芯处方】尼索地平5.5%，聚氧乙烯（10W）50.0%，10%PVP乙醇液适量，硬脂酸镁0.2%。

【助推层片芯处方】聚氧乙烯（700W）27.8%，氯化钠11.1%，羟丙甲基纤维素1.4%，聚维酮（K30）2.8%，10%PVP乙醇液适量，硬脂酸镁0.2%。

【防潮、避光层处方】羟丙甲基纤维素42.9%，1,2-丙二醇2.0%，滑石粉28.6%，二氧化肽28.6%，乙醇：水（7:100适量）。

【包衣膜处方】醋酸纤维素96.5%，PEG4000 3.5，丙酮：水（3:100）100。

【制法】将处方量的过80目筛的尼索地平与相对分子质量为10万的聚氧乙烯（PEO）混合均匀后，加入处方量的10%PVP乙醇液制软材，以20目筛制粒，于40℃下干燥12小时，以18目筛整粒，然后加入硬脂酸镁，混匀，得含药层颗粒（A），将过80目筛相对分子质量为700万的PEO、氯化钠和聚维酮（K30）同法制成助推层颗粒（B），A、B压制成双层片芯，将醋酸纤维素、PEG4000充分溶解在丙酮、水的混合溶媒中得到包衣液，将制得的片芯置于小型包衣锅内包衣，锅内温度控制在30℃，包衣液流速为6ml/min，压力为30kPa，包衣后的产品在50℃下干燥48小时，然后用激光打孔机在片剂的含药层表面打成0.8mm的小孔，再包上防潮、避光层，即得尼索地平双层渗透泵片。

【注释】尼索地平为主要有效成分；氯化钠为渗透压活性物质；聚氧乙烯（10W）、聚氧乙烯（700W）为渗透活性聚合物；10%PVP乙醇液为黏合剂；硬脂酸镁为润滑剂；羟丙甲基纤维素、聚维酮（K30）、10%PVP乙醇液为黏合剂；醋酸纤维素为包衣材料；PEG400为致孔剂；丙酮、水为溶剂。

五、缓释、控释制剂技术在工业化生产中存在的问题与分析

缓释控释制剂在国内新药研究中越来越受到重视，从缓控释片领域发展到缓控释微丸以及诸多形式的缓控释给药剂型。目前便于实现工业化生产的新技术有：亲水凝胶骨架片、多层缓释片和包衣缓释片技术，一次挤出离心制丸工艺，药物与高分子混溶挤出工艺，不溶性高分子固体分散技术等。

在信息化的今天，知识的传播已经不再受时间和区域的限制。我们可以在很短的时间内获得某方面的理论知识，然而我们却很难在短时间内获得实践的经验。工业药剂学集理论与实践于一体，二者相互依存，缺一不可。缓控释制剂在近几年内发展很快，但我们不能不看到国内外产业化的差距。缓释、控释制剂在工业化生产中可能出现三个方面的问题：

1. 批间差异大，难以重现 工厂生产时可能经常会碰到这样的情况，实验室研究时释放曲线很好，一旦投入中试或大生产时就完全不一样，另外就是工艺不稳定，批与批之间药物释放差异很大，很难重现。

2. 体内外相关性差 体外实验药物释放和体内经常会有很大差异。可能体外释放合格的产品，结果体内不合格。

3. 释药速率不符合要求 缓释制剂的关键指标是释药速率。通常在释药速率曲线图中至少选出3个取样时间点，以12小时缓释制剂为例，第一点为开始0.5~2小时的取样时间点（累积释放率约30%），用于考察药物是否有突释；第二点为中间的取样时间点（累积释放率约50%），用于确定释药特性；最后的取样时间点（累积释放率>75%），用于考察释药量是否基本完全。但在实际生产中可能会遇到以下几个方面的问题。

（1）突释 主要是药物在前期，特别2小时内释放过快，大于30%，结果药物不能达到缓释效果，并且，由于药物迅速释放还会产生毒副作用，甚至致死。

（2）释药过快 6小时药物已经释放50%以上，甚至达到60%~70%，设计的12小时缓释片，可能10小时药物就接近释放完全，结果是，药物不能达到预期的长效目的。

（3）释药过慢 用药后6小时才释药30%左右，释药时间结果拖得很长，其结果是，药物服用后经胃排空及肠蠕动，已经过了药物的吸收部位，这时候即使药物再释放也不能被机体有效吸收利用。

（4）释药不全 药物前期释药平稳，达到预期目的，但于10~12小时，药物的释放总量小于75%，结果降低了药物的生物利用度。

针对上述问题通常可以从以下几个方面考虑解决：

1. 针对批间差异大，难以重现主要有以下两方面考虑 ①研究与生产脱节，处方与工艺设计不合理：研究单位和生产单位没能及时沟通，各行其是。解决方案：实验室的研究要立足生产，根据生产实际设计处方与工艺过程，并及时拿到生产线上检验。②辅料问题：目前国产辅料的质量与进口辅料质量相比还有一定的差距，辅料的本身批间差异也较大。因此，在研究与生产时应注意对所选用辅料的选择与辅料性能考察，针对研制的品种制订所用辅料的内控指标。

2. 体内外相关性差原因可能有以下几种 ①选择的体外检测条件不合理；②动物与人之间差异较大；③药物性质，如有些药物本身胃肠道不吸收或只在局部吸收，这样的药物开发成缓释片势必影响药效。解决方案：体外释放度研究应尽量考虑体内的生理情况。同时应考虑动物与人之间的差异。应考虑药物的性质与适应证，做好处方前研究。比如可以通过药物的大鼠在体小肠吸收实验来考察在体内吸收情况，以确定药物是不是适合做成缓释制剂。

3. 释药速率问题

（1）处方因素 药物释放过慢或过快，可以通过适当调节骨架材料的用量或种类来解决,如减少处方中高黏度 HPMC 用量或加入一些亲水性辅料可加速药物释放。当辅料在使用时会对主药产生吸附作用,使得药物不能完全释放,甚至影响药物的含量检测时,可根据具体情况考察和更换辅料。

(2) 工艺因素　亲水凝胶骨架片有时会出现突释现象。造成这种结果的原因可能是由于物料在混合时没有混合均匀,有一部分药物暴露在外部,当用药后,这部分药物很快溶解释放。解决方案:主要是考虑混合工艺。另外,亲水凝胶骨架片中部分缓释材料在普通湿法制粒中所表现的黏度较大,因而制软材困难,甚至无法制粒。即使可以制粒,颗粒硬度也很大,压出的片剂产生严重的花斑,片面甚至出现大量孔隙,从而加快了缓释片的释放,甚至出现突释。此外,如果采用高吸水性、高膨胀性的辅料,无法采用湿法制粒制备颗粒,这时都可考虑采用粉末直接压片工艺。

膜控型缓释片可能出现的问题与亲水凝胶骨架片基本相同,不同之处是膜控型缓释片主要通过包衣膜来控制药物的释放。因此,膜控型缓释片释药过慢或过快还可以通过调节膜材的用量或致孔剂的种类与用量来调节。

渗透泵型控释片工业生产时可能遇到的问题及解决方案除了与亲水凝胶骨架片相同之外,还有:

(1) 释药过慢或过快　可考虑从以下方面解决:①处方因素:可以通过改变渗透压活性物质的种类与用量来解决;②工艺因素:采用新的制备技术如药物微粉化、加入表面活性剂、制成易溶性盐等或通过调节释药孔径来控制。

(2) 完全不释药　渗透泵型控释片有时会出现完全不释药的情况,其原因主要是双层或双室渗透泵片一面是含有形成渗透压活性物质片(层),而另一面是含药片(层),打孔时要求把释药小孔打在含药片(层)面,如果打在反面则会出现完全不释药的情况。解决方案:要求激光打孔仪有好的片面识别能力,目前的激光打孔仪已经能做到选择片面打孔。

4. 渗透泵控释制剂的产业化推进　渗透泵制剂由于在治疗方面的优势,近十年得到了蓬勃发展,国外渗透泵制剂的技术和生产工艺已经比较成熟,已有众多的渗透泵制剂产品上市并取得了巨大的经济效益。

目前世界著名的葛兰素-威康、拜耳、辉瑞等大型制药公司已成功研制出多种渗透泵控释制剂,均获得了良好的临床效果和社会经济效益。

然而,国内对于渗透泵控释制剂技术的研究却刚刚起步。因此,很有必要针对渗透泵控释制剂及其技术开展深入而系统的研究,缩小与世界一流先进制剂技术的差距,开发出一系列具有自主知识产权的渗透泵控释制剂,从而使我国的药物制剂关键技术迅速跻身于世界先进水平的行列,这正是渗透泵控释制剂研究的意义之所在。

第四节 口服定时和定位释药系统

一、口服定时释药系统

人体的许多生理功能和生理、生化指标如体温、心率、血压、胃酸分泌、某些激素的分泌等呈现生物或昼夜节律的变化。时辰病理学（chronopathology）、时辰药理学（chronopharmacology）的研究表明许多疾病的发作也存在着明显的周期性节律变化，如哮喘病人的呼吸困难、最大气流量的降低在深夜最严重，溃疡病人胃酸分泌在夜间增多，牙痛等疼痛在夜间到凌晨时更为明显，凌晨睡醒时血压和心率急剧升高，最易出现心脏病发作和局部缺血现象，恒速释药的控释制剂已不能达到对这些节律性变化疾病的临床治疗要求。定时治疗（择时治疗）是根据疾病发作的时间规律及药物的特性来设计不同的给药时间和剂量方案，选用合适的剂型，从而降低药物的毒副作用，达到最佳疗效。

口服定时释药系统或称择时释药系统（oral chronopharmacologic drug delivery system）是根据人体生物节律变化，按照生理和治疗的需要而定时、定量释药的一种新型给药系统。按照制备技术的不同，可将口服脉冲制剂分为渗透泵定时释药系统、包衣脉冲系统和柱塞型定时释药胶囊等。文献报道该系统的其他名称有脉冲释药（pulsed/pulsatile release）和时控-突释系统（time controlled explosive system）等。

二、口服定位释药系统

口服定位释药系统（oral site-specific drug delivery system）是指口服后能将药物选择性地输送到胃肠道的某一特定部位，以速释或缓释、控释释放药物的剂型。其目的是：①改善药物在胃肠道的吸收，避免其在胃肠生理环境下失活，如蛋白质、肽类药物制成结肠定位释药系统；②治疗胃肠道的局部疾病，可提高疗效，减少剂量，降低全身性副作用；③改善缓释、控释制剂因受胃肠运动影响而造成的药物吸收不完全、个体差异大等现象。根据药物在胃肠道的释药部位不同可分为胃定位释药系统，小肠定位释药系统和结肠定位释药系统。

（一）胃定位释药系统

胃定位释药系统主要是口服胃滞留给药系统（oral stomach-retained drug delivery system，OSDDS），对于易在胃中吸收的药物或在酸性环境中溶解的药物，在小肠上部吸收率高的药物和治疗胃、十二指肠溃疡等疾病的药物适宜制成此类制剂。具体有胃内滞留片和采用生物黏附材料制成的胃黏附微球等。

（二）口服小肠释药系统

为了防止药物在胃内失活或对胃的刺激性，可制成口服小肠释药系统。此类释药系统口服后，在胃内保持完整，进入小肠后，能按设计要求释放药物，达到速释和缓释的目的，主要是包肠溶衣的释药系统，有关肠溶衣材料见片剂一章。可根据要求，选用适宜pH值范围溶解的聚合物。也可以采用定时释药系统，通过改变释药系统时滞的长短控制药物释放的时间和位置。由于胃排空时间的影响，仅应用控制释药系统的时滞不一定完全达到小肠定位释药的目的，可将控制释药时间的技术和采用肠包衣技术结合，以保证药物只在小肠释放。

(三) 口服结肠定位释药系统

口服结肠定位释药系统（OCDDS）是指用适当方法，使药物口服后避免在胃、十二指肠、空肠和回肠前端释放药物，运送到回盲肠部后释放药物而发挥局部和全身治疗作用的一种给药系统，是一种定位在结肠释药的制剂。近年来这种给药系统普遍受到关注，人们逐渐认识到结肠在药物吸收及局部治疗方面所体现的优势。与胃和小肠的生理环境比较，结肠的转运时间较长，而且酶的活性较低，因此药物的吸收增加，这种生理环境对结肠定位释药很有利，而且结肠定位释药可延迟药物吸收时间，对于受时间节律影响的疾病，如哮喘、高血压等有一定意义。

结肠定位释药系统的优点为：①提高结肠局部药物浓度，提高药效，有利于治疗结肠局部病变，如Crohn's病、溃疡性结肠炎、结肠癌和便秘等；②结肠给药可避免首过效应；③有利于多肽、蛋白质类大分子药物的吸收，如激素类药物、疫苗、生物技术类药物等；④固体制剂在结肠中的转运时间很长，可达20～30小时，因此OCDDS的研究对缓、控释制剂，特别是日服一次制剂的开发具有指导意义。

根据释药原理可将OCDDS分为以下几种类型：

1. 时控型 OCDDS 根据制剂口服后到达结肠所需时间，用适当方法制备具有一定时滞的时间控制型制剂，即口服后5～12小时开始释放药物，可达结肠靶向转运的目的。大多数此类OCDDS由药物贮库和外面包衣层或控制塞组成，此包衣或控制塞可在一定时间后溶解、溶蚀或破裂，使药物从贮库内芯中迅速释放发挥疗效。

2. pH值敏感型 OCDDS 是利用在结肠较高pH值环境下溶解的pH依赖性高分子聚合物，如聚丙烯酸树脂、醋酸纤维素酞酸酯等，使药物在结肠部位释放发挥疗效。有时可能因为结肠病变或细菌作用，其pH值低于小肠，使药物在结肠不能充分释药，因此，此类系统可和时控型系统结合，以提高结肠定位释药的效果。

3. 生物降解型 OCDDS 结肠中细菌的含量要比胃和小肠中多得多，生物降解型系统是利用结肠中细菌产生的酶对某些材料具有专一的降解性能制成，可分为材料降解型和前体药物型。降解材料目前研究较多的是合成的偶氮聚合物和天然的果胶、瓜尔胶、壳聚糖和α-淀粉等。前体药物研究最多且已有应用于临床的主要是偶氮降解型的5-氨基水杨酸前体药物，如奥沙拉嗪（Olsalazine）、巴柳氮（Balsalazide）等，在结肠内细菌所产生的偶氮还原酶的作用下，偶氮键断开，释放5-氨基水杨酸发挥治疗作用。另外，还有生物黏附型OCDDS以及前面几种技术综合使用制备的OCDDS等。

第五节 缓释、控释制剂的评价

一、体外药物释放度试验

本试验是在模拟体内消化道条件下对制剂进行药物释放速率试验,最后制订出合理的体外药物释放度,以监测产品的生产过程与对产品进行质量控制。

1. 仪器装置 《中华人民共和国药典》2010 年版规定,除另有规定外,缓释、控释、迟释制剂的体外药物释放度试验可采用溶出度测定仪进行。

2. 温度控制 缓释、控释、迟释制剂模拟体温应控制在 37℃ ± 0.5℃。

3. 释放介质 以去除空气的新鲜水为最佳的释放溶剂,或根据药物的溶解特性、处方要求、吸收部位,使用稀盐酸(0.001 ~ 0.1mol/L)或 pH 值 3 ~ 8 的磷酸盐缓冲液,对难溶性药物不宜采用有机溶剂,可加少量表面活性剂(如十二烷基硫酸钠等)。释放介质的体积应符合漏槽条件,一般要求不少于形成药物饱和溶液量的 3 倍,并脱气。

4. 释放度取样时间点的设计 除迟释制外,体外释放速率试验应能反映出受试制剂释药速率的变化特征,且能满足统计学处理的需要,释药全过程的时间不应低于给药的时间间隔,且累积释放率要求达到 90% 以上。除另有规定外,通常将释药全过程的数据作累积释放百分率 – 时间的释药速率曲线图,制订出合理的释放度检查方法和限度。

控释制剂除此以外,还应增加 2 个取样时间点。还可用于表征控释制剂药物体外释放度。释放百分率的范围应小于缓释制剂。如果需要,可以再增加取样时间点。迟释制剂根据临床要求,设计释放度取样时间点。多个活性成分的产品,要求对每一个活性成分均按以上要求进行释放度测定。

5. 工艺的重现性与均一性试验 应考察 3 批以上、每批 6 片(粒)产品、批与批之间体外药物释放度的重现性,并考察同批产品 36 片(粒)产品体外药物释放度的均一性。

6. 释药模型的拟合 缓释制剂的释药数据可用一级方程和 Higuchi 方程等拟合,即:

$$\ln(1 - M_t/M_\infty) = -kt \quad (\text{一级方程}) \tag{17-13}$$

$$M_t/M_\infty = kt^{1/2} \quad (\text{Higuchi 方程}) \tag{17-14}$$

控释制剂的释药数据可用零级方程拟合,即

$$M_t/M_\infty = kt \quad (\text{零级方程}) \tag{17-15}$$

以上式中 M_t 为 t 时间累计释放量;M_∞ 为 ∞ 时间累计释放量;M_t/M_∞ 为 t 时累计释放百分率。拟合时以相关系数(r)最大而均方误差(MSE)最小的拟合结果最好。

二、缓释、控释、迟释制剂体内试验

对缓释、控释、迟释制剂的安全性和有效性进行评价,应通过体内的药效学与药动学试验。

1. 药物的物理化学性质 首先要充分了解缓释、控释、迟释制剂中药物的物理化学性

质,如同质多晶、粒子大小及其分布、溶解性、溶出速率、稳定性等,以及制剂可能遇到的生理环境极端条件下控制药物释放的变量,制剂中药物因受制剂处方等的影响,溶解度等物理化学特性会发生变化,应测定相关条件下的溶解特性,如难溶性药物在处方中含有表面活性剂(如十二烷基硫酸钠)时,需要了解其溶解特性。

2. 药动学性质 要有普通制剂的数据作参考。推荐采用该药物的普通制剂(静脉用或口服溶液,或经批准的其他普通制剂)进行药动学对比试验,用来评价缓释、控释、迟释制剂的体内释放、吸收情况。当设计口服缓释、控释、迟释制剂时,测定药物在胃肠道各段(尤其是当在结肠定位释药时的结肠段)的吸收,是很有用的。食物的影响也应进行研究。

3. 药效学性质 应反映出足够广泛的剂量范围内药物浓度与临床响应值(治疗效果或副作用)之间的关系,还应对血药浓度与临床响应值之间的平衡时间特性进行研究。如果在药物或药物的代谢物与临床响应值之间已经有很确定的关系,缓释、控释、迟释制剂的临床表现可以由血药浓度-时间关系的数据表示,如果无法得到这些数据,应进行临床试验、药动学和药效学试验。

4. 生物利用度与生物等效性试验 生物利用度(bioavailability)是指剂型中的药物吸收进入人体血液循环的速度和程度。生物等效性是指一种药物的不同制剂在相同实验条件下,给以相同的剂量,其吸收速度和程度没有明显差异。《中华人民共和国药典》规定缓释、控释制剂的生物利用度与生物等效性试验应在单次给药与多次给药两种条件下进行单次给药双周期交叉试验与多次给药双周期交叉试验。

单次给药双周期交叉试验:目的是比较受试制剂与参比制剂的吸收速率与程度,确认两者的生物等效性,并具有缓释、控释特征。

多次给药双周期交叉试验:目的是研究受试缓释、控释制剂与参比制剂多次给药达稳态的速率与程度及稳态血药浓度的波动情况。

(1)要点 普通制剂和缓释制剂的受试者每天的服药总剂量应相等。普通制剂按临床用药给药,如3次/天,其AUC应是3次给药的总和。不能按给药1次/天再乘3计算。

(2)结果评价

①缓释制剂 C_{max} 有所降低,t_{max} 有所延长,表明有缓释或控释的特征。

②计算多剂量稳态时的生物利用度 F。

③血药浓度的波动度(DF)当参比制剂为缓释制剂,受试制剂 $DF/_T$ 值不大于参比制剂 $DF/_T$ 值的143%;当参比制剂为普通制剂,受试制剂 $DF/_T$ 值应显著小于普通制剂 $DF/_T$ 值。

如盐酸二甲双胍缓释片以普通片为参比制剂。

C_{max} (μg/ml)	0.88 ± 0.22(缓释片)	1.39 ± 0.39(普通片)
T_{max} (h)	4.1 ± 1.0	2.1 ± 0.4
F	96.8 ± 11.5	
$DF/_T$ 值	2.24 ± 0.47	3.87 ± 0.66

5. 其他试验 非口服的缓释、控释、迟释制剂,还需对其作用部位的刺激性和(或)过敏性等进行试验。对生物样品分析方法的要求、对受试者的要求和选择标准、参比制剂、试验设计、数据处理和生物利用度及生物等效性评价,《中华人民共和国药典》2010年版都

有明确规定，此处不再赘述。

三、体内-体外相关性

(一) 体内-体外相关性的意义

体内-体外相关性指的是由制剂产生的生物学性质或由生物学性质衍生的参数（如 T_{max}、C_{max} 或 AUC），与同一制剂的物理化学性质（如体外释放行为）之间，建立了合理的定量关系。

缓释、控释、迟释制剂要求进行体内外相关性试验，它应反映整个体外释放曲线与血药浓度—时间曲线之间的关系。只有当体内外具有相关性，才能通过体外释放曲线预测体内情况。

(二) 体内-体外相关性的原理

体内外相关性可归纳为3种：①体外释放与体内吸收两条曲线上对应的各个时间点分别相关，这种相关简称点对点相关；②应用统计矩分析原理建立体外释放的平均时间与体内平均滞留时间之间的相关，由于能产生相似的平均滞留时间可有很多不同的体内曲线，因此体内平均滞留时间不能代表体内完整的血药浓度-时间曲线；③一个释放时间点（T_{50}、T_{90} 等）与一个药代动力学参数（如 AUC、C_{max} 或 T_{max}）之间单点相关，它只说明部分相关。

(三) 决定体内-体外相关性的方法

《中华人民共和国药典》2010 年版的指导原则中缓释、控释、迟释制剂体内外相关性，系指体内吸收相的吸收曲线与体外释放曲线之间对应的各个时间点回归，得到直线回归的相关系数符合要求，即可认为具有相关性。

1. 体内-体外相关性的建立

(1) 体外释放曲线（体外累积释放百分率与时间的关系） 如果缓释、控释制剂的释放行为随外界条件变化而变化，就应该制备两种供试品（一种比原制剂释放更慢；另一种更快），研究影响其释放快慢的外界条件，并按体外释放度试验的最佳条件，得到体外累积释放率-时间的释放曲线。

(2) 体内吸收曲线（体内吸收百分率与时间的关系） 根据单剂量交叉试验所得血药浓度-时间曲线的数据，对在体内吸收呈现单室模型的药物，可换算成吸收率-时间的体内吸收曲线，体内任一时间药物的吸收率 F_a (%) 可按以下 Wagner-Nelson 方程计算：

$$F_a = (C_t + KAUC_{0\sim t}) / (KAUC_{0\sim \infty}) \times 100\% \qquad (17-16)$$

式中，C_t 为 t 时间的血药浓度；K 为消除速度常数。

双室模型药物可用简化的 Loo-Rigelman 方程计算各时间点的吸收率。

2. 体内-体外相关性检验 当体外药物释放为体内药物吸收的限速因素时，可利用线性最小二乘法回归原理，将同批试样体外释放曲线和体内吸收曲线上对应的各个时间点的释放率和吸收率回归，得直线回归方程。

如果直线的相关系数大于临界相关系数（$P<0.001$），可确定体内外相关。

当血药浓度（或主药代谢物浓度）与临床治疗浓度（或有害浓度）之间的线性关系明

确或可预计时，可用血药浓度测定法，否则可用药理效应法评价缓释、控释制剂的安全性与有效性。

思 考 题

1. 缓、控释制剂延缓或控制药物释放的原理与方法有哪些？
2. 影响口服缓、控释制剂设计的因素有哪些？
3. 哪些药物不适宜制成缓释或控释制剂？试举具体药物两种以说明之。
4. 试述渗透泵型控释片剂的控释原理。
5. 控释制剂通常由哪几部分组成？你认为哪部分最为关键？

第十八章 靶向制剂

本章要求
1. 掌握 靶向制剂的含义、分类和特点。
2. 熟悉 被动靶向制剂、主动靶向制剂和物理化学靶向制剂的靶向机制。
3. 了解 靶向制剂靶向性的评价方法。

第一节 概 述

一、靶向制剂的含义

靶向制剂又称靶向给药系统（targeting drug delivery system，TDS），是指借助载体、配体或抗体等将药物定向分布于靶组织、靶器官、靶细胞或细胞内结构的给药系统。

由于靶向制剂利用载体将药物选择性地浓集于作用部位，因此具有提高药物在作用部位的治疗浓度，使药物具有专一药理活性，降低药物对正常细胞的毒性，减少剂量，提高药物制剂的生物利用度等特点，从而可提高药品的安全性、有效性、可靠性。理想的靶向制剂应具备定位浓集、释药可控以及载体无毒等三个要素。

二、靶向制剂的分类

靶向制剂有多种分类方式，各类型互有交叉。

最常见的分类方式是按靶向原动力分类，靶向制剂可分为被动靶向制剂、主动靶向制剂和物理化学靶向制剂三大类。

1. 被动靶向制剂（passive targeting preparation） 即自然靶向制剂，是利用药物载体（drug carrier）即将药物导向特定的部位，使药物被生理过程自然吞噬而实现靶向的给药系统。通常是利用液晶、液膜、脂质、类脂质、蛋白质、生物材料等作为载体，将药物包裹或嵌入其中制成的各种类型的胶体或混悬微粒系统。载药微粒主要被单核－巨噬细胞系统的巨噬细胞，尤其是肝的枯否细胞（Kupffer cell）摄取，使药物定位、浓集并释放于巨噬细胞丰富的肝、脾、肺、骨髓及淋巴结等器官。常见的被动靶向制剂有乳剂、脂质体、微球、纳米粒等。

被动靶向制剂在体内的分布主要由以下两个方面决定：①微粒的大小：被动靶向制剂经静脉注射后，在体内的分布首先取决于微粒的大小。一般粒径在 $2.5 \sim 10 \mu m$ 时，微粒大部分浓集于巨噬细胞中；粒径小于 $7 \mu m$ 时通常被肝、脾中的巨噬细胞摄取；$200 \sim 400 nm$ 的微粒集中于肝后迅速被肝清除；粒径为 100～200nm 的微粒很快被网状内皮系统（RES）的巨噬细胞从血液中清除，最终到达肝枯否细胞溶酶体中；50～100nm 的微粒可以进入肝实质细胞中；小于 50nm 的微粒则透过肝脏内皮细胞或者通过淋巴传递到脾和骨髓中；大于 7μm 的微粒则多被肺的最小毛细血管床以机械滤过的方式截留，被单核白细胞摄取进入肺组织或肺气泡中。但是相同粒径范围的不同微粒可能作用于机体的靶器官也不尽相同。所以，治疗某种疾病的微粒的有效粒径范围需要根据具体试验确定。②微粒的表面性质：主要表现在亲水性和带电性两个方面。亲水微粒不易受调理也就较少被吞噬而易浓集于肺部；疏水的微粒，无论其直径大还是小，都会有效地被肝脏摄取而不会到达骨髓。带负电荷的微粒 Zeta 电位的绝对值越大，静脉注射后越易被肝的单核－巨噬细胞系统滞留而靶向于肝部；带正电荷的微粒则易被肺部的毛细血管截留而靶向于肺部。此外，单核－巨噬细胞系统对微粒的摄取主要由微粒吸附血液中的调理素 [如 IgG、补体 Cb3 或纤维连结蛋白（fibronectin）] 和巨噬细胞上的有关受体完成。微粒的粒径及其表面的性质决定了吸附何种调理素及其吸附程度，同时决定了吞噬的途径和机制。

2. 主动靶向制剂（active targeting preparation） 是用修饰的药物载体作为"导弹"，将药物定向运送至病变部位而发挥药效的给药系统。主动靶向制剂主要包括修饰的药物载体和前体药物两大类制剂。

（1）修饰的药物载体　载药微粒通过表面修饰而不被巨噬细胞识别，或连接特定的配体与靶细胞的受体结合，或连接单克隆抗体成为免疫微粒等方法，避免巨噬细胞的摄取，改变微粒在体内的自然分布而到达特定的靶部位。如修饰的脂质体（长循环脂质体、免疫脂质体、糖基修饰的脂质体）、修饰的纳米乳、修饰的微球、修饰的纳米球（聚乙二醇修饰的纳米球、免疫纳米球）等。

（2）前体药物　是将药物修饰成前体药物，即本身无药理活性而能在病变部位被激活的物质，使其在特定靶区被激活而发挥作用。如果微粒要通过主动靶向到达靶部位而不被毛细血管（直径 4～7μm）截留，通常粒径不应大于 4μm。常见的前体药物有抗癌的前体药物、脑部靶向前体药物、结肠靶向前体药物等。

3. 物理化学靶向制剂（physical and chemical targeting preparation） 是应用某些物理化学方法使靶向制剂在特定部位发挥药效的给药系统。如应用磁性材料与药物制成磁性制剂，在较强的体外磁场引导下，通过血液循环到达并定位于特定靶区；或使用对温度敏感的载体制成热敏性制剂，在体外热疗设备的作用下，使热敏感制剂在靶区释药；也可利用对 pH 敏感的载体制成 pH 敏感制剂，使药物在特定的 pH 靶区内释药。用栓塞制剂阻断靶区的血液和营养的供应，起到栓塞和靶向化疗的双重作用，也属于物理化学靶向的范畴。

此外，还有以下几种分类方式：

按靶向机理分类，靶向制剂可分为生物物理靶向制剂、生物化学靶向制剂、生物免疫靶向制剂及双重、多重靶向制剂等。

按制剂类型分类，靶向制剂可分为乳剂、脂质体、微囊、微球、纳米囊、纳米球、磁性导向微粒等。

按给药途径分类，靶向制剂可分为口服靶向制剂、注射给药靶向制剂、经皮给药靶向制剂及植入靶向制剂等。

按靶向部位分类，靶向制剂可分为肝靶向制剂、肺靶向制剂、淋巴靶向制剂、骨髓靶向制剂、结肠靶向制剂等。

三、靶向性评价

药物制剂的靶向性可由相对摄取率 r_e、靶向效率 t_e、峰浓度比 C_e 等参数来衡量，如表 18-1 所示：

表 18-1　　　　　　　　　药物制剂的靶向性参数及其含义

参数	计算公式	含义	靶向性判断标准
相对摄取率 (r_e)	$r_e = (AUC_i)_p / (AUC_i)_s$	药物制剂在该器官或组织的靶向性	r_e 大于 1 表示具有靶向性，r_e 愈大靶向性越强
靶向效率 (t_e)	$t_e = (AUC)_{靶} / (AUC)_{非靶}$	药物制剂或药物溶液对靶器官的选择性	t_e 值大于 1 表示对靶器官比某非靶器官有选择性；t_e 值愈大，选择性愈强
峰浓度比 (C_e)	$C_e = (C_{max})_p / (C_{max})_s$	药物制剂改变药物分布的效果	C_e 值愈大，表明改变药物分布的效果愈明显

注：表中 AUC：药时曲线下面积；C_{max}：峰浓度；p：药物制剂；s：药物溶液；靶：靶器官；非靶：非靶器官。

第二节　被动靶向制剂

被动靶向制剂是进入体内的载药微粒被巨噬细胞作为外来异物所吞噬而实现靶向的制剂，这种自然吞噬的倾向使药物选择性地浓集于病变部位而产生特定的体内分布特征。

被动靶向制剂包括脂质体、微乳、微囊、微球、纳米粒等。

一、脂质体

脂质体的靶向性主要由不同部位的网状内皮系统决定，主要用于癌症的治疗。其优点是可以通过包裹不同化学性质和大小的物质使药物既能有选择性地杀伤癌细胞和抑制癌细胞的繁殖，又能减轻药物的毒副作用，是理想的抗癌药物的载体。目前研究制成抗癌脂质体的药物有：氟尿嘧啶、喜树碱、甲氨蝶呤、高三尖杉酯碱、唐松草新碱、鹤草酚等。

脂质体静脉给药后，优先集中于网状内皮组织，主要被肝、脾摄取；肌肉注射后大部分集中于淋巴结中；口服后可到达血管。例如多柔比星（ADM，阿霉素）脂质体静脉注射于正常小鼠，在肝脾中脂质体的药物浓度比游离药物增加 10 倍，并能长时间维持较高组织浓度而较少进入骨髓、心肌及神经组织。这一点不仅使其适用于肝、脾恶性肿瘤的治疗，而且对心脏毒性大的药物亦可制成脂质体进行抗癌治疗。若利用脂质体携载巨噬细胞活化因子，可加快被巨噬细胞摄取，大大增强其激活巨噬细胞、清除肿瘤的作用，这对于临床上辅助治疗肿瘤具有重要意义。

其次，脂质体还可承载治疗网状内皮系统疾病的其他药物，达到自然靶向的作用。如可作为抗寄生虫药物、酶、激素以及抗生素的载体等。

但脂质体作为药物载体，目前还存在一些不足：①一般脂质体的靶向性主要集中在网状内皮系统，因此要达到特异靶向性，则要使脂质体结合抗体、糖链或使脂质体在受到热、光及靶器官特定pH值作用后才释放药物。②脂质体对某些水溶性药物包封率较低，药物易从脂质体中渗漏出来。故常采用制成前体药物的方法或用大豆甾醇等强化材料修饰脂质膜，以改善包封率和稳定性。用以上方法处理后，脂质体则具有了主动靶向的能力。③用常规方法制得的脂质体易于聚集和融合，这一不足可采用膜修饰方法使膜带电子或制成膜聚合脂质体得以解决。此外，脂质体贮存稳定性差以及静注给药后因血中蛋白、酶等因素作用造成其破裂及包封药物的快速渗漏等不足使其临床应用受到极大限制。

二、微球

微球是指药物分子分散或被吸附在白蛋白、明胶、聚丙交酯等高分子聚合物载体中而形成的微粒分散系统。其粒径大小不等，一般为几微米，有的可达数百微米。在制剂上多数产品为冻干的流动性粉末，亦有混悬剂。目前微球的研究用药多为抗癌药，也有抗生素、抗结核药、抗寄生虫药、平喘药、疫苗等。可用于动脉栓塞、口服或注射给药。

静脉注射给药是其被动靶向的给药方式，主要是通过控制微球的粒径来实现药物的靶向性。注入静脉内的微球混悬液随着血液循环，首先与肺部毛细血管网接触，肺部毛细血管网的平均直径小于$7\mu m$，因此粒径大于$7\mu m$的微球将被肺有效截获；而$7\mu m$以下的微球会很快被网状内皮系统的巨噬细胞清除，故主要集中于肝、脾等网状内皮系统丰富的组织，最终到达肝脏的枯否细胞的溶酶体中。粒径达$12\mu m$以上的微球可暂时或永久地阻滞于毛细血管床；而小于$0.1\mu m$的微球可以透过血管细胞的间隙离开血液循环。现已证实，大小合适的微球静脉注射后可以产生良好的靶向作用，而且安全。如粒径为$12\mu m$左右的恩诺沙星明胶微球，静脉注射后可以被肺毛细血管机械性滤取而表现为肺靶向性，提高了呼吸道疾病的治疗效果，降低了毒性和副作用。

当微球作为靶向载体时，要求微球在到达靶器官前没有药物释出，而到达靶器官后，则以一定速度释药并能维持一定时间。若存在明显的突释效应或缺乏缓释效应则会严重影响这类制剂的作用效果。针对这些问题，可通过如下方法来增强微球的控释能力：改变聚合物的相对分子质量、种类或改变制备方法以调节释药速度；将水溶性药物制成前药或加工成微粉，以减少水溶性药物突释；另外在热固化及化学固化过程中，增加固化温度、固化时间及骨架交联度以减慢释药；添加附加剂，如在外水相中加入盐、糖、L-精氨酸等或在内水相中加入吐温等以降低突释。

三、乳剂

乳剂包括普通乳、复乳、微乳、亚微乳等。乳剂作为药物载体有以下优点：能增加易水解物质的稳定性；可改善药物对皮肤、黏膜的渗透性并减少对组织的刺激性；增加药物吸收率，提高生物利用度，降低毒副作用；可使药物缓释、控释，延长药效；使药物具有靶向性，提高靶部位浓度，并具有淋巴亲和性。

乳剂中药物的释放机制主要有透过细胞膜扩散、通过载体使亲水性药物变为疏水性而更易透过油膜或通过复乳中形成的混合胶束转运等。乳剂的粒径大小、类型以及乳化剂的种类、用量对靶向性都有着重要的影响。

乳剂作为药物转运系统，当药物被包于内相时，可使药物避免与体液或组织液直接接触，从而可在长时间内缓慢释放。引入适宜的复乳（multiple emulsion）系统，可进一步延长药物的释放，而且具有淋巴定向输送和靶向定位作用，如抗肿瘤药物依托泊苷制成复乳可避免口服引起的胃肠道内失活，成为靶向给药系统。但是复乳属热力学不稳定体系，欲使其广泛使用则必须改善其物理稳定性。

油状药物或亲脂性药物制成 O/W 型乳剂及 O/W/O 型复乳静脉注射后，油滴被巨噬细胞吞噬后在肝、脾、肾中高度浓集，油滴中溶解的药物在这些脏器中浓度也较高。如亲脂性药物前列腺素能有效抑制癌基因表达，其脂肪乳剂因在血浆中稳定，靶向性强，已被用于临床研究。水溶性药物制成 W/O 型乳剂及 W/O/W 型复乳经肌内或皮下注射后易浓集于淋巴系统，因此可达到被动靶向的作用。

由于乳剂中的油滴可以被巨噬细胞大量吞噬，因此将抗炎药物制成乳剂，静脉注射后容易聚集于炎症部位。如将醋酸地塞米松制备成乳剂能够提高炎症抑制率，增加在脾、肺、炎症组织内的分布，提高抗炎活性，减少不良反应。两性霉素 B 的常规剂型在治疗抗真菌的过程中常出现肾毒性，将其制成静脉注射乳剂可以提高药物靶向性，有效降低肾毒性。组织分布研究显示，两性霉素 B 在肝、脾内聚集，而在肾内的蓄积明显降低。

以微乳作为载体时，可以增加药物对脑组织的靶向性。如对比尼莫地平乙醇液、胶束液及微乳剂在脑组织中的靶向性时发现，三种制剂在血浆、肝脏中的分布无显著性差异，而在脑组织的分布差异显著，微乳剂使脑内药物浓度明显高于乙醇液和胶束液。紫杉醇微乳的组织分布与尼莫地平微乳相似，也具有明显的脑靶向作用。微乳之所以具有脑靶向性，一方面在于微乳粒径小、容易逃避网状内皮系统的捕获和吞噬；另一方面微乳中的油相组分增强了药物与脑组织的亲和性；此外，与其他纳米微粒载药系统相似，微乳可携带包裹的药物迅速通过血脑屏障。研究表明，阴离子和阳离子微乳比中性离子微乳更有利于药物突破血脑屏障，但阳离子微乳对血脑屏障具有直接的毒副作用，因而中性离子微乳和低浓度的阴离子微乳更适用于药物的脑部靶向。

微乳对药物在眼组织中的分布也有很大影响。微乳作为眼部用药的有效载体，在眼组织中的分布情况有利于药物的吸收，并具有靶向作用。这是因为微乳不仅能避免眼用混悬液中较大的微粒引发的刺激性，而且借助微乳的黏附性克服了水溶液在角膜前易于清除的缺点，从而增加药物通过角膜和非角膜的吸收、降低药物毒性并有药物靶向作用。

微乳作为一种稳定的载药系统，能提高药物吸收速度和程度、延长药物的体内循环时间、增强药物对肿瘤和脑组织的靶向性，因此这种新型药物转运体系在口服制剂、注射剂及局部给药制剂方面都具有较大的应用潜力。但微乳处方中所采用的大量乳化剂所带来的刺激性或不良反应仍限制了它的应用。

目前上市的靶向乳剂有瑞士的环孢素口服微乳，国内的鸦胆子油乳剂、5-氟尿嘧啶乳剂等品种。

四、纳米粒

纳米粒是以天然或合成高分子物质如蛋白质、聚氰基丙烯酸酯等包裹药物制成的一种可生物降解的胶体药物载体。人体最小的毛细血管的直径大约为 $1\mu m$，直径小于 $1\mu m$ 的纳米粒很容易通过这些毛细血管，从而通过非胃肠道途径给药可以达到缓释以及在特定组织释药的目的。

纳米粒具有被动靶向性，被动靶向的真正靶标是细胞内的溶酶系统。载体包裹的药物进入循环系统后，并不直接释放，而是被网状内皮系统（RES）摄取，60%~90%分布在肝内。通常纳米粒能从血液快速清除并浓集于肝，从而达到降低毒性提高疗效的目的。这类制剂的特点是可生物降解、低毒、低免疫性，有一定的靶向性，制剂形式多样，包封率高，稳定性好，贮存期更长等。具有缓释性和一定的组织靶向性。它能改变药物的体内分布、释放速度及生物利用度。它们的靶向部位主要在肝脏，因此作为肝脾疾病的药物载体前景良好。

聚合物纳米粒为高分子材料，被细胞吞噬后降解的单体具有潜在细胞毒性，因而限制了其应用。

固态脂质纳米粒以毒性低、生物相容性好的脂质材料为载体，兼具脂质体的优点。但同时具有对亲水性药物的载药量低、易出现不同胶态结构（胶束、脂质体、混合胶束、药物纳米结晶）、脂质的物理状态复杂（不同晶型之间的转变、过冷融化物的出现）及贮藏过程中易凝胶化、粒径增大和多晶型转变后导致药物突释以及使用过程中的不稳定性、分散液中含水量高（质量分数达70%~99.9%）等缺点，影响了它的使用。

第三节 主动靶向制剂

主动靶向制剂是指通过载体结构修饰或抗体识别、受体识别、免疫识别等生物识别作用将药物定向运送至病变部位发挥药效，而不损伤周围的正常细胞、组织和器官的体系。主要包括修饰的药物载体和前体药物两大类。

修饰的药物载体有修饰脂质体、修饰微乳、修饰微球、修饰纳米球、免疫纳米球等；前体药物包括抗癌的前体药物、脑部位和结肠部位的前体药物等。

一、修饰的药物载体

根据不同的靶向机制，修饰的药物载体可分为以下几类：

（一）长循环微粒给药系统

胶体微粒给药系统，如脂质体、纳米粒等经静脉注射后，在血液循环中被快速清除而被网状内皮组织丰富的器官如肝、脾中的网状内皮细胞所吞噬，在一定程度上阻碍了这些微粒制剂在其他器官、组织的靶向性。为了延长微粒在血液循环中的滞留时间，增加在其他脏器、组织的分布，可通过改变微粒表面性质，减少网状内皮系统的识别。

巨噬细胞对异物颗粒的识别和吞噬，有赖于异物颗粒在水中的表面张力，只有它的表面张力比巨噬细胞更大，即疏水性更强，才能被吞噬，而粒子的亲水性越强，则被摄取就越少。通常在药物或载体表面连接亲水性聚合物如聚乙二醇（PEG）、聚氧乙烯（PEO）、吐温-80等，可抵抗调理素（opsonin）的调理作用，在体循环中长期滞留而不被单核吞噬细胞系统（MPS）捕获，有效蓄积在实体瘤部位，更好地发挥主动靶向作用。同时由于肿瘤等病变部位的上皮胞层处在一种渗漏的状态，基底膜不连续或缺陷，上皮细胞间隙变大，上皮细胞出现窗孔结构，使长循环微粒给药系统进入肿瘤等病变部位的机会明显增加，脂质体、纳米球、纳米囊经修饰后均可获得类似的效果。如 PEG 修饰的纳米球在血中的量远高于未修饰者，4 小时后修饰者有 30% 在血中，未修饰者则完全消失。微乳表面用泊洛沙姆（poloxamer）338 修饰后药物在炎症部位的浓度可提高 7 倍。粒径小于 100nm 的长循环微粒，由于能在血中循环足够长的时间，因此进入那些毛细血管通透性增强的组织的几率增加，如血管生成期的实体瘤、炎症和感染部位，从而将药物直接导入病变组织，提高治疗指数和疗效。

（二）抗体介导的主动靶向

抗体介导是利用抗体与抗原的特异性结合将药物导向特定的组织或器官。化学免疫结合物在形式上有药物抗体结合物和药物载体抗体结合物。

如将蒽环类抗癌药包裹于白蛋白纳米粒中，然后在纳米粒表面交联抗人乳腺癌单克隆抗体，可使纳米粒犹如药库，当其被注射入人体后，在单抗的导向下到达癌变部位，经物理扩散，药物即可释放出来发挥疗效。

脑毛细血管内皮细胞表面有高密度的转铁蛋白受体，静注其抗体（OX-26）能优先结合到脑毛细血管内皮细胞上。有研究者以一种神经营养因子（NTF）为模型，用分子生物学手段设计了一种含 OX-26 线性单链可变区的融合蛋白，并通过基因工程方法在真核细胞内表达。这种融合蛋白可靶向 CNS 而无免疫原性；同 NTF-OX-26 偶联物相比，分子量减小，更易透过血脑屏障（BBB）；由于是在真核细胞内表达，不会影响与抗原的结合力；避免了合成和纯化偶联物的繁琐过程，降低了 NTF 失活的可能性。

将肝肿瘤细胞相关抗原的抗体通过葡聚糖与多柔比星相连，考察其抗肿瘤效果及对心脏、骨髓的毒副作用。腹腔注射肝细胞肿瘤 1 周后开始给药，发现实验组的血清甲胎球蛋白较对照组明显降低，肿瘤组织的多柔比星和单克隆抗体浓度高，而其周围正常肝组织不显示药物和单克隆抗体的荧光，并且心肌组织亦无多柔比星荧光。

又如免疫脂质体，即在脂质体表面结合上某种抗体，使其具有对靶细胞分子水平上的识别能力，可以提高脂质体的专一靶向性。

（三）受体介导的主动靶向

体内某些器官和组织中存在一些特殊的受体，能选择性识别具有特异性的配体。因此，利用受体与配体的专一结合性，将药物与配体共价结合，制成共轭物就可将药物导向特定的靶组织。例如，哺乳动物的肝细胞膜上存在有唾液酸糖蛋白受体（ASGPR），它能特异性地识别 N - 乙酰氨基半乳糖、半乳糖和乳糖，利用这些特性可以将一些外源的功能性物质经过半乳糖等修饰后，定向地转入到肝细胞中发挥作用。

肿瘤组织细胞膜上存在多种特异性受体，如 TFR、叶酸受体、低密度脂蛋白受体、尿激酶受体、肿瘤坏死因子受体家族（tumor necrosis factor receptor family）和超家族（super family）等，有些受体已证实可作为特定肿瘤的靶点，可利用其提高主动靶向效率。如多数肿瘤细胞表面上的叶酸受体，在数量和活性上均比正常细胞大得多，因而可制备叶酸脂质体，它以叶酸受体为介导，提高了脂质体对肿瘤细胞的靶向性。又如低密度脂蛋白（LDL）是存在于哺乳类动物血浆中的脂蛋白。在一些癌细胞中 LDL 受体活性及数量高出正常细胞 20 倍以上。因而 LDL 可携带药物经过特异性 LDL 受体途径到达靶细胞。LDL 是内源性脂蛋白，可避免脂质体、单抗等被网状内皮系统迅速清除的缺陷，又可克服被动靶向制剂的不足。

二、前体药物

前体药物是将活性药物在体外衍生成药理惰性物质，使用后在体内经生物转化，再生为活性的母体药物而发挥药理作用。

欲使前体药物在特定的靶部位再生为母体药物，则应满足以下条件：①前体药物能同靶部位充分接近；②促进前体药物转化的物质仅在靶部位存在或表现出活性；③促进母体药物再生的物质充足，能产生足够量的活性药物；④产生的活性药物能在靶部位滞留，而不进入循环系统产生毒副作用。

根据药物化学结构的不同，构建靶向前体药物的主要方法可以分成两类：一类是羧酸、醇或酚成酯，胺类成酰胺、亚胺或磷酰胺，醛、酮类成半缩或缩醛、酮等；另一类是在药物分子中引入偶氮基、糖苷基、肽键或醚键等。

常见的前体药物主要有以下几种：

1. 抗癌药前体药物　简单抗癌药前体药物是利用肿瘤中某些酶的水平的升高，活化前体药物，从而释放出具有活性的原药。例如由于癌细胞比正常细胞含较高浓度的磷酸酯酶和酰胺酶，故可将某些抗癌药制成磷酸酯或酰胺类前体药物使其定位于癌细胞；很多癌细胞能产生大量的纤溶酶原活化剂，可活化血清纤溶酶原成为活性纤溶酶，故可将抗癌药与合成肽结合，成为纤维蛋白酶的底物，在肿瘤部位释放原药而抗癌。这种制备前体药物的方法主要优势在于：不需要抗体和酶作偶联物，但活性原药可由肿瘤部位扩散出去。

药物与酶 - 单克隆抗体连接的偶联物 - 前体药物也可用于肿瘤细胞的靶向治疗，被称作抗体导向的酶前体药物疗法（ADEPT）。由于使用了酶 - 单克隆抗体偶联物，此前体药物的靶向分子是肿瘤的相关抗原，并在原位活化，随后释放药物。无活性的前体药物不被细胞摄取，故对正常细胞毒性较小。前体药物通过特异的酶促反应而在肿瘤局部转化为活性药物，并分布到邻近肿瘤细胞，导致细胞死亡。

2. 脑部靶向前体药物　药物能否进入脑组织，取决于药物能否透过血脑屏障。影响药物分子透过血脑屏障的因素，主要包括药物分子的大小及其空间构型、生理状态下的存在形式、与血浆蛋白的结合能力及亲脂性等，因此可考虑通过改造药物分子的结构或制成前体药物的方法来增加其透过能力。

药物透过血脑屏障的主要机制是被动扩散，故可将含 OH^-、NH_2^-、$COOH^-$ 结构的脂溶性差的药物通过酯化、酰胺化、氨甲基化、醚化、环化等化学反应制成脂溶性大的前体药物，进入脑组织后被水解而释放出活性药物，活性药物因脂溶性差被"锁定"于脑组织中，从而提高脑部疾患的治疗效果。但脂溶性增强后，药物也容易进入其他组织而引起毒副作用，但如果前体药物在其他组织中也降解为水溶性物质，则可加快其在外周的消除而减少不良影响。

已有研究表明，抗病毒药物、甾体化合物、多肽（脑啡肽、促甲状腺激素释放激素）、帕金森病的治疗药物（氨基酸拮抗剂、自由基清除剂）制成前体药物可提高药物的脑内渗透性。

3. 结肠靶向前体药物　结肠靶向前体药物系利用大量细菌集中分布在结肠并分泌独特的偶氮还原酶、糖苷酶及糖苷酸酶等多种酶可降解特殊键的特点制备的口服释药系统。药物在结肠定位释放，可避免药物在上消化道释放引起的不良反应和消化酶对药物的破坏。主要包括苷的前体药物、偶氮前体药物、偶氮双键靶向黏附前体药物等。

药物与苷结合形成的前体药物分子质量高，亲水性强，生物膜的通透性低，又不会被小肠、胃酶水解，而对结肠中的酶却很敏感。如氢化可的松口服后在小肠吸收，很少到达结肠，将其制成 20-吡喃型葡萄糖基氢化泼尼松 -21- 甲酯后，大部分进入结肠并在细菌作用下分解产生局部抗炎作用，可用于治疗溃疡性结肠炎。

偶氮前体药物分两类，一类是药物或释药系统本身含有偶氮键，当释药系统口服以后，经胃和小肠进入结肠时，因结肠内细菌所产生的偶氮还原酶的作用，偶氮键断裂，释放活性成分。其中偶氮水杨酸是唯一应用于临床的 5-氨基水杨酸（5-ASA）前体药物，是 5-ASA 的二聚物。另一类是利用经化学改造成的含偶氮键的包衣材料二乙烯偶氮苯聚合物。该材料主要用于肽类和蛋白质类药物的结肠定位释药系统，这类聚合物缺点是聚合物重现性差，安全性尚未确定。而且偶氮类聚合物在结肠内降解缓慢，一般在 6 小时以上，故药物能否全部释放值得研究。

第四节　物理化学靶向制剂

物理化学靶向制剂是应用温度或磁场等外力或体内 pH 将微粒导向特定部位并在特定部位释药而实现靶向的制剂，包括磁感应制剂、pH 敏感制剂、热敏感制剂和栓塞药物等。

一、磁性靶向制剂

磁性靶向制剂是利用体外磁场将磁性载药微粒导向靶部位的制剂。通常由磁性材料、载体材料、药物（主要是抗肿瘤药物或某些诊断试剂）及其他辅料组成，可通过静脉、动脉导管、口服或注射等途径给药。药物与磁性物质通过适当的载体制成稳定体系，在足够强的外磁场作用下，药物在体内定向移动、定位浓集并释放，从而集中在病变部位发挥疗效，具有高效低毒的特点。如人血白蛋白包裹的阿霉素磁性纳米球，给药后在大鼠左肝外叶应用磁场30分钟，结果表明阿霉素在肝中的分布高于其他器官，并且使移植性肝肿瘤大鼠生存期明显延长。

目前磁靶向制剂有：磁性微球、磁性纳米粒、磁性脂质体（普通磁性脂质体、热敏型磁性脂质体、长循环磁性脂质体等）、磁性乳剂、磁性片剂、磁性胶囊和将单克隆抗体偶联在磁性制剂表面的免疫磁性制剂（免疫磁性微球、免疫磁珠、免疫磁性脂质体等）。

磁性靶向制剂作为较有潜力的靶向给药系统，对提高药物疗效、降低毒性较有意义。磁性微粒对一些离表皮较近的实体瘤如乳腺癌、膀胱癌、食管癌、皮肤癌，甚至肝癌、肺癌等均显示出了临床治疗的优越性。

但体外磁场，包括磁场强度、磁场梯度及磁场使用时间和立体定位等因素对该给药系统的靶向性影响较大，深层部位靶向性较差的问题尤为突出。增大微粒的粒径可增强磁响应性，但会影响粒子在体内的运送、分布。微粒本身的性质如粒径均匀性、磁性超细粒子和药物含量、稳定性以及体内环境如靶区的血管分布和透过性、靶点离给药部位的距离等因素对磁性微粒靶向性的影响均有待进一步研究。此外，所用超顺磁性氧化铁也存在毒性问题，因为它可导致人体内铁含量升高。

二、栓塞靶向制剂

动脉栓塞是通过插入动脉的导管将栓塞物输送到靶组织或靶器官的医疗技术。动脉栓塞给药的微粒制剂多用于肿瘤治疗，一方面载体长时间停留在动脉内，阻断血液向肿瘤组织提供营养，阻止癌细胞的繁殖并促进癌细胞的坏死；另一方面药物可以不断向肿瘤组织释放，不但使肿瘤部位的药物长时间地维持在较高浓度水平，而且降低了体循环中的药物浓度，故可提高药物的治疗指数。

临床上将微球的栓塞化治疗用于治疗肝、脾、肾、乳腺等部位的肿瘤，促进肿瘤组织坏死、缩小，甚至消失，疗效显著。由于肝脏是由肝动脉与静脉双重供血的器官，肝细胞70%～90%的供血来自门静脉，而肿瘤组织95%的供血来自肝动脉，这对肝肿瘤的栓塞化治疗极为有利。目前，采用微球对不可手术治疗的肝肿瘤进行栓塞化治疗已成为首选方法。如采用淀粉微球栓塞肿瘤供血动脉，同时采用射频热疗和化疗的方法，治疗晚期肝癌患者，结果显示不良反应少，患者生存时间延长。

使用栓塞方法时应注意动脉栓塞微粒的粒径必须与病灶部位微动脉管径相符，一般为50～250μm。例如将粒径为50～70μm的卡铂白蛋白微球经肝动脉灌注到动物体内，取样后在电子显微镜下可见微球栓塞在肝动脉末端，达到了治疗目的。

三、热敏靶向制剂

热敏靶向制剂是能携载药物并且在高温条件下有效释放药物的靶向制剂。应用温度敏感脂质体载药结合病变部位升温来实现药物的靶向输送是一种常用的热敏性靶向制剂。其原理是由某些脂质构建的脂质体具特定的相变温度，在低于其相变温度的环境下，脂质体保持稳定，而当脂质体达到液晶态相变温度时，其磷脂的酰基链紊乱度及活动度增加，膜的流动性增加，包封的药物释放速度增大。如应用磷脂酰胆碱、胆固醇和乙醇制备了一种温度敏感脂质体，其相变温度为42.7℃。实验证明，应用该脂质体携载氮芥，结合肿瘤局部加热可大大提高输送到肿瘤的药量，缩小肿瘤体积，延长存活时间。

在热敏脂质体膜上交联抗体，可得热敏免疫脂质体。这种脂质体同时具有物理化学靶向与主动靶向的双重作用，如阿糖胞苷热敏免疫脂质体等。

四、pH敏感靶向制剂

热敏性靶向制剂通过局部升温技术可较好地解决药物体内控释问题，但加热时间过长可造成正常结缔组织损伤。由于肿瘤附近及炎症部位的pH值比周围正常组织低，利用pH敏感微粒载药可靶向释放到这些部位。如用聚组氨酸5000（polyHis 5000）/PEG2000嵌段共聚物胶束负载多柔比星，体外试验表明24小时内药物释放呈pH依赖性。药物释放量随pH值下降逐渐增加，在该胶束的触发pH值6.8时产生突释效应。

pH敏感型靶向制剂还可用于口服药物的结肠定位给药。因为胃内的pH值为0.9～1.5，小肠为6.0～6.8，结肠为6.5～7.5，而丙烯酸树脂Eudragit L、Eudragit S等在pH值>7.0的环境中溶解引起药物释放，所以常以此类丙烯酸树脂作为口服结肠定位系统的载体材料。

为了提高pH敏感靶向制剂的靶向性，常联用多种靶向手段。如可在其表面接上抗体或受体配基构建成pH敏感免疫脂质体或配基标记的pH敏感脂质体。又如以磺胺甲氧哒嗪调聚物（sulfamethoxypyridazine telomer，MSPT）为pH敏感物质，以异丙基丙烯酰胺和二甲基丙烯酰胺为热敏物质的pH/温度敏感型纳米粒，在较低pH值和外加较高温度环境中，药物在肿瘤区域的蓄积量有所增加。

思 考 题

1. 抗癌药物可采用哪些制剂技术达到靶向的目的？
2. 哪些靶向制剂可以达到肝脏靶向、肺脏靶向和结肠靶向的效果？

第十九章 经皮给药制剂

本章要求
1. 掌握 经皮给药制剂的概念、特点、类型及常用材料。
2. 熟悉 皮肤的基本生理结构、药物吸收途径及其影响因素。
3. 了解 经皮给药制剂的制备、质量评价及其研究进展以及渗透促进剂、离子导入等新技术在经皮给药制剂中的应用。

第一节 概 述

透皮给药系统或透皮治疗系统（transdermal drug delivery systems 或 transdermal therapeutic systems, TDDS 或 TTS），又称经皮给药制剂，系指药物经皮肤吸收进入体内并达到有效血药浓度，实现治疗或预防疾病的一类制剂。广义的经皮给药制剂包括软膏剂、硬膏剂和贴片，还包括涂膜剂和气雾剂等，常用的剂型为贴剂（patch）。

随着1981年第一个透皮贴剂东莨菪碱贴剂的上市，TDDS 已有 20 余年的历程，其发展速度迅猛。TDDS 大多用于激素替代治疗（治疗绝经期综合征、骨质疏松症和性腺机能减退）、心血管疾病（高血压和心绞痛）和中枢神经系统疾病（戒烟、晕动病和疼痛/炎症）。已上市的透皮贴剂包括东莨菪碱、可乐定、硝酸甘油、硝酸异山梨酯、芬太尼、烟碱、醋酸炔诺酮、雌二醇、睾酮、吲哚美辛、双氯芬酸、酮洛芬、妥洛特罗、利多卡因等等。国内也相继成功开发了东莨菪碱、硝酸甘油、可乐定、雌二醇、尼古丁和尼群地平贴剂等，并且也出现了中药的贴剂产品，其中中药巴布剂的发展更为迅速。据美国医药界预测，今后 10~15 年内，有 1/3 的现用药将采用经皮给药制剂。

一、透皮给药系统特点

TDDS 与片剂、胶囊剂或注射剂等比较具有以下特点：①避免了口服给药可能发生的肝首过效应及胃肠灭活效应，提高了治疗效果，药物可长时间持续扩散进入血液循环。②维持恒定的血药浓度，增强治疗效果，减少了胃肠给药的副作用。一般剂型在一天多次用药产生的血药浓度峰谷波动性很难避免，即使是口服缓释制剂，也不能排除胃肠道吸收部位的差异，而 TDDS 利用相对固定的皮肤部位给药，在用药期间吸收速度和吸收总量不会出现明显变化。③延长作用时间，减少用药次数，改善患者用药顺应性。一般情况下，口服缓释或控释制剂，维持有效作用的时间一般不会超过 24 小时。与之相比，TDDS 一次给药可维持 1 到 2 天甚至 2 天以上。④患者可以自主用药，减少个体间差异和个体内差异，根据处方，患者可以在皮肤上自行用药，也可以随时撤销用药，适用于婴儿、老人和不宜口服给药的病人。由于避免了饮食、体位、睡眠、运动等因素的干扰，皮肤之间吸收的差异比人体胃肠道吸收的差异小得多。因此 TDDS 制剂是一种新颖、可行、有相当潜力的药物制剂。

TDDS 也存在一些局限性：①由于皮肤的屏障作用，药物仅限于强效类；②大面积给药，可能会对皮肤产生刺激性和过敏性；③存在皮肤的代谢与储库作用。

二、经皮给药制剂的类型及其组成

（一）TDDS 的类型

依据 TDDS 结构特点可将其基本上分成两大类，即膜控释型 TDDS 与骨架扩散型 TDDS。膜控释型 TDDS 是指药物或经皮吸收促进剂被控释膜或其他控释材料包裹成贮库，由控释膜或控释材料的性质控制药物的释放速率；骨架扩散型 TDDS 是指药物溶解或均匀分散在聚合物骨架中，由骨架的材料控制药物的释放。其中，膜控释型 TDDS 包括复合膜型和充填封闭型；骨架扩散型 TDDS 包括聚合物骨架型和胶黏剂骨架型。

（二）TDDS 组成

TDDS 基本组成，一般情况下可分为以下 5 层：

（1）背衬层　多为不易渗透的铝塑合膜、玻璃纸、尼龙或醋酸纤维素等材料制成，以防止药物的挥发和流失。

（2）药物贮库层　是由药物、厚为 0.01～0.7mm 的聚乙烯醇或聚醋酸乙烯酯或其他高分子基质材料、渗透促进剂等制成的一层膜。在该层当中，治疗药物被溶解在一定的溶液中，制成过饱和混悬液存放在这层膜内，药物能透过这层膜慢慢地向外释放。

（3）控释膜　这种高分子材料具有一定的渗透性，利用它的渗透性和膜的厚度可以控制药物的释放速率，是 TDDS 的关键部分。

（4）胶黏膜　是由无刺激和无过敏性的黏合剂组成，如天然树胶、合成树脂类等。

（5）保护膜　是一种可剥离衬垫膜，具有保护药膜的作用

第二节　经皮给药制剂的设计

TDDS 通过皮肤吸收药物进入人体内产生治疗或预防作用，从临床考虑，主要选择那些慢性疾病的治疗及预防药物。半衰期太短需要频繁给予的药物，用常规口服或注射剂型疗效不可靠或具严重副作用，例如首过效应强及胃肠刺激性大的药物。但是，因为药物的渗透受到皮肤屏障的限制，必须考虑药物能否以足够量进入体内起到预期的作用。所以，TDDS 的设计首先必须对药物本身的适宜性予以研究，分析其渗透皮肤的可能性，然后，辅以制剂手段确定处方成分和工艺，设计 TDDS 类型。

一、TDDS 设计的原则

(一) 药物选择的原则

药物制成经皮吸收制剂的两个重要条件：①药物的剂量小。皮肤是很好的屏障，药物的透皮速率一般不大，为了达到治疗需要的给药剂量，剂量大者经皮给药系统的面积要大，但是 60cm² 是病人可接受最大面积，因此只有剂量小的药物才能制成经皮吸收制剂；②药物要有足够大的透皮速率。药物的透皮速率与药物的理化性质如相对分子质量、熔点和油水分配系数等有关。以下将适合于 TDDS 药物的最适条件，分成物理化学性质与药理性质两方面做了总结，参见表 19-1。

表 19-1　　　　　　经皮给药系统选用药物的最适条件

物理化学性质	药理性质
Mr（分子量）<1000	剂量小（<50mg/d）
熔点 <100℃	生物半衰期短（<5h）
溶解度：在液体石蜡与水中都大于 1mg/ml	分布容积小
pH 值：饱和水溶液在 5~9 之间	对皮肤无刺激性、不发生过敏反应

目前，经皮给药制剂主要集中于心血管药物、抗组织胺药、平喘药、非甾体抗炎镇痛药和激素类药物。

(二) TDDS 的剂量设计

TDDS 的剂量不是系统内药物的含量，应该是药物的透皮速率，或是单位面积的透皮速率与透皮面积。为了保证经皮给药系统能以恒定的速率给药，系统内药物的含量总是大于通过皮肤吸收的给药量。系统内药物的高浓度提供了药物扩散的动力，而使生物利用度不会达到 100%。

TDDS 透皮速率 TDR 的设计应根据有效血药浓度 C_{ss} 和药物动力学参数（消除速率常数 k，表观分布容积 V_d 或清除速率 Cl）计算，即：

$$TDR = C_{ss} \times V_d \times k = C_{ss} \times Cl \quad (19-1)$$

TDDS 给药面积 A 应是：

$$A = \frac{TDR \times 24}{\text{透皮速率} \times 24} \; (<60\text{cm}^2) \quad (19-2)$$

二、TDDS 设计的原理与方法

(一) TDDS 的基本原理

TDDS 设计，包括药物从该系统中的释放，分配进入角质层，继而扩散通过皮肤被毛细血管吸收进入人体循环等环节。

1. 药物通过皮肤的途径　药物经皮吸收的途径有两种：①表皮吸收途径，即药物透过角质层和活性表皮进入真皮，被毛细血管吸收进入人体循环，是药物经皮吸收的主要途径；②表皮附属器官吸收途径，即通过毛囊、皮脂腺和汗腺吸收。如图 19-1。

在表皮吸收途径中，药物从制剂中释放到皮肤表面，可通过角质层细胞或角质层细胞间到达活性表皮，进一步到达真皮。由于角质层细胞扩散阻力大，所以药物分子主要由细胞间扩散通过角质层。角质层细胞间是类脂分子形成的多层脂质双分子层，类脂分子的亲水部分结合水分子形成水性区，而类脂分子的烃链部分形成疏水区。极性药物分子经角质层细胞间的水性区渗透，而非极性药物分子经由疏水区渗透。

在皮肤附属器官吸收途径中，药物的穿透速度要比表皮途径快，但皮肤附属器在皮肤表面所占的面积只有 0.1% 左右，因此不是药物经皮吸收的主要途径。当药物渗透开始时，药物首先通过皮肤附属器途径被吸收。当药物通过表皮途径到达血液循环后，药物经皮渗透达稳态，则附属器途径的作用可被忽略。对于一些离子型药物及水溶性的大分子，由于难以通过富含类脂的角质层，表皮途径的渗透速率很慢，因此附属器途径是重要的。离子导入过程中，皮肤的附属器官是离子型药物通过皮肤的主要通道。

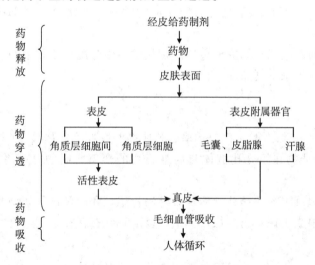

图 19-1　药物经皮吸收过程及吸收途径示意图

2. TDDS 中药物释放

（1）膜控释型 TDDS 的释放　包括复合膜型和充填封闭型两种具有限速膜的贮库型 TDDS，其药物的释放与膜的性质有关。控释膜有两种类型，一种是均质膜，另一种是微孔膜。药物通过均质膜的稳态释放速度率 J 为：

$$J = \frac{DC_0 K}{h} \tag{19-3}$$

式中，D 为药物在控释膜中的扩散系数；C_0 为药物在贮库介质中的溶解度；K 为药物在膜与贮库介质之间的分配系数；h 为膜厚度。当控释膜外的胶黏层影响药物的释放时，给药系统的释药速率 J 为：

$$J = \frac{C_0}{1/P_m + 1/P_n} \quad (19-4)$$

式中，P_m 和 P_n 分别为药物在控释膜与压敏胶中的渗透系数，可分别用式 19-5 和式 19-6 表示

$$P_m = \frac{K_{m/t} D_m}{h_m} \quad (19-5)$$

$$P_n = \frac{K_{n/m} D_n}{h_n} \quad (19-6)$$

式中，$K_{m/t}$ 和 $K_{n/m}$ 分别为药物在控释膜与贮库介质之间和压敏胶与控释膜之间的分配系数；D_m 和 D_n 是药物在控释膜与压敏胶中的扩散系数；h_m 和 h_n 是控释膜与压敏胶的厚度。将式 19-5 和式 19-6 代入式 19-4 中得药物的释放速率为：

$$J = \frac{K_{m/t} K_{n/m} D_m D_n C_0}{K_{m/t} D_m h_n + K_{n/m} D_n h_m} \quad (19-7)$$

该式的右边都是常数，当贮库中有过量的药物存在，介质中的药物浓度是其溶解度，即 C_0 保持不变时，药物的释放速率是与时间无关的常数，因此膜控型 TDDS 中的药物能以零级速率释放。

药物从贮库中通过微孔膜的释放包括药物从贮库中分配至膜孔中的液体，溶解的药物通过充满液体的孔释放出来，其速率为：

$$J_a = \frac{\varepsilon D_1 K_{1/s} \Delta c}{\tau h} \quad (19-8)$$

式中，ε、τ 和 h 分别为微孔膜的孔率、孔曲率和膜厚度；D_1 为药物在充填孔的液体中的扩散系数；$K_{1/s}$ 为药物在填充孔液体与混悬药物的介质之间的分配系数；Δc 为膜两侧浓度差。

（2）骨架扩散型 TDDS 的释放　涉及聚合物骨架型和胶黏剂骨架型两种，其药物的释放量均与时间的平方根成正比。当药物在骨架中以溶解状态存在，则药物的累积释放量与时间的关系是：

$$M = hC_0 \left[1 - \frac{8}{\pi^2} \sum_{n=0}^{\infty} \frac{1}{(2n+1)} exp\left(\frac{D_v t \pi^2}{4h^2}(2n+1)^2\right)\right] \quad (19-9)$$

式中，M 为单位面积释放药物量；h 为骨架的厚度；C_0 为药物在骨架中的初始浓度；D_v 为药物在骨架中的扩散系数；t 为释放时间；n 为从 0 至 ∞ 的整数；π 为圆周率。当药物从骨架中的释放量不大于 30% 时，式 19-9 可简化为

$$M \approx 2C_0 \left(\frac{D_V t}{\pi}\right)^{1/2} \quad (19-10)$$

分析式 19-10 可见，药物的释放量与初始浓度成正比，与时间不呈线性关系，而与时间的平方根呈线性关系。

如果药物以微细的粒子分散在骨架中，每个单位体积含溶解与混悬药物总量（A）比药物在骨架中的饱和浓度（C_s）大得多，药物的释放量与时间的关系可用下式表示：

$$M = [D_v t(2A - C_s)C_s]^{1/2} \tag{19-11}$$

当药物在骨架中的溶解度非常小，即 $A >> C_s$ 则上式变为：

$$M \approx [2AD_v C_s t]^{1/2} \tag{19-12}$$

3. 皮肤的代谢与贮库作用 皮肤内存在着一些代谢酶，主要在活性表皮内。它们能代谢渗透通过皮肤的药物，使药物到达体循环之前经受"首过效应"，但皮肤内的首过效应比肝内弱得多。皮肤的代谢作用亦可用来设计前体药物，以促进药物的经皮吸收。当药物的经皮扩散速率小而不能达到治疗要求时，合成扩散速率大的前体药物，前体药物通过皮肤时被代谢成具有治疗活性的母体药物，继而被机体吸收。

药物在经皮吸收过程中可能会在皮肤内产生积累，形成贮库，其主要积累部位是角质层。贮库的形成是由溶解于角质层中的游离药物与结合于角质层中的药物所引起，而后者起主要作用。

4. 药物在皮肤内的渗透与扩散 药物从经皮吸收制剂中释放，进入皮肤，直至被毛细血管吸收进入人体循环是一个复杂过程。TDDS 内的药物应有一个稳定的浓度，保证药物以恒定的速率释放。当药物分配进入角质层后，通过角质层的扩散过程可能与角质层的成分发生结合形成贮库，游离的药物扩散达到角质层与活性表皮的界面。药物在角质层的扩散速率很慢，扩散系数通常在 $10^{-9} \sim 10^{-13}$ cm²/s 之间。角质层与活性表皮界面的药物分配进入水性的活性表皮。脂溶性的药物分配过程亦是缓慢的，药物可能会滞留在这个界面。对于脂溶性很大的药物，这个过程可能成为经皮吸收的限速步骤。活性表皮可以看作为水性的蛋白凝胶，药物的扩散系数在 10^{-7} cm²/s 左右，与角质层相比，药物在这层组织中的扩散阻力可以忽略。活性表皮内含有药物代谢酶，它们对药物的扩散没有影响，但可以使药物分解。药物扩散通过活性表皮后进入真皮，因为真皮与活性表皮一样含有大量的水分，因此这两个组织的分配系数近似于1。毛细血管分布于真皮的上部，药物进入真皮后很快就会被毛细血管吸收进入人体循环。

一般认为药物通过皮肤是一个被动扩散过程，常用 Fick 扩散定律来描述。它将皮肤看作一个均质膜，药物通过皮肤很快被毛细血管吸收进入人体循环，因此药物在皮肤表面的浓度很低，即符合扩散的漏槽条件。假如应用于皮肤表面的药物是饱和系统，在扩散过程中药物浓度基本保持不变，则通过皮肤的药物累积量 M 与时间 t 的关系为

$$M = \frac{DC'_0}{h}\left(t - \frac{h^2}{6D}\right) \tag{19-13}$$

式中，D 为药物在皮肤内的扩散系数，单位为 cm²/s；C'_0 为皮肤最外层组织中的药物释放浓度；h 为皮肤厚度。此式表达药物通过皮肤的扩散达到稳态时的药物累积渗透量-时间曲线，如图 19-2 所示。

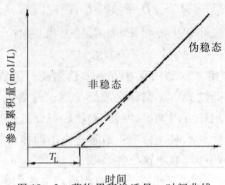

图 19-2 药物累积渗透量-时间曲线

图中的直线部分，直线部分延伸与时间轴相交，得截距，即 $M=0$ 的时间，称为时滞 T_L。由于皮肤最外层组织中的药物浓度 C'_0 一般不能测得，而通过与皮肤接触的介质中的药物浓度 C_0 可知，当 C'_0 与 C_0 达到分配平衡后，可由分配系数 K 求得 C'_0，即：

$$C_0 = C_0 K \tag{19-14}$$

将式 19-14 代入式 19-13，并进行微分，可得稳态透皮速率 J_s

$$J_s = \frac{dM}{dt} = \frac{DKC_0}{h} \tag{19-15}$$

式中 J_s 就是药物累积扩散量-时间曲线的直线部分的斜率。式 19-2 中 $D_{K/h}$ 称为渗透系数 P，单位是 cm/s 或 cm/h，它表示透皮速率与药物浓度之间的关系，即：

$$J_s = PC_0 \tag{19-16}$$

（二）设计方法

(1) 复合膜型 TDDS 由背衬膜、药物贮库膜、控释膜、胶黏层和保护膜组成，其药物贮库膜是药物分散在压敏胶或聚合物膜中，控释膜是微孔膜或均质膜，图 19-3。

这类给药系统的组成材料是：背衬层常为铝塑膜；药物贮库膜是药物分散在聚异丁烯等压敏胶中，加入液体石蜡作为增黏剂；控释膜常为聚丙烯微孔膜，厚度 10~100μm，孔率 0.1~0.5，曲率 1~10，膜的厚度、微孔大小、孔率等及充填微孔的介质可以控制药物的释放速率；胶黏层也可用聚异丁烯压敏胶，加入药物作为负荷剂量，使药物能较快的达到治疗的血药水平；保护膜常用复合膜，如硅化聚氯乙烯、聚丙烯、聚苯乙烯等。

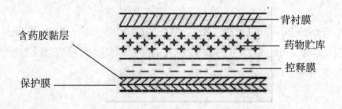

图 19-3 复合膜型 TDDS 结构示意图

(2) 充填封闭型 TDDS 也有背衬膜、药物贮库膜、控释膜、胶黏层和保护膜 5 层结构，但药物贮库膜是由液体或软膏和凝胶等半固体充填封闭于背衬膜与控释膜之间，控释膜是乙烯-醋酸乙烯共聚物（EVA）膜等均质膜，如图 19-4。

该类系统中药物从贮库中分配进入控释膜。改变膜的组分可控制系统的药物释放速率，如 EVA 膜中 VA 的含量不同渗透性不同。贮库中的材料也可影响药物的释放。该类系统常用的压敏胶是聚硅氧烷压敏胶和聚丙烯酸酯压敏胶。

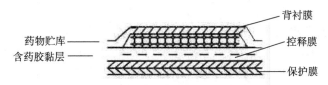

图 19-4　充填封闭型 TDDS 结构示意图

（3）聚合物骨架型 TDDS　常用亲水性聚合物作骨架，如天然的多糖与合成的聚乙烯醇、聚乙烯吡咯烷酮、聚丙烯酸酯和聚丙烯酰胺等。骨架中还含有一些湿润剂，如水、丙二醇、乙二醇和聚乙二醇等。含药的骨架黏贴在背衬材料上，在骨架周围涂上压敏胶，加保护膜即成。亲水性聚合物骨架能与皮肤紧密结合，通过湿润皮肤促进药物吸收。这类系统的药物释放速率受聚合物骨架组成与药物浓度影响。如图 19-5。

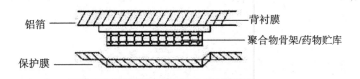

图 19-5　聚合物骨架型 TDDS 结构示意图

（4）胶黏剂骨架型 TDDS　将药物分散在胶黏剂中，铺于背衬层上，加保护膜而成。如图 19-6。这类系统的特点是剂型薄、生产方便，与皮肤接触的表面都可输出药物。常用的胶黏剂有聚丙烯酸酯类、聚硅氧烷类和聚异丁烯类压敏胶。如果在系统中只有一层胶黏剂，药物的释放速率往往随时间而减慢。为了克服这个缺点，可以采用成分不同的多层胶黏剂膜，与皮肤接触的最外层含药量低，内层含药量高，使药物释放速率接近于恒定。

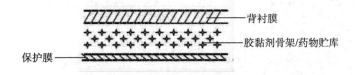

图 19-6　胶黏剂骨架型 TDDS 构示意图

（三）药物经皮扩散的研究方法

药物的透皮速率的研究是 TDDS 开发的关键，它是药物、经皮吸收促进剂和组成系统的高分子材料筛选的根据。药物经皮扩散过程是一个复杂的过程，影响因素较多，经皮研究的方法、实验装置与材料多种多样，掌握正确的研究方法，使用合适的实验装置与材料，才能保证研究结果的意义。

1. 体外经皮扩散研究 体外经皮扩散研究的目的是了解药物在皮肤内的扩散过程,研究影响经皮扩散的因素和选择经皮给药系统的处方组成等。角质层是大部分药物经皮扩散的主要屏障,而角质层是由死亡的角化细胞组成,因此离体经皮扩散的研究结果可以反映药物在体内的经皮吸收。

体外经皮扩散研究将剥离的皮肤夹在扩散池中,将药物应用于皮肤的角质层面,在特定的时间测定皮肤另一面接受介质中药物浓度,分析药物通过皮肤的动力学。影响经皮扩散的因素很多,如皮肤、试验装置、试验条件和实验操作等因素都会影响实验结果。

(1) 透皮扩散池 在TDDS处方和工艺研究中主要利用各种透皮扩散池模拟药物在体透皮过程,用来测定药物的释药性质或经皮透过性质、选择促进剂、筛选处方等。透皮扩散池应能保证整个透过或扩散过程具有稳定的浓度梯度和温度,尽量减少溶剂扩散层的影响等。扩散池由供给室(donor cell)和接收室(receptor cell)组成,在两个室之间可夹持皮肤样品、TDDS或其他膜材料,在扩散室一般装入药物及其载体,接收室填装接收介质。常用的扩散池有直立式和卧式两种,如图19-7。

搅拌条件也是保证漏槽条件的重要因素之一,速度过小,接收室体积过大和过高都可能造成皮肤下局部浓度过高或整体溶液浓度不均匀,常用的扩散池一般采用电磁搅拌。

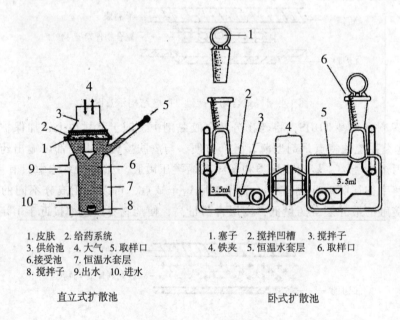

1. 皮肤 2. 给药系统
3. 供给池 4. 大气 5. 取样口
6. 接受池 7. 恒温水套层
8. 搅拌子 9. 出水 10. 进水

直立式扩散池

1. 塞子 2. 搅拌凹槽 3. 搅拌子
4. 铁夹 5. 恒温水套层 6. 取样口

卧式扩散池

图19-7 扩散池示意图

(2) 扩散液和接收液 ①扩散液。对于难溶性药物,一般选择其饱和水溶液作为扩散液,并加入数粒固体药物结晶以维持扩散中的饱和浓度。对于一些溶解度较大的药物,可以酌用其一定浓度溶液,应保证扩散液浓度大于接收液浓度(至少10倍以上)。②接收液。最简单的接收液是生理盐水或磷酸盐缓冲液。在接收液对药物的溶解性能很小,很快就达到饱和浓度的情况下,为了维持有效浓度梯度,可选用不同浓度的PEG 400和乙醇、甲醇、异丙醇水溶液以及一些表面活性剂溶液等。

(3) 皮肤种类和皮肤分离技术　①皮肤种类。人体皮肤是经皮给药研究中最理想的皮肤样品，在 -20℃ 以下贮存的新鲜皮肤，使用时间可维持数月以至一年。大多数动物皮肤的角质层厚度小于人体皮肤，毛孔密度高，药物透过较人皮肤容易。不同动物差异较大，相同动物的生长周期也对透过性有很大影响。一般认为，以家兔、小鼠、无毛小鼠（裸鼠）皮肤的透过性较大，其角质层厚度为人皮肤的 1/8～1/2，其次为大鼠、豚鼠、猪、狗、猴、猩猩等。也有采用新鲜蛇蜕以及一些人工膜作为透皮模型的研究。②皮肤分离技术。皮肤样品如不需要立即用于实验，可真空密闭包装后置 -20℃ 保存，临用前取出，根据研究目的分别制取全皮、表皮、角质层等。人体皮肤和无毛小鼠无需脱毛处理，其他一些长毛动物的皮肤，根据不同要求，可分别进行脱毛或剃毛，但必须注意不损伤角质层，经去毛的动物皮肤立即以生理盐水淋洗，置 4℃ 生理盐水中保存备用。

2. 体内经皮吸收研究　药物经皮给药后欲使机体产生治疗作用，则需要知道药物被机体吸收的量，体外经皮扩散实验虽然能提供有用的资料，但与体内吸收有一定的差异，因此 TDDS 的开发过程需要进行体内研究。生物利用度测定是最常进行的体内研究。经皮给药制剂的生物利用度 F 测定有血药法与尿药法。

血药法是对受试者分别给予药物的经皮给药制剂与静脉注射，测定一系列时间的血药浓度，根据血药浓度 - 时间曲线 AUC 计算生物利用度。

$$F = \frac{\text{吸收剂量}}{\text{剂量}} = \frac{AUC_{TTS}}{D_{TTS}} \times \frac{D_{iv}}{AUC_{iv}} \qquad (19-17)$$

式中，AUC_{TTS} 是经皮给药制剂给药后测得的血药浓度 - 时间曲线下的面积，D_{TTS} 是经皮给药制剂的剂量；AUC_{iv} 静脉注射剂量 D_{iv} 后测得的血药浓度时间曲线下的面积。

尿药法是给药后测定药物在尿中排泄的累积量 Ae 计算生物利用度。

$$F = \frac{Ae_{TTS}}{D_{TTS}} \times \frac{D_{iv}}{Ae_{iv}} \qquad (19-18)$$

(四) 促进药物经皮吸收的方法与新技术

TDDS 的给药剂量常与给药系统的有效释药面积有关，增加面积可以增加给药剂量。一般 TDDS 的面积不大于 $60 cm^2$，因此要求药物有一定的透皮速率。除了少数剂量小和具适宜溶解特性的小分子药物，大部分药物的透皮速率都满足不了治疗要求，因此提高药物的透皮速率是开发 TDDS 的关键。促进药物经皮吸收的方法有药剂学方法、物理方法和化学方法。药剂学方法是指采用一些经皮吸收促进剂和一些新型的经皮给药载体来促进药物的透皮吸收；物理方法是主要有离子导入、电致孔法、超声导入、微针、热穿孔、激光技术等；化学方法是指对药物化学结构进行改造以改变其油水分配系数来促进药物的透皮吸收的方法。

1. 常用的经皮吸收促进剂　经皮吸收促进剂 (penetration enhancers) 是指那些能够降低药物通过皮肤的阻力，加速药物穿透皮肤的化学物质。理想的经皮吸收促进剂应具备如下条件：①对皮肤及机体无药理作用、无毒、无刺激性及无过敏性反应；②应用后立即起作用，去除后皮肤能恢复正常的屏障作用；③不引起体内营养物质和水分通过皮肤损失；④不与药物及其他附加剂产生物理化学作用；⑤无色、无臭。

(1) 有机溶剂及其组成的系统　该类经皮吸收促进剂主要有乙醇、丙二醇、醋酸乙酯、二甲基亚砜 (DMSO)、二甲基甲酰胺 (DMH)、水-丙二醇、水-乙醇和水-异丙醇等高浓度 (10%~80%) 有机溶剂系统。高浓度有机溶媒能破坏细胞间桥粒和类蛋白链桥，导致细胞间脂质破裂，从角质层上剥离，并可深入角质层中破坏角蛋白形成空泡；萜类物质、脂肪酸及其酯、氮酮等在含有机溶媒的介质中促透效果通常更好，因此溶剂系统的促透作用不可忽视。

醋酸乙酯具有相当极性，可形成氢键，其促渗机制为进入角质层，破坏脂质排列的致密性而增加脂质的流动性。一些长链烷烃 (C_7~C_{16}) 也可作为渗透促进剂，能非破坏性地改善角质层的通透功能。丙二醇主要通过提高角质层中亲水性部分的溶解能力起促透作用，对皮肤结构无影响。它通常作为助渗剂，与萜类物质、脂肪酸及其酯、氮酮及其衍生物等构成多元体系应用，促透效果显著。

二甲基亚砜及其类似物。二甲基亚砜是应用较早的一种促进剂，有较强的吸收促进作用。主要吸收促进机理是与角质层脂质相互作用和对药物的增溶。DMSO 具有皮肤刺激性和恶臭，长时间及大量使用可严重刺激皮肤，甚至能引起肝损害和神经毒性等。

(2) 有机酸、脂肪醇　该类经皮吸收促进剂主要有油酸、亚油酸、月桂醇、月桂酸等，其作用机制一般都是渗入角质层细胞间脂质中与其作用，影响脂质双分子层排列的密实性相流动性。其中最重要的是油酸、油酸或月桂酸的甲酯或乙酯等。油酸的常用量为不超过 10%，浓度过高 (大于 20%) 能产生皮肤损伤，引起红斑或水肿，常与乙醇、丙二醇并用产生协同作用。油酸、月桂酸的酯多数为表面活性剂，且 C_{12} 的月桂酸酯作用更强，常用的有聚乙二醇单月桂酸酯、聚丙二醇单月桂酸酯、月桂酸单甘油酯等，对雌二醇、硝酸甘油、芬太尼等药物都具有较好的促渗透效果。

(3) 氮酮及其同系物　目前，最常用的是月桂氮䓬酮 (Azone) 简称氮酮。本品对亲水性药物的吸收促进作用强于对亲脂性药物，1% 氮酮对某些药物的透皮增强作用比 50% 二甲基亚砜的作用还大。氮酮对很多药物均有透皮促进作用，其作用机制为：Azone 能渗入皮肤角质层，使细胞间脂质穿透性增加；Azone 能与角质层细胞间脂质相互作用，并脱去脂质形成孔道，降低了药物的扩散阻力；Azone 能增加角质层的含水量，使角质层膨松胀大，细胞间隙扩大，药物分配系数增大，有利于药物在角质层形成贮库；Azone 能降低脂质双分子层的相转变温度，使其以液晶态存在、流动性增加。

制剂中氮酮浓度一般为 1%~10%，最佳浓度需通过实验得出，氮酮与丙二醇合用有协同作用，本品不宜与强酸性药物配伍。文献报道较多的药物有激素、抗生素、抗病素药及抗肿瘤药；1.8% Azone 可增加 5-Fu 的透皮吸收 80 倍。Azone 可促进消炎痛、甲硝唑的透皮吸收，可增加可乐定的降压作用，可增加甾体药物或某些抗生素的透皮吸收。

(4) 表面活性剂　该类经皮吸收促进剂包括阳离子型、阴离子型、两性离子型、非离子型、磷脂。表面活性剂主要作用机理在于可提高药物溶解度和在角质层中的分配系数，促进药物从基质中释放；可促进溶媒转运和渗透，使吸收部位药物浓缩，提高药物扩散力；可与皮肤角蛋白作用，溶解角质层脂质成分而起促透作用。如常用的月桂醇硫酸钠可改变类脂屏障，促进药物穿透吸收。表面活性剂作为渗透促进剂，改善皮肤渗透性，很大程度上决定于表面活性剂的物理状态和在皮肤中的浓度,在临界胶团浓度以上时能形成胶束,药物在表面活性剂的游离型、结合型、胶束型三者之间的分配比影响促渗效果。因此,为达到最佳效果,必须综合考虑药物、渗透促进剂和溶剂等各方面的因素。

磷脂类作为经皮吸收促进剂的机理是直接作用于角质层细胞膜脂质双分子层,改善其渗透性。由于磷脂与皮肤角质层具有类脂性,能增加药物在角质层或活性表皮的积累,增强了药物对皮肤局部的治疗作用,又能降低药物全身吸收而引起的毒副作用。目前较为常用的有卵磷脂、豆磷脂以及纯化的磷脂类化合物如磷脂酰胆碱、磷脂酰乙醇胺等。

(5) 角质保湿与软化剂　临床上常用提高皮肤水合性穿透角质层速率的促进剂有具保润湿效果的软膏基质、凡士林、丙酸醇甘油酯、非水性乳剂基质、W/O 基质等。

(6) 中药挥发油　挥发油在一些传统外用制剂中作为皮肤刺激药早有应用,如薄荷油、桉叶油、松节油等。这些精油的主要成分是一些萜烯类化合物,毒性小,使用相对安全,对亲水性、亲脂性药物均具有较强的透过促进能力,且能够刺激皮下毛细血管的血液循环。

(7) 环糊精类　环糊精衍生物透皮吸收促进作用近几年研究的较多,药物制成环糊精包含物,可增加其溶解性能,从而使渗透系数增大,改变药物在皮肤内的分配。对于水溶性药物来说,角质层是透皮吸收的一大障碍,利用具有表面活性的烷基化环糊精,可使能垒降低,透皮吸收增加。

2. 物理方法　促进药物经皮吸收的物理方法包括离子导入、电致孔法、超声导入、微针、热穿孔、激光技术等。

(1) 离子导入 (iontophoresis)　是通过在皮肤上应用适当的直流电而增加药物分子透过皮肤进入机体的过程。该方法作为促进药物经皮吸收的物理方法,特别适用于难以穿透皮肤的大分子多肽类药物和离子型药物的透皮给药。

离子导入法促进药物渗入皮肤的主要途径是皮肤附属器(如毛孔、汗腺),其作用机制可能有三个方面:①电场作用下,通过产生的电势梯度促使带电药物透过皮肤;②电流本身改变了皮肤的正常组织结构,使皮肤的渗透性改变而易于药物透过;③在电场作用下产生的电渗流,推动带电或中性粒子透过皮肤。

采用离子导入技术促进药物制剂的透皮吸收已经多有应用,如胰岛素、加压素等药物。在中医药临床治疗上,采用中药离子导入技术也取得了良好效果,如采用经皮治疗仪配合中药制剂离子导入治疗小儿腹泻、肺炎、急性下呼吸道感染等临床疗效观察多见报道,可见中药外治确实有效。

(2) 超声波导入 (sonophoresis)　又称超声波法,是指药物分子在超声波的作用下,通过皮肤或进入软组织的过程。该方法能促进药物的透皮吸收,适用范围广泛,可用于生物大分子多肽类药物的导入,还可与其他促透技术协同作用,是一种很有潜力的替代传统给药途径的方法。

最初,超声波应用于人体是用超声波的温热作用、促进血液循环或局部按摩等作用的物理特性,应用于人体的神经痛、风湿症、关节炎等疾病进行局部药物疗法。超声波技术作为物理学的方法应用于药物的经皮吸收,首先是由 Fellinger 和 Schmid 把氢化可的松软膏用于关节炎治疗中,主要是把超声波技术作为一种辅助治疗手段促进药物的吸收。

超声波促进药物经皮吸收的作用机制可分为两种：一种为超声波改变皮肤角质层结构，另一种为通过皮肤的附属器产生药物的传递透过通道（connective transport）。前者主要是在超声波作用下角质层中的脂质结构重新排列形成空洞，而后者主要是在超声波的放射压和超微束（microstreaming）作用下形成药物的传递通道。影响超声波促进药物吸收的因素主要有超声波的波长、输出功率以及药物的理化性质。一般用于促进药物透皮吸收的超声波波长选择在 90 kHz 到 250 kHz 范围内。

（3）电致孔法（electroporesis） 是采用瞬时高电压脉冲电场（$10\mu s \sim 100ms$，$100 \sim 1000V$）在细胞膜等脂质双分子层形成暂时、可逆的亲水性孔道而增加渗透性的方法。该方法可改变皮肤角质层脂质分子的定向排列，断电后孔道关闭，皮肤对药物的阻滞作用逐渐恢复。这种暂时通道的存在，可极大缩短药物经皮给药的迟滞时间，克服了普通经皮给药制剂的一大弱点。电致孔技术 20 世纪 90 年代开始用于透皮给药系统，作为一种新技术，对于传统的被动扩散动力和离子导入法无法实现的透皮给药系统，具有理想的效果。

电致孔过程包括两个步骤：首先，瞬时脉冲电压作用下产生可渗透性的孔道；其次，脉冲时间和脉冲数作用下维持或扩大这些孔道，以促使药物分子在电场力作用下的转运。

电致孔法具有如下的优点：采用瞬时的高电压脉冲，对皮肤无损伤，形成的孔道是暂时的、可逆的；给药起效快；与离子导入法并用，可以大大提高离子导入透皮给药的效率；采用脉动方式给药，有利于实现生物大分子药物的程序化给药。

近年来，国外已经对电致孔法促进黄体生成释放激素、芬太尼、肝素等药物经皮给药系统进行了研究，并对其促透的机理及对皮肤组织的影响做了一些研究，国内目前关于电致孔技术仍处于实验室研究阶段，且目前还未见临床应用报道。

（4）微针（microneedles） 又称微针透皮释药技术，系指一种可靶向皮肤特定层的微观注射释药方法，是结合皮下注射器与透皮贴片优点的新颖双释药方法。是由十至百枚中空显微针（由金属、生物降解聚合物、硅等材料制成）组成的 $1 \sim 2 cm^2$ 的透皮贴片，贴于皮肤以增加药物的渗透性，可用于局部给药、全身给药和疫苗传输。此种释药方法最主要的优点是随时可以调节或终止给药，尤其对调节胰岛素或镇痛药剂量大小特别有效。微针的促渗机制与其他物理促渗方法有本质区别。离子导入、电致孔、超声导入、压力波导入等方法实施的结果都是打乱皮肤角质层脂质的有序排列，使药物对皮肤角质层的渗透性增加。微针与之不同，它在角质层上造成了事实上的通道，这种通道是可见的、垂直于皮肤的。

（5）热穿孔（thermal phoresis） 与微针技术类似，系采用脉冲加热的方法，在皮肤角质层中形成亲水性通道以增加皮肤渗透性的一种技术。鉴于主要利用的是热能，因此，温度的控制尤为重要，温度过高会使得皮肤蛋白沉淀，而过低则功效降低。

（6）激光技术（laser technology） 国内外研究表明激光能促进透皮吸收，但机制尚不清楚。将皮肤反复暴露于 Ar – F 激光中，其透过性将增加 100 倍以上。胡芝华等研究了 He – Ne 激光对 5 – Fu 凝胶透皮吸收的影响，用 He – Ne 激光分别照射涂药前和涂药后的离体小鼠皮肤后，5 – Fu 的透皮吸收均有明显增加。

3. 新型载体

（1）脂质体（liposome） 由磷脂和其他两亲性物质分散于水中，由一层或多层同心的脂质双分子膜包封而成的球状体。脂质体以其低毒性、相对易制备、可避免药物的降解和可实现靶向性给药等优点,而被广泛作为药物载体使用。

脂质体作为药物载体,促进吸收机制主要有以下几点:①水合作用。脂质体可使角质层湿化,水合作用加强使角质层细胞间的结构改变,脂质双层中疏水性尾部排列紊乱,脂溶药物可通过扩散和毛细吸力作用,进入细胞间隙。②穿透机制。完整的脂质体不仅能通过角质层,而且能穿透到皮肤深层,甚至到达血管。保持脂质体完整性尤其对于水溶性物质是透过皮肤的关键因素。③融合机制。脂质体的磷脂与角质层的脂质融合,使角质层脂质组成和结构改变,形成一种扁平的颗粒状结构,通过脂质颗粒的间隙,脂质体包封的药物便可进入皮肤。

近年来,许多新的技术和方法应用于脂质体,开发了一些新型脂质体,如变形脂质体,非离子表面活性脂质体和乙醇脂质体。乙醇脂质体药物透皮给药系统成为药剂学中的新兴研究领域。Dayan 等人发现,乙醇脂质体的包封率及透皮能力远高于普通脂质体。利用裸鼠背脊部皮肤实验,药物能有效达到皮肤深层。并且相同条件下,乙醇脂质体在皮肤中的量是一般脂质体的 4.5 倍,在实验 18 小时后,皮肤中的残留量仍能起到治疗作用,具有显著的缓释效果。

(2)微乳(microemulsion) 一般是由水相、油相、表面活性剂和助表面活性剂等四元体系自发形成的一种纳米乳,具有热力学稳定、外观透明、黏度低等特点。微乳能同时改变脂性和极性途径,微乳中的油相作为亲脂区能以许多方式同角质层相互作用,溶解在脂性区的药物能直接进入角质层的脂质中,或脂质载体本身能插入角质层的脂质区,因而破坏它的双分子层结构,这些相互作用导致药物的渗透;另一方面,微乳的亲水区能使角质层很大程度地发生水合作用,对药物有很大的促吸收作用。目前微乳已经用于很多药物如酮洛芬、甲氨蝶呤等透皮给药制剂。

除此之外,利用制剂技术增加药物的溶解度,提高稳定性、减少刺激性、促进药物吸收的方法还有制备磷脂复合物、β-环糊精包含等技术。

4. 前体药物 为了增加药物通过皮肤的速率,可以将药物制成前体药物(prodrug)。前体药物是指将某些药物进行结构改造,形成适宜衍生物,该衍生物具有良好的透皮吸收性,且透皮吸收后可经生物转化生成原来的活性母体药物。亲水性药物制成脂溶性大的前体药物,可增加在角质层的溶解度;强亲脂性的药物引入亲水性基团,有利于药物从角质层向水性的活性皮肤组织分配。前体药物在通过皮肤的过程中,被活性表皮内酶分解成母体药物,亦可以在体内受酶作用转变成母体药物。

三、影响 TDDS 设计的因素

药物的经皮吸收受皮肤、药物和经皮给药系统三方面的影响。皮肤的个体差异、部位差异及环境条件的影响给 TDDS 的研究带来了较大的复杂性。药物的理化性质与剂型特点决定了其在皮肤内的转运速率,但药物在给药系统中的分散状态、系统中介质对药物的亲合力及对皮肤渗透性的影响都可能会改变药物在皮肤内的渗透速率。

(一) 皮肤屏障

人体皮肤的生理病理状况及环境条件的不同都会影响 TDDS 的吸收，因此我们主要从以下几个方面阐述皮肤因素对 TDDS 吸收的影响。

1. 皮肤的部位 人体不同部位角质层的厚度、毛孔的多少均与药物的穿透吸收有较大的关系，一般角质层薄、毛孔多的部位，对药物的穿透吸收较容易。不同部位的皮肤通透性大小顺序为，耳后和阴囊＞前额＞背部＞前臂＞腹部＞足底和手掌。此外，人的年龄、性别、种族不同，其皮肤的差异与药物的穿透吸收也有较大关系。

2. 皮肤的状况 皮肤的角质层受损（如皮肤患湿疹、溃疡或烧伤）时，其屏障功能也相应受到破坏，药物吸收速度大大增加，但引起疼痛、过敏等副作用也增加。一般说来，溃疡皮肤对许多物质的渗透性为正常皮肤的 3～5 倍。某些皮肤病使角质层致密硬化，则药物的渗透性降低，如硬皮病、牛皮癣及老年角化病等。

3. 皮肤的温度与湿度 皮肤温度增加，使血管扩张，血流量充盈，药物吸收增加。据报道，一般温度每升高 10℃，皮肤透过速度增加 1.4～3.0 倍。

皮肤角质细胞能够吸收一定量的水分而发生自身膨胀，使其结构的致密程度降低，药物穿透更加容易。角质层的含水量达 50% 以上时，药物的透过性可增加 5～10 倍，水合作用对水溶性药物吸收的促进作用较对脂溶性药物显著。因此，皮肤表面湿度增加，有利于其角质层的水合作用，促进药物的吸收。

4. 皮肤的结合作用与代谢作用 结合作用是指药物与皮肤蛋白质或脂质等的可逆性结合。结合作用可延长药物穿透时间，同时能够在皮肤内形成药物贮库。药物与组织结合力愈强，时滞和贮库的维持时间也愈长。

药物可在皮肤内酶的作用下发生氧化、水解、结合、还原等代谢作用，但是皮肤内酶含量很低，血流量也仅为肝脏的 7%，而且 TDDS 的面积很小，所以酶代谢对多数药物的皮肤吸收不产生明显的首过效应。

(二) 药物因素

药物的物理化学性质（溶解性、分子量等）、药物的制剂形式决定了它在皮肤内的转运速率，进而影响其透皮吸收，因此药物的影响因素包括药物的理化性质与剂型因素两个方面。

1. 药物的理化性质

（1）药物分子大小 相对分子量小的药物（$M_r < 500$）有适宜的水溶性和脂溶性（油水分配系数对数值在 1～4），颗粒细小，则有利于药物的透皮吸收。药物的扩散系数与相对分子量的平方根或立方根成正比，相对分子量愈大，分子体积愈大，扩散系数愈小。

（2）药物熔点 与一般的生物膜很相似，低熔点的药物易渗透通过皮肤。因此，TDDS 所选药物，最好熔点低于 85℃，否则较难透过皮肤屏障。

（3）药物的分配系数与溶解度 药物的油/水分配系数是影响药物渗透吸收的最主要的因素之一。脂溶性大的药物易通过角质层，一般脂溶性药物容易经皮吸收。药物穿过角质层后，需分配进入活性表皮继而被吸收，因活性表皮是水性组织，脂溶性太大的药物难于分配进入活性表皮，所以药物穿过皮肤的渗透系数与油/水分配系数往往呈抛物线关系，即渗透系数开始随油/水分配系数的增大而增大，但油/水分配系数大到一定程度渗透系数反而下降。水溶性药物经皮渗透系数小，但当溶解度大时可能有较高的皮肤渗透速率。因此，TDDS 所选药物最好在水和矿物油中均有 1mg/ml 以上的溶解度且分配系数适中。

（4）药物的分子形式 同其他生物膜相似，分子型药物容易通过皮肤被吸收，而离子型药物难以透过皮肤。经皮吸收过程药物溶解在皮肤表面的液体中，可能发生解离。当溶液中同时存在分子型与离子型两种形式的药物时，这两种形式的药物以不同的速率通过皮肤，总的透皮速率与它们各自的渗透系数与浓度有关。

2. 剂型因素 不同剂型的 TDDS，其药物的释放性能各异，药物从给药系统中释放越容易，则越有利于药物的经皮吸收。因此，适当的制剂形式也可能促进药物的透皮吸收，通常的外用剂型中，软膏剂、硬膏剂易吸收，霜剂次之，粉水剂难于吸收。

（三）经皮给药系统

药物在给药系统中的分散状态、给药系统中介质对药物的作用力及对皮肤渗透性的影响、处方组成等都可能会改变药物在皮肤内的渗透速率，影响药物的吸收。

1. 介质与制剂处方组成 介质对药物的透皮速率影响很大，为此，在选择介质时，既要能使药物以溶解状态存在，又要使药物在皮肤与介质之间有较好的分配系数，即能使药物溶解于基质中，又要使它对皮肤有较大的亲和力，还应有利于药物穿透吸收。

制剂处方组成也会影响药物的释放与吸收，药物在不同类型基质及分散状态中其释放速率各异。在乳剂基质中，处方的设计应使药物在外相中有较高的分配系数，有利于药物穿透吸收，因此要求基质外相的物理性质与药物相适应。如亲脂性药物加入 W/O 基质中有利于药物的经皮吸收，反之在 O/W 基质中则不利于经皮吸收。

2. pH 条件 该影响因素包括机体皮肤表面和 TDDS 内 pH 条件两方面，二者均能影响有机酸类和有机弱碱类药物的解离程度，因为离子型药物的渗透系数小，因而影响药物的经皮吸收。

3. 药物浓度与使用面积 由于药物经皮吸收是被动扩散过程，因此，随着皮肤表面药物浓度的增加，穿透吸收速率提高。TDDS 给药速率与使用面积成正比，而使用面积是决定药物吸收剂量的重要因素，但皮肤的吸收过程会饱和，在固定面积的皮肤上吸收剂量是有限的，为此，TDDS 在设计时，一般首选剂量小、作用强的药物，最好日剂量在几毫克的范围内，以不超过 10～15mg 为最宜。

第三节 经皮吸收制剂的制备

一、常用高分子材料

TDDS 需要不同性能的高分子材料满足不同性能的药物与各种设计要求。TDDS 中的高分子材料需要满足以下要求：①聚合物的相对分子质量、玻璃化转变温度、化学性能必须允许特定的药物能适当地扩散和释放；②聚合物不应与药物发生化学反应；③聚合物及其分解产物必须是无毒或与人体有相容性；④经皮给药系统在贮藏或使用期间，聚合物不应降解；⑤聚合物应容易加工和制成所需要的产品，在不过分降低其机械性能的前提下，允许加入大量的活性药物；⑥聚合物应廉价，使经皮给药系统有商业竞争优势。

（一）骨架材料

一些天然与合成的高分子材料都可作为聚合物骨架材料，如疏水性的聚硅氧烷与亲水性的聚乙烯醇。这些高分子材料对药物的扩散阻力不能太大，使药物有适当的释放速率；骨架稳定、能稳定地吸留药物，高温高湿条件下，保持结构与形态的完整；对皮肤没有刺激性，最好能黏附于皮肤上。

（二）控释膜材料

TDDS 中的控释膜可分为均质膜和微孔膜。用作均质膜的高分子材料有乙烯-醋酸乙烯共聚物和聚硅氧烷等。微孔膜有聚丙烯拉伸微孔膜等。乙烯-醋酸乙烯共聚物（EVA）是经皮给药系统中用得较多的高分子材料，具有较好的生物相容性。它由乙烯和醋酸乙烯两种单体经共聚而得。EVA 熔点较低，在 70℃~97℃，软化温度在 78℃以下。EVA 具有良好的化学稳定性，耐酸碱腐蚀，但不耐强氧化剂和蓖麻油等油脂，在过高温度下（约超过140℃）可能发生部分裂解，生产醋酸类化合物，色泽变黄。

EVA 性能与相对分子质量和共聚物中醋酸乙烯的含量有关，乙烯-醋酸乙烯共聚物的相对分子质量大，玻璃化温度高，机械强度大。共聚物中醋酸乙烯含量很低时，其性能接近于低密度的聚乙烯；醋酸乙烯含量高时，性能接近于可塑性聚氯乙烯。

（三）压敏胶

压敏胶（pressure sensitive adhesive，PSA）即压敏性胶黏材料，系指在轻微压力下即可实现粘贴同时又易剥离的一类胶黏材料，起着保证释药面与皮肤紧密接触以及药库、控释等作用。经皮给药制剂压敏胶应对皮肤无刺激、不致敏、与药物相容及具有防水性能等。

1. 聚异丁烯（PIB）类压敏胶 系指无定形线性聚合物，能在烃类溶剂中溶解，可用做溶剂型压敏胶，有很好的耐臭氧性、耐化学药品性及耐水性，外观色浅而透明。一般可以不加入另外的增黏树脂和防老化剂等。因分子结构中无极性基团也无凝胶成分，故对极性膜材的黏性较弱，内聚强度及抗蠕变性能较差，特别是在高温下更差。通常不同相对分子质量的 PIB 混合使用。低相对分子质量的 PIB 是一种黏性半流体，起到增黏以及改善柔软性、润湿性和韧性的作用，高相对分子质量的 PIB 则具有较高的剥离强度和内聚强度。

2. 丙烯酸类压敏胶 该类压敏胶主要有溶液型和乳剂型两类。溶液型压敏胶一般由 30%~50% 的丙烯酸酯共聚物及有机溶剂组成，具有稳定性好，胶层无色透明，对各种膜材有较好的涂布性能和黏着性能，剥离强度和初黏性也很好，但其黏合力及耐溶剂性较差，在高温时更差。乳剂型压敏胶是各种丙烯酸酯单体以水为分散介质进行乳液聚合后加入增稠剂和中和剂等得到的产品。无有机溶剂污染，但耐水耐湿性差，另外这类压敏胶对极性的高能表面基材亲和性较好，而对聚乙烯和聚酯等低能表面基材不能很好地润湿，可加入丙二醇、丙二醇单丁醚等润湿剂加以改善。

3. 硅橡胶压敏胶 硅橡胶压敏胶的玻璃化温度低，柔性、透气性和透湿性良好，耐水、耐高温和耐低温，化学稳定，一般使用其烃类溶液，是比较好的一种压敏胶材料，但价格相对较高，另外，本品的黏着力小，基材表面处理以及防粘纸的选择常成为生产经皮给药制剂的关键技术。

（四）背衬材料、防粘材料与药库材料

1. 背衬材料 系指用于支持药库或压敏胶等的薄膜，应对药物、胶液、溶剂、湿气和光线等有较好的阻隔性能，同时应柔软舒适，并有一定强度。常用多层复合铝箔，即由铝箔、聚乙烯或聚丙烯等膜材复合而成的双层或三层复合膜。其他可以使用的背衬材料还有 PET、高密度 PE、聚苯乙烯等。

2. 防粘材料 这类材料主要用于经皮给药制剂粘胶层的保护。常用的防粘材料有聚乙烯、聚苯乙烯、聚丙烯、聚碳酸酯、聚四氟乙烯等高聚物的膜材，有时也使用表面经石蜡或甲基硅油处理过的光滑厚纸。

3. 药库材料 可以使用的药库材料很多，可以用单一材料，也可用多种材料配制的软膏、水凝胶、溶液等，如卡波姆、HPMC、PVA 等均较为常用，各种压敏胶和骨架膜材也同时可以是药库材料。

二、经皮给药系统的制备

TDDS 的制备与口服液剂型或注射剂型有较大的区别，而与膜剂和硬膏剂的生产有一定的相似性，但具体生产工艺过程及其质量评价则更为复杂和严格，而且在不同 TDDS 类型之间，生产工艺也存在诸多不同之处，即便是同一类型的 TDDS，也因主药的性质、基质类型的不同，其制备工艺也有差异，因此，制备 TDDS 时，应根据基质与药物性质，结合临床应用，选择合理的制备工艺。

（一）工艺流程图

针对 TDDS 的各类型与组成，主要有以下四种不同的制备方法：

1. 复合膜型 TDDS 的制备工艺流程 如图 19-8。

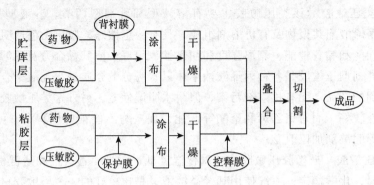

图 19-8 复合膜型 TDDS 的制备工艺流程

2. 充填封闭型 TDDS 的制备工艺流程 如图 19-9。

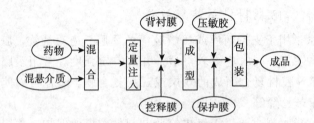

图 19-9 充填封闭型 TDDS 的制备工艺流程

3. 聚合物骨架型 TDDS 的制备工艺流程 如图 19-10。

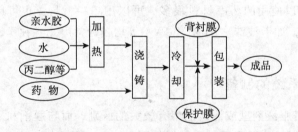

图 19-10 聚合物骨架型 TDDS 的制备工艺流程

4. 胶黏剂骨架型 TDDS 的制备工艺流程 如图 19-11。

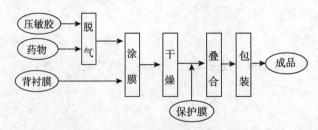

图 19-11 胶黏剂骨架型 TDDS 的制备工艺流程

(二) 制备要点

1. 膜材的加工方法　根据所用高分子材料的性质，膜材可分别用做 TDDS 中的控释膜、药库、防粘层和背衬层等。膜材的常用加工方法有涂膜法和热熔法两类。涂膜法是一种简便的制备膜材的方法。热熔法是将高分子材料加热成为粘流态或高弹态，使其变形为给定尺寸膜材的方法，包括挤出法和压延法两种，适合于工业生产。

(1) 挤出法　根据使用的模具不同分为管膜法和平膜法。管膜法是将高聚物熔体经环形模头以膜管的形式连续地挤出，随后将其吹胀到所需尺寸，并同时用空气或液体冷却的方法。平膜法是利用平缝机头直接根据所需尺寸挤出薄膜并同时冷却的方法。挤出法生产的膜材的特性与材料的热熔与冷却温度、挤出时的拉伸方向及纵横拉伸比有关。

(2) 压延法　是将高聚物熔体在旋转辊筒间的缝隙中连续挤压形成薄膜的方法，因为高聚物通过辊筒间缝隙时，沿薄膜方向在高聚物中产生高的纵向应力，得到的薄膜较挤出法有更明显的各向特异性。

2. 膜材的改性　为了获得适宜膜孔大小或一定透过性的膜材，在膜材的生产过程中，对已制得的膜材需要作特殊处理。

(1) 溶蚀法　取膜材用适宜溶剂浸泡，溶解其中可溶性成分如小分子增塑剂，即得到具有一定大小膜孔的膜材，也可以在加工薄膜时就加进一定量的可溶性物质作为致孔剂，如聚乙二醇、聚乙烯酸等。这种方法比较简便，膜孔大小及均匀性取决于这些物质的用量以及高聚物与这些物质的相容性。最好使用水溶性添加剂以避免使用有机溶剂。

(2) 拉伸法　此法利用拉伸工艺制备单轴取向和双轴取向的薄膜。首先把高聚物熔体挤出成膜材，冷却后重新加热至可拉伸的温度，趁热迅速向单侧或双侧拉伸，薄膜冷却后其长度或宽度或两者均有大幅度增加，由此高聚物结构出现裂纹样孔洞。

3. 膜材料的复合和成型

(1) 涂布和干燥　涂布和干燥是 TDDS 的基本工艺过程，不论何种类型的 TDDS，都必须使用压敏胶，因而都涉及这一工艺。一些药库的制备、防黏层的制备和实验室膜材的制备也常需采用涂布工艺。所以，常用的涂布液有压敏胶溶液（或混悬液）、药库溶液（或混悬液）或其他成膜溶液和防黏纸上的硅油等。在涂布前应确定涂布液固含量或其他决定质量的指标，如黏度、表面张力、单位面积用量、涂布厚度或增重等。将这些涂布液涂布在相应材料上，如铝箔、膜材或防黏材料上，干燥，去除溶剂即得。有时为了增强涂布液在基材表面的铺展和浸润或两者的结合强度，还需对基材表面进行一定的处理。

(2) 复合　将各个层次复合在一起就形成多层 TDDS，系将涂布有压敏胶层的控释膜先与防黏纸黏合，然后与中心载有定量药库的铝箔通过热压法使控释膜的边缘与铝箔上的复合聚乙烯层熔合。而对于骨架和黏胶型 TDDS，大多采用黏合方式复合。例如对于多层黏胶型系统，是把涂布在不同基材上的压敏胶层相对压合在一起，移去一侧基材，就得到具双层压敏胶结构的涂布面，然后重复该过程，将第三层压合在上述双层上，直至全部复合工艺完成。

(三) 常用设备

涂布式机械包括涂布系统、烘干系统、压合系统、收放卷系统。

涂布系统分为涂布滚轮式和刮刀式两种。涂布滚轮式一般适用于基质黏稠度小，涂布量少的工艺，涂布厚度达 40 mm 以上的，因涂布基质的黏稠度较大。可以采用刮刀式。烘干系统应能自动控制温度并通过仪表显示出温度变化，装有有机溶剂排放及回收装置。涂布基质中以水为溶剂时需要消耗大量热能，但无污染问题。

收放卷与压合系统将各贮库层或将贮库层控释膜、控释压敏胶层等压合在一起并收成卷。将贮库层与控释膜压合在一起时要求很高，在试车时要根据控释膜材料的性质调整温度和拉力，防止起皱出现气泡等。

涂布式机械还可配有联动的冲切机，将涂布并压合好的胶带按所需的面积冲切成形，进行包装。如图 19-12。

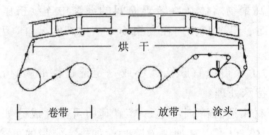

图 19-12 涂布式机械的总示意图

（四）典型处方与分析

例 1 硝酸甘油贴剂

【处方】硝酸甘油、乳糖、胶态二氧化硅、医用硅油。

【制法】分别将硝酸甘油和乳糖混匀，胶态二氧化硅与硅油混合均匀。然后将二者混匀，按单剂量分装于含有 EVA 控释膜的一边开口、三边热封的袋中，密封。

【注释】透皮贴剂中的药物或成分易挥发或处方组成物为流体时，一般要制成单剂量的液态填装密封袋，这种袋必须有一定牢固性，以免内容物外泄，避免外界环境的影响而使挥发性成分损失。这种袋还要具有足够的柔软性，所以应该采用多组件组成的多层结构，如Ⅲ型结构。

密封袋的制法有多种，一般是先将三边密封，袋口用一抽空鸭嘴器打开，将药物组成物填充入内，再用电热片封口。包装袋可通过下列任何一种方法检查其密封性：①成品浸于脱气水中，在部分抽空条件下视其有无空气泡漏出。②部分抽空的条件下，将成品浸于染料水溶液中，解除真空时，由于成品内部处于部分真空，而外部为大气气压条件下，可检视到包装内有无色素通透。③在袋密封之前，将氦气注入，用质谱检测器测定氦的泄漏情况。

国内外市售的硝酸甘油产品所用的材料种类繁多，背衬层：肉色的铝塑复合膜、铝箔及聚乙烯复合膜、聚氯乙烯膜等；贮库材料：硝酸甘油的医用硅油混悬液并含有乳糖、胶态二氧化硅等；控释膜：聚乙烯醋酸乙烯膜；胶黏剂：在美国多用丙烯酸树脂压敏胶，而在欧洲其他国家多用硅酮压敏胶；防粘层：硅化铝箔、硅化氟碳聚酯薄膜。

第四节 经皮给药制剂的质量评价

一、释放度的测定

TDDS 制剂的评价可分为体外和体内评价两部分。体外评价包括含量测定、体外释放度检查、体外经皮透过性的测定及黏着性能的检查等。含量均匀度检查和含量测定，可以根据不同的药物，参照药典有关规定制定相应标准。在释放度与透皮速率之间可能存在一定的相关性，或可以通过经皮给药制剂的人体生物利用度及体内外相关性研究来确定释放度指标。体内评价主要是指生物利用度的测定和体内外相关性的研究。

释放度测定方法在各国药典均有规定，鉴于这些方法确定的基础主要是固体缓释及控释制剂，所以用来测定经皮给药制剂的释放度需要改进或增加某些附加条件。

根据《中华人民共和国药典》2010 年二部附录 X D 的规定，释放度所用的搅拌浆、容器按药典附录 X C 第二法溶出度测定法，所不同的是固定制剂的支架部分用网碟装置又称夹层贴剂支架法，该装置避免了溶出杯底部死体积的存在。

测定方法与判断标准详见《中华人民共和国药典》2010 年二部附录。

在透皮贴剂的研究中，如果皮肤是药物透皮吸收的限速屏障，则经皮给药制剂的释放度实验仅仅是起到控制产品质量的一种间接作用。

二、黏附力测定法

经皮给药制剂必须具有足够的黏性，才能牢固地粘贴于皮肤表面上并释放药物。通常黏性胶带在使用过程中要测定下列三种力：黏附力、快粘力和内聚粘力。黏合特性可参考各国药典对胶布的要求，并根据经皮给药制剂的应用提出特殊要求。

（一）黏附力（adhesive strength）

黏附力指的是贴剂与皮肤或与基材充分接触后产生的抵抗力。通常采用测定剥离力的方法，一般使用剥离角度为 180°，即 PSTC - 1 法（pressure - sensitive tape council，PSTC）。180°剥离试验可以得到压敏胶变形和破坏的状态，同时容易得到重现性良好的结果。

（二）快粘力（tacking strength）

快粘力是指经皮给药制剂系统在较小压力下黏附在皮肤上的能力。经皮给药制剂系统在应用时靠的是手指压力，因此快粘力是很重要的性质。测定快粘力的方法有多种：

1. 拇指试验（thumb tack test） 是一种经验方法，可作定性检查。即用拇指压在胶黏层中，然后撕下，通过感觉来判断黏性的大小。

2. 滚球试验（rolling ball tack test） 滚球法见《中华人民共和国药典》2010 年版一部附录采用的方法，从倾斜角为 22.5°的斜面板上将不锈钢球（直径 6/16 英寸）滚下，钢球经过放在水平位置的粘胶面，测定钢球经过的距离，并用此来表示粘力的大小。

3. 剥离快粘力试验（peel tack test） 根据 PSTC - 5 法，将胶带（经皮给药制剂系统）

依靠自身重量轻轻贴于不锈钢板上，以约 30mm/min 的速度拉开，剥离角为 90°。将胶带自钢板上剥离的力即为快粘力。

（三）内聚力（cohesive strength）的测定

内聚力是指压敏胶本身的剪切强度，一般用压敏胶制品粘贴后抵抗剪切时的蠕变能力，即持粘力来量度。这是压敏胶本身分子间结合力的测定。如果经皮给药制剂系统中的压敏胶层具有足够的内聚力，则用药后不会滑动且撕去后不留任何残留物。测定剪切力的常用方法如下：从药物系统中揭去防粘层，一半贴于不锈钢上，其下挂一定重量的砝码。记录其落下的时间或读取在一定时间内移下的距离。贴剂应保持下列四种力的大小关系：黏附力（胶黏剂与基材间黏附力）＞胶黏剂的内聚力＞黏着力（胶黏剂与皮肤间的黏附力）＞快粘力。如果这四种力配合不协调，就可能出现种种问题。

三、经皮吸收制剂生物利用度的测定

经皮给药制剂的生物利用度 F 的测定方法有血药法、尿药法和血药加尿药法。常用方法是对受试者的生物样品，如血样或尿样进行分析。经皮给药系统生物利用度测定的关键是体液中药物浓度的测定，由于药物经皮吸收的量小，血药浓度往往低于一些分析方法的检测限度，因此有时用 ^{14}C 或 ^{3}H 标记的化合物来测定。如果分析方法具有足够的灵敏度，可以用适宜的方法，如 HPLC、高效液相串联质谱仪法，直接测定血浆或尿中的原形药物的量，求出 AUC 计算生物利用度。

$$生物利用度 = \frac{AUC_{TDDS}/D_{TDDS}}{AUC_{iv}/D_{iv}} \qquad (19-19)$$

式中，AUC_{TDDS} 和 AUC_{iv} 分别为经皮给药制剂和静脉注射给药后血药浓度－时间曲线下的面积；D_{TDDS} 和 D_{iv} 分别为经皮给药制剂和静脉注射给药的剂量。

也可以由静脉注射给药后排泄的放射性总量来进行校正，计算生物利用度。

$$生物利用度 = \frac{经皮吸收制剂给药后排泄的总放射量}{静脉给药后排泄的总放射量} \qquad (19-20)$$

尿药法是由经皮给药后药物在尿中排泄的累积量 $A_{e(TDDS)}$ 计算生物利用度。

$$经皮吸收量 = \frac{A_{e(TDDS)}}{f_e} \qquad (19-21)$$

式中，f_e 为由静脉注射后药物在尿中排泄的累积量，即：

$$f_e = \frac{A_{e(iv)}}{D_{iv}} \qquad (19-22)$$

因此，

$$F = \frac{A_{eTDDS}}{D_{TDDS}} \cdot \frac{D_{iv}}{A_{e(iv)}} \qquad (19-23)$$

血药法加尿药法根据下式计算生物利用度。

$$经皮吸收量 = Cl_{NR} \cdot AUC_{TDDS} + A_{e(TDDS)} \qquad (19-24)$$

$$F = \frac{Cl_{NR} \cdot AUC_{TDDS} + A_{e(TDDS)}}{D_{TDDS}} \qquad (19-25)$$

式中，Cl_{NR} 为药物的非肾清除率，它由药物的总体清除率减去肾清除率 Cl_R，由静脉给药后测得的数据由下列公式计算求得。

$$Cl_R = \frac{Ae_{iv}}{AUC_{iv}} \qquad (19-26)$$

$$Cl_{NR} = Cl - Cl_R \qquad (19-27)$$

第五节　经皮给药制剂生产中存在的问题与分析

鉴于目前批准投产的 TDDS 不是很多，膜材加工与制备、TDDS 制备的关键工艺等还存在诸多影响其成品的质量问题。

一、制膜方法不够完善

TDDS 是药物新剂型发展的一个重要方向，但目前由于受控释膜材料发展的限制，该剂型发展缓慢。虽然前面已列举了几种控释膜材料，在已上市的贴剂中，用到的控释膜包括聚丙烯微孔膜、聚乙烯-醋酸乙烯均质膜、聚乙烯膜、聚氯乙烯膜等等。这些薄膜的制备采用传统的制膜方法。比如工业上制备乙烯-醋酸乙烯共聚物薄膜，用的是吹塑成型法，此法虽然易于得到大量的共聚物薄膜，但吹塑薄膜是一个相当复杂的过程，在此过程中，常常有一些令人头痛的问题会影响薄膜的质量，例如薄膜厚度不匀，出现橘皮纹、鱼眼及拉伸和抗冲击强度低、薄膜雾浊、易发生粘连和起皱等等。

工业上用到的其他的制膜方法，如压延成型法和流延成型法等，虽能克服吹塑成型法中薄膜厚度不匀的缺点，但压延成型法为了得到薄膜最后的厚度，中间需要经过多对辊筒反复的挤压作用，不仅增加了成本，也使得效率降低。流延成型法则增加了溶剂回收系统，成本较高，且生产效率低。

此外，上述三种常用的制膜方法，还存在其他缺点。缺点一是产品的变化，一旦需要改变产品的配方，就需要对设备进行清洗。在压延成型法中需要对每一对辊筒进行清洁，在流延成型法中需要对金属带进行清洁，以消除污染的可能性。缺点二是关于薄膜的剥离，在流延成型法中薄膜从金属带上剥离而不产生条痕是很困难的，即使在配方中加入特定的共溶剂或添加剂，剥离仍可能会有问题。缺点三是操作方法繁琐，薄膜可能在最后的干燥操作中被损坏。缺点四是制备过程中不可避免的用到有机溶剂，这不仅增加了有机溶剂回收的成本，还增加了环境污染的可能，以及残留在薄膜中的有机溶剂对皮肤的毒性和刺激性的问题等等。目前市售的控释膜材料的另一个缺点是薄膜种类少。因为即使药物满足了制成透皮贴剂的各项条件后，由于药物具有不同的物理化学性能，市售的少量几种控释膜材料远远不能满足将许多潜在的药物制成透皮贴剂的要求。因此，研究、克服现有控释膜的制备方法中的诸多缺点，寻找一种全新的方法制备种类多样化的控释膜，并对这些控释膜进行药物的通透性实验，从中发现它们控制药物释放的规律，并进一步筛选出针对于不同的药物具有不同控释性能的控释膜，是解决透皮给药系统中的首要任务。

二、涂膜均匀度较难保证

TDDS 以涂膜为主的工艺，其涂膜的均匀度以及厚度控制直接影响到含量的准确性与释药速率。在制备过程中，高分子胶液配制应先将难溶材料与溶剂混合浸泡溶解。药物在涂膜前加入高分子胶液中，其溶解性能与在纯溶剂中可能不同，有些药物在胶液中本身就呈混悬状态，含胶液物理状态不是很稳定，放置时间长很难混匀，影响涂膜的均匀度。

涂膜的速度、温度、狭缝宽度都会对均匀度产生影响，就目前国内情况看，涂膜设备还比较简易，不能很好地控制条件。生产中常碰到批间误差很大的情况，主要是涂膜狭缝控制不当引起，因而每次涂膜前都应先涂小样，测定台量后调整狭缝再大量生产。目前涂膜厚度测定设备还不太适应涂膜生产。测出的厚度变异较大，不精确，与含量相关性差。监测涂膜均匀度的主要方法仍是含量测定，厚度只能供参考。此外，背衬材料的质量稳定与否对涂膜均匀度影响很大。可望不久的将来制药机械工业能推出适应经皮给药系统生产的涂膜设备，配以先进的测厚装置以取代现行落后的涂制及其质量控制方法。

思 考 题

1. 什么是透皮给药系统（TDDS）或透皮吸收途径（TTS）？
2. 简述药物经皮吸收的主要途径、基本类型及各自结构特点。
3. 经皮吸收促进剂应具备哪些特点？
4. 简述促进药物吸收的方法与技术以及经皮给药的质量评价方法。
5. 不同类型经皮给药系统的制备方法包括哪些？

第二十章 生物技术药物制剂

本章要求

1. 掌握 生物技术药物的概念、特点，及其制剂的现状。
2. 熟悉 多肽/蛋白类药物常用注射给药系统的处方、工艺、制备要点、存在的问题；多肽/蛋白类药物非注射给药系统的处方、工艺、制备要点、存在的问题。
3. 了解 核酸类药物分类及其给药系统。

第一节 概 述

一、生物技术药物的定义

广义的生物技术药物（biotechnical drugs）是指综合利用物理学、化学、生物化学、生物技术、药学等学科的原理和方法，以生物体、生物组织、细胞、体液等为原料制造的一类用于预防、治疗和诊断的制品，包括氨基酸及其衍生物类、多肽及蛋白质类、酶与辅酶类、核酸及其降解物和衍生物类、糖类、脂类等药物，也称为生物药物（biopharmaceutics）。

狭义的生物技术药物仅仅包括生物药物中基因工程药物和基因药物两大类。

二、生物技术药物的分类

本章介绍的生物技术药物是采用基因工程、细胞工程、酶工程和发酵工程等现代高新技术制备的，具有高度活性的多肽/蛋白和核酸两大类药物。

多肽/蛋白类生物技术药物可以分为多肽、蛋白和抗体等。

核酸类生物技术药物可以分为反义核酸、RNA干扰（RNA interference，RNAi）药物、基因药物以及适体等。

三、生物技术药物的特点

与其他药物相比，生物技术药物具有以下特点：

1. 生物技术药物起源于体内天然的活性成分，活性强，毒副作用小，安全性高。
2. 生物技术药物存在种属特异性。许多生物技术药物的药理学活性与动物种属有关，药物本身，药物的作用受体，代谢酶的结构与活性，都可能存在种属差异。如人源性多肽或蛋白，其序列与其他动物可能有明显的不同，造成对某些动物不敏感，甚至无药理活性。
3. 生物技术药物往往具有复杂的分子结构，分子量较大。

4. 生物技术药物理化性质不稳定，活性容易被破坏。

5. 生物技术药物的免疫原性。生产条件和生产工艺的变化，往往会引起药物结构和构型的差异，导致产生免疫原性。

6. 生物技术药物的体内半衰期一般较短，降解部位广泛。

7. 生物技术药物生产工艺复杂，质量要求高。

四、生物技术药物的质量要求

（一）细胞库

细胞库（cell bank）系用来培养生产连续多批制品的细胞系统。

所有组成细胞库的细胞必须来源于经充分鉴别和证明无外源因子的一个原始细胞库（primary cell bank，PCB）。从原始细胞库中取一定数量容器的细胞建立一个主细胞库（master cell bank，MCB），然后再从主细胞库中取一定数量容器的细胞制备工作细胞库（working cell bank，WCB）。

每一级细胞库的建立，都必须进行全面检定，特别是有关细菌、支原体、真菌和病毒等外源因子的检测，应当符合要求。

（二）制造过程

1. 细胞有限传代次数 生产用细胞的有限传代次数必须通过验证试验确定，并由国家药品管理当局批准。常规生产时细胞的传代次数，不得超过有限传代次数。

2. 生产工艺过程 生产工艺过程的建立要充分去除宿主蛋白、核酸、病毒等杂质，并避免外源因子的污染。

（三）最终产品

应当根据产品性质和工艺过程，建立质量标准和检测方法。具体应包括产品的鉴别、纯度、稳定性和生物学活性等。

生物技术药物产品的质量控制和化学药物基本类似，但其纯度检测，一般要采用蛋白质电泳、等点聚焦等方法，还要进行宿主蛋白、DNA 残留、外源病毒检测等项目，生物学活性一般要同时采用体内、外方法测定。

五、生物技术药物制剂的现状

生物技术药物也必须被制备成为安全有效，在特定储存条件下长期稳定，适合病人服用的制剂。但与生物技术药物的快速发展比较，其制剂研究相对较为落后。

生物技术药物制剂的现状可总结如下：

（一）给药途径以注射给药为主

绝大多数生物技术药物制剂的剂型为注射剂（90%以上），给药途径包括静脉注射、动脉注射、关节内注射、皮内注射、皮下注射、局部注射。

少数生物技术药物可以经非注射途径给药：如表皮生长因子（epidermal growth factor，EGF）的滴眼液，用于角膜上皮缺损；EGF 软膏用于创面修复；DNA 酶吸入溶液剂可以降低囊性纤维病患者肺部黏液的黏性；鲑鱼降钙素鼻腔喷雾剂用于治疗骨质疏松；胰岛素干粉吸入剂治疗糖尿病等。非注射途径给药多数用于局部治疗，生物利用度低（小于10%）是非注射给药途径用于系统给药面临的最大困难。

1. 注射给药 注射给药后血药浓度的可预测性好，疗效稳定，但对药物的纯度、安全性和稳定性方面要求严格，而且生产成本高。

2. 口服给药 口服给药被认为是最理想的给药途径。但到目前为止，仅极少数生物技术药物（如环孢素）可通过口服途径给药。胃肠道的酸碱环境、多种消化酶、微生物，以及胃肠黏膜屏障，都是生物技术药物口服吸收的制约因素。

3. 黏膜给药 黏膜血管丰富，也有较高的药物渗透率，在使用有效的渗透辅助剂后，可以促进大分子量的生物技术药物的吸收。口腔、鼻腔、直肠和阴道黏膜都可使用生物技术药物给药。

4. 眼部给药 对于眼部疾病，眼部给药无疑是最佳给药途径。眼睛的生理保护机制如眼泪分泌和蛋白酶释放以及角膜屏障，是提高眼部给药效率的关键问题。

5. 肺部给药 肺部吸收面积大、血流丰富，可以避开肝脏首过效应，是生物技术药物系统给药非常有前景的途径。胰岛素经肺给药，生物利用度可达10%~15%。

6. 透皮给药 生物技术药物对于皮肤创面容易取得较好的疗效，但对于完好皮肤则面临皮肤屏障的挑战。

（二）稳定性差

生物技术药物的稳定性可分为物理稳定性、化学稳定性和生物稳定性三方面。物理稳定性是指丧失三级和/或二级结构（变性或去折叠）、凝聚、吸附和沉淀等行为。化学稳定性指生物大分子链断裂、基团消除、水解、消旋、二硫键交换、氧化等，造成生物活性丧失。生物稳定性指在体内酶、pH等生理环境下的降解、失活。

提高生物技术药物的稳定性是其制剂处方筛选最主要的目标，可综合运用以下方法。

1. 使用稳定剂 稳定剂种类和用量的选择是制剂研究的重点。

蛋白质是该类药物最佳的稳定剂，特别是人血白蛋白已广泛地用于市售多肽/蛋白类注射剂，用量在0.1%~0.2%。人血白蛋白易被依附于容器表面，可减少主药的吸附；可降低制品中痕量蛋白质酶的破坏；有助于维持蛋白质的构象。

氨基酸类可以增加蛋白质在给定条件下的溶解度，并可防止多肽/蛋白类药物的热变性和聚集，降低表面吸附，稳定构象，从而提高其稳定性，用量一般为0.5%~5%。其中甘氨酸较为常用，也可以使用几种氨基酸。

部分非离子型表面活性剂（聚山梨酯类）具有防止生物技术药物聚集的作用，其机理可能是分布于气/液或液/液表面，防止药物在界面的变性。聚山梨酯类表面活性剂多用于单抗制剂中。

糖类和多元醇等也可以增加生物技术药物在水中的稳定性，可能与其促进其优先水化有关。常用的糖类包括蔗糖、葡萄糖、海藻糖和麦芽糖等；常用的多元醇包括甘油、甘露醇、山梨醇、PEG和肌醇等。

2. pH调节 pH对生物技术药物的稳定性和溶解性均有重要影响。在较强的酸碱条件下，生物技术药物容易发生构象的可逆或不可逆性改变，发生聚集、沉淀、吸附或变性等。一般而言，生物技术药物的pH以生理范围为佳，但也有例外，如G-CSF的pH值要控制在4左右。

3. 无机盐 无机盐对生物技术药物的稳定性和溶解性的影响比较复杂。一些无机离子能提高多肽/蛋白类药物的稳定性，但使其溶解度下降；一些无机离子的作用正相反。在多肽/蛋白类注射剂中常用NaCl或KCl调节渗透压，在使用时应注意对稳定性和溶解度的影响。

4. 化学修饰 对多肽/蛋白进行化学修饰也可以明显改善其稳定性，其中聚乙二醇（PEG）化是最有希望的多肽/蛋白化学修饰方法。将多肽/蛋白与锌离子结合可形成更稳定的复合物，应用较成功的有重组人生长激素（rhGH）等。

核酸类药物在体内极易被核酸酶降解而表现出极大的不稳定性，并且会通过肾脏迅速排出体外而来不及发挥其功能，严重限制了它在治疗领域的实际应用。通过对它进行适当修饰后，其稳定性和抗降解能力增强，从而在血浆中稳定存在的时间也明显延长。这种修饰技术可分为两大类：分子内修饰和分子外修饰。分子内修饰的对象有糖环、碱基和磷酸，其中以糖环的修饰最为普遍。将氟、氨基和2-氧-甲基基团引入戊糖糖环上的2′位，可以显著增加核酸类药物的抗核酸酶降解特性。PEG化则是常用的分子外修饰。

5. 冷冻干燥 对于某些生物技术药物，冷冻干燥技术是提高稳定性不错的选择。

（三）新剂型研发活跃

生物技术药物新剂型和制剂新技术的研究已成为现代药剂学的重点和热点，并取得了长足的进步。在注射给药途径方面，缓控释微球、微粒、纳米粒和脂质体等新剂型、新技术均得以应用。在非注射给药途径方面，口服、鼻腔、肺部、透皮、黏膜等途径给药方面的研发也成果显著，许多新制剂已进入临床研究。本章示例的生物技术药物制剂均为已上市销售品种，见表20-1。

表20-1　　　　　　　　　部分已上市生物技术药物制剂

主药名称	类别	剂型	适应证
重组人红细胞生成素（recombinant human erythropoietin, rhEPO）	蛋白药物	注射剂注射用粉针	肾性贫血
重组人生长激素（recombinant human growth hormone, rhGH）	多肽药物	注射用缓释微球	内源性生长激素缺乏等
醋酸亮丙瑞林（Leuprorelin）	多肽药物	注射用缓释微球	子宫内膜异位症，绝经前乳腺癌，前列腺癌，中枢性性早熟症
戈舍瑞林（goserelin）	多肽药物	注射型埋植剂	可用激素治疗的前列腺癌及绝经前和绝经期的乳腺癌。子宫内膜异位症。

（续表）

主药名称	类别	剂型	适应证
鲑鱼降钙素（salcatonin）	多肽药物	鼻腔喷雾剂	治疗老年骨质疏松症，绝经后骨质疏松症，骨转移癌致高钙血症。
DNA酶（DNase）	蛋白药物	可吸入溶液剂	肺囊性纤维化
重组人胰岛素（recombinant human insulin）	多肽药物	干粉吸入剂	糖尿病
福米韦生（fomivirsen）	反义核酸药物	注射剂	艾滋病（AIDS）病人并发的巨细胞病毒视网膜炎
Pegaptanib	适体药物	注射剂	治疗老年黄斑变性
重组人p53腺病毒（recombinant human Ad－p53，rAd－p53）	基因药物	注射剂	肿瘤

第二节 多肽/蛋白类药物注射给药系统

多肽/蛋白类药物多数稳定性较差，在胃肠道易被降解，吸收差，一般不能口服给药，临床应用常采用注射给药。因该类药物在体内半衰期短，常常需要重复给药，长效注射给药系统的开发非常有必要。目前缓释型微球、微粒、纳米粒和脂质体等新技术被更多地应用于注射给药系统的开发，这些新技术不但可以增强药物的稳定性，同时也可以减少给药次数，改善了病人的依从性。

一、普通注射给药系统

目前多肽/蛋白类药物的普通注射给药制剂可分为两类，即溶液型注射剂和注射用冻干粉针。选用哪种剂型主要取决于药物在溶液中的稳定性。溶液型注射剂使用方便，如经过试验，在选用合适的稳定剂，采用合理的处方与工艺的条件下，即可以得到长期稳定的注射剂，当然该剂型应当是首选。否则应考虑注射用冻干粉针。

多肽/蛋白类注射剂可用于静脉注射、肌肉注射或输注等，处方设计的基本要求与其他药物一致。

(一) 工艺流程图

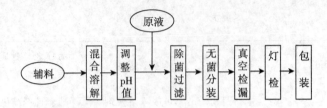

图 20-1 溶液型注射剂工艺流程图

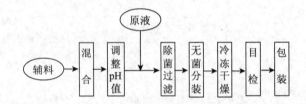

图 20-2 注射用冻干粉针工艺流程图

(二) 制备的要点

多肽/蛋白类注射剂制备的关键是解决这类药物的稳定性问题，要根据药物的性质选用合适的稳定剂，以保证药物的稳定性。和其他药物类似，多肽/蛋白类药物的普通注射剂一般要含有稳定剂、缓冲剂、渗透压调节剂等成分。注射用冻干粉针还要加入支撑剂。

生物技术药物的活性极易受到温度的影响，在生产和储存过程中均要尽可能在低温（2℃~8℃）条件下操作，避免因温度升高导致活性下降。高压灭菌会造成生物技术药物的失活，其注射液不能采用普通注射剂高压灭菌的方法进行最终灭菌，所以在生产全过程的无菌操作是保证最终产品无菌的关键。

(三) 主要仪器与设备

百级无菌操作间（台）、配液罐、循环泵、无菌滤器、无菌灌装设备、冷冻干燥设备、高压灭菌器、烘箱。

(四) 典型处方与分析

例1 重组人红细胞生成素注射剂（2000 IU/ml）

【处方】重组人红细胞生成素 2000000 IU，人血白蛋白 2.5g，氯化钠 5.8g，枸橼酸 0.06g，枸橼酸钠 5.8g，加注射用水至 1000 ml

【制法】按处方量称取氯化钠、枸橼酸和枸橼酸钠，加入约 800ml 注射用水中溶解，必要时用 HCl 或 NaOH 溶液调整 pH 值至 6.9。加入人血白蛋白，混匀。加入重组人红细胞生成素，混匀。以 0.2μm 除菌滤器过滤 2 次，无菌分装。

【注释】重组人红细胞生成素（rh EPO），是迄今为止技术最成熟、疗效最确切和全球销售额最高的基因工程药物，主要用于肾性贫血，也适用于外科手术红细胞动员、自体输血、癌性贫血和放化疗后贫血等适应证。

人血白蛋白来源于人体，一般不会引起免疫反应以及其他毒副作用，是最常使用的多肽/蛋白类药物的稳定剂。枸橼酸和枸橼酸钠为缓冲剂，将注射液pH值维持在生理范围（6.9±0.5）。氯化钠为渗透压调节剂。

采用预充式注射器灌装，可以方便患者用药。

例2 重组人红细胞生成素注射剂（2000 IU/ml）

【处方】重组人红细胞生成素2000000 IU，20%甘露醇200ml，氯化钠5.85g，枸橼酸0.062g，枸橼酸钠5.809g，加注射用水至1000ml。

【制法】按处方量称取氯化钠、枸橼酸和枸橼酸钠，加入约800ml注射用水中溶解，必要时用HCl或NaOH溶液调整pH值至6.9。加入20%甘露醇，混匀。加入重组人红细胞生成素，混匀。以0.2μm除菌滤器过滤2次，无菌分装。

【注释】由于血源紧张，人血白蛋白在生产过程存在多种病毒性致病原污染的风险，部分人群因宗教原因不可以使用人血制品，其他类型稳定性的选用成为该类制剂研究的重点。该处方系中国专利03100653.1提供的处方，其中以20%甘露醇替代人血白蛋白作为稳定剂。

例3 重组人红细胞生成素注射剂（2000 IU/ml）

【处方】重组人红细胞生成素2000000 IU，PVP K12 5g，氯化钠5.85g，$NaH_2PO_4 \cdot 2H_2O$ 1.164g，$Na_2HPO_4 \cdot 2H_2O$ 2.225g，加注射用水至1000ml。

【制法】按处方量称取氯化钠，$NaH_2PO_4 \cdot 2H_2O$ 和 $Na_2HPO_4 \cdot 2H_2O$，加入约800ml注射用水中溶解，必要时用HCl或NaOH溶液调整pH值至6.9。加入PVP K12，混匀。加入重组人红细胞生成素，混匀。以0.2μm除菌滤器过滤2次，无菌分装。

【注释】该处方系中国专利02829329.0提供的处方，其中以PVP K12为稳定剂。该处方选用磷酸盐作为缓冲体系，据称可以缓解枸橼酸盐缓冲体系在注射时引起的疼痛。

例4 注射用重组人红细胞生成素（2000 IU/支）

【处方】重组人红细胞生成素2000000 IU，氯化钠1g，吐温20 0.1g，NaH_2PO_4 0.476g，Na_2HPO_4 3.986g，氯化钙0.06g，甘氨酸15g，亮氨酸2g，异亮氨酸2g，苏氨酸0.5g，谷氨酸0.5g，苯丙氨酸1g，加注射用水至1000 ml。

【制法】按处方量称取氯化钠、吐温20、NaH_2PO_4、Na_2HPO_4、氯化钙、甘氨酸、亮氨酸、异亮氨酸、苏氨酸、谷氨酸、苯丙氨酸，加入约800ml注射用水中溶解。加入重组人红细胞生成素，混匀。以0.2μm除菌滤器过滤2次，无菌分装。

【注释】该处方选用磷酸盐作为缓冲体系，以甘氨酸、亮氨酸、异亮氨酸、苏氨酸、谷氨酸、苯丙氨酸为稳定剂和冻干保护剂。吐温20可防止蛋白凝聚失活。

二、注射用缓释微球

生物技术药物由于半衰期短，需要长期频繁注射给药，因此开发生物技术药物的缓控释制剂是本领域研究的重点之一。目前注射用缓释微球已经成为比较成熟的技术，其利用生物可降解聚合物作为蛋白质和多肽的输送载体，包埋蛋白质和多肽，可实现药物有效的控释缓释，从而减少给药频率，提高患者生活质量。目前，已经有黄体生成素释放激素（LHRH）、重组人生长激素（rhGH）、醋酸亮丙瑞林等多种蛋白质和多肽的缓释微球制剂上市销售。

注射微球的制备方法有多种，如相分离法、复乳液中干燥法、喷雾干燥法、低温喷雾提取法、熔融挤出法等，其中复乳液中干燥法和低温喷雾提取法最为常用。复乳法是目前制备多肽微球最常用的方法，它具有工艺稳定、设备简单等特点，但复乳法制备的微球突释效应常达15%~35%。用低温喷雾法制备的微球可明显改善药物的稳定性，制备的微球包裹率高、突释效应小，适合多肽蛋白质药物微球的制备。该法目前已被成功地运用于开发 rhGH 微球，rhGH 微球已被美国食品与药品管理局批准上市，商品名为 Nutropin Depot。

（一）工艺流程图

1. 复乳液中干燥法（double-emulsion liquid drying process） 将生物可降解聚合物如 PLGA 溶解在有机溶媒（二氯甲烷或醋酸乙酯）中，水相中加入定量的多肽成溶液或混悬液。将水相加入上述有机相中，匀化或超声振荡成初乳（W/O），初乳再转入含乳化剂（如 PVA）的水溶液中，搅拌成复乳（W/O/W），升高系统温度，除去有机溶媒，固液分离后，干燥待用。工艺流程见图 20-3。

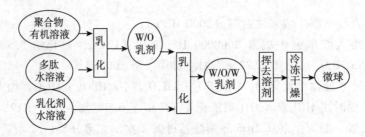

图 20-3 复乳液中干燥法制备微球工艺流程图

2. 低温喷雾法（cryogenic spray process） 将多肽及其稳定剂的粉末或冻干品和生物可降解聚合物的二氯甲烷溶液均匀混合，混悬液经一喷头以雾状喷至冰冻的乙醇溶液中，后者界面封以液氮。在 -70℃ 温度下，乙醇将微球中二氯甲烷不断抽提，经过滤去除乙醇，得流动性佳的微球，干燥待用。工艺流程见图 20-4。

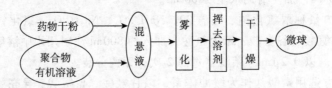

图 20-4 低温喷雾法制备微球工艺流程图

（二）制备要点

注射用缓释微球制备的关键是骨架材料的选择。目前常用的骨架材料为 PLGA 和 PLA，其中以 PLGA 更为常用。PLGA 是乳酸和羟基乙酸的共聚物，20 世纪就用于外科缝线和体内埋置材料，在体内可逐渐降解为乳酸和羟基乙酸，经三羧酸循环转化为水和二氧化碳。PL-

GA除具有良好的生物相容性无免疫原性和安全性高等优点外，还可以通过改变两单体的比例和聚合条件来调解其在体内的降解速度，为灵活调控释药速率提供了便利条件。

多肽/蛋白药物具有分子量大及空间结构复杂的特点，在微球制剂的制备过程中，提高蛋白质的稳定性十分重要。现阶段主要采用化学修饰、加入稳定剂及改进制备工艺来解决。

骨架材料的浓度、分子量大小和组成都会影响微球的质量。骨架材料浓度影响成球过程中聚合物的沉积速度。浓度越高，沉积速度越慢，微球结构疏松，释药速度加快。低分子量聚合物玻璃化相变温度低，释药较快。组分不同的聚乳酸复合材料其结晶度、亲水性以及降解性的差异可导致微球性质的差异。

（三）常用设备

超声波雾化喷管、低温冰柜、百级无菌操作间（台）、配液罐、循环泵、无菌滤器、无菌灌装设备、冷冻干燥设备、高压灭菌器、烘箱。

（四）典型处方与分析

例1 人生长激素（rhGH）注射用缓释微球

【处方】人生长激素锌复合物（摩尔比1:6）24g，碳酸锌9.6g，PLGA 126.4g，CMC-Na 30g，Tween 20 10g，NaCl 9g，加注射用水至1000ml。

【制法】人生长激素锌复合物的制备。将人生长激素溶解于4mmol/L的碳酸钠缓冲液（pH值7.2）中，得到浓度为0.1~0.5mmol/L的溶液。加入0.9mmol/L的醋酸锌溶液，用1%醋酸调整pH值至7.0~7.4，得到人生长激素-锌复合物的混悬液。用超声波雾化喷管将混悬液微粉化，喷入液氮中，形成冷冻颗粒。冷冻颗粒置-80℃冷柜存放，至液氮完全蒸发。颗粒经冷冻干燥备用。

采用低温喷雾法制备PLGA微球。将聚合物PLGA在室温溶解于二氯甲烷，加入碳酸锌溶解，再加入人生长激素锌复合物的冷冻干燥颗粒，超声混匀。将均匀的混悬液以雾状喷至冰冻的乙醇溶液中，乙醇界面上封以液氮。将得到的含微球的溶液置-80℃，使二氯甲烷完全萃取至乙醇中，经冷冻干燥得到流动性良好的粉末。

【注释】用锌离子与生长激素形成人生长激素锌复合物后再制成微球，可较好地保持蛋白质在制备和释放过程中的生物学活性，起到稳定剂的作用。人生长激素和锌的最佳摩尔比为1:6~1:10。

碳酸锌在处方中充当锌离子储库的角色，有利于维持人生长激素-锌复合物的结构，调节其解离为水溶性蛋白的速度。在没有碳酸锌时，微球中生长激素释放速率明显加快。

聚合物PLGA为微球骨架材料，PLGA溶液的使用浓度一般为2%~20%，以5%~10%为佳。

例2 醋酸亮丙瑞林注射用缓释微球

【处方】醋酸亮丙瑞林7.5g，明胶1.3g，PLGA 66.2g，甘露醇13.2g，CMC-Na 5g，Tween 80 1g，甘露醇50g，加注射用水至1000ml。用1%醋酸调整pH值至7.0~7.4。

【制法】采用复乳液中干燥法制备。将醋酸亮丙瑞林和明胶溶解于6~7ml注射用水中。将聚合物PLGA在室温溶解于90ml二氯甲烷中，加入药物水溶液中，搅拌乳化10分钟左右，形成 W/O 型乳剂。

配制浓度为 0.1% 的 PVA 水溶液 15L，将上述 W/O 型乳剂加入，搅拌乳化形成 W/O/W 型复乳。

复乳溶液通压缩空气 3 小时，以挥干有机溶剂。加入甘露醇，冷冻干燥，得到注射用微球。

【注释】聚合物 PLGA 为微球骨架材料，明胶为缓释材料，甘露醇为冻干骨架材料。

该注射用缓释微球肌肉注射后，缓释时间为 1 个月。

缓释时间为 3 个月的醋酸亮丙瑞林注射用缓释微球的处方为：醋酸亮丙瑞林 22.5g，PLGA 198.6g，甘露醇 38.9g。注射用溶媒处方为：CMC – Na 7.5g，Tween 80 1.5g，甘露醇 75g，加注射用水至 1000ml。用 1% 醋酸调整 pH 值至 7.0~7.4。

缓释时间为 4 个月的醋酸亮丙瑞林注射用缓释微球的处方为：醋酸亮丙瑞林 30g，PLGA 264.8g，甘露醇 51.9g。注射用溶媒处方为：CMC – Na 7.5g，Tween 80 1.5g，甘露醇 7g，加注射用水至 1000ml。用 1% 醋酸调整 pH 值至 7.0~7.4。

三、其他注射给药系统

其他可用于多肽/蛋白药物的注射给药系统还有植入剂、脂质体、纳米粒、乳剂、微乳等，大部分还处于研究阶段。

已经上市的可注射型植入剂的代表为 Zenica 公司的 Zoladex，每剂量含 3.6mg 的戈舍瑞林。其制备工艺为：将药物与 PLGA 混合熔融，然后经多孔装置挤出为条状，切割为单剂量，灭菌后即得。

四、生物技术药物制剂在工业化生产中存在的问题与分析

（一）微生物污染

由于生物技术药品一般不可以采用高温和高压等常规方法灭菌，如何有效防止生产过程中微生物的污染是必须解决的问题。

用于制造生物技术药品的细菌或细胞均是活的生物体，在生产过程中影响因素多，使得生物技术药品的质量控制在一开始就注定是全过程控制。由于生物体不可以进行高压灭菌，从细胞接种、扩增、培养、收获、原液、半成品、成品等每一步都必须依靠严格的无菌操作以保证其无菌性。实施 GMP 管理全面优化和完善了生物技术药品的生产和质量管理，使生物技术药品的质量保证有了一个质的飞跃。

（二）制备工艺

为保证生物技术药物的稳定性，常采用冷冻干燥技术制备注射用冻干制剂。冻干制剂生产工艺复杂，处理不当易造成活性损失，在使用前因需用注射溶媒重建，存在污染的风险。所以对于在液态即可稳定的生物技术药物，溶液型注射剂应当是制剂研究的首选。

有关制备工艺的问题与解决方法参见本书第 7 章。

（三）界面变性

大多数多肽/蛋白为两亲性，极易迁移或吸附到油/水或气/水界面聚集变性。复乳技术

已广泛应用于微球的制备，形成油水界面就是该技术易引起变性的一大缺点。虽然通过改进配方可以在一定程度上提高药物的稳定性，但要完全保持药物活性就十分困难。

非水介质包封技术为界面问题的解决提供了方案。在非水介质包封技术中，多肽/蛋白以固体的形式进行处理，分散在有机溶剂的多肽/蛋白被限制在其自身构象移动范围内，降低了药物结构紊乱和聚集的倾向。

固/油/水技术也比较适用于多肽/蛋白的包封。多肽/蛋白粉末首先被悬浮于聚合物的有机溶液中，然后与含有乳化剂的水溶液一起乳化。通过萃取或蒸发去除有机试剂使微球固化，然后洗涤和冷冻干燥。虽然微球形成和固化是在水溶液中进行，但时间较短，一般不会造成药物的溶解和变性。

（四）规模化生产工艺

在国内研究开发中，多肽、蛋白质药物微球的制备仍主要采用复乳液中干燥法等传统方法，虽然所用装置简单、工艺易行，但也存在批量小，批间差异大，操作时间过长、微囊化过程中药物损失大、微球药物突释效应（burst effect）较高等问题。所以规模化生产工艺的研究与开发成为微球工业化生产的又一关键。

将喷雾干燥的喷雾方式进行调整，有助于克服在制备微球时容易黏附在器壁表面的缺点，可以增加微球的得率。采用两个平行的喷嘴进行喷雾干燥，其中一个喷嘴喷出药物水溶液和聚合物有机溶媒组成的乳浊液，另一个喷嘴同时喷出含抗粘剂的水溶液。复乳中的有机介质在热气流中迅速蒸发而成微球。微球在离心力作用下抛出，其表面被抗粘剂包裹，缩短了喷雾干燥在高温器壁黏附时间，大大增加了多肽、蛋白质类药物生物活性的保留率。

低温萃取工艺的采用，也有助于保留药物的活性。药物水溶液和聚合物有机溶媒组成的乳浊液（或混悬液）经过分散、超声雾化、冷冻条件下介质萃取成囊、固液分离4个步骤制备微囊，工艺简单，重现性好。

第三节 多肽/蛋白类药物非注射给药系统

当多肽和蛋白类药物用于治疗慢性疾病时，长期注射给药给患者带来很大的身体和精神痛苦，因此，其非注射给药途径受到广泛的重视，口服、经皮和黏膜给药系统得到深入的研究，部分多肽和蛋白类药物的非注射给药剂型已经上市。黏膜给药系统可以通过口腔、鼻腔、肺、直肠和阴道黏膜等部位进行释药，各部位生理学存在差异，所以其剂型也各有特点。

一、鼻腔给药系统

鼻腔给药系统（nasal drug delivery system）是指在鼻腔内使用，经鼻腔黏膜吸收而发挥局部或全身治疗作用的制剂。鼻腔给药的剂型很多，包括滴鼻剂、喷雾剂、粉雾剂以及微球、脂质体、纳米粒等新剂型。一般情况下，液体喷雾剂的生物利用度显著高于滴鼻剂，与粉雾剂无明显差异。但粉雾剂具有较好的化学稳定性和微生物稳定性。具体选择何种剂型要根据主药的特点和用药要求而定。

小分子药物（小于1000Da）可通过被动扩散和主动转运等途径被鼻腔黏膜吸收，在适当促进剂的帮助下，分子量大于6000Da的多肽也能很好地被吸收。鼻腔黏膜给药可以避开胃肠道消化酶的破坏及肝脏首过效应的影响，吸收迅速，生物利用度高，顺应性好。所以鼻腔黏膜成为替代注射给药的最有前途的途径之一。

鼻腔给药系统的处方设计要注意以下问题：

1. pH值 pH值可影响鼻纤毛的清除率，在7~10范围内鼻纤毛的运动不受影响，但在高于11或低于6的情况下会显著降低鼻纤毛的运动。正常成年人鼻腔的pH值为5.5~6.0，婴幼儿为5.0~6.0，所以鼻用制剂一般应偏酸性，pH值以5.5~6.5为宜。但具体范围要考虑多肽/蛋白类的稳定性和溶解性，以及吸收的变化而定。如鲑鱼降钙素则优选3.5~4.5。

2. 吸收促进剂 多肽/蛋白类大分子药物经鼻腔吸收的效率较小分子为差，可以加入吸收促进剂进行促进。常用的吸收促进剂包括溶血卵磷脂、环糊精、胆酸钠、脱氧胆酸钠、甘胆酸钠、牛磺胆酸钠、牛磺二褐霉酸钠等。但吸收促进剂对鼻纤毛会有毒性，造成的损失往往不可逆。

3. 黏度 药物在鼻黏膜的滞留时间会对其生物利用度产生较大影响，在处方中加入生物黏附性材料，有助于药物的吸收。常用的材料有：生物黏附性淀粉、甲壳素、葡聚糖、环糊精、卡波姆、黄原胶等。

已有一些多肽和蛋白类药物的鼻腔黏膜给药系统应用于临床，主要剂型有滴鼻剂和喷雾剂，药物包括LHRH激动剂布舍瑞林、去氨加压素、降钙素、催产素、胰岛素等。

鲑鱼降钙素为32个氨基酸组成的多肽，在临床上主要用于治疗骨质疏松、高血钙危象和各种疼痛等。美国诺华公司在1995年就上市了鲑鱼降钙素鼻腔喷雾剂Miacalcin，其生物利用度为注射剂的50%，不良反应明显减少。

（一）工艺流程图

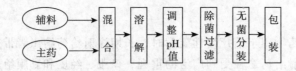

图20-5 鼻腔喷雾剂工艺流程图

（二）制备要点

多肽/蛋白类药物的鼻腔喷雾剂一般要含有稳定剂、缓冲剂、渗透压调节剂等成分。根据使用情况的需要，鼻腔喷雾剂还可以加入抑菌剂。

生物技术药物的活性极易受到温度的影响，在生产和储存过程中均要尽可能在低温条件下操作，避免因温度升高导致活性的下降。

（三）主要仪器与设备

百级无菌操作间（台）、配液罐、循环泵、滤器、灌装设备、高压灭菌器、烘箱。

(四) 典型处方与分析

例1　鲑鱼降钙素鼻腔喷雾剂

【处方】鲑鱼降钙素137.5mg，NaCl 7.5g，苯扎氯铵100mg，加纯水至1000ml。

【制法】在氮气的保护下，将处方量的鲑鱼降钙素，苯扎氯铵和NaCl溶解于纯水，用1mol/L的盐酸调节pH值至3.7，添加纯水至1000ml。除菌过滤后无菌分装至鼻腔喷雾装置中。

【注释】鼻腔喷雾剂的处方要依据鼻腔的生理特点和药物性质综合考虑，包括渗透压、pH值调节。如多剂量给药，还要加入合适的抑菌剂。处方中氯化钠为渗透压调节剂。苯扎氯铵为抑菌剂。所得鼻喷剂每毫升含鲑鱼降钙素550IU，每揿含55IU。

二、肺部给药系统

经肺全身给药的最佳靶点是肺泡，因肺泡具有75m^{2}左右的吸收面积，黏纤毛清除作用小，肺泡壁由单层上皮细胞组成，并与毛细血管紧密相连，血流丰富，易于吸收。肺泡表面分布着大量以磷脂为主的界面活性物质。肺部的结构特点决定了药物能在该部位迅速吸收，并直接进入血液循环，不受肝脏首过效应的影响。

肺部给药装置在肺部给药系统中发挥了极其重要的作用，新型给药装置的开发促进了肺部给药技术的发展。肺部给药装置可分为喷雾器（nebulizer）、定量吸入器（metered dose inhaler，MDI）和干粉吸入器（dry power inhaler，DPI）。具体采用何种装置取决于药物的性质、处方、作用部位和肺的病理生理学。

DNA酶（DNase）是治疗肺囊性纤维化（cystic fibrosis，CF）的蛋白类药物，由269个氨基酸组成，分子量约为37000D，可选择性地裂解CF病人黏稠分泌液中的DNA。DNA酶已上市的可吸入溶液剂Pulmozyme，即采用射流喷雾器（jet nebulizer）进行雾化。其处方为：DNA酶1.0mg/ml，CaCl$_2$·2H$_2$O 0.15mg/ml，NaCl 8.77mg/ml。溶液不含抑菌剂，pH值为6.3。安瓿包装，每支含2.5ml。制备工艺同注射剂。

胰岛素吸入治疗是全球范围内研究的热点。经过7年的研究，辉瑞公司的胰岛素吸入剂Exubera于2006年1月经FDA批准上市，用于治疗成人1型和2型糖尿病。Exubera系采用重组DNA技术生产的人胰岛素的吸入粉剂，通过专门设计的吸入器，患者经口腔将胰岛素吸入肺部吸收。

令人遗憾的是，辉瑞公司于2007年10月公布停止销售Exubera，原因是该制剂的吸入型装置形体过大而且粗笨，病人难以携带；医生不知道也不愿意去了解这种吸入型装置如何发挥治疗作用；此外，使用Exubera的病人还需要测试肺脏功能，给病人和医生增加了麻烦。FDA曾担心长期使用Exubera可能引发肺脏并发症，临床数据显示，该药物确实导致患者肺功能的中度损伤，虽然损伤没有继续恶化。

随后，诺和诺德也终止了吸入性胰岛素的开发，使那些热切希望能用吸入制剂代替注射用胰岛素的患者顿感失望，也给本领域的研究人员提出了更高要求。

当前利用肺部进行多肽/蛋白类药物给药面临的最大挑战是吸入给药比注射给药更加不

稳定。研究者们正在对包括粉末、结晶和液体在内的辅料进行筛选，从而设计出使用更方便、更有效的吸入产品。例如，Alkermes 公司正在开发一种尺寸比 Exubera 小的胰岛素吸入制剂，这种胰岛素粒子体积比较大，密度比较轻，因此流动性更好，更容易分散。Mann-Kind 公司同样采取了粉末技术，但是用吸收促进剂取代了体积比较大、密度比较轻的粒子技术。

肺部给药可能会对肺或其他器官产生的生物效应，也是研究人员不可忽视的现象。

（一）工艺流程图

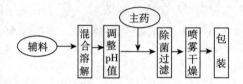

图 20-6 干粉吸入剂工艺流程图

（二）制备要点

多肽/蛋白类药物一般要含有填充剂、缓冲剂、助流剂等成分。

微粉化是干粉吸入剂的关键。大于 $5\mu m$ 的粒子容易沉积在气管中，$1\mu m$ 以下的粒子容易随呼吸排出气管而不能起到治疗作用。$0.5\sim5\mu m$ 的粒子可以达到肺泡并易于吸收，所以粒径要控制在 $0.5\sim5\mu m$ 范围内。

（三）主要仪器与设备

百级无菌操作间（台）、配液罐、循环泵、滤器、喷雾干燥器、高压灭菌器、烘箱。

（四）典型处方与分析

例 1 重组人胰岛素干粉吸入剂

【处方】重组人胰岛素 20g，甘露醇 66g，枸橼酸 0.6g，枸橼酸钠 12g。

【制法】按处方量称取甘露醇、枸橼酸和枸橼酸钠，加入约 2L 注射用水中溶解，必要时用 HCl 或 NaOH 溶液调整 pH 值至 6.7。加入重组人胰岛素，混匀。以 $0.2\mu m$ 除菌滤器过滤 2 次，在 Buchi 喷雾干燥器中喷雾干燥，形成无定形粉末，保存于干燥容器内（RH < 10%）。在干燥环境下分装于吸入装置中。

【注释】处方中重组人胰岛素为主药，枸橼酸和枸橼酸钠为缓冲剂，甘露醇为支撑剂，也是助流剂。喷雾干燥形成粒径大小符合要求的微粒是工艺的关键。喷雾干燥器入口温度控制在 110℃~120℃ 之间，出口温度在 70℃~80℃ 之间，液体流速为 5ml/min。操作环境一定控制在相对湿度 10% 之下。

（五）工业化存在的问题与解决措施

1. 吸入给药装置 吸入给药装置是肺部给药研究的重点。早期的吸入装置释药效率很低，大部分药物要么停留在装置内，要么则未通过口咽部，不适合价格比较昂贵的多肽/蛋白类药物的应用。

理想的干粉吸入装置应具备以下特点：粉体离散性好，给药量与肺呼吸肌力量无关，在肺内100%沉积，应用简单便于操作，耐潮湿性能好。但目前尚无完全符合上述标准的产品。

Rotahaler是较早的吸入装置，简单可靠，便于携带，可清洗，但防潮效果差，需经常清洗，剂量的释放取决于适当的吸入方法。Diskhaler吸入装置将药物装在铝箔水泡眼中，吸入时刺破水泡眼铝箔即可释放药物；该装置防潮性能好，但需要经常更换药板。Turbuhaler能将许多剂量储存在装置中，使用时旋转装置，单位剂量的药物即可由储库释放到转盘上，在气流的作用下，从吸入腔分散至肺部。但该装置在防潮和剂量安全性方面具有缺陷。

Exubera采用的是Nektar装置。Nektar装置使用压缩空气将胰岛素干粉分散至储存室内，病人可以缓慢的深呼吸方式从储存室吸入胰岛素。Exubera的生物利用度仅为10%~15%，其原因可能是胰岛素分子量较大（5000D），呼吸道肽酶和蛋白酶的降解，以及肺泡巨噬细胞的吞噬作用等。

为增加胰岛素的生物利用度，又陆续开发了几种新的装置。Alliance公司推出的是压力MDI装置，其中药物粒子为采用PulmoSpheres技术制备的密度极低的多孔干粉，粒径为1~3μm。药物粒子的辅料为脂质。Elan公司开发的是手持电池驱动的多剂量系统，胰岛素晶体尺寸为纳米级（0.1μm）。Alkermes公司的装置为吸入驱动DPI。药物粒子也是低密度多孔颗粒，但几何体积较大（10~15μm），可以减少聚集倾向，并增加释药过程的分散性。但该大粒子的气流动力学粒径只有1~3μm，非常有利于至肺泡的传递。在肺泡区域沉积后，因粒径较大，不易被吞噬作用所降解。该装置经肺给药的相对生物利用度可以达16%，与Nektar装置类似。MannKind公司的Medtone DPI，将含胰岛素的颗粒Technosphere以点陈列的有序方式在低pH值条件下排列，可以保护胰岛素免受蛋白酶破坏。粒子到达肺泡后，即在中性pH环境中溶解，释放胰岛素，相对生物效价可达皮下给药的26%。

2. 处方设计 干粉吸入剂的处方中要加入一定的支撑剂，以防止药物因微粉化后表面能增加引起的聚结。理想的支撑剂为糖、多元醇、氨基酸、有机酸、多肽和蛋白。支撑剂经干燥成为非结晶结构，主要用于保持药物在无定形状态，有助于药物的稳定性和微粒的流动性。

3. 微粉化 药物能否到达并保持在肺泡中，主要取决于制剂雾化时粒子的大小。一般认为几何粒径1~3μm的单位密度的粒子最适合肺部药物传递。较大容易沉积于口咽部，较小则易于呼出。但该尺度范围的粒子较易于凝结，并被肺泡巨噬细胞吞噬。

微粉化的方法有以下几种：

（1）机械粉碎法 指经球磨机、胶体磨以及流能磨等机器将药物粉碎。为避免多肽/蛋白类药物的降解，可通过加入乳糖等支撑剂或冷冻干燥技术解决。

（2）喷雾干燥法 适用于药物的水溶液，微粒均匀，操作方便。

（3）超临界流体技术 操作温度低，有利于保持药物的活性。

最近发展的大孔粒子技术改变了人们对粒径的观念，Alliance和Alkermes公司的吸入给药装置均采用了该技术。大孔粒子指几何粒径大于5μm，但气流动力学粒径小于5μm的低密度颗粒。大孔粒子流动性好，易于雾化，在肺内沉降均匀，再现性好，对细胞无毒性，并可以避开肺泡巨噬细胞的吞噬。粒子形状越接近于球体，流动性越好，越利于肺部吸收。

第四节 核酸类药物给药系统

核酸类生物技术药物可以分为反义核酸药物、RNAi 药物、适体以及基因药物等。

一、反义核酸药物

反义核酸药物系以反义核酸为主药的药物。反义核酸系与 mRNA 的一段顺序互补的核酸序列，能阻断 mRNA 的翻译；它通过与 mRNA 配对形成杂交双链，经 RNase H 水解 DNA/RNA 杂交双链中的 RNA 链，从而阻断基因的表达。反义核酸的范围又被进一步扩展，包括反义 DNA、反义 RNA、核酶、脱氧核酶、三链形成寡核苷酸等。

自 1978 年发现寡核苷酸在培养的细胞中具有抑制 Rous 肉瘤病毒的复制活性以来，反义寡核苷酸的研究日益引起人们的重视。反义核酸药物的作用靶点为基因，因而它有希望成为在分子水平上治疗目前难以治愈的各种疾病，如艾滋病、癌症、高血压和遗传性疾病的新突破口，正受到世界范围内的广泛关注。反义技术作为分子生物学的新技术，目前不仅广泛应用于生理学、病理学、药理学的基础研究，而且已成为药物发展的新兴策略。利用这一技术开发的药物称为反义核酸药物简称反义药物。通常是指反义寡核苷酸，即人工合成的 DNA 或 RNA 单链片段。专门设计的反义寡核苷酸能与特异 mRNA 的特定序列相杂交，在基因水平阻止致病蛋白质的产生，从而发挥治疗作用。与传统药物相比，反义药物具有更高的特异性、更优的疗效和更低的毒性。因此，反义药物越来越成为人们研究和开发的热点。

反义药物的优点：①反义药物的靶点是引起疾病的基因，通过调控基因产物的表达而发挥治疗作用；②反义药物可用于治疗传统药物不能治愈的基因疾病；③反义治疗比基因治疗更为安全有效，不良反应更少；④用于反义药物的费用可能比传统药物更为低廉。

反义药物的缺点：①不易获得定向于靶组织的反义药物；②易受到体内广泛存在的核酸酶的破坏，故血浆半衰期较短；③作用模式存在不确定性，动物模型显示有潜在的毒性；④导入细胞的主要途径是通过细胞膜的穿入或吞饮，效率很低。

反义核酸药物要成功进入临床要解决以下几个关键问题：根据选择的靶序列而设计与靶分子相适宜的反义寡核苷酸的序列，即特异性问题；要保持其本身的理化性质而最终发挥预期的生物学作用，即稳定性问题；要能迅速高效地进入靶细胞，即生物利用度问题。其中生物利用度问题的解决很大程度上要依赖于制剂学技术。目前反义核酸药物的制备主要是通过化学合成，其释药系统也大多采用普通注射剂型。

福米韦生（Fomivirsen, Vitravene）是 FDA 批准上市的第 1 个反义核酸药物，由 21 个硫代脱氧核苷酸组成，核苷酸序列为 5′- GCGTTTGCTCTTCTTCTTGCG -3′，主要用于治疗艾滋病（AIDS）病人并发的巨细胞病毒视网膜炎。其制剂 Vitravene 为注射剂，每支含主药福米韦生钠 6.6mg，处方以碳酸钠和碳酸氢钠为缓冲剂，必要时用盐酸或氢氧化钠调整 pH 值为 8.7，氯化钠为渗透压调节剂，渗透压为 290mOsm/kg。

二、RNAi 药物

RNA 干扰是指双链 RNA（double stranded RNA，dsRNA）导入细胞后诱导靶 mRNA 发生特异性的降解，导致基因沉默的现象，又称为转录后基因沉默（post transcriptional gene silencing，PTGS），是生物在长期进化过程中形成的对病毒、转录因子和其他转移核酸等外源物质的防御机制。与反义核酸不同，它是由 dsRNA 引发的选择性基因沉默。RNA 干扰药物（简称 RNAi 药物），即利用这种技术获得能使致病基因失活的新型核酸药物。

RNAi 药物通过以下分子机制发挥作用：①dsRNA 被特殊的核酸内切酶切割成小干扰 RNA（small interfering RNA，siRNA）。这种特殊的核酸内切酶称为 Dicer，具有 RNase Ⅲ 和解旋酶活性。Dicer 的 dsRNA 和 PAZ（Piwi/ Argonante/ Zwille）结合区可以识别 dsRNA，并与之结合形成复合体，并将 dsRNA 加工成长度为 21~23 nt 的 siRNA。②形成的 siRNA 与解旋酶、ATP 及多个蛋白组成 RNA 诱导的沉默复合体（RNA induced silencing complex，RISC）。RISC 特异性地与细胞内同源 mRNA 结合并随即被内切酶切割，切割后的 mRNA 片段由于缺少 poly（A）尾或稳定的帽子结构而很快被降解，最终导致基因沉默。③形成的 siRNA 还可以作为特殊引物，以靶 mRNA 为模板，在 RNA 依赖的 RNA 聚合酶（RNA dependent RNA polymerase，RdRP）的作用下，产生新的 dsRNA。这些 dsRNA 分子可以再次被切割成新的 siRNA，新的 siRNA 又可以进入上述循环，这种循环机制赋予 RNAi 高效性和持久性。

与反义核酸相比较，siRNA 具有以下特征：①高特异性：RISC 指导的靶 mRNA 的识别是高度特异的，甚至 1~2 nt 的差异都会丧失 RNAi 的功能；②高效性：RdRP 的合成功能解释了 RNAi 高效性和持久性，因此，在低于反义核酸几个数量级的浓度下就可以发挥功能；③稳定性：具有 3′两个突出的 TT 碱基的 siRNA 相对稳定，不容易被降解，因此相对于需要进行化学修饰来提高稳定性的反义核酸而言，稳定性有很大的提高；④可传递性：RNAi 效应可以在不同细胞之间甚至某些生物体之间进行传递，并且可以遗传给下一代；⑤时间性：其抑制基因表达的作用与特定发育阶段相关，可以随意控制在任何发育阶段。

通常采用化学合成的方法制备 siRNA：即分别合成正义和反义两条链，然后退火成双链。为了进一步提高其稳定性，可以对其结构进行不同的化学修饰，特别在正义链 3′端的修饰不影响其 RNAi 效应。在 siRNA 的 3′端共价连接一个对应于靶细胞表面受体的抗体或配体，还将提高其特异性地靶向细胞或组织的能力。

目前 RNAi 的研究大部分停留在细胞水平和转基因动物小鼠阶段，能否开发成药物所面临的困难之一就是 siRNA 在生物体内靶向转运。以注射剂的形式直接应用 siRNA 的最大问题是作用时间太短，因此，采用基因治疗的基因传递技术成为 siRNA 药物的研究方向。

人们已经运用一些质粒和病毒载体来提高 siRNA 靶向转运的效率和组织特异性。逆转录病毒、腺相关病毒、腺病毒和慢病毒等被证明是 siRNA 转运至细胞的有效途径。但病毒载体能引起有害的免疫反应，这种方法比直接注射 siRNA 具有更大的风险。于是人们开始研究非病毒介导的靶向转运方法。蛋白质转导技术有望成为一种有效方法，它操作简单，不影响基因的表达，并可以避免病毒载体介导的基因治疗可能发生的副作用；另外蛋白质转导技术也可能比病毒载体更有效地穿透实体肿瘤，并能透过血脑屏障，因此可以用来治疗神经系统性疾病。

三、适体药物

适体（aptamer）是能够与靶标分子相结合的单链核酸片断，包括 DNA 和 RNA，长度一般为 15~60 个核苷酸。其功能类似于抗体，具有靶分子范围广、与配体作用亲和力高、特异性强、高度稳定性、安全经济、制备方法简单等优点。

适体在作用方式、亲和特性、药代动力学方面均类似于治疗性单抗，但与治疗性单抗比较又具有独特优势：通过体外筛选技术可人为调控适体的特异性和亲和力；适体本身分子量小（8~15kD），而抗体是 150kD，容易被靶细胞吸收；至今未有证据显示适体有任何免疫原性或毒性，抗体蛋白的异源性很难克服；适体冻干后可于室温下储存数年，适当溶解后又立刻恢复其功能构像，而抗体的蛋白本质决定了它容易变性；适体系化学合成，造价低，易于大量生产，制备单克隆抗体时间长，且成本昂贵。但适体在生物体内很快被核酸酶降解，或因分子量小而被机体迅速清除，故需对其进行各种修饰，以适应作为治疗性用药的要求。

2004 年 12 月，第一个适体药物 Pegaptanib（Macugen）获得了 FDA 的批准，用于治疗老年黄斑变性，该疾病和视网膜新生血管生成有关。血管内皮生长因子（VEGF）是参与新生血管形成的关键因子，Pegaptanib 是 28 个核苷酸组成的适体，可以特异性地与细胞外的 VEGF 结合，抑制 VEGF 与相应的受体结合，抑制 VEGF 的活性。Pegaptanib 的核糖骨架经过修饰，可以对抗内源性核酸内切酶和外切酶的降解。两个 20-kDa 的聚乙二醇结合到核苷酸序列上能使药物的半衰期延长。

Macugen 剂型为预充式一次性注射剂，每支含主药 Pegaptanib 0.3mg，相当于 PEG 化 Pegaptanib 钠 1.6mg；处方以磷酸二氢钠和磷酸氢二钠为缓冲剂，必要时用盐酸或氢氧化钠调整 pH 值为 6~7，氯化钠为渗透压调节剂，渗透压为 280~360mOsm/kg。

四、基因药物

基因药物是将特定的基因经一定的载体导入人体细胞，使其在人体细胞中表达有活性的多肽或蛋白，从而产生疾病治疗或预防作用的物质。基因药物实际上是利用人体细胞作为生产活性多肽或蛋白的工厂，一次应用，长期有效。

自从 20 世纪 70 年代科学家提出可以通过向人体导入外源 DNA 来治疗疾病的设想，基因药物的概念首次产生，并开创了基因治疗这一新领域。如今基因药物已经从实验室研究发展进入了临床试验和应用阶段。与此同时，基因治疗研究的范围也得到了扩大和发展，从最初导入一个正常基因到人体靶器官，通过基因表达来治疗遗传性疾病，扩展到用 DNA 或 RNA 来治疗各种疾病。虽然现阶段多数基因治疗的研究仍然处于探索阶段，但全世界已有几百种基因药物已进入了人体临床实验阶段，涉及的疾病不仅有血友病等遗传性疾病，也有许多人类高危高发性疾病，如癌症、艾滋病、帕金森氏病等。世界上第一种基因药物 P53 注射液（今又生）也已在我国研发成功并应用于多种肿瘤的治疗。

基因药物在治疗模式上，对传统药物、多肽/蛋白类药物，以及反义核酸类药物等提出了巨大的挑战，甚至颠覆了传统意义上的药物基本观念。基因药物是以人体为加工厂，在人体细胞内产生疾病预防或治疗所需要的多肽/蛋白，甚至是反义核酸或 siRNA。基因药物通过合适的载体将外源基因或核酸片段导入人体细胞内，使目的基因在靶细胞中表达，发挥生物学效应，达到治疗目的。

如何将有治疗价值的外源基因或核酸片段安全、有效、可控、简便地导入人体靶细胞，是基因药物研究的关键。所以基因药物的给药技术，即载体技术，既是基因治疗的核心，也是迄今为止该领域研究人员面临的最大困难。理想的基因药物给药载体应当具备以下特征：

1. **安全性高**　载体本身不能对人体有致病性。
2. **免疫原性低**　载体进入体内后不引起免疫反应。
3. **生产工艺简单**　载体的生产工艺易于放大，适合工业化生产。
4. **包装容量大**　载体可容纳目的基因及相关调控元件的空间足够大。
5. **转导效率高**　载体转入后，可以迅速高效地表达目的产物，并发挥作用。
6. **表达水平可控**　可以根据病情的需要调整转基因的表达水平。
7. **组织靶向性**　可定向转导特定组织或细胞。

实际上，到目前为止，没有一种载体可以同时满足以上要求。所以探索和开发基因药物载体的研究任重而道远。目前基因药物研发中应用的载体可分两大类：病毒载体和非病毒载体。

表 20 - 2　　　　　　　　　　几种主要病毒载体的比较

载体名称	载体特点
腺病毒（adenovirus, Ad）载体	双链线性 DNA，包装容量 36kb，可感染分裂和非分裂细胞，转基因表达水平高，表达时间短，免疫原性强
腺相关病毒（adeno - associated virus, AAV）载体	单链线性 DNA，包装容量 5kb，可感染分裂和非分裂细胞，转基因表达水平高，表达时间长，免疫原性弱，无致病性
逆转录病毒（retrovirus, RV）载体	单链线性 RNA，包装容量 8kb，可感染分裂，转基因可整合至细胞染色体，表达时间长，有致瘤性风险
单纯疱疹病毒（herpes simplex virus, HSV）载体	双链线性 DNA，包装容量 30kb，可感染分裂和非分裂细胞，具嗜神经性，转基因表达时间长，免疫原性强

病毒载体（表 20 - 2）是将自然界存在的病毒采用分子生物学的手段加以改造，去除掉部分或全部病毒基因，将治疗基因及基因表达所需的功能片段克隆到病毒基因组中，再经过细胞系内包装而产生的重组病毒。病毒类载体一般具有对宿主细胞高效转染特点，因此是目前较为流行的高效的基因传递载体。许多不同类型的病毒，如逆转录病毒、腺病毒、腺相关病毒、单纯疱疹病毒、痘苗病毒等，已先后被开发成了基因治疗载体，而每种病毒对不同宿主细胞的感染效率、途径及其在细胞内的存在及存在状态都非常不同，这些特质决定了在设计基因药物时，病毒类载体具有很高的选择性。目前多数基因研究采用了病毒类载体。但

同时值得指出的是，虽然经过了重组改建，多数病毒载体还是具有较高的免疫原性及相关的毒性副作用。

而非病毒载体则是载有治疗基因及其相关功能片段的DNA，如质粒、包埋有此种DNA的脂质体或纳米粒等。对于非病毒类载体，无论是质粒DNA，还是DNA-脂质体复合体，虽然其免疫原性及相关的毒副作用较小，但其体内转染效率则普遍很低。

这两类载体各自有其优点和局限性，而这些载体系统的固有特性在一定程度上限制了其在特定基因治疗中的应用。不同的疾病，对于导入基因的表达量和持续时间的要求不同，因而必须根据治疗的需要选择最佳的载体和构建合适的基因表达系统。以利用腺苷脱氨酶（ADA）治疗联合免疫缺陷症（SCID）为例，由于SCID是基因缺陷型疾病，而靶细胞又是不断分裂代谢的细胞，要达到长期治疗的效果，转基因就必须整合到细胞基因组中才在细胞分裂的过程中丢失。因此，研究者选用了能将DNA整合到细胞基因组的逆转录病毒为载体以实现长期的基因表达。而血友病，虽然也是基因缺陷型疾病，但由于肝细胞代谢周期较长，研究者选用了转染效率高而大部分转基因以非整合状态存在的重组腺相关病毒载体，以降低插入突变的风险。而我国研发的重组人P53腺病毒注射液，选择了具有复制功能而免疫原性很高的腺病毒载体，通过表达抑癌基因P53抑制肿瘤生长。

（一）腺病毒载体基因传递系统

腺病毒是无包膜的线性双链DNA病毒，曾经对研究真核细胞DNA复制、转录、RNA剪接、蛋白质合成等方面作出过重要贡献。腺病毒在自然界分布广泛，至少存在100种以上的血清型。其基因组长约36kb，两端各有一个反向末端重复区（inverted terminal repeat, ITR），ITR内侧为病毒包装信号。基因组上分布着四个早期转录元（E1、E2、E3、E4）承担调节功能，和一个晚期转录元负责结构蛋白的编码。

作为基因治疗的载体，腺病毒载体具有几个显著优点：包装容量大，可插入大片段外源基因（至多可达35kb）。转导效率高，体外转导不同类型人组织细胞的效率接近100%。可转导非分裂细胞。重组病毒产量高。安全性较高，进入细胞内并不整合到宿主细胞基因组，仅瞬间表达。

第一代腺病毒载体为E1或E3基因缺失，缺失区插入外源治疗基因。但此类型载体可引发机体产生强烈的炎症反应和免疫反应，且表达外源基因时间短。第二代腺病毒载体则缺失了E2a或E4基因，免疫反应较弱，其载体容量和安全性方面亦改进许多。第三代腺病毒载体则缺失了全部的（无病毒载体，gutless vector）或大部分腺病毒基因（微型腺病毒载体，mini-Ad），仅保留ITR和包装信号序列。第三代腺病毒载体最大可插入35kb的基因，病毒蛋白表达引起的细胞免疫反应进一步减少；载体中引入核基质附着区基因可使得外源基因保持长期表达，并增加了载体的稳定性。

1. 工艺流程图

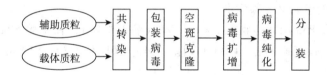

图 20-7 腺病毒载体基因传递系统工艺流程图 1

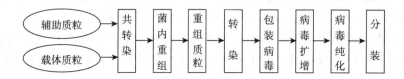

图 20-8 腺病毒载体基因传递系统工艺流程图 2

将目的基因包装至病毒粒中，是病毒载体生产的核心技术。其工艺中一般包括包装细胞、载体质粒和辅助元件三大基本要素。

（1）包装细胞　包装细胞是病毒载体包装的加工厂，不仅提供病毒复制和包装的场所，其许多细胞成分还参与了病毒的复制与包装过程。

（2）载体质粒　载体质粒携带有目的基因的表达框，以及病毒包装所必需的顺式作用元件。

（3）辅助元件　病毒复制和包装所需要的所有反式作用元件均可以由辅助元件提供。辅助元件可以是1个或多个辅助质粒，也可以是辅助病毒。提供的反式作用元件包括病毒基因、转录调控基因、病毒DNA合成和包装所需的各种酶的基因、病毒的外壳蛋白基因等。

上述元素的不同组合，便产生了各种包装病毒的工艺路线。

如重组人P53腺病毒颗粒的包装可以采用两种工艺进行。

工艺1（图20-7）：将含有反式作用因子的辅助质粒和含有治疗基因P53及包装信号的载体质粒共同转染HEK293细胞，培养15天左右后，包装的重组腺病毒在细胞层上形成空斑。挑取空斑克隆，在新鲜的HEK293细胞中扩增，纯化，得到重组人P53腺病毒颗粒。

工艺2（图20-8）：将辅助质粒和载体质粒共同电转化到有重组活性的细菌株BJ5183中，经过在细菌内的重组，产生一个新的病毒载体质粒，此质粒含有载体质粒上的治疗基因及包装信号，也含有辅助质粒上的反式因子。将此新的病毒载体质粒纯化，并转染HEK293细胞，培养10天左右后细胞逐渐产生病变，收集细胞上清，感染HEK293细胞，扩增，纯化，得到重组人P53腺病毒颗粒。

2. 制备的要点　腺病毒载体基因药物的剂型仍然采用普通的注射剂，处方要求基本与多肽/蛋白类药物一致。

生物技术药物的活性极易受到温度的影响，在生产和储存过程中均要尽可能在低温环境下操作，避免因温度升高导致活性的下降。

3. 主要仪器与设备　百级无菌操作间（台）、生物反应器、细胞培养箱、离心机、纯化设备、配液罐、循环泵、滤器、灌装设备、高压灭菌器、烘箱。

4. 典型处方与分析

例1　注射用重组人 P53 腺病毒

【处方】重组人 P53 腺病毒颗粒 1×10^{15} VP（病毒颗粒），甘露醇 50g，蔗糖 70g，人血白蛋白 5g，三羟甲基氨基甲烷（Tris）1.21g，$MgCl_2 \cdot 6H_2O$ 0.2g，HCl 适量，加注射用水至 1000ml。

【制法】按处方量称取三羟甲基氨基甲烷，$MgCl_2 \cdot 6H_2O$ 加入约 800ml 注射用水中溶解，用 HCl 溶液调整 pH 值至 7.5。加入甘露醇、蔗糖、人血白蛋白，混匀。加入重组人 P53 腺病毒颗粒，混匀。以 $0.2\mu m$ 除菌滤器过滤 2 次，无菌分装，冻干。

【注释】注射用重组 P53 腺病毒主药为重组人 P53 腺病毒颗粒，甘露醇为支撑剂（骨架），蔗糖为冷冻和冻干保护剂，人血白蛋白为活性保护剂，三羟甲基氨基甲烷为缓冲剂，$MgCl_2 \cdot 6H_2O$ 为稳定剂。

例2　重组人 P53 腺病毒注射液

【处方】重组人 P53 腺病毒颗粒 1×10^{15} VP（病毒颗粒），甘露醇 50g，蔗糖 50g，甘氨酸 18.8g，精氨酸 43.5g，尿素 1g，PEG 3500 1g，三羟甲基氨基甲烷（Tris）1.21g，$MgCl_2 \cdot 6H_2O$ 0.2g，HCl 适量，加注射用水至 1000ml。

【制法】按处方量称取三羟甲基氨基甲烷，$MgCl_2 \cdot 6H_2O$ 加入约 800ml 注射用水中溶解，用 HCl 溶液调整 pH 值至 7.5。加入甘露醇、蔗糖、甘氨酸、精氨酸、尿素、PEG 3500，混匀。加入重组人 P53 腺病毒颗粒，混匀。以 $0.2\mu m$ 除菌滤器过滤 2 次，无菌分装。

【注释】重组人 P53 腺病毒注射液主药为重组人 P53 腺病毒颗粒，甘露醇、蔗糖、甘氨酸、精氨酸、尿素、PEG 3500 为活性保护剂，三羟甲基氨基甲烷为缓冲剂，$MgCl_2 \cdot 6H_2O$ 为稳定剂。

5. 工业化存在的问题与解决措施　对基因药物而言，稳定性仍是制剂生产需要关注的最关键的问题。通过制剂处方的筛选，则有可能提高制剂的稳定性。如国产重组人 P53 腺病毒注射液需要在 $-20℃$ 保存，给制剂的储存运输和使用带来了困难。本文提供的处方可以在 $4℃$ 保持活性达 6 个月，说明给药系统的研究对基因药物的稳定性提高仍大有帮助。

（二）腺相关病毒载体基因传递系统

腺相关病毒（AAV）是非致病性的微小病毒科家族的成员。AAV 基因组为线性单链的正链或负链 DNA，长度约为 4700 个核苷酸，包含由 3 个启动子调控的两个基因（rep 和 cap），基因组末端分别存在一个长度为 145bp 的反向末端重复（ITR）。AAV 的 ITR 是病毒包装、基因组复制以及整合的重要功能片段。rep 基因编码 DNA 复制和转录必需的非结构蛋白，而 cap 则编码三个组成病毒包壳的结构蛋白 VP1、VP2 和 VP3。AAV 是复制依赖型病毒，要在与辅助病毒如腺病毒或单纯疱疹病毒与其同时存在时才能在宿主细胞中复制、包装，产生新的病毒颗粒。而在没有辅助病毒时，AAV 基因组则通过其 ITR 整合到宿主基因组中，建立溶原性潜伏感染。野生型 AAV 潜伏感染人体细胞时大多整合到 19 号染色体的 AAV-S1 区。

AAV 具有无致病性、宿主范围广、能够感染分裂与非分裂的细胞、能插入到宿主细胞染色体内或以染色体外串联体 DNA 的形式长期稳定表达等特点，被认为是目前最好的基因治疗载体，在遗传病的基因治疗方面显示出优势，也被越来越多地用于治疗恶性肿瘤、自身免疫性疾病、感染性疾病以及应用于器官移植和组织工程研究。

AAV 载体的构建遵循了与构建其他载体相同的基本原则，即以外源基因及其功能片段替换病毒结构基因（rep 和 cap），仅保留两端的 ITRs 及其邻近的 45 个核苷酸序列以便包装重组病毒，并在病毒载体生产的过程中，尽量减少具有复制能力的类野生型病毒的产生。AAV 载体在构建时全部去除了病毒基因（rep 和 cap），因此这种载体更加安全。

1. 工艺流程图

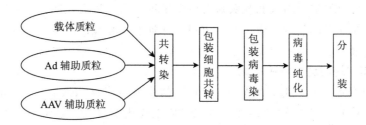

图 20-9　腺相关病毒载体基因传递系统工艺流程图

研究者先后发展出许多不同的方法来构建及生产 AAV 载体。现在比较常用的是腺三质粒共转染法（图 20-9）：首先将治疗基因及起转录所需的功能片段取代病毒结构基因（rep 和 cap），克隆出载体质粒；再将 AAV 的 rep 和 cap 基因克隆到另一个质粒，形成 AAV 辅助质粒；而将 AAV 载体生产所必需的辅助基因，如腺病毒的 E2A、E2B、E4 和 VA RNA 等基因克隆到第三个质粒中，形成 Ad 辅助质粒，而 E1A 和 E1B 基因则由包装细胞 HEK293 提供。将上述三个质粒共转染进 HEK293 细胞，培养后即可包装出病毒颗粒，然后经纯化得到病毒载体。

AAV 辅助质粒提供 rep 和 cap 两个基因的功能：rep 编码 DNA 复制和转录必需的非结构蛋白，而 cap 则编码三个组成病毒包壳的结构蛋白 VP1、VP2 和 VP3。Ad 辅助质粒提供腺病毒 E2A、E2B、E4 和 VA RNA 等基因的功能。HEK293 提供腺病毒 E1A 和 E1B 基因功能。E1A 是 AAV 的 rep 和 cap 基因转录的反式激活因子。E1B 和 E4 结合，可以稳定 AAV 的 mRNA 并协助其转运到胞浆。E2A 和 VA RNA 也发挥类似的作用。研究还发现 rep68/78 的过表达会抑制 AAV 的包装，因此可以用一个低效的 ACG 密码子取代 rep 基因的 ATG 起始密码子，从而降低 rep68/78 的合成。

2. 制备要点　腺相关病毒载体基因药物的剂型仍然采用普通的注射剂，处方要求基本与多肽/蛋白类药物一致。

生物技术药物的活性极易受到温度的影响，在生产和储存过程中均要尽可能在低温操作，避免因温度升高导致活性的下降。

3. 主要仪器与设备　百级无菌操作间（台）、生物反应器、细胞培养箱、离心机、纯化设备、配液罐、循环泵、滤器、灌装设备、高压灭菌器、烘箱。

4. 典型处方与分析

例 1　重组腺相关病毒注射液

【处方】重组人腺相关病毒颗粒 1×10^{15} VG（病毒基因组），柠檬酸钠 25.8g，三羟甲基氨基甲烷（Tris）1.21g，HCl 适量，加注射用水至 1000ml。

【制法】按处方量称取三羟甲基氨基甲烷，柠檬酸钠加入约 800ml 注射用水中溶解，用 HCl 溶液调整 pH 值至 8.0。加入重组人腺相关病毒颗粒，混匀。以 0.2μm 除菌滤器过滤 2 次，无菌分装。

【注释】重组人腺相关病毒注射液主药为重组人腺相关病毒颗粒，柠檬酸钠为活性保护剂和助溶剂，三羟甲基氨基甲烷和 HCl 为缓冲剂。

高离子强度可以增加重组人腺相关病毒的溶解度，也可以有效防止病毒颗粒的凝聚。病毒颗粒的凝聚往往会引起免疫反应。本处方可以保证病毒颗粒的溶解性，并在反复冻融 5 次后仍未检测出凝聚现象。

5. 工业化存在的问题与解决措施

(1) 大规模制备技术　随着 AAV 病毒载体的研究越来越深入，所需求的 AAV 病毒载体剂量也是越来越大。制约 AAV 载体在临床试验上应用的最大问题依然是其大规模制备技术的发展。

近年来，许多有关 AAV 载体的新型制备技术取得了迅速发展，这些新方法不仅使得 AAV 载体滴度提高了至少 100 倍，而且还消除了辅助病毒的污染。研究人员通过生产 AAV 包装细胞系的方式来简化病毒制备工艺。包装细胞系可以提供给 AAV 载体制备所需要的一切辅助元件，在制备过程中只要把载体质粒转染到此包装细胞中就可以获得目的载体。而生产细胞系则含有生产 AAV 载体的一切元件，当需要此种载体时只要培养这种细胞，然后在规定的时间内收获此细胞就可以得到目的载体，大大简化了制备 AAV 载体的过程。而且这两种细胞系生产工艺逐渐成熟，并已经开始在商业化中试应用。但是这两种方法依然存在着灵活性不够高、稳定性不够强等缺点，随着病毒载体科技水平与工艺的不断发展，相信在不远的将来，AAV 的生产方法将会变得越来越简化、越方便、越经济。

(2) 包装容量限度　很明显，腺相关病毒 5kb 左右的包装限度不能满足所有基因药物开发的需要。为了克服这一局限，研究人员发展出了可反式拼接的腺相关病毒双载体系统。这个系统的研发得益于对 AAV 基因组在体内存在形式的研究。AAV 载体进入细胞后多以游离于基因组外的附着体形式存在，这种形式是由多个载体头尾相接形成的多聚体。双载体系统正是利用了载体基因组的这一体内存在特点，将一个长基因分装在两个载体中，当两个病毒载体转染进了同一个细胞后，在 ITR 的同源介导下形成头尾二聚体，经过在 ITR 两端引进的拼接信号（splicing signals）之间反式剪接，原来被分开的基因又重新形成了一个完整的 DNA 分子。介于 DNA 分子中间的 AAV ITR，在 RNA 转录后剪接加工时被除去。已经有许多大基因用这种方法成功地转染进了细胞中，并得到了表达。在构建这种载体时，不同剪接信号的选择会很大程度上响基因表达的表达效率，应予注意。

(三) 非病毒载体基因传递系统

病毒载体虽然应用广泛，但也存在明显的不足：如细胞毒性大、免疫原性高、包装容量小、制备复杂、容易污染等。

非病毒载体由于包装容量不受限制、制备简单、安全性高等优点，也越来越受到重视。

1. 裸 DNA　裸 DNA 实际上就是病毒载体生产的元素之一，携带目的基因表达框的载体质粒，是最简单的基因传递系统。按照普通注射剂型制备后，即可通过直接的物理或机械方法（直接注射或基因枪）导入靶组织中。

基因缝线也是裸 DNA 常用的剂型之一。将裸 DNA 黏附或交联与手术缝线，进行肌肉皮肤血管等组织的缝合，其基因转移效率较直接注射提高 3~5 倍，表达时间可达 3~6 个月。

裸 DNA 作为基因传递系统具有制备简单和安全性高的优点，但转染效率低，稳定性差。

2. 脂质体　用脂质体作为基因转移的载体，已经成为一种有效的技术，多项基因药物的临床研究已采用该方法。其制备工艺在前面章节已经叙述。

脂质体可以直接注射至体内，使目的基因有效到达靶细胞，具有转染效率较高、安全、无免疫原性的优点，但在作用的靶向性和表达时间方面还有待提高。

3. 阳离子多聚物　阳离子多聚物通过正电荷与 DNA 的磷酸基团结合，可以形成稳定的多聚复合物，有效地压缩 DNA 的体积，并使结合的 DNA 不易被核酶降解，提高了转染效率。多聚复合物大小约 80~100nm，带正电荷，可以与细胞表面带负电的受体结合，易于细胞内吞。可用的阳离子多聚物有：多聚左旋赖氨酸、多聚精氨酸、鱼精蛋白、组蛋白、多聚乙胺、多聚乙稀亚胺和星状树突体等。

阳离子多聚物载体易于大生产，交联合适配体后可以实现靶向转移，但体内转染效率不高，转基因表达时间短。

思 考 题

1. 生物技术药物注射剂的制备工艺与其他药物的注射剂有何区别？为什么？
2. 在生物技术药物的制剂生产时要注意哪些问题？
3. 核酸药物常用剂型有哪些？
4. 试述生物技术药物非注射给药的优势和问题。

参 考 文 献

[1] 潘卫三. 工业药剂学. 北京：高等教育出版社，2006
[2] 张汝华. 工业药剂学. 北京：中国医药科技出版社，1999
[3] 崔福德. 药剂学. 第6版. 北京：人民卫生出版社，2007
[4] 国家药典委员会. 中华人民共和国药典. 北京：化学工业出版社，2005
[5] 蒋作良. 药厂反应设备及车间工艺设计. 北京：中国医药科技出版社，1994
[6] 张洪斌. 药物制剂工程技术与设备. 北京：化学工业出版社，2003
[7] 陆彬. 药剂学. 北京：中国医药科技出版社，2003
[8] 崔福德. 药剂学. 第5版. 北京：人民卫生出版社，2003
[9] 屠锡德，张钧寿，朱家璧. 药剂学. 第3版. 北京：人民卫生出版社，2002
[10] 毕殿洲. 药剂学. 第4版. 北京：人民卫生出版社，1999
[11] 陆彬. 药物新剂型与新技术. 第3版. 北京：人民卫生出版社，2005
[12] 邓树海. 现代药物制剂技术. 北京：化学工业出版社，2007
[13] 药品生产质量管理规范（1998年修订）及附录. 国家药品监督管理局，1998
[14] 洁净厂房设计规范 GBJ73-84. 中华人民共和国卫生部，1985
[15] 工业企业设计卫生标准 TJ36-79. 中华人民共和国卫生部，1979
[16] 医药工业洁净厂房设计规范. 国家中医药管理局，1997
[17] 张绪桥. 药物制剂设备与车间工艺设计. 北京：中国医药科技出版社，2000
[18] 张绪桥. 药物制剂工程技术与设备. 北京：化学工业出版社，2003
[19] 朱盛山. 药物制剂工程. 北京：化学工业出版社，2002
[20] 张珩. 制药工程工艺设计. 北京：化学工业出版社，2006
[21] 唐燕辉. 药物制剂生产设备及车间工艺设计. 北京：化学工业出版社，2006
[22] 崔福德. 药剂学. 北京：中国医药科技出版社，2002
[23] 国家食品药品监督管理局. 药物研究技术指导原则（2006-2007）. 北京：中国医药科技出版社，2006
[24] 最新国家药品直接接触包装材料和容器监督管理办法实施手册. 北京：中国科技文化出版社，2005
[25] 孙智慧. 药品包装学. 北京：中国轻工业出版社，2006
[26] 屠锡德. 药剂学. 北京：人民卫生出版社，1985
[27] 奚念朱. 药剂学. 北京：人民卫生出版社，1995
[28] 张兆旺. 中药药剂学. 北京：中国中医药出版社，2003
[29] 周建平. 药剂学. 南京：东南大学出版社，2007

[30] 平其能. 药物制剂工程学（电子教材）. 南京：南京大学出版社，2003
[31] Banker GA. Modern Pharmaceutics. 4th Edition. Marcel Dekker, 2002
[32] The USA Pharmacopoeia, 27th Edition
[33] 刘汉清，倪健. 中药药剂学. 北京：科学出版社，2005
[34] 闫丽霞. 中药制剂技术. 北京：化学工业出版社，2004
[35] 徐莲英等. 中药制药工业技术解析. 北京：人民卫生出版社，2003
[36] 上海医药工业研究院药物制剂部（药物制剂国家工程研究中心）. 药用辅料应用技术. 第2版. 北京：中国医药科技出版社，2002
[37] 郑俊民译. 药用辅料手册. 北京：化学工业出版社，2005
[38] 罗明生，高天惠. 药剂辅料大全. 成都：四川科学技术出版社，1993
[39] 张汝华，郑俊民. 片剂的制造工艺和原理. 北京：人民卫生出版社，1991
[40] 郑俊民译. 片剂包衣的工艺和原理. 北京：中国医药科技出版社，2000
[41] 倪健. 200种中药片剂制备关键技术. 北京：化学工业出版社，2008
[42] 赵宗艾. 药物制剂机械. 北京：化学工业出版社，1998
[43] 范碧亭. 中药药剂学. 上海：上海科技出版社，1997
[44] 董方言. 现代实用中药新制剂新技术. 北京：人民卫生出版社，2001
[45] 陆彬. 药物新剂型与新技术. 北京：人民卫生出版社，1998
[46] 董方言. 现代实用中药新剂型新技术. 第2版. 北京：人民卫生出版社，2007
[47] 方晓玲，何仲贵，龙晓英，等. 药剂学. 北京：人民卫生出版社，2007
[48] 张强，武凤兰. 药剂学. 北京：北京大学医学出版社，2005
[49] 王效山. 制药工艺学. 北京：科学技术出版社，2007
[50] 朱盛山. 药物新剂型. 北京：化学工业出版社，2003
[51] 邓英杰. 脂质体技术. 北京：人民卫生出版社，2008
[52] V. P Torchilin V. Weissig. A Practical Approach. Second Edition England：England：Oxford University Press, 2003
[53] 德国 Raniner H Muller, Gesine E Hildebrand 著，胡晋红译. 现代给药系统的理论和实践. 北京：人民军医出版社，2004
[54] James Swarbrick, Larry L. Augsburger, Harry G. Brittain. Injectable Dispersed Systems Formulation, Processing, and Performance. US：Taylor&Francis Group, 2005
[55] Ram B. Gupta. Uday B. Kompella et al. Nanoparticle Technology for Drug Delivery. New York：Taylor&Francis Group, 2006
[56] 高申. 现代药物新剂型新技术. 第2版. 北京：人民军医出版社，2002
[57] 王思玲. 胶体分散药物制剂. 第2版. 北京：人民卫生出版社，2006
[58] 庄越. 药物制剂技术. 北京：人民卫生出版社，1999
[59] 平其能. 现代药剂学. 北京：中国医药科技出版社，1998
[60] 候惠民. 全自动双室渗透泵控释片激光打孔装置. 中国：CN2642449Y，2004年9月22日

[61] 应翔宇译. 药物靶向技术. 北京：中国医药科技出版社，2004
[62] 张志荣. 靶向治疗分子基础与靶向药物设计. 北京：科学出版社，2005
[63] 梁炳文. 经皮给药制剂. 北京：中国医药科技出版社，1992
[64] 平其能. 药剂学实验与指导. 北京：中国医药科技出版社．1992：164
[65] 王旻. 生物技术与生物药物——蛋白质药物与基因药物. 北京：化学工业出版社，2006
[66] 梅兴国. 生物技术药物制剂——基础与应用. 北京：化学工业出版社，2006
[67] 马大龙. 生物技术药物. 北京：科学出版社，2001
[68] 吴梧桐. 生物技术药物学. 北京：高等教育出版社，2002
[69] 马清均. 生物技术药物. 北京：化学工业出版社，2002
[70] 许瑞安，陈凌，肖卫东. 分子基因药物学. 北京：北京大学医学出版社，2008
[71] 刁勇，许瑞安. 细胞生物技术实验指南. 北京：化学工业出版社，2008
[72] 王军志. 生物技术药物研究开发和质量控制. 北京：科学出版社，2002
[73] 吕立华，邓铁宏，胡容峰. 药剂学. 北京：化学工业出版社，2009

附录一 常见药用辅料

分类	辅料名称	化学名与异名	分子式与分子量	主要性能特点	用途与常用量	备注
填充剂与吸收剂	淀粉	starch	$(C_6H_{10}O_5)_n$ n=300~1000 50000~160000	白色粉末，无臭、无味。在冷水或乙醇中不溶解	常与糊精、糖粉合用作填充剂，用量在20%以上；干燥品作崩解剂，用量为干颗粒的5%~20%；黏合剂（淀粉浆浓度8%~15%）。用于制备片剂、丸剂、胶囊剂、散剂、糊剂等	
	糊精	dextrin	$(C_6H_{10}O_5)_n·XH_2O$ 平均4500	白色或类白色的无定形粉末或颗粒，无臭，味微甜。沸水中易溶，冷水中缓慢溶解，乙醇、丙醇或乙醚中不溶	与淀粉合用作为片剂的填充剂，兼有黏合剂作用。本品用量大时只需加稀醇即可润湿、黏合、制粒。另用作混悬液的增稠剂	
	蔗糖	sucrose	$C_{12}H_{22}O_{11}$ 342.30	无色结晶或白色结晶粉末，无臭且具有甜味。易溶于水，能溶于乙醇和甲醇，微溶于甘油和吡啶，不溶于氯仿和乙醚。9.25%水溶液与血清等渗	矫味剂、稀释剂、黏合剂、保湿剂、糖衣材料及助溶剂等。用于制备颗粒剂、干燥浆、片剂、膏滋、酒剂、糖浆剂及液体药剂等。湿法制粒黏合剂用50%~70%（g/g）糖浆，干颗粒法黏合剂用量2%~20%，内服液体以85%（g/ml）糖浆作矫味剂	
	预胶化淀粉	pregelatinized starch α-淀粉，胶化淀粉，可压性淀粉	$(C_6H_{10}O_5)_n$ n=300~1000	白色的物理变性的粉末淀粉。含水量12%，堆密度0.62g/ml，具有一定的冷水可溶性和直接压片的流动性和黏合性	改性淀粉，用于片剂、胶囊剂的稀释剂、崩解剂、黏合剂。干法压片中作黏合剂时同时起自润滑剂作用，与其他辅料合用时一般加入0.2%（W/W）硬脂酸镁	
	微晶纤维素	microcrystalline cellulose	$(C_{12}H_{20}O_{10})_n$ n约110 分子量约36000	白色或类白色、无臭、无味、细微的晶状易流动的粉末。不溶于水、稀酸和一般有机溶剂，稀碱中部分溶解并膨胀，露置空气中仅吸收少量水分而无其他变化	具有赋形、黏合、吸水膨胀等作用，在药剂中主要用作直接压片的黏合剂、崩解剂和填充剂，糖浆剂和干糖浆剂的助悬剂。常用量15%~45%	
	磷酸氢钙	calcium hydrogen phosphate 二碱式磷酸钙，沉淀磷酸钙	$CaHPO_4$ 136.06 $CaHPO_4·2H_2O$ 172.09	白色、无臭、无味的粉末或晶状固体。在109℃失去1分子结晶水，在空气中稳定。不溶于水或乙醇，溶于稀盐酸及稀硝酸，微溶于稀醋酸	作片剂、胶囊剂的稀释剂、吸收剂和乳膏剂、软膏剂的吸附剂、增稠剂，作片剂稀释剂和吸收剂仅适用于湿法制粒。对中草药浸膏剂有良好的吸收作用	
	硫酸钙	calcium sulfate 生石膏（二水合硫酸钙），熟石膏（无水合硫酸钙）	$CaSO_4$ 136.14 $CaSO_4·2H_2O$ 172.17 $CaSO_4·1/2H_2O$ 145.14	白色或近白色、无臭、无味、具吸湿性粉末。微溶于水，较易溶于稀矿酸，不溶于乙醇和乙醚	主要用作片剂、胶囊剂的稀释剂、填充剂、吸收剂，缓释制剂的固化剂	

(续表)

分类	辅料名称	化学名与异名	分子式与分子量	主要性能特点	用途与常用量	备注
填充剂与吸收剂	α-乳糖	α-lactose	$C_{12}H_{22}O_{11}\cdot H_2O$ 360.31	白色结晶性颗粒或粉末。无臭，味微甜。在水中易溶，在乙醇、氯仿或乙醚中不溶	稀释剂、填充剂、矫味剂、无菌粉末冻干剂辅料。是片剂优良填充剂和浸膏剂的稀释剂	
	山梨醇	sorbitol 山梨糖醇	$C_6H_{14}O_6$ 182.17	无色或白色结晶性颗粒、粉末。无臭，味甜而清凉，甜度约为蔗糖的60%，具吸湿性。易溶于水，溶于热的乙醇和甘油	咀嚼片的填充剂和黏合剂，忌糖制剂的甜味剂、保湿剂、明胶胶囊的增塑剂、化学稳定剂、渗透压调节剂、缓释固体制剂的致孔道剂、固体分散物载体及软膏基质等	
	甘露醇	mannitol 甘露糖醇	$C_6H_{14}O_6$ 182.17	白色结晶性粉末，无臭且清凉味甜。水中易溶，乙醇或乙醚中几乎不溶。水溶液对稀酸、稀碱、热和空气稳定。甜度约为蔗糖的57%~72%	片剂的填充剂（10%~90%）、矫味剂（易吸湿药物片或咀嚼片），冻干针剂的载体（20%~90%），悬浮剂增稠剂（约7%），助溶剂，固体颗粒促流动剂和抗氧增效剂	
黏合剂与崩解剂	聚维酮	polyvinyl pyrrolidone 聚乙烯吡咯烷酮，PVP	$(C_6H_9NO)_n$ 平均5000~70000	白色或乳白色、无臭或几乎无臭、易流动的无定形粉末，有吸湿性。溶于水、乙醇和氯仿，不溶于乙醚和丙酮。5%水溶液的pH值为3.0~7.0	黏合剂（用量3%~15%，浓度0.5%~5%）、增稠剂、助悬剂、助溶剂、络合剂、分散剂、成膜材料、崩解剂、囊材、薄膜包衣材料、缓释骨架致孔道剂及前体药物制剂载体。水溶液黏度随浓度增加而增加	
	交联聚维酮	crospovidone 聚乙烯聚吡咯烷酮，交联聚乙烯吡咯烷酮	$(C_6H_9NO)_n$ 因不溶于水、乙醇、乙醚等所有常用溶剂，故分子量范围无法测定	白色或近白色具吸湿性易流动的粉末，无臭或微臭。具有高度的毛细管/含水量，比表面大，水合能力极强，吸水作用高而迅速	用于片剂、丸剂、颗粒剂、硬胶囊剂的崩解剂和填充剂、澄清剂、吸附剂、着色剂和胶体的稳定剂	
	甲基纤维素	methylcell-uose 纤维素甲醚，MC	$[C_6H_7O_2(OH)_x(COCH_3)_y]_n$ x=1.00~1.55 y=2.00~1.45 n=100~2000 约2万~38万	白色或近白色，基本无臭、无味的粉末或颗粒。具吸湿性，在冰水中膨胀生成澄明至乳白色的黏稠的胶体悬浮液。不溶于热水、醇、醚、氯仿和饱和的盐溶液。溶于冰乙酸及等量混合的醇和氯仿溶液	黏合剂（浓度1%~20%）、凝胶剂、助悬剂及增稠剂、片剂包衣与隔离层材料、崩解剂（用量2%~10%）、乳化剂（浓度1%~5%）、缓释制剂的骨架材料、滴眼剂及无形镜片的润湿剂浸渍剂。本品溶液可被盐、多元酸、酚或鞣质凝聚，加乙醇或乙二醇的二醋酸酯，可防止其凝聚	
	羧甲基纤维素钠	carboxymethyl cellulose sodium 羧甲基纤维素；纤维胶，CMC-2Na	$[C_6H_7O_2(OH)_x(OCH_2COONa)_y]_n$ 90000~700000	白色至乳白色纤维状粉末或颗粒，几乎无臭无味。具吸湿性，易于分散在水中形成澄明的胶状液。在乙醇、乙醚和大多数有机溶剂中不溶。1%水溶液的pH值为6.5~8.5	用作片剂的黏合剂（用5%~10%的水溶液，2%~5%稀醇液）、崩解剂；薄膜包衣材料和缓释材料；液体药剂的助悬剂、增稠剂、乳化剂及保护胶体（0.5%）；半固体制剂中作凝胶基质	禁与强酸强碱及重金属配伍

(续表)

分类	辅料名称	化学名与异名	分子式与分子量	主要性能特点	用途与常用量	备注
填充剂与吸收剂	羟丙基纤维素	hydroxypropylc ellulose 纤维素羟丙基醚；HPC	$(C_{30}H_{56}O_{16})_n$ 约 50000~1250000	白色或类白色无臭的粉末，性能与羟丙基的含量及聚合度有关。有强烈的亲水性，冷水中膨胀度大，微溶于冷水。具有良好的成膜性质	低取代HPC用作片剂黏合剂（5%~20%）和崩解剂（5%），可压性及硬度好，崩解快。高取代HPC用作薄膜包衣材料、缓释材料、增稠剂、助悬剂、凝胶剂等	
	羟丙基甲基纤维素	hydroxypropyl methylcellulose HPMC	$C_8H_{15}O_8$-$(C_{10}H_{18}O_6)_n$-$C_8H_{15}O_8$ 约 86000 万	白色至乳白色、无臭无味、纤维状或颗粒状易流动的粉末，在水中溶解形成澄明至乳白色具有黏性的胶体溶液。不溶于乙醇、氯仿和乙醚，可溶于甲醇和氯甲烷的混合溶剂中。干燥环境中稳定，溶液在pH值3.0~11.0亦稳定	作薄膜包衣和成膜材料（含2%~3% HPMC的30%~70%乙醇液），黏合剂与崩解剂（常用量2%~5%），增稠剂与胶体保护剂（0.5%~1%），缓释制剂的阻滞剂、控释剂与致孔道剂（10%），膜内的成膜材料，助悬剂（常用量0.15%~0.5%）。本品有高黏度和低黏度两种，用途略有不同	
	淀粉甘醇酸钠	sodium starch glycolate 羧甲基淀粉钠；CMS-Na	$O(C_8H_{10}O_7Na)_n$ 分子量一般在 $5\times10^5 \sim 1\times10^6$	细微的白色无定形粉末，无臭、无味。空气中易吸潮，溶于冷水形成胶体溶液。不溶于乙醇、乙醚等有机溶剂。具有良好的亲水性、吸水性和膨胀性，优良的可压性和流动性	片剂、丸剂优良的崩解剂（用量2%~8%）和助悬剂，以及液体药剂的助悬剂。作崩解剂优于淀粉、羧甲基纤维素钠，作助悬剂优于纤维素衍生物、硅酸镁铝、西黄蓍胶等	长期贮存不影响膨胀性
润滑剂	硬脂酸镁	magnesium stearate	$C_{36}H_{70}O_2Mg$ 平均 559.27	白色疏松细粉，微有特臭，与皮肤接触有滑腻感，易粘皮肤。熔点88.5℃，不溶于水、醇、醚，微溶于热醇及苯。性质稳定，不自身聚合	具有润滑、抗黏、助流等作用，用于片剂、胶囊剂等的润滑剂、助流剂或抗黏附剂。使用浓度为0.25%~1.0%	禁与碱性物质及盐铁和氧化剂强配伍
	滑石粉	talc 精制滑石粉		白色或类白色、微细、无砂性的粉末，手摸有滑腻感。无臭、无味。本品在水、稀矿酸或稀氢氧化碱溶液中均不溶解	具有润滑、抗黏、助流、吸收等作用。作片剂、胶囊剂的润滑剂、助流剂、抗黏着剂，在散剂中作稀释剂、吸收剂，制备液体制剂时作吸附剂和助滤剂。使用量为3%~6%	
	胶性二氧化硅	colloidal silicon dioxide 胶性硅胶；微粉硅胶	SiO_2 60.08	白色无臭具吸湿性的无定形粉末。有吸湿性，能吸收大量水而不液化。不溶于水、乙醇和其他有机溶剂，也不溶于酸（氢氟酸除外），溶于热氢氧化碱液	用于油类、浸膏类药物，制成颗粒有很好的流动性和可压性；助流剂（0.15%~3%），用于直接压片工艺；崩解剂；助悬剂、增稠剂、乳剂的稳定剂等，用以制备混悬剂、软膏、栓剂等。比表面积大，有较强吸湿作用，较氧化镁、碳酸镁强	禁与二乙基己雌酚配伍

(续表)

分类	辅料名称	化学名与异名	分子式与分子量	主要性能特点	用途与常用量	备注
包衣材料及缓控释材料	β-环糊精	β-cyclodextrin β-环状糊；β-CD	$(C_6O_5H_9)_5 \cdot (C_6O_5H_9)_2$ 1135	白色结晶性粉末，在水和一些溶剂中的溶解度较大，与非极性分子形成包合物一般溶于水	载体材料和缓释材料，可用于制备包合物、乳剂、乳膏、微囊、栓剂、胶囊、片剂、颗粒剂等	
	α-羟丙基-β-环糊精	α-hydroxy-ropyl-β-cyclodextrin 羟丙基-β-环糊精；HP-β-CD		白色粉末，可溶于水、乙醇、丙二醇、甘油，不溶于丙酮、乙酸乙酯、氯仿、二乙基醚、己烷、环己烷等脂溶性溶剂	药物优良的水溶性载体。包合后可增加药物的溶解度，将难溶或不溶性药物包合后制成水溶性制剂	
	聚丙烯酸树脂	polyacrylic resin 肠溶丙烯酸树脂		乳白色、低黏度、混悬均匀的水分散系乳浊液。颗粒直径1微米以下。结构中含有羧基，在pH值6.5以上介质中可成盐溶解	用作片剂、丸剂、颗粒剂、包肠溶衣，也可与其他高分子化合物合并用作缓释材料。常用的规格型号为聚丙烯酸树脂Ⅰ、Ⅱ、Ⅲ、Ⅳ、E	
	邻苯二甲酸醋酸纤维素	Cellulose acetate phthalate 邻苯二甲酸醋酸纤维酯；CAP	$[C_{18}H_{18}O_{10}]_n$ (394.33)n	白色的易流动粉末，无味，有轻微的醋臭。不溶于水、乙醇、碳氢化物，溶于一定数量的酮类、酯类、醚醇类、环状乙醚类及某些混合溶剂，可溶于pH值低于6.0的缓冲溶液和碱液中	作肠溶包衣、微囊囊膜、缓释材料，肠溶衣使用量为片芯的0.5%~0.9%，配成8%~12%的丙酮乙醇液。CAP肠溶衣有透湿性，使用时应加增塑剂并和疏水性辅料同用	
	羧甲纤维素钠	carboxymethyl cellulose sodium		其水溶液有黏性。黏度和溶解度与取代程度有关。溶液在pH值2~10范围内稳定，pH值2以下时固体沉淀，pH值10以上时黏度迅速降低	用作亲水凝胶骨架材料制各亲水凝胶骨架片。用作包衣材料的组分。片剂黏合剂(1%~6%)、凝胶剂(3%~6%)、口服液(0.1%~1%)	禁强和铁及其他金属配伍与酸可性盐溶
	壳聚糖	chitosan	分子量在1000~1000000之间，依照黏度不同分为几个型号和级别。	无臭，白色粉末或鳞片状固体，黏度随浓度的增加、温度的下降、脱乙酰基程度的增加而增加	包衣剂、崩解剂、成膜剂、片剂黏合剂、贴剂中骨架材料和脂质体的包衣	禁强化有伍与氧剂配
	玉米朊	zein 玉米醇溶蛋白		白色或淡黄色颗粒或无定型粉末或小薄片，无臭、无味。相对密度约1.226，在135℃以下不分解，不溶于水，溶于乙醇(98:100)	薄膜或半薄膜包衣材料(5%~15%的乙醇或异丙醇液)、包隔离层材料(5%醇液)、缓释材料、湿法制粒的黏合剂使用30%(W/W)及乳化剂、发泡剂	

（续表）

分类	辅料名称	化学名与异名	分子式与分子量	主要性能特点	用途与常用量	备注
包衣材料及缓控释材料	醋酸纤维素	cellulose acetate sericose	$C_6H_5(CO_2CH_2)$ 135.14 $C_6H_6O(CO_2CH_2)_2$ 210.18 $C_6H_7O_2(CO_2CH_2)_3$ 285.23	微黄色非结晶性块状物或粉末。$C_6H_5(CO_2CH_2)$能溶于醇和其他有机溶剂；$C_6H_6O(CO_2CH_2)_2$不溶于水，能溶于大多数有机溶剂；$C_6H_7O_2(CO_2CH_2)_3$既不溶于水，也不溶于醇和醚，能溶于冰醋酸	用作包衣材料制备包衣型、渗透压控程型制剂。作片剂半透膜包衣、制备具有控释特性的载药微球	禁与强酸或强碱物质配伍
	乙基纤维素	ethylcelluose 纤维素乙基醚	$C_{12}H_{23}O_6$ $(C_{12}H_{22}O_5)_n$ $C_{12}H_{23}O_5$ n 不同，分子量不同	白色至浅灰色的流动性粉末。具热塑性，软化点100℃～130℃，240℃时失去原有理化性质。有成膜性，生成的膜在低温时仍能保持挠曲性。无毒、无药理活性，吸湿性小，透明度高。不溶于水、甘油和丙二醇，可与树脂、蜡、油等混溶，在阳光下或紫外光下易发生氧化降解	作包衣材料、黏合剂（2%～10%乙醇液）、微囊成囊材料，用于制备片剂、丸剂、微囊，也可用于软胶囊的基质、骨架缓释片的骨架材料，还可用作乳膏、油膏、栓剂、洗剂的增稠剂。用于微囊浓度为：10%～20%，缓释片包衣：8%～20%，片剂包衣：1%～3%，片剂制粒：1%～3%。乙基醚化度大小影响溶解性、吸水性、力学性能和热性能	禁与石蜡及微晶石蜡合用
	硬脂酸	stearic acid 十八烷酸；脂蜡酸	$C_{18}H_{36}O_2$ 284.47	白色或微黄色块状物、颗粒或粉末，溶于乙醇、乙醚、三氯甲烷、丙酮等溶剂，不溶于水	用作润滑剂、肠溶包衣剂、增溶剂、消泡剂和乳膏基质及骨架材料制备溶蚀性骨架片。软膏剂乳膏剂（1%～20%）、片剂润滑剂（1%～3%）	与多价金属反应生成不溶性盐类
	邻苯二甲酸羟丙基甲基纤维素	hydoxypropyl methylcellulose phathalate HPMCP	2000～100000	白色至类白色，无臭、无味的颗粒。易溶于丙酮-甲醇、丙酮-乙醇等（1:1）和碱性水溶液，不溶于己烷、水和酸溶液。具成膜性，溶剂挥发留下一层坚实的膜，可溶于碱液中，较CAP稳定	药剂中肠溶性固体分散体常用载体、肠溶包衣料、包囊材料、骨架材料	
	聚维酮和醋酸乙烯酯混合物（2:8）			休止角小于30°，平均粒径100μm，高塑性，可压性好，非pH值依赖型，释放速度易于调节	缓释骨架材料，可直接压片	
	甲基丙烯酸-丙烯酸乙酯共聚物（1:1）			本品30%水分散体为乳白色、低黏度具有轻微的特征性气味；30%水分散体经氢氧化钠部分中和再喷雾而成的粉末，利于分散在最终的喷雾液中。无需添加增塑剂，溶出不受pH值变化影响	肠溶包衣材料	禁与硬脂酸镁配伍

（续表）

分类	辅料名称	化学名与异名	分子式与分子量	主要性能特点	用途与常用量	备注
包衣材料及缓控释材	聚醋酸乙烯酯30%水分散体			由聚醋酸乙烯酯27%，聚维酮2.7%，十二烷基硫酸钠0.3%组成。平均粒径160nm，pH值4.5，最低成膜温度（MFT）18℃。可阻止脂溶性成分扩散，水介质中几乎不溶胀	缓控释包衣材料，适合于pH值依赖型的缓释配方，同时还可以用于掩味	
半固体制剂基质	白凡士林	white vaseline 白矿蜡		白色均匀的软膏状物，无臭或几乎无臭。与皮肤接触有滑腻感，具有一定的拉丝性。本品在约35℃的苯中易溶，在35℃的氯仿中溶解，在乙醇或水中几乎不溶。熔点为45℃~60℃	用于软膏基质等，与黄凡士林相同，多用于含无色或白色药物的制剂，以便使所得制剂为白色或着色成所需要的颜色	眼膏剂使用黄凡士林
	固体石蜡	paraffin 石蜡；硬石蜡		无色或白色半透明的块状物。常显结晶状的构造。无臭，无味，有滑腻感。在水、乙醇中几乎不溶，在氯仿、乙醚中溶解	在药剂中主要用作软膏基质增硬成分和缓释材料。	
	液体石蜡	liquid paraffin 石蜡油		无色透明的油状液体，无臭、无味。接触大气易氧化，生成醛、酸类物质，产生臭味，可加入抗氧剂。氯仿、乙醚或挥发油中溶解，水或乙醇中均不溶。凝固点-12.2℃~-9.4℃	在药剂制造中主要作软膏基质、润滑剂、溶剂、滴丸的冷凝液。用于制备油膏剂、乳膏剂等，用量酌情而定	
	白蜡	white wax 白蜂蜡		白色或微黄色半透明薄片或小颗粒，具蜜样甜气味。不溶于水和醇	用作糖衣片抛光剂、栓剂熔点调节剂、油膏基质、乳膏剂的增稠剂、油包水乳剂的稳定剂、固体制剂的缓释材料等	
	无水羊毛脂	adeps lanae 羊毛脂		淡黄色或棕黄色、黏滞性强且具有滑腻性的油性半固体，微具特臭。10g吸水不得少于20ml。不溶于水，微溶于冷乙醇，可溶于氯仿、乙醚、丙酮和二硫化碳	优良的半固体制剂基质，用于制备油膏、乳膏、栓剂、眼膏等制剂，特别适合于含有水的软膏。也是一种透皮促进剂，能促进药物的吸收	
	二甲硅油	dcimethicone 二甲基硅油；聚二甲基硅醚	$CH_3Si[OSi(CH_3)_2]nCH_3$ n=180~350 13500~30000	随分子量的增加为无色透明液体至稠厚的半固体，其黏度也随之增加。无色无味，凝固点-50℃~-65℃，耐光耐热。不溶于水、甲醇、植物油和石蜡油，微溶于乙醇、丁醇和甘油，溶于苯、甲苯、二甲苯、乙醚和氯化烷烃	作抗水剂、抗黏结剂、润滑剂、脱模（膜）剂、消泡剂、乳剂和乳膏剂基质，广泛用于制备固体制剂、半固体制剂、液体制剂	

(续表)

分类	辅料名称	化学名与异名	分子式与分子量	主要性能特点	用途与常用量	备注
半固体制剂基质	可可脂	cocoa butter 可可豆油		白色或淡黄白色、微具脆性的固体，味平淡（溶剂提取品），或具可可一样的香味（压榨品）。热至25℃即可变软，碘值35~40，皂化值188~195。本品微溶于乙醇，可溶于沸无水乙醇，易溶于乙醚、氯仿和石油醚	本品熔点低，又具有在刚低于熔点就变成固体的优点，是栓剂良好的基质。此外还是发炎皮肤极好的润滑剂和透皮促进剂，也是软膏和霜剂的优良基质	
	甘油三棕榈酸酯	glycerol tripalmitate 三棕榈甘油酯	$C_{51}H_{98}O_6$ 807.34	无色针状结晶，能溶于热乙醇、醚和氯仿，难溶于醇，不溶于水。相对密度0.8663，熔点66℃，沸程310℃~320℃，折光率1.438	具有润滑和增硬作用，在药剂中用作润滑剂、半固体制剂基质，用于制造油膏、乳膏、栓剂、搽剂等	
	卡波姆	carbomer 聚羧乙烯；丙烯酸聚合物		白色、疏松、酸性、吸湿性强、微具特臭的粉末。堆密度$5g/cm^3$，真密度为$1.4\ g/cm^3$，平均含水量为8%。可溶于乙醇、水和甘油	作乳化剂（O/W型0.1%~0.5%）、增稠剂和助悬剂（0.1%~1.0%）、软膏和栓剂基质（0.5%~3.0%）、黏合剂和包衣材料（0.2%~2%）、缓释材料，与羟丙基纤维素合用为黏膜粘贴剂基质	
	泊洛沙姆	poloxamer 普流罗尼克	$HO(C_2H_4O)a \cdot (C_3H_6O)_b (C_2H_4O)_cH$ a、b、c为聚合度 平均分子量 约为1000~16000	随聚合度增大，物态从液体、半固体至蜡状固体，从难溶于水的液体至易溶于水的固体，均有较高的HLB值。多数型号在水中易溶，溶解度随分子中氧乙烯含量的增加而增加	为一大类非离子型表面活性剂，作乳化剂和稳定剂、增溶剂、吸收促进剂（内服外用）、固体分散载体（用量2%~10%）、乳膏和栓剂基质（常用量4%~10%）、缓释材料（用量5%~15%）等	
	聚乙二醇	polyethylene glycol 聚氧乙烯二醇；碳蜡；PEG	$HO(CCH_2CH_2O)_nH$ n = 20~158 平均分子量 200~8000	分子量600以下的为近无色、澄明的黏性液体，分子量900~8000的为白色蜡状固体。通常的环境下，不会水解和变质。随着分子量的增加，在有机溶剂里的溶解度、水中溶解度、蒸汽压、吸湿性均降低，同时，凝固点、熔融范围、相对密度、闪点和黏度却增加。能溶解于水中形成澄明的溶液，也溶于许多有机溶剂中，不溶于乙醚	有广泛的溶解范围、兼容性、成膜性、增塑性、分散性等。较低分子量的本品用作溶剂、助溶剂和油/水型乳剂的稳定剂，用于水混悬液、乳剂、注射剂、乳膏、栓剂等）的PEG是良好的包衣材料、亲水抛光材料、囊材、增塑剂、润滑剂和滴丸基质；本品是良好的成膜材料，用于渗透泵制剂，作致孔剂用量一般在10%~20%	可使青霉素杆菌肽抗生素活性降低和山梨醇伍生产沉淀

(续表)

分类	辅料名称	化学名与异名	分子式与分子量	主要性能特点	用途与常用量	备注
半固体制剂基质	十二烷基硫酸钠	sodium dodeeyl sulfate 月桂(醇)硫酸钠；SDS；SLS	$C_{12}H_{25}OSO_2ONa$ 288.38	白色或微黄色的结晶薄片或粉末，具有轻微的特臭，味苦。易溶于水，部分溶于乙醇，不溶于氯仿、乙醚和石油醚。酸值为零，HLB 值约为40	阴离子型表面活性剂，可作乳化剂（用量1%）、去垢剂、分散剂、增溶剂、润湿剂、起泡剂，用于制备片剂、颗粒剂、胶囊剂（为明胶量的1%）、乳膏等。本品含水量不得大于5%	与阳离子型表面活性剂反应失去作用
	聚山梨醇酯-80	polysorbate-80 聚氧乙烯失水山梨醇单油酸酯；吐温-80	$C_{64}H_{124}O_{26}$ 1309.7	为澄明的淡黄色或琥珀色黏稠的油状液体，低温时成凝胶状，受热时复原。具有特殊的脂肪臭，味微涩。与水、乙醇、甲醇、氯仿、乙醚和乙酸乙酯混溶。不溶于液体石蜡和石油醚，质量浓度为5%（W/V）的水溶液 pH 值 6~8，HLB 值为15	是一大类非离子表面活性剂，具有乳化、扩散、增溶、稳定等作用，广泛用作乳化剂、分散剂、增溶剂、稳定剂等。使用浓度酌情而定，一般为0.1%~2.0%	
	聚氧乙烯(40)硬脂酸酯	polyoxyl (40) stearate 聚乙二醇单硬脂酸酯；卖泽-52	$C_{98}H_{196}O_{42}$ 2046.6	为白色至微黄色，无臭或稍具脂肪臭味的蜡状固体。凝结温度范围为39℃~45℃。可溶于水、乙醇、丙醇、四氯化碳、乙醚和甲醇，不溶于液体石蜡和不挥发油。水溶液的 pH 值 5~7，HLB 值 16.9	非离子型表面活性剂，乳化剂和增溶剂，软膏基质，用于制备乳剂、霜剂、栓剂等	
	甘油单硬脂酸酯	glyceryl monostearate 单硬脂酸甘油酯；GMS	$C_{21}H_{42}O_4$ 358.57	白色或几乎白色、无臭、无味或轻微脂肪臭味的蜡状硬团块、粉末或片状。不溶于水，可溶于热乙醇、乙醚、氯仿、异丙醇、苯、甲醇、热丙酮、矿物油和不挥发油中。HLB 值3.8，自乳化甘油单硬脂酸酯的 HLB 值5.5	非离子型表面活性剂，作乳化剂稳定剂、润滑剂、抗黏剂、增稠剂、增塑剂、分散剂、消泡剂等。用于制备油膏、乳膏、栓剂、洗剂、贴布剂等。另用作骨架材料用于制备骨架型缓释片和缓释小丸。借助于少量肥皂或其他表面活性剂，可以分散于热水中	
	失水山梨醇单月桂酸酯	sorbitan monolaurate 山梨糖醇酐月桂酸酯；司盘-20	$C_{18}H_{34}O_6$ 346.30	为琥珀色有黏性的油状液体。臭特异，不溶于冷水，能分散于热水中，呈半乳状乳浊液。当温度高于熔点时，可熔于甲醇、乙醇、乙醚、乙酸乙酯、苯胺、四氯化碳中，也可溶于棉籽油（常温下），HLB 值为8.6	非离子型表面活性剂，具有乳化、分散、增溶等作用。用作 W/O 型乳化剂、增溶剂和制备乳剂、乳膏、栓剂等。同类型有司盘-40、司盘-60、司盘-65、司盘-80、司盘-85，HLB 值不同，用途基本相同	
	阿拉伯胶	Acacia Gum arabic	分子量 24 万~58 万	呈薄片状、球滴状、粉末或颗粒状。白色或黄白色。无臭，无刺激味。溶解度：1g 溶于 2.7g 水，20ml 甘油和20ml 丙二醇中，不溶于乙醇	作乳化剂、助悬剂时浓度一般为5%~10%，作黏合剂时浓度为1%~5%，作稳定剂、缓释材料和微囊材料。用于制备乳剂、混悬剂、片剂、丸剂、颗粒剂、胶囊剂和微囊剂	常与西黄蓍胶合用

附录一　常见药用辅料

（续表）

分类	辅料名称	化学名与异名	分子式与分子量	主要性能特点	用途与常用量	备注
半固体制剂基质	明胶	gelatin 白明胶；药用明胶	约 17500~450000	浅黄色或琥珀色半透明微带光泽的易碎固体。冷水中不溶，浸没于水中则膨胀，变软。能溶于热水，形成澄明溶液冷后则成为凝胶，溶于醋酸、甘油和水的热混合液，不溶于乙醇、氯仿、乙醚、不挥发油和挥发油	硬胶囊、软胶囊、微囊的材料；丸片的包衣材料；片剂的黏合剂（10%~20%）；O/W 型乳化剂，用量为油量的 1%~2%；栓剂基质；保护胶体等	本品潮溶状或液态易被微生物分解
	聚乙烯醇	polyvinyl alcohol	$\{CH_2CHOH\}_n$ n = 500~5000 高黏度平均分子量 20 万，中黏度平均分子量 13 万，低黏度平均分子量 3 万	白色至奶油色无臭的粉末或颗粒。易溶于水，在较高的温度下溶解更快，具有较强的亲水性和极好的成膜性。醇解度在 80% 左右水溶性好	良好的助悬剂、O/W 型乳化剂和乳化稳定剂。眼用制剂中用作增稠剂、润滑剂和保护剂，凝胶剂、透皮制剂的良好胶凝剂和成膜材料，还用作水溶性包囊材料、缓释骨架材料等	
	海藻酸钠	sodium alginate 藻酸钠；藻朊酸钠	$(C_6N_7O_6Na)_n$ 32000~250000	白色或淡黄色粉末，无臭无味，有吸湿性。溶于水而形成黏稠胶体溶液，不溶于乙醇和其他有机溶剂	助悬剂（2%）、增稠剂、乳化剂、微囊材料、崩解剂（4%~5%）、黏合剂（3%~5%）、包衣材料、保护胶体材料、亲水凝胶骨架材料、膜剂及涂膜剂的成膜材料	遇金属盐形成不溶于水的盐类
	皂土	bentonite 膨润土；硅皂土	$Al_2O_m3 \cdot 4SiO_2 \cdot H_2O$ 359.16	灰黄或乳白色粉末，极细，无沙粒，有泥土味，易吸潮。不溶于水和酸，在水中可膨胀，体积约增大 10 倍，形成高黏度并具触变性兼假塑性混悬剂或凝胶	有增稠、助悬、乳化、吸附等作用。用于糊剂、软膏基质的增稠剂使用浓度为 2%~6%、混悬液的助悬剂使用浓度为 1%~1.5% 及液体药剂的吸附澄清剂使用浓度为 1%~2%	
矫味剂与矫臭剂	甜菊苷	sterioside 甜叶菊素；甜叶素	$C_{38}H_{60}O_{18}$ 805.00	白色至浅黄色的松散粉末。味甘甜，其甜度为蔗糖的 200~300 倍。浓度过高时，有苦味。耐温，酸性及碱性溶液中稳定，空气中易吸潮，易溶于水和乙醇，不发酵	无热量甜味剂，可作蔗糖增甜剂或代用品，尤其适用于糖尿病患者，并可降低血压，促进代谢，治疗胃酸过多	
	糖精钠	sodium saccharin 可溶性糖精	$C_7H_4NSO_3Na \cdot 2H_2O$ 241.19	无色至白色结晶或结晶性粉末。无臭，微具芳香气，味浓甜而稍带苦味，甜度为蔗糖的 200~700 倍，甜味阈值约 0.00048%。易溶于水，略溶于乙醇，不溶于氯仿和乙醚中	甜味剂，使用浓度为 0.01%。尤其适用于糖尿病及肥胖病患者，作为蔗糖的代用品	在常温下水溶液长时间放置甜味降低

（续表）

分类	辅料名称	化学名与异名	分子式与分子量	主要性能特点	用途与常用量	备注
矫味剂与矫臭剂	L-天门冬氨酰苯丙氨酸甲酯	aspartame 蛋白糖；阿司帕坦；甜味素；天冬甜素；APM	$C_{14}H_{18}N_2O_5$ 294.3	白色结晶性粉末，无臭，甜度为蔗糖170倍。稍溶于水，难溶于乙醇，水溶液中不稳定，易分解失去甜味	甜味剂。用于液体药剂、冲剂、咀嚼片等，用量0.01%~0.6%。体内代谢不需胰岛素参与，适于忌葡萄糖制剂。干燥状态下较稳定，宜在pH值2~5范围内使用	
	薄荷油	mentha oil 薄荷素油		无色或微黄色澄明液体，日久色渐深，渐黏。乙醇、氯仿、乙醚能任意混合	作内服制剂的祛风剂和芳香矫味剂，外用制剂的着香剂和疼痛减轻剂	
	枸橼酸	citric acid 柠檬酸	$C_6H_8O_7 \cdot H_2O$ 210.14 $C_6H_8O_7$ 192.12	无色、半透明结晶，或白色颗粒到细微结晶性粉末，无臭，味极酸，干燥空气中微有风化性。极易溶于水，易溶于乙醇，略溶于乙醚	作矫味剂用量为0.3%~2.0%、缓冲剂常用量大于1mol/L、金属离子螯合剂和抗氧增效剂、泡腾剂酸性成分、灭菌粉针冻干制剂辅料、助溶剂等	钠盐常用于反凝剂
着色剂	苋菜红	amaranth 酸性227	$C_{20}H_{11}O_{10}N_2Na_3$ 508.28	淡红棕色或红褐色、无臭粉末，易溶于水，可溶于甘油、稀醇，微溶于乙醇，在枸橼酸、酒石酸内部稳定	着色剂，最大使用量为0.05g/kg。常与其他色素同用	
	二氧化钛	titanium dioxide 钛白粉	TiO_2 79.88	白色无定形的粉末，无臭、无味；不溶于水、盐酸、硝酸及稀硫酸中，溶于热的浓硫酸及氢氟酸中；可与亚硫酸钾、氢氧化碱或碳酸盐熔融而溶解	遮光剂或白色色素，用于制备包衣片、丸、颗粒、胶囊、膜剂和外用制剂。一般与水、明胶一起磨成极细的钛白粉糊应用	
防腐剂与抑菌剂	苯甲酸钠	sodium benzoate 安息香酸钠	$C_7H_5O_2Na$ 144.11	白色颗粒或结晶性粉末，无臭或略带安息香气味，在空气中稳定。极易溶于水，略溶于乙醇、甘油。水溶液pH值为8，2.25%水溶液为等渗液	防腐剂(0.5%)、助溶剂、可溶性片剂的润滑剂。作防腐剂适用于微酸性和中性制剂，防霉作用较好	
	对羟基苯甲酸乙酯	ethylparaben 尼泊金乙酯	$C_9H_{10}O_3$ 166.18	白色晶状、无臭粉末，味微苦、灼麻。不溶于冷水，易溶于乙醇、乙醚、丙酮或丙二醇，氯仿中略溶，甘油中微溶。pH值3~6的水溶液在室温下稳定，能在120℃灭菌20分钟不分解，pH值>8时水溶液易水解	对霉菌及酵母菌的抑菌作用较强，对细菌抑制作用较弱。作抑菌防腐剂(0.05%~0.10%)，广泛用于液体制剂和半固体制剂	与非离子型表面活性剂合用抗微生物活性减弱

（续表）

分类	辅料名称	化学名与异名	分子式与分子量	主要性能特点	用途与常用量	备注
防腐剂与抑菌剂	山梨酸钾	potassium sorbate	$C_6H_7O_2K$ 150.22	白色结晶或粉末，熔点270℃（分解），溶于丙二醇，易溶于丙酮、氯仿、乙醚、脂肪和油	作抑菌防腐剂常用量为0.05%~0.2%，毒性较苯甲酸低，含有吐温药剂仍有效	与其他防腐剂合用有协同作用
	三氯叔丁醇	chlorobutanol 氯丁醇	$C_4H_7Cl_3O \cdot 1/2H_2O$ 186.47	无色或白色结晶，有微似樟脑的特臭。室温下挥发，乙醇、氯仿、乙醚或挥发油中易溶。水中微溶，pH值为3时稳定性好	具有抑制细菌和霉菌作用，较苯甲醇强，用作抑菌剂。常用于偏酸性注射液和滴眼剂，常用浓度0.05%	
	苯扎溴铵	benzalkonium bromide 溴化苯甲烃铵	$[C_6H_5CH_2N(CH_3)_2R]Br$ R 在 C_8H_{17}~$C_{18}H_{37}$ 之间 $C_{21}H_{38}BrN$ 不得少于76%	淡黄色胶状物，低温时可逐渐形成蜡状固体，极易潮解，具芳香臭，味极苦，易溶于水和乙醇，微溶于丙酮，不溶于乙醚和苯	阳离子表面活性剂。抗菌谱广，穿透力强，毒性低，刺激性小，是良好的消毒防腐剂。常用浓度0.01%~0.1%；眼药水防腐剂0.01%；水溶液呈碱性反应，振摇时产生大量泡沫	禁与肥皂及阴离子表面活性剂配伍
	苯酚	phenol 酚；石炭酸	C_6H_6O 94.11	无色或微红色的针状结晶或结晶性块状，特臭，有吸湿性。遇光或在空气中颜色变深，碱性条件下变化加速	消毒杀菌剂。常用浓度：注射剂0.1%~0.5%；生物制品0.25%~0.5%；器械、排泄物消毒2%~5%	
	聚维酮碘	polyridone iodine 聚乙烯吡咯烷酮碘；碘维酮		为黄棕色至红棕色无定形粉末。在水或乙醇中溶解，在乙醚或氯仿中不溶	较碘的杀菌作用更强，作杀菌消毒剂、抑菌剂，用于滴眼剂、滴鼻剂、乳膏剂等制剂的防腐。常用浓度为5%~15%	
抗氧剂	亚硫酸氢钠	sodium bisulfite 酸式亚硫酸钠 重亚硫酸钠	$NaHSO_3$ 104.06	白色结晶性粉末，有强烈二氧化硫气味，久置空气中析出二氧化硫，温度高于65℃时分解出二氧化硫。易溶于水，难溶于醇，水溶液呈酸性	酸性药液抗氧剂，用于液体药剂、注射剂，使用浓度为0.05%~0.1%。醛酮类药物与亚硫酸氢钠发生加成反应，生成易溶性磺酸盐，增大溶解度，并仍具化学活性	
	焦亚硫酸钠	sodium metabisulfite 偏重亚硫酸钠	$Na_2S_2O_5$ 190.10	无色棱柱状结晶或白色粉末。有二氧化硫臭，久贮色变黄，缓慢氧化，熔点150℃，熔融分解。易溶于水，溶于甘油，极微溶于乙醇	口服、注射和局部用制剂中作抗氧剂，使用浓度0.01%~1.0%（W/V），主要用于酸性制剂中	

（续表）

分类	辅料名称	化学名与异名	分子式与分子量	主要性能特点	用途与常用量	备注
抗氧剂	抗坏血酸	ascorbic acid 维生素C	$C_6H_8O_6$ 176.12	白色至微黄色结晶性粉末或无色结晶，强酸味，无臭，久置变微黄。溶液在pH值5.4时呈最大稳定性	偏酸性药剂的抗氧剂（0.01%~0.5%）、助溶剂。水溶液具一元酸的性质	遇金属离子形成盐
抗氧剂	L(+)酒石酸	L(+)tartaric acid L-2,3-二羟基丁二酸	$C_4H_6O_6$ 150.09	无色或半透明的结晶或白色细微至颗粒状的结晶性粉末。无臭，味极酸，水溶液显酸性反应。水中极易溶解，乙醇、甲醇、丙醇、甘油中易溶，乙醚中微溶，不溶于氯仿	泡腾剂酸性成分、蔗糖转化剂、矫味剂、螯合剂、抗氧增效剂、缓冲剂、生药浸提时作辅助浸出剂	
抗氧剂	乙二胺四乙酸二钠盐	disodium edetate 依地酸二钠；EDTA-2Na	$C_{10}H_{14}N_2Na_2O_8 \cdot 2H_2O$ 372.24	白色结晶状粉末。无臭，味微酸。能溶于水，微溶于醇、氯仿、乙醚中几乎不溶。加热至120℃失去结晶水，有轻度吸湿性	常和其他抗氧剂合并适用以增强抗氧效果，用作抗氧增效剂、稳定剂及水软化剂，主要用于注射剂。常用浓度为0.01%~0.075%	
透皮促进剂	月桂氮䓬酮	aurocapram 氮酮 Azone	$C_{18}H_{35}NO$ 281.48	无臭，无色或微黄色的澄清油状液体。能与醇、酮、烃类等多数有机溶媒混溶，不溶于水。遇强酸，强酸易破坏分解	吸水性或疏水性药物透皮吸收促进剂，作用比DMF、DMA及DMSO强得多，常用浓度为0.5%~2%。能增强乙醇的抑菌作用，对低浓度药物的透皮作用最佳，副作用低	
透皮促进剂	二甲基亚砜	dimethyl sulfoxide 万能溶剂；DMSO	C_2H_6OS 78.13	无色、几乎无味或微有苦味的透明液体。吸湿性强，20℃时可吸收相当于本身质量70%的水分。能与水、乙醇、丙酮、醚、苯和氯仿任意混溶	作透皮促进剂，常用浓度30%~50%，一般仅用于外用制剂。2.16%水溶液与血液等渗	
脂质体材料	卵磷脂	lecithin 蛋黄磷脂		棕黄色至淡黄色的液体或颗粒，经漂白者为白色或近乎白色，无臭或略带坚果气味。遇空气和光不稳定，颜色逐渐变深，变得不透明	脂质体的载体材料和乳化剂，可形成稳定的O/W型乳剂，极易氧化使药剂颜色变深，宜在通惰性气体下制乳或加入适量维生素E（抗氧剂）。形成的乳剂遇碱易分解，遇酸稳定	
脂质体材料	胆甾醇	cholesterol 胆固醇；胆脂醇	$C_{27}H_{46}O$ 386.64	白色或微黄色针状结晶或珍珠状颗粒或小叶片，几乎无臭。暴露于光线和空气中或提高温度，可变为黄色到褐色。几乎不溶于水，可溶于丙酮、乙醚、热乙醇	乳化剂（W/O型，若与其酯合用乳化力增强）、亲水性和疏水性软膏基质、脂质体材料及长效制剂的骨架材料。1g本品可缓慢分散于100ml乙醇和大约500ml无水乙醇之中	
等渗调节剂	葡萄糖	dextrose D-Glucose；右旋糖	$C_6H_{12}O_6$ 180.16 $C_6H_{12}O_6 \cdot H_2O$ 198.17	无色或白色结晶或颗粒粉末，无臭，味甜。易溶于水（1g/ml），极易溶于沸水，微溶于乙醇	甜味剂、助溶剂、包衣材料、黏合剂、稀释剂、填充剂（对易氧化药物略有稳定作用）、增塑剂、渗透压调节剂。无水物多用作直接压片黏合剂，一水物用作填充剂、黏合剂	

（续表）

分类	辅料名称	化学名与异名	分子式与分子量	主要性能特点	用途与常用量	备注
等渗调节剂	氯化钠	sodium chloride	NaCl 58.44	无色、透明的立方形结晶或白色结晶性粉末。无臭，味咸，易潮解。溶液 pH 值 6.7～7.3，易溶于水，溶于甘油，几乎不溶于乙醚	用作等渗调节剂、盐析剂及片剂、胶囊剂的稀释剂，以控制胶体特性。也用作胶囊剂的清洁和上光剂。0.9% 的溶液与血浆等渗等张	

附录二 国内常用的制药设备选录

类型	产品名称	备选型号与规格	适用范围	主要技术特性
药用粉碎机械	高效粉碎机	GFSJ 系列	制药、食品、化工等行业物料粉碎，耐酸、耐蚀，使被粉碎物料符合卫生要求	旋转立刀（可拆式）型结构，生产能力 100~600kg/h，成品细度 12~120mm
药用粉碎机械	分粒式粉碎机组	TF-700	中药的粉碎加工，尤其对含纤维的原料加工效果更佳	粉碎细度 60~350 目，生产能力 80~800kg/h，一次出粉合格率 95%~100%（以 100 目为准）
药用粉碎机械	超微粉碎机组	CWF-600	采用循环水冷却，浪纹式磨轮碾磨进行粉碎物料	生产能力 30~250kg/h，粉碎细度 60~240 目
药用粉碎机械	循环管式气流粉碎机	QON75	干式脆性物料的超微粉碎，可获得微米级和亚微米级粒子	生产能力 30~150kg/h
原料药设备及机械分离机	旁滤式离心机	PL650	适于悬浮液的分离，尤适于细粒黏性固渣和有毒、易爆、放射性物料分离	分离因素 1300，转鼓直径 650mm，转鼓转速 3200r/min，转鼓容积 15.5L
原料药设备及机械分离机	碟片分离机	DRY-500	适于乳浊液及固形物含量为 1%~5% 的悬浮液分离	分离因素 1300，转鼓转速 4450r/min，生产能力 10m³/h
原料药设备及机械离心机	板框式压滤机（器）	BAS8/400-56	液体的精密过滤、澄清除菌、提纯处理，可根据液体不同生产工艺（粗滤、精滤）要求，更换不同滤材进行过滤，亦可按生产量需要增加或减少滤板层数	适用温度 5℃~150℃，pH 值 2~10，工作压力 ≤0.4MPa，过滤面积 8m²
原料药设备及机械过滤器	无菌过滤器	JL-240	适用于悬浮液的过滤，从而使液体澄清、除菌	过滤面积 2.46m²，工作压力 0.3MPa
原料药设备及机械筛分设备	振动筛粉机	ZS400-2000	适用于微粉、颗粒及混合液的筛选和滤过筛选	筛网直径 400~2000mm，处理能力 50~6000kg/h

（续表）

类型	产品名称	备选型号与规格	适用范围	主要技术特性
原料药设备及机械 提取设备	动态多能提取罐	DTQ 系列	适用于中草药等的提取、溶媒回收、蒸馏、浓缩等工艺	容积 1200~6600L，罐内工作压力 0.09MPa，夹套工作压力 0.3MPa，搅拌转速 63r/min
原料药设备及机械 提取设备	多能提取罐	DT 1~10m^3	适于中药、动植物常压、加压水煎、温浸、热回流、渗漉、芳香油提取及有机溶媒回收等操作，特别是使用动态提取或逆流提取效果更佳，时间短，药液含量高	设备容积 1200~11000L，加热面积 3~12m^2，加料口直径 400~500mm，排渣门直径 800~1000mm，搅拌转速 25r/min
原料药设备及机械 蒸发设备	真空浓缩罐	WZNG 700、1000	适于热敏性中药的浓缩	蒸发水量 700kg/h、1000kg/h，蒸汽耗量 850kg/h、1180kg/h，浓缩液密度 1.1~1.2g/cm^3
原料药设备及机械 蒸发设备	三效节能蒸发浓缩机组	SP 系列	新一代节能型高效益的浓缩装置，尤其适用于热敏性物料及中药水提取液的浓缩	最大蒸发量 600~2200kg/h 清水，蒸汽压力 0.12~0.15MPa，浓缩比重 1.3~1.4
原料药设备及机械 蒸发设备	三效节能浓缩器	SJN-1000B	适于液料的浓缩，尤其适用于热敏性物料的低温浓缩	蒸发温度一效 85℃，二效 75℃，三效 65℃，浓缩比重 1.25~1.35
原料药设备及机械 蒸发设备	刮板式薄膜蒸发器	0.8m^2	适用于高黏度、热敏性、易起泡、易结垢物料的蒸发浓缩	传热面积 0.8m^2，刮板转速 300r/min，蒸发强度 200kg·m^{-2}·h^{-1}，蒸发室真空度 0.086MPa
原料药设备及机械 蒸发设备	离心薄膜蒸发器	ZR-400	蒸发强度高、物料受热时短、蒸发温度低、浓缩比高，适用于浓缩热敏性和发泡性物料	蒸发能力 400kg/h，真空度 10~8MPa，传热面积 1.3m^2，锥形盘直径 490mm，锥形盘个数 6，转速 825r/min
原料药设备及机械 干燥设备	真空干燥器	YZG 系列	适用于高温下易分解、聚合和变质的热敏性物料的加热干燥	真空度 133Pa，使用温度 50℃~110℃，烘架管内压力 <0.784MPa
原料药设备及机械 干燥设备	热风循环烘箱	CT 系列	通用干燥设备，适用面较宽，盘架式间歇干燥设备，适用于物料的加热、除湿	干燥能力 120~480kg/批，常用蒸汽压力 0.02~0.8MPa，使用温度 50℃~140℃
原料药设备及机械 干燥设备	喷雾干燥器	PG-26	适用于热敏性物料的干燥和连续化生产	产量 15~20kg/h，水分蒸发量 26kg/h，进塔风温 150℃~180℃，出塔风温 80℃~95℃，蒸汽压力 4~8kg/cm^2

（续表）

类型	产品名称	备选型号与规格	适用范围	主要技术特性
原料药设备及机械干燥设备	沸腾干燥机	FG150	适于颗粒状物料的干燥	蒸汽压力≥0.4MPa，生产能力150kg/批
原料药设备及机械干燥设备	冷冻真空干燥机	DGJ-10	干燥时易受热变质产品的干燥	真空度6.5Pa，有效面积10m²，板温40℃~70℃，冷凝器最低温度-50℃，冷凝器最大捕水量80kg
原料药设备及机械干燥设备	沸腾干燥床	FG-135	适于散粒状物料的干燥，物料的粒径最大可达6mm，最佳为0.5~3mm	工作温度60℃~100℃，工作压力-3000M~-5000MPa，有效干燥容积0.135m³，有效冷却容积0.05m³
原料药设备及机械干燥设备	带式翻板干燥机	DF32-8	连续式干燥设备，用于透气性较好的片状、条状、颗粒状物料的干燥	生产能力100~300kg/h，温度50℃~150℃，有效干燥面积32m²，冷却段面积8m²，物料运行时间0.5~2.5h
原料药设备及机械干燥设备	旋转闪蒸干燥机	XSG8	适用于干燥膏黏状、滤饼状和热敏性物料	加料速度650kg/h，蒸发速度278kg/h，热风入口温度270℃，热风出口温度125℃
制药用水设备	多效蒸馏水机	LD-500/4A	适用于医药、食品、化工等行业制取高纯度蒸馏水	蒸汽压力0.3M~0.8MPa，产量510~1000kg/h
制药用水设备	塔式多效蒸馏水机	TDZ-1000-5	制取蒸馏水	蒸汽压力0.3MPa，蒸汽耗量260kg/h，产量1000L/h
片剂机械	高效混合机	GHJ-500、1500、2500	干物料颗粒混合，混合功效高、无死角、混合均度	总容量500~2500L，转速12~15r/min
片剂机械	三维运动混合机	SBH10~2000	用于干粉物料混合，对不同比重和不同粒度的几种物料也能进行快速而均匀的混合	料筒容积10~2000L，最大装料容积7~1400L，主轴转速0~20mm
片剂机械	快速搅拌制粒机	KJZ10、100、200、400	适用于制药、化工、食品等行业将粉状物料混合并湿法制成颗粒	最大容积10~400L，工作容积7~275L
片剂机械	高效湿法混合颗粒机	GHL10~600	适用于将粉粒物料与黏合剂在圆筒形容器中由底部混合桨充分混合成湿润软材，然后由侧置的高速粉碎桨切割成均匀的湿颗粒	容积10~600L，混合速度300/600~80/120rpm，产量3~280kg/批

(续表)

类型	产品名称	备选型号与规格	适用范围	主要技术特性
片剂机械	沸腾制粒机	FL60C	集混合、制粒、干燥多功能于一体，自动化程度高，能快速成粒，快速干燥。广泛用于片剂、冲剂、胶囊颗粒的制粒	投料量 50~60kg，投料粒度 100~300目，成品粒度 16~80目，蒸汽 150kg/h
片剂机械	干式造粒机	TF-4015	主要用于制药、食品、化工和其他行业造粒。特别适用于湿法无法解决的物料的造粒	轧辊转速 1.5~15r/min，产量 400kg/h
片剂机械	挤压造粒机	JZL-60	本机适用于医药、化工、食品、饲料等行业中湿法制作各种规格的颗粒	挤压轴转速 15~60r/min，粒径 0.5~3mm，产量 20~50kg/h（湿料）
片剂机械	摇摆式制粒机	YK160	适用于将潮湿的粉末物料制成颗粒，亦可将块状的干物料进行粉碎制粒，并能进行快速整粒	滚筒直径 160mm，转速 65r/min，产量干粉 700kg/h，湿粉 330kg/h
片剂机械	快速整粒机	GKZ80、120、150、200	制药、化工、食品等行业中的大小不均匀的干颗粒整粒。整粒后的颗粒大小均匀，符合压片及胶囊填充	生产能力 80~200kg/h，成粒范围 6~80目，转速 1500~3000r/min
片剂机械	多功能整粒机	ZD180	适用于制药、食品、化工及饲料等行业中烘干后颗粒状物料的粉碎及整理	生产能力 100~1000kg/h，筛网孔径 1~6mm
片剂机械	全自动高速压片机	GZPK37	适用于制药、化工、食品等行业，将各种颗粒状原料压制成片	37冲，最大压力 100kN，最大片径 25mm，填充深度 22mm，最大产量 34.18 万片/小时
片剂机械	旋转式压片机	ZP33G	适用于制药、化工、食品等行业，将各种颗粒状原料压制成片	33冲，最大压力 50kN，最大片径 13mm，填充深度 17mm，产量 4000~11800 片/小时
片剂机械	荸荠式糖衣机	BY800、1000	广泛用于制药、化工、食品、研究所、医院对片剂、药丸包糖衣、抛光和滚制食品，亦可用于科研单位试制新药品	糖衣锅直径 800mm、1000mm，生产能力 50~70kg/次，锅体转数 28r/min

(续表)

类型	产品名称	备选型号与规格	适用范围	主要技术特性
片剂机械	高效包衣机	BGB-10、75、150、300	是片剂、丸剂、糖果等进行有机薄膜、水溶薄膜包衣、缓、控释性包衣、滴丸包衣、糖衣包衣及巧克力、糖果包衣的一种高效、节能、安全、洁净、符合GMP要求电脑控制的包衣设备	生产能力10~300kg/批，滚筒转速6~30r/min
片剂机械	缓控释微粒制造与包衣设备	HBZ-1000	适用于制药行业，采用PLC采集数据，按造粒规律和数学方程，自动控制造粒和包衣过程	转子直径1030mm，生产能力72kg/批，造粒直径0.2~2.0mm，母粒输入量9kg，最大放大倍数2倍。
水针剂机械	双联安瓿割圆机	SGY	适用于1ml、5ml、20ml空安瓿的切割与圆口	生产能力：5ml，2万支/小时；10ml、20ml，1.4万支/小时。破损率<1%
水针剂机械	安瓿超声波清洗机	QCA12/1~20	适用于制药厂针剂车间安瓿的清洗	适用范围1~20ml，生产能力1~2ml，16000支/小时；5ml，12000支/小时；10ml，8000支/小时；20ml，4000支/小时
水针剂机械	安瓿隧道式烘干消毒箱	HX-3	采用电加热方式，温度自动控制，安瓿进行烘干的同时进行杀菌消毒	工作温度350℃±10℃，产量133~200瓶/min，适用瓶口尺寸高度≤160mm，破瓶率≤0.05%
水针剂机械	安瓿拉丝灌封机	ALG 3/1-2	适用于标准安瓿及异形安瓿的灌装封口	规格1ml、2ml，生产能力6600~7300支/小时，灌装头3个
水针剂机械	安瓿洗烘灌封联动机	AXHG-1/2	适于1ml、2ml安瓿瓶的清洗、烘干、灭菌、灌装和封口	生产能力4000~15000支/小时，灌装头8个
水针剂机械	安瓿洗烘灌封联动机	BXSZ 1-20	适用于1ml、2ml、5ml、10ml、20ml安瓿瓶的清洗、烘干、灭菌、灌装和封口	生产能力4000~16000支/小时
水针剂机械	安瓿洗烘灌封联动机组	ACSD 1-20	适于1ml、2ml、5ml、10ml、20ml安瓿瓶的清洗、烘干、灭菌、灌装和封口	生产能力6000~21000支/小时，产品合格率98%
水针剂机械	安瓿注射液异物自动检查机	ADJ 1/20	适用于安瓿水针剂、西林瓶水针剂、口服液等可见异物以及液位的检测	检测速度150支/分钟，分辨率40μm
水针剂机械	安瓿灭菌检漏设备	MARS1、2、3、4、5	适用于制药行业水针剂的灭菌与检漏，全过程工业计算机自动控制	有效容积1~5m³，柜室长度1300~5300mm，小车数量1~5架，蒸汽压力0.5~0.6MPa，设计温度150℃

(续表)

类型	产品名称	备选型号与规格	适用范围	主要技术特性
水针剂机械	多功能擦洗机	DC-1	适于灌装灭菌后的安瓿或口服液玻璃瓶表面的擦净,利于瓶表面印字或贴签	安瓿规格1~20ml,生产能力3000~10000支/小时
口服液机械	口服液自动灌装机	YG-10	用于用易拉瓶对口服液、药液等进行自动进瓶、灌液、加盖、锁口、出瓶的专用设备	灌装量5~30ml,生产能力2200~4000瓶/小时
口服液机械	口服液灌轧机	XGK40-50	适用于口服液剂直管瓶、抗生素玻璃瓶的液体灌装、轧盖	生产能力2400~3500支/小时,瓶子规格5ml、10ml、20ml、30ml
口服液机械	易拉盖口服液全自动灌装机	YLG-3	适用于玻璃瓶口服液剂生产,自动完成洗瓶、烘干消毒、灌液、盖盖、锁口、贴签、打印等工序	灌装规格5~30ml,生产能力8000瓶/小时,破损率≤2%
口服液机械	全自动灌装锁口机	GS-3	适用于口服液机的自动化生产	灌装量5~30ml,生产能力8000瓶/小时,破损率≤2%
口服液机械	口服液灌装封口联动机	BXKF5/25-B(A)	由三台单机组成,可单机使用,可联动生产。联动生产时可完成淋水、超声波清洗、机械手夹瓶、机械手翻转瓶、冲水、冲气、预热、烘干来菌、冷却、灌装、上盖、轧盖等工序。主要用于口服液、抗生素瓶水针剂及其他小剂量溶液的生产	5~25ml口服液瓶,生产能力6000~21000瓶/小时
口服液机械	安瓿塑料瓶灌封包装机	DSP-1	制药行业液体或黏稠状物料的包装	包装材料宽度300mm,成型次数10~20次/分钟,瓶装药液10~20ml,包装规格8~15支/板
硬胶囊剂机械	全自动胶囊充填机	NJP-800、1000、1200	制药行业将粉、粒状物料生产成硬胶囊剂	生产能力800粒/分钟、1000粒/分钟、1200粒/分钟,适用胶囊型号00JHJ-5JHJ,噪音<80dB,充填剂型粉剂、颗粒,胶囊上机率>98%
硬胶囊剂机械	全自动硬胶囊生产线	NJ212B、213	新型机电一体化全自动硬胶囊生产线	机器产量43200~54000粒/小时、77760~97200粒/小时,适用胶囊00JHJ-3JHJ,噪音≤85dB

(续表)

类型	产品名称	备选型号与规格	适用范围	主要技术特性
硬胶囊剂机械	胶囊抛光机	PG-7000	清除附着在胶囊外壳的粉尘，使胶囊表面光洁	生产能力3000~7000粒/分钟，适用于各种型号胶囊
软胶囊（丸）剂机械	软胶囊机	RJNJ-2	软胶囊剂生产	装量差异±2%，灌装量0~2ml，明胶桶容积105L
软胶囊（丸）剂机械	软胶丸制造机	RJWJ-II	软胶囊剂生产	滚模无级调速，转笼转速12r/min
软膏剂机械	真空乳化均质机	CMI系列	软膏剂的均质乳化，使膏体颗粒均匀细化	颗粒度在1~2μm以下
软膏剂机械	全自动（复合管）软膏灌装封尾机	QGGF 30Y	复合软膏的灌装及封尾	生产能力30~35管/分钟，充填容量5~120ml，灌装精度≤±1%
软膏剂机械	全自动（铝制管）软膏灌装封尾机	QGGF 60Z	铝制软膏的灌装及封尾	生产能力30~60管/分钟，充填容量5~120ml，灌装精度≤±1%
气雾剂机械	自压式喷雾灌装封口联动机	SHZ-ZPGF-1	铝管、玻璃管或塑料瓶自压式喷雾剂的灌装	生产能力30~45支/分钟，装量规格10~30ml/支
栓剂机械	栓剂灌封机组	BZS-I	生产栓剂	生产能力3000~6000粒/小时，单粒剂量0.5~5g/粒，装量误差±2，栓剂形状鱼类型、鸭嘴型、子弹头型等其他形状

附录三 英汉名词对照表索引

A

AAV, Adeno-associated virus	腺相关病毒	20-447
absorption	吸收	2-18
acacia	阿拉伯胶	16-342
acesulfame-k	安赛蜜	11-243
active ingredient	有效成分	7-115
active targeting preparation	主动靶向制剂	18-394
Ad, adenovirus	腺病毒	20-447
adhesive strength	黏附力	19-425
adhesives	黏合剂	11-240
aerodynamic particle size distribution, APSD	气体动态粒径分布	15-323
aerosols	气雾剂	15-318
aethylis oleas	油酸乙酯	8-163
agitation procedure	旋转式制丸	12-280
air lock	气阀	8-154
air suspension	空气悬浮法	16-347
alginate	海藻酸盐	16-342
alternate addition method	两相交替加入法	6-104
amebocyte lysate	变形细胞溶解物	8-172
andersen cascade impacter, ACI	Andersen圆盘碰撞器	15-324
angle of repose	休止角	9-198
antiadherent	抗黏剂	11-242
antisepsis	防腐	8-150
apparent solubility	表观溶解度	6-80
aptamer	适体	20-446

ascabin	苯甲酸苄酯	8-163
aseptic technique	无菌操作法	8-150
aspartame	阿司帕坦	11-243

B

ball mill	球磨机	9-203
bases	基质	14-305
base adsorption	基质吸附率	10-231
beeswax	蜂蜡	14-306
bicontinuous structure, BS	油水双连续结构	16-361
bioavailability	生物利用度	17-390
biopharmaceutics	生物药剂学	1-4
biotechnical drugs	生物技术药物	20-429
bonding forces	结合力	12-280
bone wax	骨蜡	8-189
brand name	商品名	2-16
British pharmacopoeia, BP	英国药典	1-10
buccal tablets	口腔贴片	11-237
bulk density	堆密度	9-198
burst effect	突释效应	20-439

C

capsules	胶囊剂	10-225
carbomer	卡波姆	14-315
carbopol, CP	卡波普	14-315
carboxymethylcellulose sodium, CMC-Na	羧甲纤维素钠	11-241
carboxymethylethylcellulose, CMEC	羧甲基乙基纤维素	16-332
cell bank	细胞库	20-430
cellulose acetate phthalate, CAP	醋酸纤维素酞酸酯	16-343
central composite design, CCD	星点设计	2-23
cetylalcohol	常用十六醇（鲸蜡醇）	14-308
cystic fibrosis, CF	肺囊性纤维化	20-441

chewable tablets	咀嚼片	11-236
chitosan	壳聚糖	16-343
chronopharmacology	时辰药理学	17-387
chronopathology	时辰病理学	17-387
clinical pharmaceutics	临床药剂学	1-4
cnvectice mixing	对流混合	9-207
coalescence	合并	6-106
coated tablets	包衣片	11-236
coating material	囊材	16-342
cohesive strength	内聚力	19-426
colon-specific preparations	结肠定位制剂	17-370
compaction procedure	压缩式制丸	12-282
compatibility test	相容性试验	5-63
complex coacervation	复凝聚法	16-346
compliance	顺应性	2-14
compressed tablets	普通片	11-236
concentrated decoction	煎膏剂	7-139
concentration	浓缩	7-126
contact angle	接触角	9-201
controllability	可控性	2-14
controlled release granules	控释颗粒	9-215
controlled capsules	控释胶囊	10-225
controlled-release preparations	控释制剂	17-370
controlled release tablets	控释片	11-236
convective transport	传递透过	19-416
coprecipitate	共沉淀物	16-330
core material	囊心物	16-342
cosolvent	潜溶剂	6-70
creaming	乳析	6-106
creams	乳膏剂	14-305
creep	蠕变性	6-85

critical micelle concentration, CMC		临界胶团浓度	6-76
critical relative humidity, CRH		临界相对湿度	9-199
croscarmellose sodium, CCNa		交联羧甲基纤维素钠	11-239
crospovidone, PVPP		交联聚维酮	11-239
cryogenic spray process		低温喷雾法	20-436
cyclodextrin		环糊精	16-337
cytotoxicity		细胞毒性	8-171

D

decoction		汤剂	7-114, 131
degree of mixing		混合度	9-208
delamination		分层	6-106
delayed-release preparations		迟释制剂	17-370
demulsification		破裂	6-106
dextrin		糊精	11-237
differential scanning calorimetery, DSC		差示扫描量热法	16-334
differential thermal analysis, DTA		差示热分析法	16-334
diffusive mixing		扩散混合	9-207
dilatant flow		胀性流动	6-84
dimethicone		二甲基硅油	14-306
dimethyl sulfoxide, DMSO		二甲基亚砜	6-69
dimethylacetamide, DMA		二甲基乙酰胺	8-163
disinfection		消毒	8-150
disintegrants		崩解剂	11-238
dispersible tablets		分散片	11-236
distribution		分布	2-18
DNase		DNA 酶	20-433
dosage form		剂型	1-1
double-emulsion liquid drying process		复乳液中干燥法	20-436
drop dentifrices		滴牙剂	6-108
drug carrier		药物载体	18-393
drug delivery system, DDS		药物传递系统	1-8

drug – loading rate	载药量	16 – 350
dry powder inhalation, DPI	吸入粉雾剂	15 – 326
double stranded RNA, dsRNA	双链 RNA	20 – 445
	E	
ear drops	滴耳剂	6 – 108
effectiveness	有效性	2 – 14
effervescent disintegrants	泡腾崩解剂	11 – 240
effervescent granules	泡腾颗粒剂	9 – 215
effervescent tablets	泡腾片	11 – 236
Epidermal Growth Factor, EGF	表皮生长因子	20 – 430
elastic deformation	弹性变形	6 – 82
electro – osmosis	电渗析法	8 – 162
electroporesis	电致孔法	19 – 416
emulsifier	乳化剂	6 – 99
emulsifier in oil method	油中乳化剂法	6 – 103
emulsifier in water method	水中乳化剂法	6 – 104
emulsions	乳剂	6 – 97
emulsion solvent diffusion	乳化溶剂扩散法	12 – 283
enclosed molecules	客分子	16 – 335
endotoxin	内毒素	8 – 160
enemas	灌肠剂	6 – 110
enteric granules	肠溶颗粒剂	9 – 215
enteric capsules	肠溶胶囊	10 – 225
enteric coated tablets	肠溶衣片	11 – 236
enteric – coated preparations	肠内释放	17 – 370
entrapment rate	包封率	16 – 350
ethyl acetate	醋酸乙酯	6 – 70
ethyl alcohol, ethanol	乙醇	6 – 69
ethical drug	处方药	1 – 10
ethylcellulose, EC	乙基纤维素	11 – 241

eutectic mixture	低共熔混合物	16-330
excretion	排泄	2-18
excipients（adjuvants）	辅料	11-237
extract	浸膏	7-116
extraction	浸提	7-116
eye drop	滴眼剂	8-184
eye ointments	眼膏剂	14-313

F

factorial design	析因设计	2-22
fatty oils	脂肪油	6-70
feasibility	可行性	2-14
fibrokinase	纤维素致活酶	6-108
fibronectin	纤维连结蛋白	18-394
fillers	填充剂	11-237
film coated tablets	薄膜衣片	11-236
films	膜剂	13-288
fine particle dosage, FPD	微细粒子剂量	15-323
flocculation	絮凝	6-106
flow rate	流速	9-199
fluid-energy mills	流能磨	9-204
fluid extracts	流浸膏剂	7-116
fluidity buffer	流动性缓冲剂	16-354
fluidized bed coating	流化床包衣法	16-347

G

gargles	含漱剂	6-109
gastric capsules	胃溶型胶囊	10-225
gelatin	明胶	11-241
generic name	仿制药品名称	2-16
geometric standard deviation, GSD	几何标准偏差	15-324
glidants	助流剂	11-242

globulation procedure	球形结聚法制丸	12-280
glucose	葡萄糖	11-243
glycerin	甘油	6-69
glyceryl monostearate	硬脂酸甘油酯	14-308
glycolic acid	羟基乙酸	16-343
Good Manufacture Practice	药品生产质量管理规范	1-11
granulation	制粒	9-215
granule density	粒密度	9-198
granules	颗粒剂	9-214
guest molecules	客分子	16-335

H

hard capsules	硬胶囊	10-225
hgdrogenated vegetable oil	氢化植物油	11-242
hydrogel	水性凝胶	14-315
host molecules	主分子	16-335
herpes simplex virus, HSV	单纯疱疹病毒	20-447
hyaluronidase	透明质酸酶	6-108
hydrofluoroalkane, HFA	氢氟烷烃	15-321
hydrophile-lipophile balance value, HLB	亲水亲油平衡值	6-76
hydrotropy agent	助溶剂	6-70
hydroxypropyl methyl cellulose phthalate, HPMCP	羟丙基甲基纤维素酞酸酯	16-330
hydroxypropylcellulose, HPC	羟丙基纤维素	11-241
hydroxypropylmethyl cellulose, HPMC	羟丙甲纤维素	11-241
hydroxypropylmethylcellulose phthalate	羟丙基甲基纤维素酞酸酯	16-329
hygroscopicity	吸湿性	2-18

I

impact crusher	冲击式粉碎机	9-205
implantable drug delivery systems, IDDS	植入给药系统	8-188
inclusion compounds	包合物	16-335
industrial pharmaceutics	工业药剂学	1-1
infusion solution	输液	8-174

inhalation solution	吸入溶液	15-325
in-liquid drying	液中干燥法	16-347
interface polycondensation	界面缩聚法	16-348
intra-arterial route	动脉内注射	8-159
intracutaneous, ic	皮内注射	8-159
intramuscular, im	肌肉注射	8-159
intravascular, iv	静脉注射	8-159
intrinsic solubility	特性溶解度	6-78
ion exchange	离子交换法	8-162
iontophoresis	离子导入	19-415
IPA (international pharmaceutical abstracts)	IPA光盘检索	2-16
isoosmotic solution	等渗溶液	8-164
isotonic solution	等张溶液	8-167
inverted terminal repeat, ITR	反向末端重复区	20-448

J

jet nebulizer	射流喷雾器	20-441
jet mill	气流粉碎机	9-204

K

Kupffer cell	枯否细胞	18-393

L

lactic acid	乳酸	16-343
lactose	乳糖	11-237
Lagrangian	拉氏优化法	2-22
large unilamellar vesicles, LUVs	大单室脂质体	16-353
laser technology	激光技术	19-416
layering procedure	层积式制丸	12-282
limulus lysate test	鲎试验法	8-172
liniments	搽剂	6-109
liposomes	脂质体	16-351
liquid paraffin	液状石蜡	6-70
liquid pharmaceutical preparations	液体药剂	6-67

lotions	洗剂	6-109
low-substituted hydroxypropylcellulose, L-HPC	低取代羟丙基纤维素	11-239
lubricants	润滑剂	11-242
lysozyme	溶菌酶	6-108

M

magnesium stearate, MS	硬脂酸镁	11-242
mannitol	甘露醇	11-238
manufacturer	制造商	2-16
mass median aerodynamic diameter, MMAD	质量中值空气动力学直径	15-324
material flow	物流	3-28
matrix type	骨架型	16-341
master cell bank, MCB	主细胞库	20-430
metered dose inhaler, MDI	定量吸入器	15-319
mechanical method	机械法	6-104
medical directory	医学目录	2-15
Medical Search Engine	医学检索引擎	2-15
Medical World Search, MWS	医学世界检索	2-15
medicinal wine	酒剂	7-115
metablism	代谢	2-18
methylcellulose, MC	甲基纤维素	11-241
microcapsules	微囊	16-341
microcrystalline cellulose, MCC	微晶纤维素	11-238
microemulsion	微乳	6-98
microencapsulation	微型包囊	16-341
micromeritics	粉体学	9-194
microneedles	微针	19-417
micro-orifice collector, MOC	微孔收集器	15-324
microspheres	微球	16-341
microstreaming	超微束	19-416
minitablet	小片	17-380
mixing	混合	9-207

mixture	合剂	6-115
moistening agent	润湿剂	11-240
mortar	研钵	9-203
moulded tablet	模印片	11-235
multilamellar vesicles, MLVs	多室脂质体	16-353
multiorifice-centrifugal process	多孔离心法	16-348
multiple emulsions	复乳	6-98

N

nanocapsule	纳米囊	16-365
nanoemulsions	纳米乳	6-98
nanoliposomes	纳米脂质体	16-353
nasal drops	滴鼻剂	6-108
nasal drug delivery system	鼻腔给药系统	20-439
nebulizer	喷雾器	20-441
Newtonian fluid	牛顿流体	6-82
Next Generation Impactor, NGI	新一代碰撞器	15-324
nonNewtonian fluid	非牛顿流体	6-82
nonoparticle	纳米粒	16-365
nanosphere	纳米球	16-365
nonprescription drug	非处方药	1-11

O

ointments	软膏剂	14-305
oral chronopharmacologic drug delivery system	择时释药系统	17-387
oral liquid	口服液	7-134
oral site-specific drug delivery system	口服定位释药系统	17-387
oral stomach-retained drug delivery system, OSDDS	口服胃滞留给药系统	17-387
ordinarily capsules	普通胶囊	10-225
orthogonal design	正交设计	2-22
osmotic pump controlled release system	渗透泵型控释制剂	17-374
osmotic pump tablet, OPT	渗透泵片	17-374
Ostwald ripening	奥斯特瓦尔德成熟现象	15-320

| over the counter, OTC | 非处方药 | 1-10 |

P

package / packing	包装	5-53
paints	涂膜剂	6-109
partition coefficient	油/水分配系数	2-17
passive targeting preparation	被动靶向制剂	18-393
patch	贴剂	19-404
primary cell bank, PCB	原始细胞库	20-430
peel tack test	剥离快粘力试验	19-425
pellets	微丸	12-279
penetration enhancers	经皮吸收促进剂	19-413
personnel flow	人流	3-28
pharmaceutical preparations	药物制剂	1-1
pharmaceutics	药剂学	1-1
pharmacokinetics	药动学	1-4
pharmacopoeia	药典	1-9
pharmacopoeia international, Ph. Int	国际药典	1-10
pharmacopoeia of Japan, JP	日本药局方	1-10
phase inversion	转相	6-106
phase inversion critical point	转相临界点	6-106
phase separation	相分离法	16-344
phase transition temperature	相变温度	16-354
physical and chemistry targeting preparation	物理化学靶向制剂	18-394
physical pharmaceutics	物理药剂学	1-3
pills	丸剂	12-263
plastic flow	塑性流动	6-83
poloxamer	泊洛沙姆	6-76
polycarbonate	聚碳酸酯	5-59
polydiethylene terephthalate, PET	聚对苯二甲酸乙二醇酯	5-59
polyester	聚酯	5-59
polyethylene glycol, PEG	聚乙二醇	6-69

polyethylene, PE	聚乙烯	5-58
polyethylene naphthalate	聚萘二甲酸乙二醇酯	5-59
polymers in pharmaceutics	药用高分子材料学	1-3
polymorphism	多晶型	2-17
polyoxyethylene, PEO	聚氧乙烯	16-331
polypropylene, PP	聚丙烯	5-58
polysorbate	聚山梨酯	6-75
polystyrene, PS	聚苯乙烯	5-59
polyvinyl alcohol, PVA	聚乙烯醇	13-289
polyvinyl chloride, PVC	聚氯乙烯	5-58
polyvinyldine chloride, PVDC	聚偏二氯乙烯	5-59
polyvinylpyrrolidone, PVP	聚维酮，聚乙烯吡咯烷酮	16-331
porosity	孔隙率	9-198
povidone, PVP	聚维酮	11-241
powder	粉体	9-194
powder aerosoles	粉雾剂	15-318
powders	散剂	9-211
preformulation	处方前工作	2-15
pregelatinized starch	预胶化淀粉	11-237
prescription drug	处方药	1-10
pressure sensitive adhesive, PSA	压敏胶	19-420
probability of nonsterility	染菌度概率	8-158
propylene glycol, PG	丙二醇	6-69
pseudo steady state	伪稳态	17-373
pseudoplastic flow	假塑性流动	6-83
post transcriptional gene silencing, PTGS	转录后基因沉默	20-445
pulsatile-release preparations	脉冲制剂	17-370
pulsed/pulsatile release	脉冲释药	17-387
pyrogen	热原	8-160

R

| radiation crosslinking | 辐射交联法 | 16-348 |

rancidify	酸败	6-106
refining	精制	7-125
relative humidity	相对湿度	2-18
response surface methodology	效应面优化法	2-22
retardants	阻滞剂	17-378
reverse osmosis	反渗透	8-162
rheology	流变学	6-82
RNA induced silencing complex, RISC	RNA诱导的沉默复合体	20-445
RNA dependent RNA polymerase	RNA依赖的RNA聚合酶	20-445
RNA interference	RNAi 干扰RNA	20-429
rolling ball tack test	滚球试验	19-425
retrovirus, RV	逆转录病毒	20-447
Rxlist - The Internet Drug Index	网络检索	2-16

S

safety	安全性	2-14
sale package	销售包装	5-54
self-adjusted system	自调式给药系统	1-8
self-emulsifying drug delivery system, SEDDS	自乳化药物传递系统	16-361
separation	分离	7-122
shear mixing	剪切混合	9-207
shearing rate	剪切速度	6-82
silicones	硅酮类	14-306
simple coacervation	单凝聚法	16-344
simplex method	单纯形优化法	2-22
single unilamellar vesicles, SUVs	小单室脂质体	16-353
sink condition	漏槽状态	17-373
small interfering RNA	小干扰RNA	20-445
sodium carboxymethyl starch, CMS-Na	羧甲淀粉钠	11-239
sodium lauryl sulfate	月桂醇硫酸钠	14-308
soft capsules	软胶囊	10-225
soft paraffin	软石蜡	14-306

solid dispersion, SD	固体分散体	16-329
solid lipid nanoparticles, SLN	固体脂质纳米粒	16-366
solid paraffin	固体石蜡	14-306
solid solution	固态溶液	16-330
solubility	溶解度	6-79
solubilizer	增溶剂	6-70
solution tablets	溶液片	11-237
solutions	溶液剂	6-85
solvent-nonsolvent	溶剂-非溶剂法	16-346
solvent variation	溶剂变换法	12-283
sonophoresis	超声波导入	19-415
sorbitol	山梨醇	11-238
spacer	雾化腔	15-326
spans	司盘	6-74
spermaceti	鲸蜡	14-306
spherical agglomerates	球形结聚	12-283
splicing signals	拼接信号	20-452
sponge	海绵剂	8-188
spray congealing	喷雾凝结法	16-348
spray drying	喷雾干燥法	16-347
spray pattern	喷雾模式	15-325
sprays	喷雾剂	15-318
stability	稳定性	2-14
starch	淀粉	11-237
State Food and Drug Administration, SFDA	国家食品药品监督管理局	1-10
stearic acid	硬脂酸	11-242
stearylalcohol	十八醇（硬脂醇）	14-308
sterility	无菌	8-150
sterilization	灭菌	8-149
sterilizing technique	灭菌法	8-150
stevioside	甜叶菊苷	11-243

stress	应力	6-82
subcutaneous	皮下注射	8-159
sublingual tablets	舌下片	11-236
submicroemulsions	亚微乳	6-98
subnanoemulsion	亚微乳	16-362
sucralose	蔗糖素	11-243
sucrose	蔗糖	11-237
sugar coated tablets	糖衣片	11-236
suppositories	栓剂	13-293
suspensions granules	混悬颗粒剂	9-214
sustained release granules	缓释颗粒	9-215
sustained capsules	缓释胶囊	10-225
sustained release tablets	缓释片	11-236
sustained-release preparations	缓释制剂	17-370
syrups	糖浆剂	7-116

T

tablets	片剂	11-235
tacking strength	快粘力	19-425
talc	滑石粉	11-242
targeting drug delivery system, TDS	靶向制剂，靶向给药系统	18-393
the United States Pharmacopoeia, USP	美国药典	1-10
thermal phoresis	热穿孔	19-416
thixotropic flow	触变流动	6-84
thumb tack test	拇指试验	19-426
time controlled explosive system	时控-突释系统	17-387
tincture	酊剂	7-116
toroches	口含片	11-236
transdermal drug delivery system, TDDS	透皮传递系统	1-9
transport package	运输包装	5-54
true density	真密度	9-198
tumor necrosis factor receptor family	肿瘤坏死因子受体家族	18-400

twin-stage liquid impinger, TI		双层液体碰撞器	15-323
two-step emulsifying method		二步乳化法	6-104
type inversion		转型	6-106

U

uniform design		均匀设计法	2-22

V

vaginal tablets		阴道片	11-237
validation		验证	3-27
vaselin		凡士林	14-306
vertebra caval route		脊椎腔注射	8-159
viscoelasticity		粘弹性	6-85

W

water		水	6-69
wettability		润湿性	9-200
wool fat anhydrous		无水羊毛脂	14-306
working cell bank, WCB		工作细胞库	20-430
workshop design		车间设计	3-25

X

xylitol		木糖醇	11-243

教材与教学配套用书

新世纪全国高等中医药院校规划教材

注：凡标○号者为"普通高等教育'十五'国家级规划教材"；凡标★号者为"普通高等教育'十一五'国家级规划教材"

（一）中医学类专业

1	中国医学史（常存库主编）○★	19	中医急诊学（姜良铎主编）○★
2	医古文（段逸山主编）○★	20	针灸学（石学敏主编）○★
3	中医各家学说（严世芸主编）○★	21	推拿学（严隽陶主编）○★
4	中医基础理论（孙广仁主编）○★	22	正常人体解剖学（严振国　杨茂有主编）★
5	中医诊断学（朱文锋主编）○★	23	组织学与胚胎学（蔡玉文主编）○★
6	内经选读（王庆其主编）○★	24	生理学（施雪筠主编）
7	伤寒学（熊曼琪主编）○★		生理学实验指导（施雪筠主编）
8	金匮要略（范永升主编）★	25	病理学（黄玉芳主编）○★
9	温病学（林培政主编）		病理学实验指导（黄玉芳主编）
10	中药学（高学敏主编）	26	药理学（吕圭源主编）
11	方剂学（邓中甲主编）○★	27	生物化学（王继峰主编）○★
12	中医内科学（周仲瑛主编）○★	28	免疫学基础与病原生物学（杨黎青主编）○★
13	中医外科学（李曰庆主编）★		免疫学基础与病原生物学实验指导（杨黎青主编）
14	中医妇科学（张玉珍主编）	29	诊断学基础（戴万亨主编）★
15	中医儿科学（汪受传主编）○★		诊断学基础实习指导（戴万亨主编）
16	中医骨伤科学（王和鸣主编）○★	30	西医外科学（李乃卿主编）★
17	中医耳鼻咽喉科学（王士贞主编）○★	31	内科学（徐蓉娟主编）○
18	中医眼科学（曾庆华主编）○★		

（二）针灸推拿学专业（与中医学专业相同的课程未列）

1	经络腧穴学（沈雪勇主编）○★	5	推拿手法学（王国才主编）○★
2	刺法灸法学（陆寿康主编）★	6	针灸医籍选读（吴富东主编）★
3	针灸治疗学（王启才主编）	7	推拿治疗学（王国才）
4	实验针灸学（李忠仁主编）○★		

（三）中药学类专业

1	药用植物学（姚振生主编）○★		中药炮制学实验（龚千锋主编）
	药用植物学实验指导（姚振生主编）	6	中药鉴定学（康廷国主编）★
2	中医学基础（张登本主编）		中药鉴定学实验指导（吴德康主编）
3	中药药理学（侯家玉　方泰惠主编）○★	7	中药药剂学（张兆旺主编）○★
4	中药化学（匡海学主编）○★		中药药剂学实验
5	中药炮制学（龚千锋主编）○★	8	中药制剂分析（梁生旺主编）○

9	中药制药工程原理与设备（刘落宪主编）★	14	有机化学（洪筱坤主编）★
10	高等数学（周喆主编）		有机化学实验（彭松　林辉主编）
11	中医药统计学（周仁郁主编）	15	物理化学（刘幸平主编）
12	物理学（余国建主编）	16	分析化学（黄世德　梁生旺主编）
13	无机化学（铁步荣　贾桂芝主编）★		分析化学实验（黄世德　梁生旺主编）
	无机化学实验（铁步荣　贾桂芝主编）	17	医用物理学（余国建主编）

（四）中西医结合专业

1	中外医学史（张大庆　和中浚主编）	18	中医诊断学（陈家旭主编）
2	中西医结合医学导论（陈士奎主编）★	19	局部解剖学（聂绪发主编）
3	中西医结合内科学（蔡光先　赵玉庸主编）★	20	诊断学（戴万亨主编）
4	中西医结合外科学（李乃卿主编）★	21	组织学与胚胎学（刘黎青主编）
5	中西医结合儿科学（王雪峰主编）★	22	病理生理学（张立克主编）
6	中西医结合耳鼻咽喉科学（田道法主编）★	23	系统解剖学（杨茂有主编）
7	中西医结合口腔科学（李元聪主编）	24	生物化学（温进坤主编）
8	中西医结合眼科学（段俊国主编）★	25	病理学（唐建武主编）
9	中西医结合传染病学（刘金星主编）	26	医学生物学（王望九主编）
10	中西医结合肿瘤病学（刘亚娴主编）	27	药理学（苏云明主编）
11	中西医结合皮肤性病学（陈德宇主编）	28	中医基础理论（王键主编）
12	中西医结合精神病学（张宏耕主编）★	29	中药学（陈蔚文主编）
13	中西医结合妇科学（尤昭玲主编）★	30	方剂学（谢鸣主编）
14	中西医结合骨伤科学（石印玉主编）	31	针灸推拿学（梁繁荣主编）
15	中西医结合危重病学（熊旭东主编）★	32	中医经典选读（周安方主编）
16	中西医结合肛肠病学（陆金根主编）★	33	生理学（张志雄主编）
17	免疫学与病原生物学（刘燕明主编）	34	中西医结合思路与方法（何清湖主编）（改革教材）

（五）药学类专业

1	分子生物学（唐炳华主编）	8	药物分析学（甄汉深　贾济宇主编）
2	工业药剂学（胡容峰主编）	9	药物合成（吉卯祉主编）
3	生物药剂学与药物动力学（林宁主编）	10	药学文献检索（章新友主编）
4	生药学（王喜军主编）	11	药学专业英语（都晓伟主编）
5	天然药物化学（董小萍主编）	12	制药工艺学（王沛主编）
6	物理药剂学（王玉蓉主编）	13	中成药学（张的凤主编）
7	药剂学（李范珠主编）		

（六）管理专业

1	医院管理学（黄明安　袁红霞主编）	8	卫生经济学（黎东生主编）
2	医药企业管理学（朱文涛主编）	9	卫生法学（佟子林主编）
3	卫生统计学（崔相学主编）	10	公共关系学（关晓光主编）
4	卫生管理学（景琳主编）★	11	医药人力资源管理学（王悦主编）
5	药事管理学（孟锐主编）	12	管理学基础（段利忠主编）
6	卫生信息管理（王宇主编）	13	管理心理学（刘鲁蓉主编）
7	医院财务管理（程薇主编）	14	医院管理案例（赵丽娟主编）

（七）护理专业

1. 护理学导论（韩丽沙　吴瑛主编）★
2. 护理学基础（吕淑琴　尚少梅主编）★
3. 中医护理学基础（刘虹主编）★
4. 健康评估（吕探云　王琦主编）★
5. 护理科研（肖顺贞　申杰主编）
6. 护理心理学（胡永年　刘晓虹主编）
7. 护理管理学（关永杰　宫玉花主编）
8. 护理教育（孙宏玉　简福爱主编）
9. 护理美学（林俊华　刘宇主编）★
10. 内科护理学（徐桂华主编）上册★
11. 内科护理学（姚景鹏主编）下册★
12. 外科护理学（张燕生　路潜主编）
13. 妇产科护理学（郑修霞　李京枝主编）
14. 儿科护理学（汪受传　洪黛玲主编）★
15. 骨伤科护理学（陆静波主编）
16. 五官科护理学（丁淑华　席淑新主编）★
17. 急救护理学（牛德群主编）
18. 养生康复学（马烈光　李英华主编）★
19. 社区护理学（冯正仪　王珏主编）
20. 营养与食疗学（吴翠珍主编）★
21. 护理专业英语（黄嘉陵主编）
22. 护理伦理学（马家忠　张晨主编）★

（八）七年制

1. 中医儿科学（汪受传主编）★
2. 临床中药学（张廷模主编）○★
3. 中医诊断学（王忆勤主编）○★
4. 内经学（王洪图主编）○★
5. 中医妇科学（马宝璋主编）○★
6. 温病学（杨进主编）★
7. 金匮要略（张家礼主编）○★
8. 中医基础理论（曹洪欣主编）○★
9. 伤寒论（姜建国主编）★
10. 中医养生康复学（王旭东主编）★
11. 中医哲学基础（张其成主编）★
12. 中医古汉语基础（邵冠勇主编）★
13. 针灸学（梁繁荣主编）○★
14. 中医骨伤科学（施杞主编）○★
15. 中医医家学说及学术思想史（严世芸主编）○★
16. 中医外科学（陈红风主编）○★
17. 中医内科学（田德禄主编）○★
18. 方剂学（李冀主编）○★

（九）中医临床技能实训教材（丛书总主编　张伯礼）

1. 诊断学基础（蒋梅先主编）★
2. 中医诊断学（含病例书写）（陆小左主编）★
3. 中医推拿学（金宏柱主编）
4. 中医骨伤科学（褚立希主编）★
5. 针灸学（面向中医学专业）（周桂桐主编）★
6. 经络腧穴学（面向针灸学专业）（路玫主编）★
7. 刺法灸法学（面向针灸学专业）（冯淑兰主编）★
8. 临床中药学（于虹主编）★

（十）计算机教材

1. SAS统计软件（周仁郁主编）
2. 医院信息系统教程（施诚主编）
3. 多媒体技术与应用（蔡逸仪主编）
4. 计算机基础教程（陈素主编）
5. 网页制作（李书珍主编）
6. SPSS统计软件（刘仁权主编）
7. 计算机技术在医疗仪器中的应用（潘礼庆主编）
8. 计算机网络基础与应用（鲍剑洋主编）
9. 计算机医学信息检索（李永强主编）
10. 计算机应用教程（李玲娟主编）
11. 医学数据仓库与数据挖掘（张承江主编）
12. 医学图形图像处理（章新友主编）

（十一）中医、中西医结合执业医师、专业资格考试相关教材

1. 医学心理学（邱鸿钟主编）
2. 传染病学（陈盛铎主编）
3. 卫生法规（田侃主编）
4. 医学伦理学（樊民胜　张金钟主编）

新世纪全国高等中医药院校创新(教改)教材

1. 病原生物学（伍参荣主编）
2. 病原生物学实验指导（伍参荣主编）
3. 杵针学（钟枢才主编）
4. 茶学概论（周巨根主编）
5. 大学生职业生涯规划与就业指导（王宇主编）
6. 方剂学（顿宝生主编）
7. 分子生药学（黄璐琦 肖培根主编）
8. 妇产科实验动物学（尤昭玲主编）
9. 国际传统药和天然药物（贾梅如主编）
10. 公共营养学（蔡美琴主编）
11. 各家针灸学说（魏稼 高希言主编）
12. 解剖生理学（严振国 施雪筠主编）
13. 局部解剖（严振国主编）
14. 经络美容学（傅杰英主编）
15. 金匮辩证法与临床（张家礼主编）
16. 临床技能学（蔡建辉 王柳行主编）
17. 临床中药炮制学（张振凌主编）
18. 临床免疫学（罗晶 袁嘉丽主编）
19. 临床医学概论（潘涛、张永涛主编）
20. 美容应用技术（丁慧主编）
21. 美容皮肤科学（王海棠主编）
22. 人体形态学（李伊为主编）
23. 人体形态学实验指导（曾鼎昌主编）
24. 人体机能学（张克纯主编）
25. 人体机能学实验指导（李斌主编）
26. 神经解剖学（白丽敏主编）
27. 神经系统疾病定位诊断学（五年制、七年制用）（高玲主编）
28. 生命科学基础（王蔓莹主编）
29. 生命科学基础实验指导（洪振丰主编）
30. 伤寒论思维与辨析（张国俊主编）
31. 伤寒论学用指要（翟慕东主编）
32. 实用美容技术（王海棠主编）
33. 实用免疫接种培训教程（王鸣主编）
34. 实验中医学（郑小伟、刘涛主编）
35. 实验针灸学（郭义主编）
36. 推拿学（吕明主编）
37. 卫生法学概论（郭进玉主编）
38. 卫生管理学（景琳主编）★
39. 瘟疫学新编（张之文主编）
40. 外感病误治分析（张国骏主编）
41. 细胞生物学（赵宗江主编）★
42. 组织细胞分子学实验原理与方法（赵宗江主编）
43. 西医诊疗学基础（凌锡森主编）
44. 线性代数（周仁郁主编）
45. 现代中医心理学（王米渠主编）
46. 现代临床医学概论（张明雪主编）
47. 性医学（毕焕洲主编）
48. 医学免疫学与微生物学（顾立刚主编）
49. 医用日语阅读与翻译（刘群主编）
50. 药事管理学（江海燕主编）
51. 药理实验教程（洪缨 张恩户主编）
52. 应用药理学（田育望主编）
53. 医学分子生物学（唐炳华 王继峰主编）★
54. 药用植物生态学（王德群主编）
55. 药用植物学野外实习纲要（万德光主编）
56. 药用植物组织培养（钱子刚主编）
57. 医学遗传学（王望九主编）
58. 医学英语（魏凯峰主编）
59. 药用植物栽培学（徐良主编）
60. 医学免疫学（刘文泰主编）
61. 医学美学教程（李红阳主编）
62. 药用辅料学（傅超美）
63. 中药炮制学（蔡宝昌主编）★
64. 中医基础学科实验教程（谭德福主编）
65. 中医医院管理学（赵丽娟主编）（北京市精品教材）
66. 中医药膳学（谭兴贵主编）
67. 中医文献学（严季澜 顾植山主编）★
68. 中医内科急症学（周仲瑛 金妙文主编）★
69. 中医统计诊断（张启明 李可建主编）★
70. 中医临床护理学（谢华民 杨少雄主编）
71. 中医食疗学（倪世美 金国梁主编）
72. 中药药效质量学（张秋菊主编）
73. 中西医结合康复医学（高根德主编）
74. 中药调剂与养护学（杨梓懿主编）
75. 中药材鉴定学（李成义）
76. 中药材加工学（龙全江主编）★
77. 中药成分分析（郭玫主编）
78. 中药养护学（张西玲主编）
79. 中药拉丁语（刘春生主编）
80. 中医临床概论（金国梁主编）
81. 中医美容学（王海棠主编）

82	中药化妆品学（刘华钢主编）	103	针刀医学（吴绪平主编）
83	中医美容学（刘宁主编）	104	中医临床基础学（熊曼琪主编）
84	中医药数学模型（周仁郁主编）	105	中医运气学（苏颖主编）★
85	中医药统计学与软件应用（刘明芝　周仁郁主编）	106	中医行为医学（江泳主编）
86	中医四诊技能训练规范（张新渝主编）	107	中医方剂化学（裴妙荣主编）
87	中药材 CAP 与栽培学（李敏　卫莹芳主编）	108	中医外科特色制剂（艾儒棣主编）
88	中医误诊学（李灿东主编）	109	中药性状鉴定实训教材（王满恩　裴慧荣主编）
89	诊断学基础实习指导（戴万亨主编）	110	中医康复学（刘昭纯　郭海英主编）
90	中医药基础理论实验教程（金沈锐主编）	111	中医哲学概论（苏培庆　战文翔主编）（供高职高专用）
91	针刀医学（上、下）（朱汉章主编）	112	中药材概论（阎玉凝　刘春生主编）
92	针灸处方学（李志道主编）	113	中医诊断临床模拟训练（李灿东主编）
93	中医诊断学（袁肇凯）主编（研究生用）	114	中医各家学说（秦玉龙主编）
94	针刀刀法手法学（朱汉章主编）	115	中国民族医药学概论（李峰　马淑然主编）
95	针刀医学诊断学（石现主编）	116	人体解剖学（英文）（严振国主编）（七年制）★
96	针刀医学护理学（吴绪平主编）	117	中医内科学（英文教材）（高天舒主编）
97	针刀医学基础理论（朱汉章主编）	118	中药学（英文教材）（赵爱秋主编）
98	正常人体解剖学（严振国主编）	119	中医诊断学（英文教材）（张庆红主编）
99	针刀治疗学（吴绪平主编）	120	方剂学（英文教材）（都广礼主编）
100	中医药论文写作（丛林主编）	121	中医基础理论（英文教材）（张庆荣主编）
101	中医气功学（吕明主编）		
102	中医护理学（孙秋华　李建美主编）		

新世纪全国高等中医药院校规划教材配套教学用书

（一）习题集

1	医古文习题集（许敬生主编）	19	中医急诊学习题集（姜良铎主编）
2	中医基础理论习题集（孙广仁主编）	20	正常人体解剖学习题集（严振国主编）
3	中医诊断学习题集（朱文锋主编）	21	组织学与胚胎学习题集（蔡玉文主编）
4	中药学习题集（高学敏主编）	22	生理学习题集（施雪筠主编）
5	中医外科学习题集（李曰庆主编）	23	病理学习题集（黄玉芳主编）
6	中医妇科学习题集（张玉珍主编）	24	药理学习题集（吕圭源主编）
7	中医儿科学习题集（汪受传主编）	25	生物化学习题集（王继峰主编）
8	中医骨伤科学习题集（王和鸣主编）	26	免疫学基础与病原生物学习题集（杨黎青主编）
9	针灸学习题集（石学敏主编）	27	诊断学基础习题集（戴万亨主编）
10	方剂学习题集（邓中甲主编）	28	内科学习题集（徐蓉娟主编）
11	中医内科学习题集（周仲瑛主编）	29	西医外科学习题集（李乃卿主编）
12	中国医学史习题集（常存库主编）	30	中医各家学说习题集（严世芸主编）
13	内经选读习题集（王庆其主编）	31	中药药理学习题集（黄国钧主编）
14	伤寒学习题集（熊曼琪主编）	32	药用植物学习题集（姚振生主编）
15	金匮要略选读习题集（范永升主编）	33	中药炮制学习题集（龚千锋主编）
16	温病学习题集（林培政主编）	34	中药药剂学习题集（张兆旺主编）
17	中医耳鼻咽喉科学习题集（王士贞主编）	35	中药制剂分析习题集（梁生旺主编）
18	中医眼科学习题集（曾庆华主编）	36	中药化学习题集（匡海学主编）

37	中医学基础习题集（张登本主编）	46	中医药统计学习题集（周仁郁主编）
38	中药制药工程原理与设备习题集（刘落宪主编）	47	医用物理学习题集（邵建华　侯俊玲主编）
39	经络腧穴学习题集（沈雪勇主编）	48	有机化学习题集（洪筱坤主编）
40	刺法灸法学习题集（陆寿康主编）	49	物理学习题集（章新友　顾柏平主编）
41	针灸治疗学习题集（王启才主编）	50	无机化学习题集（铁步荣　贾桂芝主编）
42	实验针灸学习题集（李忠仁主编）	51	高等数学习题集（周　喆主编）
43	针灸医籍选读习题集（吴富东主编）	52	物理化学习题集（刘幸平主编）
44	推拿学习题集（严隽陶主编）	53	中西医结合危重病学习题集（熊旭东主编）
45	推拿手法学习题集（王国才主编）		

（二）易学助考口袋丛书

1	中医基础理论（姜　惟主编）	14	病理学（黄玉芳主编）
2	中医诊断学（吴承玉主编）	15	中药化学（王　栋主编）
3	中药学（马　红主编）	16	中药炮制学（丁安伟主编）
4	方剂学（倪　诚主编）	17	生物化学（唐炳华主编）
5	内经选读（唐雪梅主编）	18	中药药剂学（倪　健主编）
6	伤寒学（周春祥主编）	19	药用植物学（刘合刚主编）
7	金匮要略（蒋　明主编）	20	内科学（徐蓉娟主编）
8	温病学（刘　涛主编）	21	诊断学基础（戴万亨主编）
9	中医内科学（薛博瑜主编）	22	针灸学（方剑乔主编）
10	中医外科学（何清湖主编）	23	免疫学基础与病原生物学（袁嘉丽　罗　晶主编）
11	中医妇科学（谈　勇主编）	24	西医外科学（曹　羽　刘家放主编）
12	中医儿科学（郁晓维主编）	25	正常人体解剖学（严振国主编）
13	中药制剂分析（张　梅主编）	26	中药药理学（方泰惠主编）

中医执业医师资格考试用书

1	中医、中西医结合执业医师医师资格考试大纲	3	中医、中西医结合执业医师医师资格考试习题集
2	中医、中西医结合执业医师医师资格考试应试指南		